现代综合护理 实践与管理

XIANDAI ZONGHE HULI SHIJIAN YU GUANLI

主编 范本芳 南通市第一人民医院（南通大学第二附属医院）

赵　荭 酒泉市人民医院

李伟鹤 哈尔滨医科大学第一附属医院

刘业娟 深圳市第三人民医院

胡　琴 南方医科大学顺德医院（佛山市顺德区第一人民医院）

U0340370

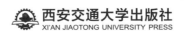
西安交通大学出版社
XI'AN JIAOTONG UNIVERSITY PRESS

图书在版编目(CIP)数据

现代综合护理实践与管理 / 范本芳等主编. — 西安：
西安交通大学出版社，2023.5
ISBN 978-7-5693-2470-9

Ⅰ. ①现… Ⅱ. ①范… Ⅲ. ①护理学 Ⅳ. ①R47

中国版本图书馆 CIP 数据核字(2021)第 272530 号

书　　名	现代综合护理实践与管理
总 主 编	范本芳　赵　莛　李伟鹤　刘业娟　胡　琴
责任编辑	李　晶
责任校对	郭泉泉
封面设计	任加盟

出版发行	西安交通大学出版社
	（西安市兴庆南路 1 号　邮政编码 710048）
网　　址	http://www.xjtupress.com
电　　话	(029)82668357 82667874(市场营销中心)
	(029)82668315（总编办）
传　　真	(029)82668280
印　　刷	西安五星印刷有限公司

开　　本	787mm×1092mm　1/16	印张　22	字数　545 千字		
版次印次	2023 年 5 月第 1 版	2023 年 5 月第 1 次印刷			
书　　号	ISBN 978-7-5693-2470-9				
定　　价	84.00 元				

如发现印装质量问题，请与本社市场营销中心联系。
订购热线：(029)82665248　　(029)82667874
投稿热线：(029)82668805

前　言

　　护理学在临床实践中具有举足轻重的地位,它不仅是临床各科护理的基础,又与其他专科护理密切联系。随着医疗护理事业的发展,临床分科越来越细,工作内容也趋于具体化,因此,护理人员只有掌握全面的临床护理知识(如病情观察或判断、护理技术、健康教育等内容),才能更好地为患者提供高质量、高水平的护理服务。鉴于此,我们特组织一批一线护理人员,结合自己丰富的临床工作经验,同时参阅大量文献资料,编写了本书。

　　本书主要侧重于实用性护理,系统地阐述了护理学的理念,从理论到实践、从治疗到预防、从单一护理到整体护理均进行了系统讲解,并对护理学的基本理论、基本知识、基本技能、各科疾病的护理和相关案例做了详细介绍。本书内容丰富,切合实际,力求开拓护理学的新思路,并能指导临床护理实践。

　　在本书编写过程中,虽然编者团队已反复研讨、多次审核,但书中难免有疏漏之处,希望使用本书的广大读者提出宝贵意见和建议,以便再版时进一步完善。

编者

2022 年 9 月

目　录

第一部分　内科护理

第二部分　普外科护理

第一部分

内科护理

第一章

心血管内科疾病护理

第一节　心绞痛的护理

心绞痛是冠状动脉供血不足，心肌急剧的、暂时的缺血与缺氧所引起的临床综合征。其特点为阵发性的前胸压榨性疼痛，主要位于胸骨后部，可放射至心前区和左上肢，常发生于劳动或情绪激动时，持续数分钟，休息或用硝酸酯制剂后消失。

一、病因及发病机制

心绞痛多见于男性，多数病人在 40 岁以上，劳累、情绪激动、饱食、受寒、阴雨天气、急性循环衰竭等为常见诱因。除冠状动脉粥样硬化外，本病还可由主动脉瓣狭窄或关闭不全、梅毒性主动脉炎、原发性肥厚型心肌病、先天性冠状动脉畸形、风湿性冠状动脉炎等引起。

对心脏予以机械性刺激并不会引起疼痛，但心肌缺血与缺氧则会引起疼痛。当冠状动脉的供血与心肌的需血之间发生矛盾，冠状动脉血流量不能满足心肌代谢的需要，引起心肌急剧的、暂时的缺血与缺氧时，即产生心绞痛。

心肌耗氧的多少由心肌张力、心肌收缩强度和心率所决定。心肌张力＝左室收缩压（动脉收缩压）×心室半径。心肌收缩强度和心室半径通常不变，因此常用"心率×收缩压"作为估计心肌氧耗的指标。心肌能量的产生要求大量的氧供，心肌细胞摄取血液氧含量的 65%～75%，而身体其他组织则仅摄取 10%～25%，因此，心肌平时对血液中氧的吸收已接近于最大量，氧需要量增加时已难以从血液中更多地摄取氧，只能依靠增加冠状动脉的血流量来提供。在正常情况下，冠状循环有很大的储备力，其血流量可增加到休息时的 6～7 倍。缺氧时，冠状动脉适当扩张，能使血流量增加 4～5 倍。当冠状动脉粥样硬化而致冠状动脉狭窄或部分分支闭塞时，其扩张性减弱，血流量减少，当心肌的血液供给如减低到尚能应付心脏平时的需要，则休息时人体可无症状；一旦心脏负荷突然增加（如劳累、激动、左心衰竭等），使心肌张力增加（心腔容积增加、心室舒张末期压力增高）、心肌收缩力增加（收缩压增高、心室压力曲线最大压力随时间变化率增加）和心率增快等而致心肌氧耗量增加时，心肌对血液的需求增加；或当冠状动脉发生痉挛（如吸烟过度或神经-体液调节障碍）时，冠状动脉血流量进一步减少；或在突然发生循环血流量减少（如休克、极度心动过速等）的情况下，心肌血液供求之间的矛盾加深，心肌血液供给不足，遂引起心绞痛。严重贫血的病人，在心肌供血量虽未减少的情况下，可由于红细胞减少、血液携氧量不足而引起心绞痛。

产生疼痛感觉的直接因素，可能是在缺血、缺氧的情况下，心肌内积聚过多的代谢产物（如乳酸、丙酮酸、磷酸等酸性物质）或类似激肽的多肽类物质，刺激心脏内自主神经的传入纤维末梢，经第 1～5 胸交感神经节和相应的脊髓段，传至大脑，产生疼痛的感觉。这种痛觉反映在与自主神经进入水平相同脊髓段的脊神经所分布的皮肤区域,即胸骨后及两臂的前内侧与小指,尤其是在左侧,而多不在心脏解剖位置处。有人认为,在缺血区内富有神经供应的冠状血管的异常牵拉和收缩,可以直接产生疼痛冲动。

二、临床表现

(一)症状

1.典型发作　突然发生的胸骨后上、中段可波及心前区的压榨性、闷胀性或窒息性疼痛,可放射至左肩、左上肢前内侧及无名指和小指。重症者有濒死的恐惧感和出冷汗,往往迫使病人停止活动。疼痛历时 1~5 分钟,很少超过 15 分钟,休息或含化硝酸甘油多在 1~2 分钟内(很少超过 5 分钟)缓解。

2.不典型发作

(1)疼痛部位可出现在腹上区、颈部、下颌、左肩胛部或右前胸、左大腿内侧等。

(2)疼痛轻微或无疼痛,出现胸部闷感、胸骨后烧灼感等,称心绞痛的相对症状。上述症状亦应为发作型,休息或含化硝酸甘油可缓解。

(3)心前区刺痛,手指能明确指出疼痛部位,以及持续性疼痛或胸闷,多不是心绞痛。

(二)体征

平时一般无异常体征。心绞痛发作时病人可出现心率增快、血压增高、表情焦虑、出冷汗,心尖部听诊有时出现第四或第三心音奔马律,可有暂时性心尖区收缩期杂音(乳头肌功能不全所致)。

(三)分型

1.劳力性心绞痛　由劳累、情绪激动或其他足以增加心肌需氧量的情况诱发。

(1)稳定型劳力性心绞痛特点:①病程>1 个月。②胸痛发作与心肌耗氧量增加多有固定关系,即心绞痛阈值相对不变。③诱发心绞痛的劳力强度相对固定,并可重复。④胸痛发作在劳力当时,病人被迫停止活动,症状可缓解。⑤心电图运动试验多呈阳性。

此型冠状动脉狭窄度超过管径的 70%,多支病变居多,冠脉动力性阻塞多不明显,粥样斑块无急剧增大或破裂出血,故临床病情较稳定。

(2)初发型劳力性心绞痛特点:①病程<1 个月。②病人年龄较轻。③男性居多。④临床症状差异大。⑤分级:轻型,中等度劳力时偶发;重型,轻微用力或休息时频发;梗死前心绞痛为回顾性诊断。

此型单支冠脉病变多,侧支循环少,因冠脉痉挛或粥样硬化进展迅速,斑块破裂出血,血小板聚集,甚至有血栓形成,导致病情不稳定。

(3)恶化型劳力性心绞痛特点:①心绞痛发作次数、持续时间、疼痛程度在短期内突然加重。②活动耐量较以前明显降低。③日常生活中轻微活动均可诱发,甚至安静睡眠时也可发作。④休息或用硝酸甘油对缓解疼痛作用差。⑤发作时心电图有明显的缺血性 ST-T 段改变。⑥血清心肌酶正常。

此型多属多支冠脉严重粥样硬化,并存在左主干病变,病情突然恶化可能因斑块脂质浸润急剧增大或破裂、出血,血小板凝聚,血栓形成,使狭窄管腔更堵塞,致使活动耐量降低。

2.自发性心绞痛　心绞痛发作与心肌耗氧量增加无明显关系,而与冠状动脉血流储备量减少有关,可单独发生或与劳力性心绞痛并存。与劳力性心绞痛相比,疼痛持续时间一般较长、程度较重,且不易为硝酸甘油所缓解。

(1)卧位型心绞痛:①有较长的劳力性心绞痛史。②平卧时发作,发作时间多在午夜前,即入睡1～2小时内发作。③发作时需坐起甚至需站立。④疼痛较剧烈,持续时间较长。⑤发作时ST段下降显著。⑥预后差,可发展为急性心肌梗死或发生严重心律失常而死亡。

此型发生机制尚有争论,可能与夜梦、夜间血压降低或发生未被察觉的左心室衰竭,以致狭窄的冠状动脉远端心肌灌注不足;或平卧时静脉回流增加,心脏工作量增加,需氧增加等有关。

(2)变异型心绞痛:①发病年龄较轻。②发作与劳累或情绪多无关。③易于午夜到凌晨时发作。④几乎在同一时刻呈周期性发作。⑤疼痛较重,持续时间较长。⑥发作时心电图示有关导联的ST段抬高,与之相对应的导联则ST段可压低。⑦含化硝酸甘油可使疼痛迅速缓解,抬高的ST段随之恢复。⑧血清心肌酶正常。

本型心绞痛是由于在冠状动脉狭窄的基础上,该支血管发生痉挛,引起心肌缺血所致。冠状动脉造影正常的病人,也可由于该动脉痉挛而引起变异型心绞痛。冠状动脉痉挛可能与α-肾上腺素受体受到刺激有关。

(3)中间综合征:亦称急性冠状动脉功能不全。①心绞痛发作持续时间长,可达30分钟甚至1小时以上。②常在休息或睡眠中发作。③心电图、放射性核素和血清学检查无心肌坏死的表现。本型心绞痛性质介于心绞痛与心肌梗死之间,常是心肌梗死的前兆。

(4)梗死后心绞痛:梗死后心绞痛是急性心肌梗死发生后1个月内(不久或数周)又出现的心绞痛。由于供血的冠状动脉阻塞、发生心肌梗死,但心肌尚未完全坏死,一部分未坏死的心肌处于严重缺血状态下又发生疼痛。病人随时有再发生梗死的可能。

3.混合性心绞痛　混合性心绞痛的特点有以下几种。

(1)劳力性与自发性心绞痛并存,如兼有大支冠状动脉痉挛,除劳力性心绞痛外可并存变异型心绞痛;如兼有中等大冠脉收缩,则劳力性心绞痛可在通常能耐受的劳动强度以下发生。

(2)心绞痛阈值可变性大,临床表现为在当天不同时间、当年不同季节的心绞痛阈值有明显变化,如伴有ST段压低的心绞痛病人运动能力的昼夜变化,或一天中首次劳力性发作心绞痛的时间变化大。劳力性心绞痛病人遇冷诱发及餐后发作的心绞痛多属此型。

此类心绞痛为一支或多支冠脉有临界固定狭窄病变,限制了最大冠脉储备力,同时有冠脉痉挛收缩的动力性阻塞,使血流减少,故心肌耗氧量增加与心肌供氧量减少两个因素均可诱发心绞痛。

不稳定型心绞痛是除稳定型心绞痛以外的缺血性胸痛的统称,常表现为静息状态下发生心绞痛或原有稳定型心绞痛的恶化、加重。

三、治疗

心绞痛的预防主要是防止动脉粥样硬化的发生和发展。治疗原则是改善冠状动脉的供血和减轻心肌的耗氧,同时治疗动脉粥样硬化。

(一)发作时的治疗

1.休息　发作时立刻休息,一般病人在停止活动后症状即可消除。

2.药物治疗　对较重的发作,可使用起效快的硝酸酯制剂。这类药物除扩张冠状动脉、降低其阻力、增加其血流量外,还通过对周围血管的扩张作用,减少静脉回心血量,降低心室容量、心腔内压、心排血量和血压,减低心脏前、后负荷和心肌耗氧量,从而缓解心绞痛。硝酸酯制剂(如硝酸甘油)服用时,置于舌下含化,作用快而短,即1～2分钟显效,约30分钟后作用消失。本药的主要不良反应包括头痛、低血压等。同类制剂还有亚硝酸辛酯。

在应用上述药物的同时,可考虑用镇静药。

(二)缓解期的治疗

缓解期一般不需卧床休息,但应尽量避免各种确知的足以诱导发作的因素。调节饮食,特别是一次进食不应过饱,禁止烟酒。调整日常生活与工作量,减轻精神负担;保持适当的体力活动,但以不致发生疼痛症状为度;有血脂异常者应积极调整血脂;在初次发作(初发型)或发作增多、加重(恶化型)或卧位型、变异型、中间综合征、梗死后心绞痛等,疑为心肌梗死前兆的病人,应予休息一段时间。

使用作用持久的抗心绞痛药物,以防止心绞痛发作,可单独选用、交替应用或联合应用作用持久的药物。

(三)冠状动脉介入性治疗

1.经皮冠状动脉腔内成形术(PTCA)　PTCA是将带球囊的心导管经周围动脉送到冠状动脉,在导引钢丝的引导下进入狭窄部位,向球囊内注入造影剂使之扩张,在有指征的病人中可收到与外科手术治疗同样的效果。过去认为,手术理想的指征为:①心绞痛病程(<1年)药物治疗效果不佳,病人失健。②单支冠状动脉病变,且病变在近端、无钙化或痉挛。③有心肌缺血的客观证据。④病人有较好的左心室功能和侧支循环。施行本术如不成功,需做紧急主动脉-冠状动脉旁路移植术。

近年随着技术的改进、经验的累积,手术指征已扩展:①多支或单支多发病变。②近期完全闭塞的病变,包括发病6小时内的急性心肌梗死。③病情初步稳定2～3周后的不稳定型心绞痛。④主动脉-冠状动脉旁路移植术后血管狭窄。无血供保护的左冠状动脉主干病变为本手术的禁忌证。本手术即时成功率在90%左右,但术后3～6个月内,25%～35%的病人可发生再狭窄。

2.冠状动脉内支架安置术(ISI)　ISI是将以不锈钢、钴合金或钽等金属和高分子聚合物制成的筛网状、含槽的管状和环绕状的支架,通过心导管置入冠状动脉,由于支架自行扩张或借球囊膨胀作用使其扩张,支撑在血管壁上,从而维持血管内血流畅通。ISI用于:①改善PTCA的疗效,降低再狭窄的发生率,尤其适于PTCA扩张效果不理想者。②PTCA术时由于冠状动脉内膜撕脱、血管弹性回缩、冠状动脉痉挛或血栓形成而出现急性血管闭塞者。③慢性病变冠状动脉近于完全阻塞者。④旁路移植血管段狭窄者。⑤急性心肌梗死者。术后使用抗血小板药物预防支架内血栓形成,目前认为新一代的抗血小板制剂——血小板GPⅡb/Ⅲ受体阻滞剂有较好的效果,也可口服常用的抗血小板药物如阿司匹林、双嘧达莫、噻氯吡啶或氯吡格雷等。

3.其他介入性治疗　尚有冠状动脉斑块旋切术、冠状动脉斑块旋切吸引术、冠状动脉斑块旋磨术、冠状动脉激光成形术等,这些在PTCA基础上发展的方法,有望使冠状动脉再通更好,使再狭窄的发生率降低。近年还有用冠状动脉内超声、冠状动脉内放射治疗的介入性方法,其治疗效果有待观察。

(四)运动锻炼疗法

谨慎安排适宜的运动锻炼有助于促进侧支循环的发展,提高运动耐量,改善症状。

(五)不稳定型心绞痛的处理

对不稳定型心绞痛病人,如疼痛发作频繁或持续不缓解,应立即住院,在密切监护下进行积极的内科治疗,尽快控制症状和预防发生心肌梗死。测血清心肌酶和观察心电图变化以除外急性心肌梗死,并注意胸痛发作时的 ST 段改变。胸痛发作时可先含服硝酸甘油 0.3~0.6mg,如反复发作可舌下含硝酸异山梨酯 5~10mg,每 2 小时 1 次,必要时加大剂量,以收缩压不过于下降为度,症状缓解后改为口服。如无心力衰竭可加用 β 受体阻滞剂和/或钙通道阻滞剂,剂量可稍大。胸痛严重、频繁或难以控制者,可静脉内滴注硝酸甘油,以 1mg 溶于 5% 葡萄糖溶液 50~100mL 中,以 10~20μg/min 开始,持续滴注,需要时逐步增加至 100~200μg/min;也可用硝酸异山梨酯 10mg 溶于 5% 葡萄糖溶液 100mL 中,以 30~100μg/min 静脉滴注。对发作时 ST 段抬高或有其他证据提示其发作主要由冠状动脉痉挛引起者,宜用钙通道阻滞剂取代 β 受体阻滞剂。鉴于本型病人常有冠状动脉内粥样斑块破裂、血栓形成、血管痉挛及血小板聚集等病变基础,近年主张用阿司匹林口服和肝素(或低分子肝素)皮下或静脉内注射以预防血栓形成。情况稳定后行选择性冠状动脉造影,考虑介入或手术治疗。

四、护理评估

(一)病史

询问有无高血压、高脂血症、吸烟、糖尿病、肥胖等危险因素,以及劳累、情绪激动、饱食、寒冷、吸烟、心动过速、休克等诱因。

(二)身体评估

主要评估胸痛的特征,包括诱因、部位、性质、持续时间、缓解方式及心理感受等。典型心绞痛的特征为:①发作在劳力等诱因的当时。②疼痛部位在胸骨体上段或中段之后,可波及心前区约手掌大小范围,甚至横贯前胸,界限不清,常放射至左肩臂内侧,达无名指和小指,或至颈、咽、下颌部。③疼痛性质为压迫性、紧缩性闷痛或烧灼感,偶伴濒死感,迫使病人立即停止原来的活动,直至症状缓解。④疼痛一般持续 3~5 分钟,经休息或舌下含化硝酸甘油,于几分钟内缓解,可数日或数周发作 1 次,或一日发作多次。⑤发作时多有紧张或恐惧,发作后有焦虑、多梦。发作时查体常有心率加快、血压升高、面色苍白、出冷汗,部分病人有暂时性心尖部收缩期杂音、舒张期奔马律、交替脉。

(三)实验室及其他检查

1.**心电图检查** 主要是在 R 波为主的导联上,ST 段压低,T 波平坦或倒置等。

2.**心电图负荷试验** 通过增加心脏负荷及心肌耗氧量,激发心肌缺血性 ST-T 改变,有助于临床诊断和疗效评定等。常用的方法有:饱餐试验、双倍阶梯运动试验及次极量运动试验(蹬车运动试验、活动平板运动试验)等。

3.**动态心电图** 可以连续记录、自动分析 24 小时的心电图,观察缺血时的 ST-T 改变,有助于诊断、观察药物治疗效果及有无心律失常。

4.**超声心动图检查** 二维超声心动图显示,左主冠状动脉及分支管腔可能变窄,管壁不规则增厚和回声增强。心绞痛发作时或运动后局部心肌运动幅度减低或无运动及心功能减低。

超声多普勒于二尖瓣上取样,可测出舒张早期血流速度减低,舒张末期流速增加,表示舒张早期心肌顺应性减低。

5.X 线检查 冠心病病人在合并有原发性高血压或心功能不全时,可有心影扩大、主动脉弓屈曲延长;心衰严重时,可合并肺充血改变;有陈旧性心肌梗死合并室壁瘤时,X 线下可见心室反向搏动。

6.放射性核素检查 静脉注射^{201}Tl(铊),心肌缺血区不显像。^{201}Tl 运动试验以运动诱发心肌缺血,可使休息时无异常表现的冠心病病人呈现不显像的缺血区。

7.冠状动脉造影 可发现中动脉粥样硬化引起的狭窄性病变及其确切部位、范围和程度,并能估计狭窄处远端的管腔情况。

五、护理诊断

1.疼痛 与心肌缺血、缺氧有关。

2.活动无耐力 与心肌氧的供需失调有关。

3.知识缺乏:缺乏控制诱因及预防性药物应用知识。

4.潜在并发症:心肌梗死。

六、护理措施

(一)一般护理

(1)病人应卧床休息,嘱病人避免突然用力的动作,饭后不宜进行体力活动,防止精神紧张、情绪激动、受寒、饱餐及吸烟、酗酒,宜少量多餐,清淡饮食,不宜进含动物脂肪及高胆固醇的食物。

(2)对有恐惧和焦虑心理的病人,应向病人解释冠心病的性质,只要注意生活保健,坚持治疗,可以防止病情的发展;对情绪不稳者,可适当应用镇静剂。

(3)保持大小便通畅,做好皮肤及口腔的护理。

(二)病情观察与护理

对不稳定型心绞痛病人,应置于监护室予以监护,密切观察其病情和心电图变化,观察胸痛持续的时间、次数,并注意观察硝酸盐类等药物的不良反应。如发现异常,及时报告医师,并协助给予相应的处理。病人心绞痛发作时,嘱其安静卧床休息,做心电图检查以观察其 ST－T 段改变,并给予舌下含化硝酸甘油 0.6mg,吸氧。对有频繁发作的心绞痛或属自发型心绞痛的病人,需提高警惕,给予心电监护以观察是否发展为心肌梗死。如有上述变化,应及时报告医生。

1.疼痛

(1)休息:嘱心绞痛发作时立即停止活动,卧床休息,协助病人采取舒适的体位,解开衣领。

(2)心理护理:安慰病人,解除其紧张情绪。

(3)缓解疼痛:必要时吸氧。给予硝酸甘油或硝酸异山梨醇舌下含服,3～5 分钟后不缓解可重复使用。对发作频繁或含服硝酸甘油效果较差者,遵医嘱静脉滴注硝酸甘油,监测血压及心律变化,注意调节滴速,嘱病人及家属切不可擅自调节滴速,以免造成低血压。药物的副作用为面部潮红、头部胀痛、头晕、心动过速、心悸等,这是由于药物使血管扩张所致。第 1 次用药时,病人宜平卧片刻。青光眼、低血压病人忌用。

(4)疼痛观察：评估疼痛的部位、性质、程度、持续时间、用药效果，严密观察血压、心率、心律变化，观察病人有无面色改变、大汗、恶心、呕吐等。嘱病人疼痛发作或加重时要及时告诉医生，以及早发现是否合并心肌梗死。

(5)减少和避免诱因：疼痛缓解后，与病人一起分析心绞痛发作的诱因，总结预防复发的方法。嘱病人要避免过度劳累、情绪激动、饱餐、寒冷等，戒烟、酒，保持心境平和。坚持遵医嘱正确服用抗心绞痛药物，注意药物的副作用。

2.活动无耐力

(1)评估活动受限的程度：评估诱发心绞痛发作的体力活动类型与活动量。

(2)制订活动原则：适当运动有助于侧支循环的建立，提高病人的活动耐力。鼓励病人参加适当的体力劳动和体力锻炼，活动量以不引起不适为原则。避免重体力劳动、竞赛性运动和屏气用力动作（如推、拉、抬、举、用力排便等）。避免精神过度紧张或工作时间过长的工作。若在活动后出现呼吸困难、胸痛、脉搏增快，应立即停止活动，含服硝酸甘油，吸氧。对于初发型、恶化型、卧位型、变异型、梗死后心绞痛及急性冠状动脉功能不全，疑为心肌梗死前兆的病人，应卧床休息，并严密观察。

七、健康教育

1.疾病知识指导　向病人及家属讲解有关疾病的病因及诱发因素，防止过度脑力劳动，适当参加体力活动。指导病人根据病情调整饮食结构，坚持合理化饮食，肥胖者需限制饮食；戒烟酒。积极防治高血压、高脂血症和糖尿病。有上述疾病家族史的青年，应早期注意血压及血脂变化，争取早期发现，及时治疗。教会家属正确测量血压、脉搏、体温的方法。

2.避免诱发因素　教会病人及家属识别与自身有关的诱发因素，如吸烟、情绪激动等，应尽量避免这些因素。

3.用药指导　指导病人出院后遵医嘱服药，不可擅自增减药量。心绞痛症状控制后，仍需坚持服药治疗。外出随身携带硝酸甘油等药物以备急需。

（李伟鹤）

第二节　急性心肌梗死的护理

急性心肌梗死（acute myocardial infarction，AMI）是指急性心肌缺血性坏死，是在冠状动脉病变的基础上，发生冠状动脉血供急剧减少或中断，使相应的心肌严重而持久地急性缺血、缺氧导致心肌细胞死亡。原因通常是在冠状动脉粥样硬化病变的基础上继发血栓形成。非动脉粥样硬化所导致的心肌梗死可由感染性心内膜炎、血栓脱落、主动脉夹层形成、动脉炎等引起。

一、病因及发病机制

急性心肌梗死绝大多数（90％以上）是由冠状动脉粥样硬化所致。由于冠状动脉有弥漫而广泛的粥样硬化病变，使管腔狭窄，而侧支循环尚未充分建立，一旦由于管腔内血栓形成、劳累、情绪激动、休克、外科手术或血压剧升等诱因而导致血供进一步急剧减少或中断，使心肌严重而持久急性缺血、缺氧达 1 小时以上，即可发生心肌梗死。

冠状动脉闭塞后约半小时心肌开始坏死,1小时后心肌发生凝固性坏死,心肌间质充血、水肿、炎性细胞浸润,以后坏死心肌逐渐溶解,形成肌溶灶,随后渐有肉芽组织形成。1～2周后坏死组织开始吸收并逐渐纤维化,6～8周形成瘢痕而愈合,即为陈旧性心肌梗死。坏死心肌波及心包可引起心包炎。心肌全层坏死,可产生心室壁破裂、游离壁破裂或室间隔穿孔,也可引起乳头肌断裂。若仅有心内膜下心肌坏死,在心室腔压力的冲击下,外膜下层向外膨出,形成室壁膨胀瘤,造成室壁运动障碍甚至矛盾运动,严重影响左心室射血功能。冠状动脉可有一支或几支闭塞而引起所供血区部位的梗死。

急性心肌梗死时,心脏收缩力减弱,顺应性减低,心肌收缩不协调,心排血量下降,严重时发生泵衰竭、心源性休克及各种心律失常,病死率高。

二、临床表现

发病前常有明显诱因,如精神紧张、情绪激动、过度体力活动、饱餐、高脂饮食、糖尿病未控制、感染、手术、大出血、休克等。少数在睡眠中发病。约有半数以上的病人过去有高血压及心绞痛病史。部分病人则无明确病史及先兆表现,首次即发生急性心肌梗死。

(一)症状

1. 先兆症状　急性心肌梗死多突然发病,少数病人起病症状轻微。1/2～2/3的病人发病前数天或更长时间有先兆症状,其中最常见的是稳定型心绞痛转变为不稳定型;或既往无心绞痛者突然出现心绞痛,且发作频繁、程度较重、持续时间较长,用硝酸甘油难以缓解,伴恶心、呕吐、血压剧烈波动。心电图显示 ST 段一过性明显上升或降低,T 波倒置或增高。这些先兆症状如诊断及时、治疗得当,约半数以上病人可免于发生心肌梗死;即使发生,症状也较轻,预后较好。

2. 胸痛　为最早出现而突出的症状。其性质和部位多与心绞痛相似,但程度更为剧烈,呈难以忍受的压榨、窒息感,甚至"濒死感",伴有大汗淋漓及烦躁不安。持续时间可长达 1～2 小时甚至 10 小时以上,或时重时轻达数天之久。用硝酸甘油治疗无效,需用麻醉性镇痛药才能减轻疼痛。疼痛部位多在胸骨后,但范围较为广泛,常波及整个心前区,约 10％的病例波及剑突下及腹上区或颈、背部,偶尔放射至下颌、咽部及牙齿处。约 25％病例无明显的疼痛,多见于老年、糖尿病(由于感觉迟钝)或神志不清病人,或有急性循环衰竭者,疼痛被其他严重症状所掩盖。15％～20％病例在急性期无症状。

3. 心律失常　见于 75％～95％的病人,多发生于起病后 1～2 天内,而以 24 小时内最多见。经心电图观察可出现各种心律失常,伴乏力、头晕、晕厥等症状,且为急性期引起死亡的主要原因之一。其中最严重的心律失常是室性异位心律(包括频发性期前收缩、阵发性心动过速和心室颤动)。如为频发(>5 次/分)、成对出现、多源性或 R 波落在 T 波上的室性期前收缩,可能为室颤的先兆。房室传导阻滞和束支传导阻滞也较多见,严重者可出现完全性房室传导阻滞。室上性心律失常则较少见,多发生于心力衰竭病人。前壁心肌梗死易发生室性心律失常。下壁(膈面)梗死易发生房室传导阻滞。

4. 心力衰竭　主要是急性左心衰竭,为心肌梗死后收缩力减弱或不协调所致,可出现呼吸困难、咳嗽、烦躁及发绀等症状。严重时两肺满布湿啰音,形成肺水肿,进一步发展则导致右心衰竭。右心室心肌梗死者可一开始就出现右心衰竭。

5. 低血压和休克　仅于疼痛剧烈时血压下降,未必是休克,但如疼痛缓解而收缩压仍低于

10.7kPa(80mmHg),伴有烦躁不安、大汗淋漓、脉搏细快、尿量减少(<20mL/h)、神志恍惚甚至晕厥时,则为休克表现,主要为心源性休克,是由于心肌广泛坏死、心排血量急剧下降所致。神经反射引起的血管扩张尚属次要,有些病人还有血容量不足的因素参与。

6. 胃肠道症状　疼痛剧烈时,伴有频繁的恶心、呕吐、上腹胀痛、肠胀气等,与迷走神经张力增高有关。

7. 坏死物质吸收引起的症状　症状主要是发热,一般在发病后1~3天出现,体温38℃左右,持续约1周。

(二)体征

约半数病人心浊音界轻度至中度增大,有心力衰竭时较显著。心率多增快,少数可减慢。心尖区第一心音减弱,有时伴有奔马律。10%~20%的病人在起病后2~3天出现心包摩擦音,其中多数在几天内又消失,是坏死波及心包面引起的反应性纤维蛋白性心包炎所致。心尖区可出现粗糙的收缩期杂音或收缩中晚期喀喇音,为二尖瓣乳头肌功能失调或断裂所致;可听到各种心律失常的心音改变。血压常下降到正常以下(病前患有高血压者血压可降至正常),且可能不再恢复到起病前水平。病人还可有休克、心力衰竭的相应体征。

(三)并发症

心肌梗死除可并发心力衰竭及心律失常外,还可有下列并发症。

1. 动脉栓塞　主要为左室壁血栓脱落所引起。根据栓塞的部位,可能产生脑部或其他部位的相应症状。栓塞常在起病后1~2周发生。

2. 心室膨胀瘤　梗死部位在心脏内压的作用下,显著膨出。心电图常显示持久的ST段抬高。

3. 心肌破裂　少见,可在起病1周内出现,病人常突然发生休克甚至死亡。

4. 乳头肌功能不全　病变可分为坏死性与纤维性两种,在发生心肌梗死后,心尖区突然出现响亮的全收缩期杂音,第一心音减低。

5. 心肌梗死后综合征　发生率约为10%,于心肌梗死后数周至数月内出现,可反复发生,表现为发热、胸痛、心包炎、胸膜炎或肺炎等,可能为机体对坏死组织的变态反应。

三、治疗

(一)治疗原则

改善冠状动脉血液供给,减少心肌耗氧,保护心脏功能,挽救因缺血而濒死的心肌,防止梗死面积扩大,缩小心肌缺血范围,及时发现、处理严重心律失常、泵衰竭和各种并发症,防止猝死。

(二)院前急救

流行病学调查发现,50%的病人发病后1小时在院外猝死,死因主要是可救治的心律失常。因此,院前急救的重点是尽可能缩短病人就诊延误的时间和院前检查、处理、转运所用的时间;尽量安全、迅速地将病人转送到医院;尽可能及时给予相关急救措施,如嘱病人停止任何主动性活动和运动,舌下含化硝酸甘油,高流量吸氧,镇静止痛(吗啡或哌替啶),必要时静脉注射或滴注利多卡因,或给予除颤治疗和心肺复苏;对缓慢性心律失常者给予阿托品肌内注射或静脉注射;及时将病人情况通知急救中心或医院,在严密观察、治疗下迅速将病人送至医院。

（三）住院治疗

急诊室医生应尽快明确诊断。对 ST 段抬高者应在 30 分钟内收住冠心病监护病房（CCU）并开始溶栓，或在 90 分钟内开始行急诊 PTCA 治疗。

1. **休息**　病人应卧床休息，保持环境安静，减少探视，防止不良刺激。

2. **监测**　在冠心病监护室进行心电图、血压和呼吸监测 5～7 天，必要时进行床旁血流动力学监测，以便于观察病情和指导治疗。

3. **处理**　第一周完全卧床，加强护理，进食、洗漱、大小便、翻身等应在他人帮助下完成。第 2 周可从床上坐起，第 3～4 周可逐步离床和室内缓步走动。但病重或有并发症者，卧床时间宜适当延长。食物以易消化的流质或半流质为主，病情稳定后逐渐改为软食。便秘达 3 天者可服轻泻剂或用甘油栓等，防止用力大便造成病情突变。焦虑、不安病人可用地西泮等镇静剂。禁止吸烟。

4. **吸氧**　在 AMI 早期，即便未合并左侧心力衰竭或肺疾病，病人也常有不同程度的动脉低氧血症。有些病人虽未测出动脉低氧血症，但由于肺间质液体增加，肺顺应性一过性降低，也有气短症状。因此，治疗应给予吸氧，有利于将氧气运送到心肌，可能减轻气短、疼痛或焦虑症状。通常在发病早期用鼻塞给氧 24～48 小时，氧流量为 3～5L/min。在严重左侧心力衰竭、肺水肿等并发症的病人，由于其多伴有严重低氧血症，需面罩加压给氧或气管插管，并行机械通气。

5. **补充血容量**　AMI 病人由于发病后出汗、呕吐或进食少，以及应用利尿药等因素，引起血容量不足和血液浓缩，从而加重缺血和血栓形成，有导致心肌梗死面积扩大的危险。因此，如每日摄入量不足，应适当补液，以保持出入量的平衡。一般可用极化液。

6. **缓解疼痛**　AMI 发生时，剧烈胸痛使病人交感神经过度兴奋，产生心动过速、血压升高和心肌收缩力增强，从而增加心肌耗氧量，并易诱发快速性室性心律失常。先给予含服硝酸甘油，随后静脉滴注，如疼痛不能迅速缓解，应立即用强镇痛药，吗啡和哌替啶最为常用。吗啡是解除急性心肌梗死后疼痛最有效的药物，其作用于中枢阿片受体而发挥镇痛作用，并阻滞中枢交感神经冲动的传出，导致外周动、静脉扩张，从而降低心脏前、后负荷及心肌耗氧量。通过镇痛，减轻疼痛引起的应激反应，使心率减慢。1 次给药后 10～20 分钟发挥镇痛作用，1～2 小时作用最强，持续时间为 4～6 小时。通常静脉注射吗啡 3mg，必要时每 5 分钟重复 1 次，总量不宜超过 15mg。吗啡治疗剂量时即可发生不良反应，随剂量增加，不良反应发生率增加。不良反应有恶心、呕吐、低血压和呼吸抑制，其他还有眩晕、嗜睡、表情淡漠、注意力分散等。一旦出现呼吸抑制，可每隔 3 分钟静脉注射纳洛酮，一般用药后呼吸抑制症状可很快消除，必要时采用人工辅助呼吸。哌替啶有抗迷走神经作用和镇痛作用，其血流动力学作用与吗啡相似，75mg 哌替啶相当于 10mg 吗啡，不良反应有致心动过速和呕吐作用，但较吗啡轻。临床上可肌内注射 25～75mg，必要时 2～3 小时重复，使用过量时出现麻醉作用和呼吸抑制，当引起呼吸抑制时，也可应用纳洛酮治疗。对重度烦躁者可应用冬眠疗法，经肌内注射哌替啶 25mg、异丙嗪（非那根）12.5mg，必要时 4～6 小时重复 1 次。

中药可用复方丹参滴丸、麝香保心丸口服，或复方丹参注射液 16mL 加入 5％葡萄糖液 250～500mL 中静脉滴注。

（四）再灌注心肌治疗

起病 3～6 小时内，再灌注心肌治疗能使闭塞的冠状动脉再通，心肌得到再灌注，濒临坏死的心肌可能得以存活或使坏死范围缩小,预后改善,是一种积极的治疗措施。

1.**急诊溶栓治疗**　溶栓治疗是 20 世纪 80 年代初兴起的一项技术,其治疗原理是针对急性心肌梗死发病的基础,即大部分穿壁性心肌梗死是由于冠状动脉血栓性闭塞引起的。血栓是由于凝血酶原在异常刺激下被激活,形成凝血酶,使纤维蛋白原转化为纤维蛋白,然后与其他有形成分如红细胞、血小板一起形成的。机体内存在纤维蛋白溶解系统,它是由纤维蛋白溶解酶原和内源性或外源性激活物组成的。在激活物的作用下,纤维蛋白溶解酶原被激活,形成纤维蛋白溶酶,它可以溶解稳定的纤维蛋白血栓,还可以降解纤维蛋白原,促使纤维蛋白裂解,使血栓溶解。但是纤维蛋白溶解酶的半衰期很短,要想获得持续的溶栓效果,只有依靠连续输入外源性补给激活物的办法。现在临床常用的纤溶激活物有两大类。一类为非选择性纤溶剂,如链激酶、尿激酶。它们除了激活与血栓相关的纤维蛋白溶解酶原外,还激活循环中的纤溶酶原,导致全身纤溶状态,因此引起出血并发症。另一类为选择性纤溶剂,有重组组织型纤溶酶原激活剂(rt - PA)、单链尿激酶型纤溶酶原激活剂(SCUPA)及乙酰化纤溶酶原-链激酶激活剂复合物(APSAC)。它们选择性地激活与血栓有关的纤溶酶原,而对循环中的纤溶酶原仅有中度的作用,这样可以避免或减少出血并发症的发生。

(1)溶栓治疗的适应证:①持续性胸痛超过半小时,含服硝酸甘油片后症状不能缓解。②相邻两个或更多导联 ST 段抬高>0.2mV。③发病时间在 6 小时内,或虽超过 6 小时,病人仍有严重胸痛,并且 ST 段抬高的导联有 R 波者,也可考虑溶栓治疗。

(2)溶栓治疗的禁忌证:①近 10 天内施行过外科手术者,包括活检、胸腔或腹腔穿刺和心脏体外按压术等。②近 10 天内进行过动脉穿刺术者。③颅内病变,包括出血、梗死或肿瘤等。④有明显出血或潜在的出血性病变,如溃疡性结肠炎、胃-十二指肠溃疡或有空洞形成的肺部病变。⑤有出血性或脑血栓形成倾向的疾病,如各种出血性疾病、肝肾疾病、心房纤颤、感染性心内膜炎、收缩压>24kPa(180mmHg),舒张压>14.7kPa(110mmHg)等。⑥妊娠期和分娩后最初 10 天。⑦在半年至 1 年内进行过链激酶治疗者。⑧年龄>65 岁,因为高龄病人行溶栓治疗引起颅内出血者多,而且冠脉再通率低于中年病人。

(3)溶栓治疗的并发症:①出血。轻度出血,如皮肤、黏膜、肉眼及显微镜下血尿,或小量咯血、呕血等(穿刺或注射部位少量淤斑不作为并发症)。重度出血,如大量咯血或消化道大出血、腹膜后出血等引起失血性休克或低血压,需要输血者。危及生命的出血,如颅内、蛛网膜下隙、纵隔内或心包出血。②再灌注心律失常。注意其对血流动力学的影响。③一过性低血压及其他变态反应。

2.**经皮冠状动脉介入治疗**　随着 PCI 技术的发展,其目前成为血运重建的主要方式之一。药物洗脱支架(DES)的应用进一步改善了 PCI 的远期疗效,拓宽了 PCI 的应用范围。对于出现以下任意一条极高危标准的病人,推荐紧急侵入治疗策略(<2 小时),包括血流的动力学不稳定或心源性休克、药物治疗无效的反复发作或持续性胸痛、致命性心律失常或心脏停搏、心肌梗死合并机械并发症、急性心力衰竭,以及反复的 ST - T 波动态改变尤其是伴随间歇性 ST 段抬高等;对于出现以下任意一条高危标准的病人,推荐早期侵入治疗策略(<24 小时),包括心肌梗死相关的肌钙蛋白下降或上升、ST 段或 T 波的动态改变(有或无症状)以及GRACE 评分>140 分;对于出现以下任意一条中危标准的病人,推荐侵入治疗策略(<72 小时),包括糖尿病、肾功能不全、LVEF<40%或充血性心力衰竭、早期心梗后心绞痛、PCI 史、CABG 史、GRACE 评分>109 但<140 等;对于无上述危险标准、症状无反复发作的病人,建

议在决定有创评估之前先行无创检测(首选影像学检查),以寻找缺血证据。

(五)缩小梗死面积

AMI 是心肌氧供/氧需的严重失衡,纠正这种失衡,就能挽救濒死的心肌,限制梗死的扩大,有效地减少并发症和改善病人的预后。控制心律失常,适当补充血容量和治疗心力衰竭,均有利于减少梗死区。目前多主张采用以下几种药物。

1. 血管扩张剂　必须应用于梗死初期的发展阶段,即起病后 4～6 小时。一般首选硝酸甘油静脉滴注或异山梨酯舌下含化,也可在皮肤上用硝酸甘油贴片。使用时应注意:最好在血流动力学监测下行静脉滴注,当肺动脉楔压低而动脉压正常或增高时,其疗效较好,反之,则可使病情恶化;应从小剂量开始,在应用过程中保持肺动脉楔压不低于 2kPa,且动脉压不低于正常低限,以保证必需的冠状动脉灌注。

2. β受体阻滞剂　大量临床资料表明,在 AMI 发生后的 4～12 小时,给予普萘洛尔或阿普洛尔、阿替洛尔、美托洛尔等治疗(最好是早期静脉给药),常能明显降低病人的最高血清酶(CPK、CK－MB 等)水平,提示药物有限制梗死范围扩大的作用。但因这些药的负性肌力、负性频率作用,临床应用时,心率<60 次/分、收缩压≤14.6kPa、有心衰及下壁心梗者应慎用。

3. 低分子右旋糖酐及复方丹参等活血化瘀药物　一般可选用低分子右旋糖酐,每日250～500mL,静脉滴注,7～14 天为一疗程。在低分子右旋糖酐内加入活血化瘀药物,如血栓通 4～6mL、川芎嗪 80～160mg 或复方丹参注射液 12～30mL,疗效更佳。对心功能不全者,低分子右旋糖酐慎用。

4. 极化液(GIK)　氯化钾 1.5g、胰岛素 10U 加入 10%葡萄糖液 500mL 中,静脉滴注,1～2 次/日,7～14 天为一疗程,可减少心肌坏死,加速缺血心肌的恢复。其他改善心肌代谢的药物有维生素 C(3～4g)、辅酶 A(50～100U)、肌苷(0.2～0.6g)、维生素 B_6(50～100mg),静脉滴注,1 次/日。

(六)严密观察,及时处理并发症

1. 左心功能不全　AMI 时左心功能不全者因病理生理改变的程度不同,可表现为轻度肺淤血、急性左心衰(肺水肿)、心源性休克。

(1)急性左心衰(肺水肿)的治疗:可选用吗啡、利尿剂(呋塞米等)、硝酸甘油(静脉滴注),尽早口服 ACEI 制剂(以短效制剂为宜)。肺水肿合并严重高血压时应静脉滴注硝普钠,由小剂量(10μg/min)开始,根据血压调整剂量。伴严重低氧血症者可行人工机械通气治疗。洋地黄制剂在 AMI 发病 24 小时内不主张使用。

(2)心源性休克:在严重低血压时应静脉滴注多巴胺 5～15μg/(kg·min),一旦血压升至90mmHg 以上,则可同时静脉滴注多巴酚丁胺 3～10μg/(kg·min),以减少多巴胺用量。如血压不升,应使用大剂量多巴胺[≥15μg/(kg·min)],仍无效时,可静脉滴注去甲肾上腺素2～8μg/min。轻度低血压时,可用多巴胺或与多巴酚丁胺合用。药物治疗无效者,应使用主动脉内球囊反搏(IABP)。AMI 合并心源性休克者提倡行 PTCA 再灌注治疗。中药可酌情选用独参汤、参附汤、生脉散等。

2. 抗心律失常　急性心肌梗死者有 90%以上出现心律失常,绝大多数发生在梗死后 72小时内,对急性心肌梗死病人均可引起严重后果。因此,心律失常特别是严重的心律失常前驱症状必须及早发现,并给予积极的治疗。

(1)对出现室性期前收缩的急性心肌梗死病人,均应给予严密心电监护及处理。对频发的室性期前收缩或室速,立即以利多卡因 50～100mg 静脉注射,无效时 5～10 分钟可重复,期前收缩消失后以 1～3mg/min 的滴速维持静脉滴注,情况稳定后可改为药物口服。

(2)对已发生室颤者应立即行心肺复苏术,在进行心脏按压和人工呼吸的同时争取尽快实行电除颤,一般首次即采取较大能量(200～300J),争取一次成功。

(3)对窦性心动过缓(如心率<50 次/分),或心率在 50～60 次/分但合并低血压或室性心律失常,可用阿托品每次 0.3～0.5mg 静脉注射,无效时 5～10 分钟重复,但总量不超过2mg;也可以氨茶碱 0.25g 或异丙肾上腺素 1mg 加入 300～500mL 液体中静脉滴注,但有可能增加心肌氧耗或诱发室性心律失常,故均应慎用。如以上治疗无效,症状严重时可采用临时性心脏起搏措施。

(4)对房室传导阻滞一度和二度者,可应用肾上腺皮质激素、阿托品、异丙肾上腺素治疗,但应注意其不良反应。对三度及二度Ⅱ型者,宜行临时性心脏起搏措施。

(5)对室上性快速心律失常者,可选用维拉帕米(异搏定)、胺碘酮、美托洛尔、洋地黄类(24小时内尽量不用)等治疗。对阵发性室上性、房颤及房扑药物治疗无效者,可考虑用同步直流电复律或人工心脏起搏器复律。

3.机械性并发症的处理

(1)心室游离壁破裂:可引起急性心脏压塞致突然死亡,临床表现为电-机械分离或心脏停搏,常因难以即时救治而死亡。亚急性心脏破裂应积极争取冠状动脉造影后行手术修补及血管重建术。

(2)室间隔穿孔:伴血流动力学失代偿者,提倡在血管扩张剂和利尿剂治疗及主动脉内球囊反搏(IABP)支持下,早期或急诊手术治疗。如穿孔较小,无充血性心衰,血流动力学稳定,可保守治疗,6 周后择期手术。

(3)急性二尖瓣关闭不全:急性乳头肌断裂时突发左心衰和(或)低血压,主张用血管扩张剂、利尿剂及 IABP 治疗,在血流动力学稳定的情况下行急诊手术。左心室扩大或乳头肌功能不全者,应积极应用药物治疗心衰,改善心肌缺血并行血管重建术。

(七)恢复期处理

住院 3～4 周后,如病情稳定,体力增加,可考虑出院。近年主张出院前做症状限制性运动负荷心电图、放射性核素和(或)超声显像检查,如显示心肌缺血或心功能较差,宜行冠状动脉造影检查,考虑进一步处理。心室晚电位检查有助于预测发生严重室性心律失常的可能性。

四、护理评估

(一)病史

发病前常有明显诱因,如精神紧张、情绪激动、过度体力活动、饱餐、高脂饮食、未控制的糖尿病、感染、手术、大出血、休克等。少数病人在睡眠中发病。约有半数以上的病人过去有高血压及心绞痛史。部分病人则无明确病史及先兆表现,首次发展即是急性心肌梗死。

(二)身体评估

1.一般状态　观察病人的精神意识状态,尤其注意有无面色苍白、表情痛苦、大汗或神志模糊、反应迟钝甚至晕厥等表现。

2.生命体征　观察体温、脉搏、呼吸、血压有无异常及其程度。

3.心脏听诊 注意心率、心律、心音的变化,有无奔马律、心脏杂音及肺部啰音等。

(三)实验室及其他检查

1.心电图 可起到定性、定位、定期的作用。①透壁性心肌梗死典型改变:出现异常、持久的 Q 波,数小时后,损伤型 ST 段抬高,弓背向上,与 T 波融合形成单相曲线,数日至数周回到基线水平。②T 波改变:起病数小时内异常增高,数日至 2 周左右变为平坦,继而倒置。但有 5%~10%病例心电图表现不典型,其原因为有小灶梗死、多处或对应性梗死、再发梗死、心内膜下梗死以及伴室内传导阻滞、心室肥厚或预激综合征等。以上情况可不出现坏死性 Q 波,只表现为 QRS 波群高度、ST 段、T 波的动态改变。另外,右心梗死、正后壁和局限性高侧壁心肌梗死,常规导联中不显示梗死图形,应加做特殊导联以明确诊断。

2.心向量图 当心电图不能肯定诊断为心肌梗死时,往往可通过心向量图得到证实。

3.超声心动图 不用来诊断急性心肌梗死,但对诊断心肌梗死的各种并发症极有价值,尤其是室间隔穿孔破裂、乳头肌功能失调、室壁瘤和心包积液等。

4.放射性核素检查 正电子发射计算机断层扫描(PET)可观察心肌的代谢变化,是目前唯一能直接评价心肌存活性的技术。用门电路控制 λ 闪烁照相法进行放射性核素心血池显像,可观察室壁运动,测定心室功能。

5.心室晚电位(LPs) 心肌梗死时 LPs 阳性率为 28%~58%,其出现不似陈旧性心肌梗死稳定,但与室速及室颤有关,阳性者应进行心电监护,予以有效治疗。

6.磁共振成像(MRI) 易获得清晰的空间隔像,故对发现间隔性心肌梗死并发症较其他方法优越。

7.实验室检查

(1)血常规:白细胞计数上升,达(10~20)×10⁹/L,中性粒细胞增至 75%~90%。

$$(1)血常规:白细胞计数上升,达(10\sim20)\times10^9/L,中性粒细胞增至75\%\sim90\%。$$

(2)红细胞沉降率:增快,可持续 1~3 周。

(3)血清心肌坏死标志物:心肌细胞内含有大量的酶,受损时这些酶进入血液,测定心肌坏死标志物对诊断及估计心肌损害程度有十分重要的价值。常用的有:①血清肌酸磷酸激酶(CPK),发病 4~6 小时在血中出现,24 小时达峰值,然后很快下降,2~3 天消失。②乳酸脱氢酶(LDH),起病 8~10 小时后升高,2~3 天达到高峰,持续 1~2 周后恢复正常。其中,肌酸激酶同工酶 CK-MB 和乳酸脱氢酶同工酶 CDH 对判断心肌坏死的特异性较高,其增高程度反映梗死的范围。③肌红蛋白,血清肌红蛋白升高出现时间比 CPK 略早(在 4 小时左右),多数于 24 小时即恢复正常;尿肌红蛋白在发病后 5~40 小时开始排泄,持续时间平均达 83 小时。

五、护理诊断

1.疼痛 与心肌缺血坏死有关。

2.活动无耐力 与心肌氧的供需失调有关。

3.有便秘的危险 与进食少、活动少、不习惯床上排便有关。

4.潜在并发症:心律失常、心力衰竭、心源性休克、猝死。

5.生活自理缺陷 与治疗需要绝对卧床有关。

6.性生活形态改变 与心肌缺血导致活动耐力下降、缺乏知识有关。

7.恐惧、焦虑 与剧烈疼痛产生的濒死感、处于监护室的陌生环境、担心预后等因素有关。

六、护理措施

(一)一般护理

(1)安置病人于冠心病监护病房(CCU),连续监测心电图、血压、呼吸5～7天,对行漂浮导管检查者做好相应护理,询问病人有无心悸、胸闷、胸痛、气短、乏力、头晕等不适。

(2)病室保持安静、舒适,限制探视,有计划地护理病人,减少对病人的干扰,保证病人充足的休息和睡眠时间,防止任何不良刺激。据病情安置病人于半卧位或平卧位。第1～3天绝对卧床休息,翻身、进食、洗漱、排便等均由护理人员帮助料理;第4～6天可在床上活动肢体,无并发症者可在床上坐起,逐渐过渡到坐在床边或椅子上,每次20分钟,每日3～5次,鼓励病人深呼吸;第1～2周后开始在室内走动,逐步过渡到室外行走;第3～4周可试着上下楼梯或出院。病情严重或有并发症者应适当延长卧床时间。

(3)介绍本病知识和监护室的环境。关心、尊重、鼓励、安慰病人,以和善的态度回答病人提出的问题,帮助其树立战胜疾病的信心。

(4)给予低钠、低脂、低胆固醇、无刺激、易消化的饮食,少量多餐,避免进食过饱。

(5)心肌梗死病人由于卧床休息、消化功能减退、哌替啶或吗啡等止痛药物的应用,胃肠功能和膀胱收缩无力,易发生便秘和尿潴留。酌情给予轻泻剂,嘱病人排便时勿屏气,避免病情加重。排便困难时宜用开塞露,对5天无大便者可保留灌肠或给低压盐水灌肠。对排尿不畅者,可采用物理或诱导法,协助排尿,必要时行导尿。

(6)吸氧:氧治疗可改善低氧血症,有利于增加心肌氧的供应。急性期给病人高流量吸氧,持续48小时,氧流量为3～5L/min,病情变化时可延长吸氧时间。待疼痛减轻,休克解除,可减低氧流量。注意鼻导管的通畅,24小时更换1次。如果病人合并急性左心衰竭,出现重度低氧血症时,死亡率较高,可采用加压吸氧或乙醇除泡沫吸氧。

(7)防止血栓性静脉炎或深部静脉血栓形成:血栓性静脉炎表现为受累静脉局部红、肿、痛,可延伸呈条索状,多因反复静脉穿刺输液和多种药物输注所致。所以,行静脉穿刺时应严格无菌操作,病人感觉输液局部皮肤疼痛或红肿,应及时更换穿刺部位,并予以热敷或理疗。下肢静脉血栓形成一般在血栓较大、引起阻塞时才出现患肢肤色改变、皮肤温度升高和可凹性水肿。应注意每日协助病人做被动下肢活动2～3次,注意下肢皮肤温度和颜色的变化,避免选用下肢静脉输液。

(二)病情观察与护理

急性心肌梗死是危重疾病,应早期发现危及病人生命的先兆表现,如能得到及时处理,可使病情转危为安,故需严密观察以下情况。

(1)血压:起病初期应0.5～1小时测量一次血压,随血压恢复情况逐步减少测量次数(每日4～6次),基本稳定后每日测量1～2次。若收缩压在12kPa(90mmHg)以下,脉压减小且音调低落,要观察病人的神志状态、脉搏、面色、皮肤色泽及尿量等,一旦发现病人发生心源性休克,在通知医生的同时,对休克者采取抗休克措施,如补充血容量,应用升压药、血管扩张剂及纠正酸中毒,避免脑缺氧,保护肾功能等。有条件者应准备好中心静脉压测定装置或漂浮导管测定肺动脉楔压设备,以正确输液并调节液体滴速。

(2)心率、心律:在冠心病监护病房(CCU)进行连续的心电、呼吸监测,如发现室性期前收缩为每分钟5次以上,呈二、三联律,多源性期前收缩,R-on-T现象,均为转变阵发性室性心动过速及室颤的先兆,易造成心搏骤停。遇有上述情况,在立即通知医生的同时,遵医嘱应用相应的抗心律失常药物,并准备好除颤器和人工心脏起搏器,协同医生抢救处理。

(3)胸痛:急性心肌梗死病人常伴有持续剧烈的胸痛,剧烈胸痛可导致低血压,加重心肌缺氧,扩大梗死面积,引起心力衰竭、休克及心律失常。常用的止痛药物有罂粟碱肌内注射或静脉滴注,硝酸甘油 0.6mg 含服,疼痛较重者可遵医嘱给予哌替啶或吗啡。护理中应注意可能出现的药物不良反应,监测血压、尿量、呼吸,确保用药安全。

(4)呼吸急促:注意观察病人的呼吸状态,对有呼吸急促的病人应注意观察血压、皮肤黏膜的血液循环情况、肺部体征的变化,以及血流动力学和尿量的变化。发现病人有呼吸急促、不能平卧、烦躁不安、咳嗽、咯泡沫样血痰时,立即取半坐位,给予吸氧,准备好快速强心、利尿剂,配合医生按急性心力衰竭处理。

(5)体温:急性心肌梗死病人可有低热(体温在 37～38.5℃),多持续 3 天左右。如体温持续升高,1 周后仍不下降,应疑有继发肺部或其他部位感染,及时向医生报告。

(6)意识变化:如发现病人意识恍惚、烦躁不安,应注意观察血流动力学及尿量的变化。警惕心源性休克的发生。

(7)器官栓塞:因左心室内附壁血栓可脱落,引起脑、肾、四肢、肠系膜等动脉栓塞,如发生组织或脏器栓塞现象,应及时向医生报告。

(8)心室膨胀瘤:在心肌梗死恢复过程中,心电图表现虽有好转,但病人仍有顽固性心力衰竭或心绞痛发作,应疑有心室膨胀瘤的发生。这是由于在心肌梗死区愈合过程中,心肌被结缔组织所替代,成为无收缩力的薄弱纤维瘢痕区。该区受心腔内的压力而向外呈囊状膨出,造成心室膨胀瘤。应配合医生进行 X 线检查以确诊。

(三)健康教育

(1)注意劳逸结合,根据心功能进行适当的康复锻炼。

(2)避免紧张、劳累、情绪激动、饱餐、便秘等诱发因素。

(3)节制饮食,禁忌烟、酒、咖啡、刺激性食物,多吃蔬菜及富含蛋白质食物,少食动物脂肪、胆固醇含量较高的食物。

(4)按医嘱服药,随身常备硝酸甘油等扩张冠状动脉药物,定期复查。

(5)教会家属心肺复苏的基本技术,以备紧急施救。

(李伟鹤)

第三节　原发性高血压的护理

高血压是心脑血管病最主要的危险因素,可导致血管、心脏和肾脏的病变,是危害人类健康的主要疾病。目前我国采用的血压判别标准:①正常成人收缩压≤140mmHg,舒张压≤90mmHg。②成人高血压为收缩压≥140mmHg 和(或)舒张压≥90mmHg。③临界高血压指血压数值在上述二者之间。

高血压分为原发性高血压和继发性高血压。在某些疾病中,高血压只是其临床症状之一,血压是随着其原发疾病的发展而变化的,此种高血压称为症状性高血压或继发性高血压。原发性高血压又称高血压病,是由遗传和环境因素相互作用引发,以体循环动脉压升高为主要表现,占所有高血压的 90% 以上。

一、病因及发病机制

(一)病因

1.家族与遗传 国内外研究已证实,双亲均为正常血压者,子女患高血压的概率是 3%; 而双亲均为高血压者,子女发病概率则为 45%。动物实验研究已成功地建立了遗传性高血压 大鼠株,繁殖几代后几乎 100% 发生高血压,提示本病有遗传缺陷的内在因素。

2.肥胖 流行病学调查发现,体重增加是发生高血压的独立危险因素。因热量过剩引起 肥胖而导致高血压的可能机制有以下几个方面:①血容量和心排血量增加;②因伴有高胰岛素 血症或肾素与醛固酮关系异常而引起体内水钠潴留。③神经内分泌调节紊乱。④细胞膜协同 转运功能缺陷、钠钾泵活性异常,都可能是引起高血压和肥胖的细胞病理基础。

3.饮食 盐摄入与高血压患病率之间呈线性相关。高血压病人有盐敏感型和非盐敏感 型,盐敏感型占高血压人群的 30%~50%。钠摄入量高可能通过提高交感神经活性,促进排 钠激素分泌,影响机体小动脉等自动调节机制而导致高血压。饮食中高蛋白质、高饱和脂肪酸 摄入属于升压因素。饮酒量也与血压尤其是收缩压水平呈线性相关。

4.职业与环境 从事注意力高度集中、过度紧张的脑力劳动,长期处于对视听过度刺激的 工作环境,这类人群发生高血压的可能性较大。

5.年龄 40 岁以后本病患病率明显增高,女性还常发生绝经期高血压,提示随年龄增长 而发生的内在生理变化或长时间的外界因素作用能促发本病。

(二)发病机制

原发性高血压发病机制尚未完全阐明,主要学说如下。

1.精神原学说 机体内、外环境的不良刺激引起反复的精神紧张和创伤,导致大脑皮质兴 奋和抑制过程失调,皮质下血管舒缩中枢形成以血管收缩神经冲动占优势的兴奋灶,引起全身 小动脉痉挛,周围阻力增高,从而导致血压升高。

2.神经原学说 周围小动脉是自主神经系统调节血压的反射弧的靶器官,当此反射弧出 现异常,如压力感受器过度敏感、血管收缩传出神经刺激增多、血管加压素释出增多,都可使周 围小动脉痉挛而致血压升高。

3.肾原学说(肾素-血管紧张素-醛固酮学说) 肾脏缺血及/或血钠减少、血钾增多时,引 起肾素分泌增加。肾素进入血液循环中,将肝脏合成的血管紧张素原水解为血管紧张素 I, 在血管紧张素转换酶的作用下转化为血管紧张素 II。血管紧张素 II 作用于中枢,增加交感神 经冲动发放,或直接收缩血管,并可刺激肾上腺分泌醛固酮引起钠潴留。肾素-血管紧张素-醛 固酮系统是体内调节血管阻力与细胞外液的重要机制,而后二者又是决定血压的主要因素。

4.内分泌学说 肾上腺髓质的激素中,去甲肾上腺素引起周围小动脉收缩,肾上腺素增加 心排血量。肾上腺皮质激素使钠和水潴留,并影响血管的反应性,都可导致血压升高。近年来 发现肾脏髓质产生前列腺素 A_2、前列腺素 E_2,调节肾血流分布,使皮质血流增多,髓质血流减 少,抑制钠的再吸收,并影响肾外小动脉而降低血压。此外,由肾、胰等器官产生的激肽酶作用 于激肽原,使其转化为激肽,激肽扩张血管,利钠、利水,促进前列腺素的释放,使血压下降。激 肽酶-激肽-前列腺素系统的缺陷可以导致血压升高。

二、临床表现

原发性高血压根据起病和病情进展缓急分为缓进型和急进型两类,前者多见,后者占原发性高血压的 1%～5%。

(一)缓进型高血压

起病隐匿,病程进展缓慢,故亦称良性高血压。早期多无症状,偶于体格检查时发现血压增高,或在精神紧张、情绪波动或劳累后出现轻度而暂时的血压升高、头晕、头痛、眼花、耳鸣、失眠、乏力、注意力不集中等症状。后期血压持续在高水平,可出现脑、心、肾等器官的器质性损害和功能障碍。

1. **脑部表现**　头痛、头晕和头胀是本病的常见症状。血管急剧升高常发生脑血管痉挛,短暂性的脑血管痉挛引起一过性脑缺血,出现头痛、失语、肢体瘫痪,历时数分钟至数天恢复。普遍而剧烈的脑血管痉挛引起脑水肿,颅内压增高,此时血压显著增高,头痛剧烈,并有呕吐、抽搐或昏迷。在脑部小动脉硬化的基础上,可发生脑出血或脑血栓。脑出血的临床表现视出血部位、出血量多少而定,多在体力或脑力活动时发病,起病急,可有面瘫、失语、头痛、呕吐、嗜睡、昏迷等症状。脑血栓形成多发生在休息或睡眠之中,常有头晕、肢体麻木、失语等症状,然后逐渐发生偏瘫,一般无昏迷或有短暂神志不清。

2. **心脏表现**　长期慢性高血压引起的心脏病变称为高血压心脏病。早期心功能代偿阶段,病人除有时感觉心悸外,其他心脏方面的症状可不明显。代偿功能失调时,病人出现左心衰竭,反复或持续的左心衰竭可发展为全心衰竭。体检发现心尖冲动呈抬举性,心浊音界向左扩大,主动脉瓣区第二心音亢进。心电图示左心室肥厚及劳损,晚期有心律失常。X线检查见左心室肥大,主动脉弓延长弯曲。由于高血压可促进动脉粥样硬化,部分病人可合并冠状动脉粥样硬化性心脏病而有心绞痛、心肌梗死等表现。

3. **肾脏表现**　长期血压增高致肾小动脉硬化,逐渐影响肾脏功能。早期临床上一般无明显泌尿系统症状,当肾功能减退时,可出现多尿、夜尿等,反映肾脏浓缩功能减退。当肾功能进一步减退时,尿量减少,出现血尿,最后出现氮质血症及尿毒症。

4. **眼底改变**　早期视网膜动脉痉挛,动脉变细(Ⅰ级);以后发展为视网膜动脉狭窄,动脉交叉压迹(Ⅱ级);眼底为出血或棉絮状渗出(Ⅲ级);视神经盘水肿(Ⅳ级)。

(二)急进型高血压

临床表现基本上与缓进型原发性高血压相似,但有病情严重、发展迅速、视网膜病变和肾功能迅速恶化等特点,故亦称为恶性高血压,占高血压的 1%左右。急进型高血压可由缓进型突然转变而来,亦可发病起初即为急进型。病人血压显著升高,舒张压多持续在 16.7～18.5kPa 或更高;常有视力模糊或失明,视网膜可有出血、渗出物及视神经盘水肿;各种症状明显,常于数月至 1～2 年内出现严重的脑、心、肾损害。病人迅速出现蛋白尿、血尿及肾功能减退,最后常因尿毒症死亡,也可死于脑血管意外或心力衰竭。

(三)高血压危象及高血压脑病

在原发性高血压病程中,在某些诱因作用下,外周小动脉发生暂时性强烈痉挛而引起血压急剧升高、病情急剧恶化及由高血压引起的心、脑、肾等主要靶器官功能严重受损的并发症,称为高血压危象。脑部出现危象的严重状态,称为高血压脑病,多发生于急进型高血压。缓进型高血压病人除非血压超过 33.25/19.9kPa(250/150mmHg),否则少见。如积极处理常可迅速缓解,否则,预后凶险。

(四)并发症

并发症主要表现为心、脑、肾等重要器官发生器质性损害和功能性障碍。

1. **心脏**　心力衰竭和冠心病。

2. **脑血管病**　包括:①一过性(间歇性)脑血管痉挛,可使脑组织缺血,产生头痛、一过性失语、失明、肢体活动不灵或偏瘫,可持续数分钟至数日,一般在 24 小时内恢复。②脑出血,一般在紧张的体力或脑力劳动时容易发生。其临床表现因出血部位不同而异,最常见的部位在脑基底核豆状核,故常损及内囊,又称内囊出血。③脑血栓形成,多在休息、睡眠时发生,常先有头晕、失语、肢体麻木等症状,然后逐渐发生偏瘫,一般无昏迷。随病情进展,可发生昏迷甚至死亡。

3. **慢性肾衰竭**　长期高血压可致肾小动脉硬化,当肾功能代偿时,临床上无明显肾功能不全表现。当肾功能转入失代偿期时,可出现多尿、夜尿增多、口渴、多饮,提示肾浓缩功能减低,尿比重固定在 1.010 左右,称为等渗尿。当肾功能衰退时,可发展为尿毒症,血中肌酐、尿素氮增高。

4. **主动脉夹层**　最常见病因为高血压。

三、治疗

治疗目的是通过降压治疗最大限度地降低心脑血管并发症的发病和死亡的危险。

一般高血压人群降压目标值为<18.7/12kPa(140/90mmHg);高血压高危(糖尿病及肾病)病人降压目标值为<130/80mmHg;老年收缩期高血压的降压目标值为收缩压 18.7～20kPa(140～150mmHg),舒张压<12kPa(90mmHg)但不低于 8.7～9.3kPa(65～70mmHg),舒张压降得过低可能抵消收缩压下降的益处。

(一)非药物治疗

非药物治疗主要是改善生活方式,其对降低血压和心脑血管危险的作用已得到广泛认可,适用于所有高血压病人。

1. **戒烟**　吸烟所致的危害是使高血压并发症如心肌梗死、脑卒中和猝死的危险性显著增加,加重脂质代谢紊乱,降低胰岛素敏感性,降低内皮依赖性血管舒张效应,并降低或抵消降压治疗的疗效。戒烟对心脑血管的良好益处,任何年龄组均可显示。

2. **减轻体重**　超重10%以上的高血压病人体重减少5kg,血压便有明显降低,亦可增加降压药物疗效,对改善糖尿病、胰岛素抵抗、高脂血症和左心室肥厚等均有益。

3. **戒酒和减少饮酒**　可使血压显著降低,适量饮酒仍有明显血压反应者应戒酒。

4. **适当运动**　有利于改善胰岛素抵抗和减轻体重,提高心血管调节能力,稳定血压水平。低或中等强度的运动较好,中老年高血压病人可选择步行、慢跑、上楼梯、骑车等,一般每周3～5 次,每次 30～60 分钟。运动强度可采用心率监测法,即运动时心率不应超过最大心率(180 次/分)的 60%～85%。

5. **减少钠盐,补充钙和钾盐**　高血压病人应减少烹调用盐及腌制品的食用,每人每日食盐摄入量应少于 2.4g(相当于氯化钠 6g)。通过食用含钾丰富的水果和蔬菜(如香蕉、橘子、油菜、香菇、大枣等),增加钾的摄入。喝牛奶以补充钙。

6. 减轻精神压力，保持心理平衡　长期精神压力和情绪抑郁是降压治疗效果欠佳的重要原因，亦可导致高血压。应对病人做心理疏导，鼓励其参加社交活动、户外活动等。

(二)降压药物治疗

降压药物治疗对象包括：高血压 2 级或以上病人[21.33/13.33kPa(≥160/100mmHg)]；高血压合并糖尿病及心、脑、肾靶器官损害病人；血压持续升高 6 个月以上，改善生活方式后血压仍未获得有效控制者。

1. 降压药物分类　现有的降压药种类很多，可归纳为以下几大类：利尿药、β 受体阻滞剂、钙通道阻滞剂、血管紧张素转换酶抑制剂(ACEI)和血管紧张素 Ⅱ 受体阻滞剂(ARB)、α 受体阻滞剂。

2. 联合用药　临床实际使用降压药时，病人心血管危险因素状况、并发症、靶器官受损害程度、药物费用及不良反应等，都可能影响降压药的具体选择。联合用药可减少单一药物剂量，提高病人的耐受性和依从性。现在认为，2 级高血压[≥21.33/13.33kPa(≥160/100mmHg)]病人在开始用药时就可以采用两种降压药物联合治疗，有利于血压在相对较短的时间内达到目标值。比较合理的两种降压药联合治疗方案是：利尿药与 β 受体阻滞剂；利尿药与 ACEI 或 ARB；二氢吡啶类钙通道阻滞剂与 β 受体阻滞剂；钙通道阻滞剂与 ACEI 或 ARB。国内研制了多种复方制剂，如复方降压片、降压 0 号等，因其有一定降压效果、服药方便且价格低廉而广泛使用。

四、护理评估

(一)病史

询问病人有无高血压家族史，个性特征，职业、人际关系、环境中有无引发本病的应激因素，生活与饮食习惯、烟酒嗜好，有无肥胖、心脏病、肾脏病、糖尿病、高脂血症、痛风、支气管哮喘等病史及用药情况。

(二)身体评估

1. 一般表现　缓进型原发性高血压起病隐匿，病程进展缓慢，早期多无症状，偶在体检时发现血压升高，少数病人在发生心、脑、肾等并发症后才被发现。高血压病人可在精神紧张、情绪激动或劳累后有头晕、头痛、眼花、耳鸣、失眠、乏力、注意力不集中等症状，但症状与血压增高程度并不一致。病人血压随季节、昼夜、情绪等因素有较大波动，表现为冬季较夏季高、清晨较夜间高、激动时较平静时高等特点。查体时可听到主动脉瓣区第二心音亢进、主动脉瓣区收缩期杂音，少数病人在颈部或腹部可听到血管杂音。长期持续高血压病人可有左心室肥厚。

原发性高血压早期血压仅暂时升高，去除原因和休息后可恢复，称为波动性高血压阶段。随病情进展，血压呈持久增高，并有脏器受损表现。

2. 身体评估　正确测量血压和心率，必要时测量立卧位血压和四肢血压；测量体重指数、腰围及臀围；评估有无继发性高血压的相关体征；听诊颈动脉、胸主动脉、腹部动脉和股动脉有无杂音等。

(三)实验室及其他检查

1. 尿常规检查　可阴性或有少量蛋白和红细胞，急进型高血压病人尿中常有大量蛋白质、红细胞和管型，肾功能减退时尿比重降低，尿浓缩和稀释功能减退，血中肌酐和尿素氮增高。

2. X线检查　轻者主动脉迂曲延长或扩张,并发高血压心脏病时,左心室增大,心脏呈靴形样改变。

3. **超声心动图**　心脏受累时,二维超声显示:早期左室壁搏动增强,第Ⅱ期多见室间隔肥厚,继则左心室肥厚;左心房轻度扩大。超声多普勒于二尖瓣上可测出舒张期血流速度减慢,舒张末期速度增快。

4. **血浆肾素活性和血管紧张素Ⅱ浓度测定**　两者可增高、正常或降低。

5. **血浆心房钠尿肽浓度测定**　心房钠尿肽浓度降低。

(四)心理-社会状况

评估病人有无工作压力重,精神紧张,家庭、社会压力大,人际关系、经济负担,以及心理、精神长期紧张等因素存在。

五、护理诊断

1. **头痛**　与血压升高有关。

2. **有受伤的危险**　与头晕、急性低血压反应、视物模糊及意识改变有关。

3. **潜在并发症**:心力衰竭、脑出血、肾衰竭等高血压危重症。

4. **焦虑**　与血压控制不满意、发生并发症有关。

5. **知识缺乏**:缺乏原发性高血压饮食、药物治疗相关知识。

六、护理措施

(一)一般护理

(1)头痛、眩晕、视力模糊病人应卧床休息,抬高床头,保证充足的睡眠。指导病人使用放松技术,如缓慢呼吸、心理训练、音乐治疗等,避免精神紧张、情绪激动和焦虑。保持病室安静,减少声光刺激和探视,护理操作动作要轻巧并集中进行,减少对病人的打扰。对因焦虑而影响睡眠的病人遵医嘱应用镇静剂。

(2)有氧运动可降压减肥、改善脏器功能、提高活动耐力、减轻胰岛素抵抗,指导轻症病人选择适当的运动,如慢跑、健身操、骑自行车、游泳等(避免竞技性、力量型运动),一般每周3～5次,每次30～40分钟,出现头晕、心慌、气短、极度疲乏等症状时应立即停止运动。

(3)合理膳食,每日摄钠量不超过6g,减少热量、胆固醇、脂肪摄入,适当增加蛋白质,多吃蔬菜、水果,摄入足量的钾、镁、钙,避免过饱,戒烟酒及刺激性饮料。

(二)病情观察与护理

(1)注意神志、血压、心率、尿量、呼吸频率等生命体征的变化,每日定时测量并记录血压。血压有持续升高时,密切注意有无剧烈头痛、呕吐、心动过速、抽搐等高血压脑病和高血压危象的征象。出现上述现象时应给予氧气吸入,建立静脉通路,准备各种抢救物品及急救药物,详细书写特别护理记录单;配合医生采取紧急抢救措施,快速降压,制止抽搐,以防脑血管疾病的发生。

(2)注意用药及观察:高血压病人服药后应注意观察服药反应,并根据病情轻重、血压的变化决定用药剂量与次数,详细做好记录。若有心、脑、肾严重并发症,则药物降压不宜过快,否则供血不足易发生危险。血压变化大时,要立即报告医师予以及时处理。告知病人起床动作要缓慢,防止发生体位性低血压而引起摔倒。用利尿剂时注意记录出入量,排尿多的病人应注意补充含钾高的食物和饮料。用普萘洛尔要逐渐减量直至停药,避免突然停用引起心绞痛发作。

(3)病人如出现肢体麻木、活动欠灵活,或言语含糊不清时,应警惕高血压并发脑血管疾病。对已有高血压心脏病者,要注意有无呼吸困难、水肿等心力衰竭表现,同时检查心率、心律,观察有无心律失常的发生。观察尿量,做尿液分析,以发现肾脏是否受累。发现上述并发症时,遵医嘱治疗并护理。

(4)高血压急症时,应迅速准确按医嘱给予降压药、脱水剂及镇痉药物,注意观察药物疗效及不良反应,严格按药物剂量调节滴速,以免血压骤降引起意外。

(三)健康教育

(1)向病人提供有关本病的治疗知识,注意休息和睡眠,避免劳累。

(2)告知病人改变生活方式的重要性,包括低盐、低脂、低胆固醇、低热量饮食,禁烟、酒及刺激性饮料。肥胖者节制饮食。

(3)帮助病人缓解精神压力,合理安排运动量,保持良好的情绪。保持排便通畅,性生活规律。

(4)强调长期药物治疗的重要性,嘱病人定期、准确、及时服药,不可擅自突然停药,定期复查。

(5)教会病人和家属正确的家庭血压监测方法,血压未达标者建议每天早、晚各测量 1 次,每次测量 2 遍,连续监测 7 天;血压达标者建议每周测量 1 次。如实记录血压测量结果。

(李伟鹤)

第四节　感染性心内膜炎的护理

感染性心内膜炎是指病原微生物经血液直接侵犯心内膜、瓣膜或大动脉内膜而引起的感染性炎症,常伴有赘生物形成。感染性心内膜炎根据病情和病程,可分为急性感染性心内膜炎和亚急性感染性心内膜炎,后者较多见;根据瓣膜类型,可分为自体瓣膜心内膜炎、人工瓣膜心内膜炎和静脉药瘾者的心内膜炎。

一、病因及发病机制

(一)病因

感染性心内膜炎的主要病原微生物是链球菌和金黄色葡萄球菌。急性感染性心内膜炎主要由金黄色葡萄球菌引起,少数病人由肺炎球菌、淋球菌、A 族链球菌和流感杆菌等所致。亚急性感染性心内膜炎由草绿色链球菌感染最常见,其次为 D 族链球菌(牛链球菌和肠球菌)、表皮葡萄球菌,其他细菌较少见。真菌、立克次体和衣原体等是感染性心内膜炎少见的致病微生物。

(二)发病机制

1.急性感染性心内膜炎 发病机制尚不明确,病原菌来自皮肤、肌肉、骨骼、肺等部位的活动性感染灶,细菌量大,细菌毒力强,具有很强的侵袭性和黏附于心内膜的能力。主要累及正常心瓣膜,主动脉瓣常受累。

2.亚急性感染性心内膜炎 临床上至少占病例的 2/3,其发病与以下因素有关。

(1)血流动力学因素:亚急性感染性心内膜炎病人约有 3/4 发生于器质性心脏病,多为心脏瓣膜病(主要是二尖瓣和主动脉瓣),其次是先天性心血管病(如室间隔缺损、动脉导管未闭、法洛四联症和主动脉狭窄)。赘生物常位于二尖瓣关闭不全的瓣叶心房面、主动脉瓣关闭不全的瓣叶心室面和室间隔缺损的间隔右心室侧,可能与这些部位的压力下降和内膜灌注减少,利于微生物沉积和生长有关。高速射流冲击心脏或大血管内膜处可使局部损伤并容易感染。在压差小的部位,发生亚急性感染性心内膜炎少见,如房间隔缺损和室间隔缺损或血流缓慢时少见,瓣膜狭窄时比关闭不全少见。

(2)非细菌性血栓性心内膜病变:研究证实,当内膜的内皮受损暴露内皮下结缔组织的胶原纤维时,血小板聚集,形成血小板微血栓和纤维蛋白沉积,成为结节样无菌性赘生物,称其为非细菌性血栓性心内膜病变,是细菌定居瓣膜表面的重要因素。无菌性赘生物最常见于湍流区、瘢痕处(如感染性心内膜炎后)和心脏外因素所致的内膜受损区。正常瓣膜可偶见。

(3)短暂性菌血症感染无菌性赘生物:各种感染或细菌寄居的皮肤黏膜的创伤(如手术、器械操作等)均会导致暂时性菌血症。皮肤和心脏外其他部位葡萄球菌感染导致菌血症;口腔创伤常致草绿色链球菌菌血症;消化道和泌尿生殖道创伤或感染常引起肠球菌和大肠埃希菌菌血症。循环中的细菌如定居在无菌性赘生物上会迅速繁殖,促使血小板进一步聚集和纤维蛋白沉积,感染性赘生物增大。纤维蛋白层覆盖在赘生物外,阻止吞噬细胞进入,为细菌生存、繁殖提供良好的庇护所,即发生感染性心内膜炎。

细菌感染无菌性赘生物需要有几个因素:①发生菌血症的频度。②循环中细菌的数量,这与感染程度和局部定居细菌的数量有关。③细菌黏附于无菌性赘生物的能力。草绿色链球菌从口腔进入血流的机会频繁、黏附性强,因而成为亚急性感染性心内膜炎最常见致病菌;虽然大肠埃希菌菌血症常见,但黏附性差,极少引起心内膜炎。

二、临床表现

从短暂性菌血症的发生至症状出现之间的时间多在 2 周以内,但不少病人无明确的细菌进入途径可寻。

(一)症状

1.发热 发热是感染性心内膜炎最常见的症状,除有些老年或心、肾衰竭重症病人外,几乎所有病人均有发热,且常伴有头痛、背痛和肌肉关节痛的症状。亚急性感染性心内膜炎起病隐匿,可有全身不适、乏力、食欲缺乏和体重减轻等症状,可有弛张性低热,一般<39℃,午后和晚上温度高。急性感染性心内膜炎常有急性化脓性感染,呈暴发性败血症过程,有高热、寒战,常可突发心力衰竭。

2.非特异性症状

(1)脾大:占 15%～50%,病程>6 周病人可出现。急性者少见。

(2)贫血:较为常见,尤其多见于亚急性感染性心内膜炎,伴有苍白无力和多汗。贫血多为轻、中度,晚期病人为重度。贫血主要由感染骨髓抑制所致。

(3)杵状指(趾):部分病人可见。

3.动脉栓塞 多发生于病程后期,但也有少部分病人为首发症状。赘生物引起动脉栓塞可发生在机体的任何部位,如脑、心脏、脾、肾、肠系膜及四肢。脑栓塞的发生率最高。在由左向右分流的先天性心血管病或右心内膜炎时,肺循环栓塞常见。如三尖瓣赘生物脱落引起肺栓塞,表现为突然咳嗽、呼吸困难、咯血或胸痛等症状。肺栓塞还可发展为肺坏死、空洞,甚至脓气胸。

(二)体征

1.**心脏杂音** 80%～85%的病人可闻及心脏杂音,是由基础心脏病和(或)心内膜炎导致瓣膜损害所致。

2.**周围体征** 可能由微血管炎或微栓塞所致,多为非特异性,包括:①淤点,多见病程长者,可出现于任何部位,以锁骨、皮肤、口腔黏膜和睑结膜常见。②指、趾甲下线状出血。③Roth斑,多见于亚急性感染性心内膜炎,表现为视网膜的卵圆形出血斑,其中心呈白色。④Osler结节,为指和趾垫出现的豌豆大的红或紫色痛性结节,较常见于亚急性感染性心内膜炎。⑤Janeway损害,是手掌和足底处直径1～4mm的无痛性出血红斑,主要见于急性感染性心内膜炎。

(三)并发症

感染性心内膜炎病人可出现心力衰竭、细菌性动脉瘤、迁移性脓肿、神经系统并发症(如脑栓塞、脑细菌性动脉瘤、脑出血、脑脓肿等)及肾脏并发症(如肾动脉栓塞、肾梗死、肾小球肾炎、肾脓肿等)。

三、治疗

1.**抗微生物药物治疗**

(1)治疗原则:①早期用药。②选用敏感的抗微生物药物。③剂量充足,疗程长。④联合用药。⑤以静脉用药为主。

(2)常用药物:首选青霉素。本病大多数致病菌对青霉素敏感,且其毒性小,常用剂量为2000万～4000万U/d,青霉素过敏者可用万古霉素;青霉素与氨基糖苷类抗生素如链霉素、庆大霉素、阿米卡星等联合应用可以增加杀菌能力;也可根据细菌培养结果和药物敏感试验针对性选择抗生素。

(3)治愈标准:①自觉症状消失,体温恢复正常。②脾脏缩小。③未再发生出血点和栓塞。④抗生素治疗结束后的第1、2、6周分别做血培养呈阴性。

2.**对症治疗** 加强营养,纠正贫血,积极治疗各种并发症等。

3.**手术治疗** 如对抗生素治疗无效,有严重心内并发症者应考虑手术治疗。

四、护理评估

(一)致病因素

急性感染性心内膜炎发病机制尚不清楚,主要累及正常瓣膜,病原菌来自皮肤、肌肉、骨骼或肺等部位的活动感染灶;而亚急性病例至少占2/3,主要发生于器质性心脏病基础上,其中以风湿性心脏瓣膜病的二尖瓣关闭不全和主动脉瓣关闭不全最常见,其次是先天性心脏病的室间隔缺损、法洛四联症等。

1.**病原体** 亚急性感染性心内膜炎致病菌以草绿色链球菌最常见,而急性感染性心内膜炎则以金黄色葡萄球菌最常见;其他病原微生物有肠球菌、表皮葡萄球菌、溶血性链球菌、大肠埃希菌、真菌及立克次体等。

2.感染途径病原体　可因上呼吸道感染、咽峡炎、扁桃体炎及扁桃体切除术、拔牙、流产、导尿、泌尿道器械检查及心脏手术等侵入血流。静脉药瘾者,通过静脉将皮肤致病微生物带入血流而感染心内膜。

(二)身体评估

评估病人有无心脏瓣膜病、先天性心脏病、心肌病及二尖瓣脱垂等病史;近期有无上呼吸道感染及其他部位感染史;是否有拔牙史;是否做过导尿、泌尿系统器械检查、心导管检查及心脏手术;有无静脉药物依赖。评估病人是否有发热、心脏杂音、动脉栓塞等,有无心力衰竭、细菌性动脉瘤、迁移性脓肿等并发症。

(三)实验室及其他检查

1.血培养诊断　是感染性心内膜炎的最重要方法,阳性结果是诊断本病最直接的证据,药物敏感试验可为治疗提供依据。

2.血液检查　亚急性心内膜炎多呈进行性贫血;白细胞计数正常或升高,血沉增快;50%以上的病人血清类风湿因子阳性。

3.尿液检查　常有镜下血尿和轻度蛋白尿,肉眼血尿提示肾梗死。

4.超声心动图　可探测赘生物,观察瓣叶、瓣环、室间隔及心肌脓肿等。

(四)心理-社会状况

由于症状逐渐加重,病人烦躁、焦虑;当病情进展且疗效不佳时,病人往往出现精神紧张、悲观、绝望等心理反应。

五、护理诊断

1.体温过高　与感染有关。

2.营养失调:低于机体需要量　与食欲下降、长期发热导致机体消耗过多有关。

3.焦虑　与发热、疗程长或病情反复有关。

4.潜在并发症　栓塞、心力衰竭。

六、护理措施

(一)病情观察

密切观察病人的体温变化情况,每4～6小时测量体温1次并记录;注意观察皮肤淤点、甲床下出血、Osler结节、Janeway结节等皮肤黏膜病损及消退情况;观察有无脑、肾、脾、肺、冠状动脉、肠系膜动脉及肢体动脉栓塞,一旦发现立即报告医师并协助处理。

1.发热的护理　对高热病人给予物理降温(如冰袋、温水擦浴等),及时记录体温变化。告知病人出汗多要及时更换衣服,以增加舒适感,鼓励病人多饮水,同时做好口腔护理。

2.正确采集血培养标本　告知病人暂时停用抗生素和反复多次采集血培养的必要性,以取得病人的理解与配合。

(1)对未经治疗的亚急性病人,应在第1天每间隔1小时采血1次,共3次;如次日未见细菌生长,重复采血3次后,开始抗生素治疗。

（2）已用抗生素者,停药 2～7 天后采血。

（3）急性病人应在入院后立即安排采血,3 小时内每隔 1 小时采血 1 次,共取 3 次血标本后,按医嘱开始治疗。

（4）本病的菌血症为持续性,无须在体温升高时采血。

（5）每次采血 10～20mL,同时做需氧菌和厌氧菌培养。

（二）生活护理

根据病人病情适当调节活动,严重者避免剧烈运动和情绪激动;饮食宜进高热量、高蛋白质、高维生素、低胆固醇、清淡、易消化的半流食或软食,以补充因发热引起的机体消耗;有心力衰竭者按心力衰竭病人饮食进行指导。

（三）药物治疗护理

长期、大剂量静脉应用抗生素时,应严格遵医嘱用药,以确保维持有效的血液浓度。注意保护静脉,避免多次穿刺增加病人的痛苦。用药过程中,注意观察药物疗效及毒性反应。

（四）心理护理

关心病人,耐心解释治疗目的与意义,避免精神紧张,积极配合治疗与护理。

（五）健康教育

嘱病人平时注意保暖,避免感冒,增强机体抵抗力;避免挤压痤疮等感染病灶,减少病原体入侵的机会;教会病人自我监测病情变化,如有异常及时就医。

（李伟鹤）

第五节　心律失常的护理

正常心律的冲动起源于窦房结,并沿正常的房室传导系统顺序传导至心房和心室,频率为 60～100 次/分（成人）,节律基本规则。心律失常是指心脏冲动的起源、频率、节律、传导速度和传导顺序等异常。

一、病因及发病机制

1.**生理因素**　健康人均可发生心律失常,特别是窦性心律失常和期前收缩等。情绪激动、精神紧张、过度疲劳、大量吸烟、饮酒、喝浓茶或咖啡等常为诱发因素。

2.**器质性心脏病**　各种器质性心脏病是引发心律失常的最常见原因,以冠心病、心肌病、心肌炎、风湿性心脏病多见,尤其是发生心力衰竭或心肌梗死时。

3.**非心源性疾病**　除了心脏病外,其他系统的严重疾病均可引发心律失常,如急性脑血管病、甲状腺功能亢进、慢性阻塞性肺疾病等。

4.**其他**　电解质紊乱（低钾血症、低钙血症、高钾血症等）、药物作用（洋地黄、肾上腺素等）、心脏手术或心导管检查、中暑、电击伤等均可引发心律失常。

心律失常发生的基本原理是由于多种原因引起心肌细胞的自律性、兴奋性、传导性改变,导致心脏冲动形成异常、冲动传导异常,或两者兼而有之。

二、临床表现

(一)窦性心律失常

窦性心律失常主要包括窦性心动过速、窦性心动过缓、窦性停搏、窦性心律不齐和病态窦房结综合征。由窦房结冲动引起的心律,统称为窦性心律,其正常频率成人为 60~100 次/分。窦性心律的频率>100 次/分,称为窦性心动过速;<60 次/分,称为窦性心动过缓。窦性停搏指窦房结不能产生冲动,由低位起搏点(如房室结)发出逸搏或逸搏性心律控制心室。当其节律发生快慢不一改变,不同 PP 间期的差异大于 0.12 秒,称为窦性心律不齐。病态窦房结综合征简称病窦综合征,是由窦房结或其周围组织的器质性病变导致窦房结起搏或传导功能障碍,产生多种心律失常的综合表现。

1.**症状**　窦性心动过速可无症状或仅有心悸感;当窦性心动过缓心率过慢时,可引起头晕、乏力、胸痛等,病人可因躯体不适而紧张不安。长时间的窦性停搏如无逸搏,病人可出现黑蒙、头晕或短暂意识障碍,严重时可发生抽搐。病窦综合征病人出现心、脑供血不足的症状,如头晕、头痛、乏力、心绞痛等,严重者发生阿—斯综合征。

2.**体征**　心率可超过 100 次/分(大多在 100~180 次/分)或低于 60 次/分,窦性心律不齐时表现为心率快慢稍不规则,常在吸气时心率加快,呼气时心率减慢。

(二)期前收缩

期前收缩又称过早搏动,由于异位起搏点兴奋性增高,发出的冲动提前使心脏收缩所致,是临床上最常见的心律失常。按其起源部位不同,分为房性、房室交界性、室性三类,其中以室性最为常见。依据出现的频度不同,期前收缩分为偶发和频发;如与正常基础心律交替出现,可呈现二联律、三联律。在同一导联的心电图上室性期前收缩的形态不同,称为多源性室性期前收缩。

1.**症状**　偶发期前收缩时,病人可无症状,部分病人有心悸或心脏停跳感;当期前收缩频发或连续出现时,可出现心悸、乏力、头晕、胸闷、憋气、晕厥等症状,并可诱发或加重心绞痛、心力衰竭。如出现上述症状,应观察其程度、持续时间及给日常生活带来的影响。期前收缩病人易过于注意自己脉搏和心跳的感觉,加之症状引起的不适而紧张、思虑过度。

2.**体征**　听诊呈心律不齐,期前收缩后出现较长的间歇,第一心音常增强,第二心音相对减弱甚至消失。

(三)阵发性心动过速

阵发性心动过速是一种阵发、快速而规律的异位心律,由三个或三个以上连续发生的期前收缩形成,又称异位性心动过速。根据异位起搏点的部位不同,可分为房性、房室交界性和室性阵发性心动过速。由于房性与房室交界性阵发性心动过速在临床上常难以区别,故统称为室上性阵发性心动过速,简称室上速。临床特点为突然发作、突然终止,可持续数秒、数小时甚至数日,自动停止或经治疗后停止。

1.**症状**　室上性阵发性心动过速发作时病人可感心悸、头晕、胸闷、心绞痛,严重者发生晕厥、黑蒙、心力衰竭、休克。室性阵发性心动过速病人多有低血压、心绞痛、呼吸困难、晕厥、抽搐甚至猝死等。评估时对有晕厥史的病人应详细询问发作的诱因、时间及过程。阵发性心动过速发作时病情重,病人常有恐惧感。

2. 体征　室上性阵发性心动过速听诊心律规则,心率可达 150～250 次/分,心尖部第一心音强度一致。室性阵发性心动过速听诊心律略不规则,心率多在 140～220 次/分,第一心音强度可不一致。

(四)扑动与颤动

当自发性异位搏动的频率超过阵发性心动过速的范围时,形成扑动或颤动。根据异位搏动起源的部位不同,可分为心房扑动与颤动、心室扑动与颤动。心房颤动是仅次于期前收缩的常见心律失常,远较心房扑动多见。心室扑动与颤动是极危重的心律失常。

1. 症状　心房颤动多有心悸、胸闷、乏力,严重者可发生心力衰竭、休克、晕厥及心绞痛发作,心房内附壁血栓脱落可引起脑栓塞、肢体动脉栓塞、视网膜动脉栓塞等而出现相应的临床表现。病人可因体循环动脉栓塞致残而忧伤、焦虑。心室扑动与颤动的临床表现无差别,相当于心室停搏。一旦发生,病人立即出现阿—斯综合征,表现为意识丧失、抽搐、心跳及呼吸停止。

2. 体征　心房扑动者听诊时心律可规则,亦可不规则。心房颤动者查体第一心音强弱不等,心室律绝对不规则,有脉搏短绌。室颤听诊心音消失,脉搏、血压测不到。评估房颤的病人,应仔细测定心率、心律、脉率,时间应在 1 分钟以上。

(五)房室传导阻滞

房室传导阻滞是指窦性冲动从心房传入心室过程中受到不同程度的阻滞。阻滞可发生在结间束、房室结、房室束、双侧束支等部位。根据阻滞的程度分为三度,第一度房室传导阻滞、第二度房室传导阻滞(又称为不完全性房室传导阻滞),第三度房室传导阻滞(又称为完全性房室传导阻滞)。第二度房室传导阻滞又分为Ⅰ型(文氏现象和莫氏Ⅰ型)和Ⅱ型(莫氏Ⅱ型),Ⅱ型易发展成完全性房室传导阻滞。

1. 症状　第一度房室传导阻滞病人常无症状。第二度Ⅰ型可有心悸与心脏停顿感;第二度Ⅱ型病人有乏力、头晕、胸闷、活动后气急、短暂晕厥感。第三度房室传导阻滞可出现心力衰竭和脑缺血症状,严重时出现阿—斯综合征,甚至猝死。

2. 体征　第二度房室传导阻滞时,脉搏、心律不规则;第三度房室传导阻滞时心率慢而节律规则,心率常为 20～50 次/分,第一心音强弱不等,可闻及大炮音,血压偏低。

(六)预激综合征

预激综合征又称 WPW 综合征,是指心房冲动提前激动部分或全部心室,或心室冲动提前激动部分或全部心房。发生预激的解剖学基础是,房室间除有正常的传导组织以外,还存在附加的房-室肌束连接,称为房室旁道或 Kent 束。另外尚有房-希束(James 束)、结室纤维束(Mahaim 束),较为少见。WPW 综合征病人除有典型的预激心电图表现外,临床上常有心动过速发作。

1. 症状　本身无任何症状,当引起快速室上性心动过速、心房颤动,可诱发心悸、胸闷、心绞痛、休克及心功能不全,甚至发生猝死。

2. 体征　预激综合征伴房颤时,可检测到脉搏短绌。

三、治疗

根据心律失常病人的症状、心律失常的类型及其对血流动力学的影响,来判断是否需要治疗。治疗通常包括发作时心律失常的控制、去除病因病灶、改良基质、预防复发等几个方面。

(一)非药物治疗

非药物治疗方法包括压迫眼球、按摩颈动脉窦、捏鼻用力呼气和屏气等反射性兴奋迷走神经方法;电复律、电除颤、心脏起搏器植入和消融术等电学治疗方法;外科手术等。

1.反射性兴奋迷走神经方法　可用于终止多数阵发性室上性心动过速,可在药物治疗前或同时采用。

2.电复律和电除颤　分别用于终止异位快速心律失常发作和心室扑动、心室颤动。

3.心脏起搏器　多用于治疗窦房结功能障碍、房室传导阻滞等缓慢性心律失常。

4.导管消融术　可以根治多种室上性心动过速,如预激综合征、房室折返性心动过速等。

5.外科手术治疗　目前主要用于治疗房颤合并其他心脏病需要开胸手术者。

(二)药物治疗

临床应用的抗心律失常药物已近50余种,至今还没有统一的分类标准。大多数学者同意根据药物对心脏的不同作用原理将抗心律失常药物分为以下四类,以指导临床合理用药,其中Ⅰ类药又分为A、B、C三个亚类。

1.Ⅰ类　即钠通道阻滞剂。

(1)ⅠA类:适度阻滞钠通道,如奎尼丁等。

(2)ⅠB类:轻度阻滞钠通道,如利多卡因等。

(3)ⅠC类:明显阻滞钠通道,如普罗帕酮等。

2.Ⅱ类　β肾上腺素受体阻滞药,因阻断β受体而有效,包括普萘洛尔、美托洛尔等。

3.Ⅲ类　阻滞钾通道与延长复极过程,属此类的有胺碘酮等。

4.Ⅳ类　即钙通道阻滞剂。阻滞慢钙通道而抑制Ca^{2+}内流,代表性药有维拉帕米。

长期服用抗心律失常药均有不同程度的副作用,严重的可引起室性心律失常或心脏传导阻滞而致命。因此,临床应用时应严格掌握适应证,注意不良反应,以便随时应急。

四、护理评估

(一)病史

询问病人既往有无器质性心脏病,有无类似发作病史。

(二)身体评估

(1)评估病人血压、心律、心率、神志等,评估心律失常发生的时间、频率和类型,了解抗心律失常药物的效果。

(2)评估心律失常发作时有无伴随症状,如脉搏加快或细弱、血压下降、头晕、黑蒙、晕厥、气短、胸痛等。注意严重的心律失常可引发心搏骤停。

(3)评估病人对疾病的认知程度和心理状态,有无紧张、焦虑情绪。

(三)实验室及其他检查

心电图是诊断心律失常最重要的依据。

(四)心理-社会状况

心律失常可能发生在生理和病理条件下,多种因素会诱发心律失常。在评估病人心律失常的病因时,除了疾病和药物因素外,还应注意对其精神心理因素的评估,如有些病人过度紧张或情绪激动导致期前收缩,导致心律失常后更加紧张,从而形成恶性循环,引发更严重的心律失常。

五、护理诊断

1. **活动无耐力**　与心律失常导致心排血量减少有关。
2. **焦虑**　与心律失常致心跳不规则、停跳及反复发作、治疗效果不佳有关。
3. **潜在并发症**:心力衰竭、猝死。

六、护理措施

(一)一般护理

1. **体位与休息**　当心律失常发作病人出现胸闷、心悸、头晕等不适时,应采取高枕卧位、半卧位或其他舒适体位,尽量避免左侧卧位。有头晕、晕厥发作或曾有跌倒病史者应卧床休息,加强生活护理。

2. **饮食护理**　给予清淡易消化、低脂和富于营养的饮食,且少量多餐,避免刺激性饮料。有心力衰竭病人应限制钠盐摄入,对服用利尿剂者应鼓励多进食富含钾盐的食物,避免出现低钾血症而诱发心律失常。

(二)病情观察

(1)评估心律失常可能引起的临床症状,如心悸、乏力、胸闷、头晕、晕厥等,注意观察和询问这些症状的程度、持续时间,以及给病人日常生活带来的影响。

(2)定期测量心率和心律,判断有无心动过速、心动过缓、期前收缩、房颤等心律失常发生。对于房颤病人,两名护士应同时测量病人心率和脉率1分钟并记录,以观察脉短绌的变化发生情况。

(3)心电图检查是判断心律失常类型及检测心律失常病情变化的最重要的手段,护士应掌握心电图机的使用方法,在病人心律失常突然发作时及时描记心电图并注明日期和时间。对行24小时动态心电图检查的病人,应嘱其保持平素的生活和活动,并记录症状出现的时间及当时所从事的活动,以利于发现病情及查找病因。

(4)对持续心电监测的病人,应注意观察是否出现心律失常及心律失常的类型、发作次数、持续时间、治疗效果等情况。当病人出现频发、多源性室性期前收缩、R-on-T现象、阵发性室性心动过速、第二度Ⅱ型及第三度房室传导阻滞时,应及时通知医生。

(三)用药护理

严格遵医嘱按时按量应用抗心律失常药物,静脉注射抗心律失常药物时速度应缓慢,静脉滴注速度严格按医嘱执行。用药期间严密监测脉率、心律、心率、血压及病人的反应,及时发现因用药而引起的新的心律失常和药物中毒,做好相应的护理。

1. **奎尼丁**　毒性反应较重,可致心力衰竭、窦性停搏、房室传导阻滞、室性心动过速等心脏毒性反应,故在给药前要测量血压、心率、心律,如有血压低于12.0/8.0kPa(90/60mmHg),心率低于60次/分,或心律不规则时及时告知医生。

2. **普罗帕酮**　可引起恶心、呕吐、眩晕、视物模糊、房室传导阻滞,诱发和加重心力衰竭等。

餐时或餐后服用可减少胃肠道刺激。

利多卡因 有中枢抑制作用和心血管系统不良反应,剂量过大可引起震颤、抽搐,甚至呼吸抑制和心脏停搏等,应注意给药的剂量和速度。对心力衰竭、肝肾功能不全、酸中毒和老年病人应减少剂量。

3. **普萘洛尔** 可引起低血压、心动过缓、心力衰竭等,并可加重哮喘与慢性阻塞性肺疾病。给药前应测量病人的心率,当心率低于 50 次/分时应及时停药。对糖尿病病人可能引起低血糖、乏力。

4. **胺碘酮** 可致胃肠道反应、肝功能损害、心动过缓、房室传导阻滞,久服可影响甲状腺功能和引起角膜碘沉着。少数病人可出现肺纤维化,是其最严重的不良反应。

5. **维拉帕米** 可出现低血压、心动过缓、房室传导阻滞等。严重心衰、高度房室传导阻滞及低血压者禁用。

6. **腺苷** 可有短暂窦性停搏、室性期前收缩等,出现面部潮红、胸闷、呼吸困难,通常持续时间小于 1 分钟。

(四)特殊护理

当病人发生较严重心律失常时应采取如下护理措施。

(1)嘱病人卧床休息,保持情绪稳定,以减少心肌耗氧量和对交感神经的刺激。

(2)给予鼻导管吸氧,改善因心律失常造成血流动力学改变而引起的机体缺氧。立即建立静脉通道,为用药、抢救做好准备。

(3)准备好纠正心律失常的药物、其他抢救药品及除颤器、临时起搏器等。对突然发生室扑或室颤的病人,应立即施行非同步直流电除颤。

(4)遵医嘱给予抗心律失常药物,注意药物的给药途径、剂量、给药速度,观察药物的作用效果和不良反应。用药期间严密监测心电图、血压,及时发现因用药而引起的新的心律失常。

(五)健康教育

1. **疾病知识指导** 向病人及家属讲解心律失常的常见病因、诱因及防治知识,使病人和家属能充分了解该疾病,并医护人员配合共同控制疾病。

2. **生活指导** 快速心律失常病人应改变不良的生活习惯,如吸烟、饮酒、喝咖啡、浓茶等;避开造成精神紧张、激动的环境,保持乐观稳定的情绪,分散注意力,不要过分注意心悸的感受。使病人和亲属明确无器质性心脏病的良性心律失常对人的影响主要是心理因素。帮助病人合理安排活动与休息,注意劳逸结合。运动有诱发心律失常的危险,建议做较轻微的运动或最好在家人陪同下运动。心动过缓者应避免屏气用力的动作,以免兴奋迷走神经而加重心动过缓。

3. **用药指导** 让病人认识服药的重要性,按医嘱继续服用抗心律失常药物,不可自行减量或撤换药物。教会病人观察药物疗效和不良反应,必要时提供书面材料,嘱有异常时及时就医。对室上性阵发性心动过速的病人和家属,教会其刺激迷走神经的方法,如刺激咽后壁诱发恶心;深吸气后屏气再用力呼气,上述方法可终止或缓解室上速。教会病人家属徒手心肺复苏的方法,以备紧急需要时应用。

4. **自我监测指导** 教会病人及家属测量脉搏的方法,每天至少 1 次,每次 1 分钟以上并做好记录。告诉病人和家属来院就诊的时机:①脉搏过缓,少于 60 次/分,并有头晕、目眩或黑蒙。②脉搏过快,超过 100 次/分,休息及放松后仍不减慢。③脉搏节律不齐,出现漏搏,期前收缩超过 5 次/分。④原本整齐的脉搏出现忽强忽弱、忽快忽慢的现象。⑤应用抗心律失常药物后出现不良反应。

（李伟鹤）

第六节　心力衰竭的护理

心力衰竭简称心衰，是由于任何心脏结构或功能异常导致的心室充盈和（或）射血能力受损而引起的一组临床综合征。心力衰竭可分为左心衰竭、右心衰竭和全心衰竭；还可分为慢性心衰及急性心衰。心力衰竭还可根据血液循环负荷状态分为高输出量衰竭和低输出量衰竭。

一、病因及发病机制

（一）病因

1.**基本病因**　心力衰竭的关键环节是心排血量的绝对减少或相对不足，而心排血量的多少与心肌收缩性的强弱、前负荷和后负荷的高低，以及心率的快慢密切相关。因此，凡是能够减弱心肌收缩性、使心脏负荷过重和引起心率显著加快的因素均可导致心力衰竭的发生。

2.**诱因**

(1)感染：呼吸道感染最多见，其次是风湿热。女性病人中泌尿道感染亦常见。亚急性感染性心内膜炎也常诱发心力衰竭。

(2)生理或心理压力过大：过重的体力劳动或情绪激动。

(3)心律失常：尤其是快速性心律失常，如阵发性心动过速、心房颤动等。

(4)妊娠、分娩。

(5)血容量增加：如输液（特别是含钠盐的液体）或输血过快或过量，钠盐摄入过多。

(6)洋地黄过量或不足。

(7)药物作用：如利舍平类、胍乙啶、维拉帕米、奎尼丁、肾上腺皮质激素等。

(8)其他：出血和贫血、肺栓塞、室壁膨胀瘤、心肌收缩不协调、乳头肌功能不全等。

（二）发病机制

心脏有规律地、协调地收缩与舒张是保障心排血量的重要前提，其中收缩性是决定心排血量的最关键因素，也是血液循环动力的来源。因此，心力衰竭发病的中心环节，主要是收缩性减弱，但也可见于舒张功能障碍，或二者兼而有之。心肌收缩性减弱的基本机制包括：①心肌结构破坏，导致收缩蛋白和调节蛋白减少。②心肌能量代谢障碍。③心肌兴奋-收缩耦联障碍。④肥大心肌的不平衡生长。

二、临床表现

根据左室或右室衰竭的程度，心力衰竭的临床表现亦不相同。

（一）左心衰竭

左心衰竭又分为左心室衰竭和左心房衰竭，但左心室衰竭远较左心房衰竭多见。

1.**症状**　左心衰竭的症状主要由肺充血所引起。

(1)呼吸困难：呼吸困难为左心衰竭的主要症状，最初出现在劳动时，以后逐渐加重，出现夜间阵发性呼吸困难或端坐呼吸。呼吸困难为肺淤血和肺顺应性降低致肺活量减少的结果。

（2）急性肺水肿：肺水肿是阵发性呼吸困难的进一步进展。病人有严重的呼吸困难、端坐呼吸、烦躁不安，咳嗽并咳出大量粉红色泡沫状黏液痰。特别严重病人的痰液可从口腔和鼻孔大量涌出。

（3）咳嗽：咳嗽为左心衰竭的常见症状，多与呼吸困难同时发生，多在劳动时或夜间平卧时加重。咳嗽常由肺充血和支气管黏膜充血引起。

（4）咯血：肺充血严重者可有咯血，或为血丝痰或粉红色泡沫痰，亦可能为大量咯血。咯血为血管或毛细血管破裂引起，大量咯血多为支气管黏膜下曲张的静脉破裂所致。

（5）声音嘶哑：由左肺动脉扩张压迫左喉返神经引起。

（6）其他症状：如倦怠、乏力等为心排血量低下的结果。脑缺氧严重时可出现嗜睡、烦躁，甚至精神错乱等精神神经系统症状。

2.体征

（1）心脏体征：①心脏扩大，以左心室扩大为主，有时左心房亦可扩大。查体发现心脏浊音界扩大，心尖冲动向左下移位伴有抬举感。②心率加快，为代偿功能之一，多为窦性心动过速，有时亦可在心房颤动基础上出现心率加快。③舒张期奔马律，是左心室衰竭的重要体征之一，血液迅速进入左心室使室壁震动，使第三心音增强。④心尖区收缩期杂音，左心室显著扩张时可发生相对性二尖瓣关闭不全，风湿性心脏病也可由二尖瓣本身病变引起。⑤肺动脉瓣区第二心音增强，为肺动脉压增高所致。⑥交替脉，亦为左心室衰竭的重要体征之一。

（2）肺脏体征：两肺底部常可闻及湿啰音，当有继发性支气管痉挛时，尚可伴有哮鸣音或干啰音。发生急性肺水肿时，湿啰音布满全肺。

（3）周围循环体征：①周围性发绀，急性肺水肿时病人面色苍白、口唇青紫、皮肤湿冷或大量出汗。②神志恍惚、嗜睡或躁动等。③肾血流及肾小球滤过率降低而出现少尿。

（二）右心衰竭

1.症状　主要为各脏器慢性持续充血而发生的功能改变。如食欲缺乏、恶心、呕吐、尿少、夜尿多、肝区胀痛或出现黄疸。部分病人可有失眠、嗜睡、谵妄甚至精神错乱。

2.体征

（1）心脏体征：心脏浊音界扩大，心前区心脏冲动弥散或呈抬举样。心率增快及舒张期奔马律。三尖瓣区可听到收缩期杂音，为右心室扩大导致三尖瓣相对关闭不全。

（2）颈静脉征：颈静脉充盈为右心衰竭的早期表现。严重右心衰竭静脉压显著升高时，手臂静脉及其他浅表静脉也可见充盈。

（3）肝脏体征：肿大、压痛，肝颈静脉反流征阳性。进展快速的心衰，尚可出现黄疸伴转氨酶升高。

（4）水肿：特征为下垂性、凹陷性，较轻病例水肿可限于脚、踝内侧和胫前，严重者可发展为全身水肿。可伴有胸腔积液及腹腔积液，以右侧胸腔积液为多见，或为双侧胸腔积液。腹腔积液大多发生于晚期。

（5）周围循环体征：①发绀，见于长期右心衰竭者，为静脉血氧降低所致。②少尿、夜尿多和尿中出现少量蛋白、红细胞及管型。③消瘦、营养不良和恶病质。

（三）全心衰竭

全心衰竭可同时具有左、右心衰竭的表现或以一侧心力衰竭表现为主。当左心衰竭继发右心衰竭后,由于右心排血量减少,可使右心衰竭的肺淤血症状相对减轻。

三、治疗

心力衰竭的治疗已从利尿、强心、扩血管等短期血流动力学/药理学措施,转为以神经内分泌抑制剂为主的长期的、修复性的策略,目的是改变衰竭心脏的生物学性质。

(一)病因治疗

控制高血压、糖尿病等危险因素,使用抗血小板药物和他汀类调脂药物进行冠心病二级预防。消除心力衰竭诱因,控制感染,治疗心律失常,纠正贫血、电解质紊乱。

(二)药物治疗

1.**改善症状**　根据病情调整利尿药、硝酸酯和强心剂的用法与用量。

2.**正确使用神经内分泌抑制剂**　从小剂量增至目标剂量或病人能耐受的最大剂量。

四、护理评估

(一)病史

询问病人有无心脏病史(如心脏瓣膜病、高血压、冠心病、病毒性心肌炎、心肌病、甲状腺功能亢进性心脏病等)和增加心脏负荷的诱发因素(如过度劳累等);询问病人既往的诊治情况。

(二)实验室及其他检查

1.**X线检查**　左心衰竭可出现左心室扩大,肺门阴影增大和肺纹理增粗等肺淤血表现;右心衰竭可出现右心室扩大。

2.**超声心动图**　准确提供各心腔大小变化,同时还可评估心脏功能,是诊断心衰最主要的仪器检查。

3.**有创性血流动力学检查**　对急性重症心衰病人可采用床边右心漂浮导管检查,测定肺小动脉楔压、心排血量、心排血指数及中心静脉压。

(三)心理-社会状况

病人由于长期患病、经常发作、反复用药,易产生忧郁、紧张、焦虑、悲观和绝望,对治疗失去信心。家属和社会因长期照顾病人而往往忽视病人的心理感受。

五、护理诊断

1.**活动无耐力**　与心排血量下降有关。

2.**气体交换受损**　与肺淤血有关。

3.**体液过多**　与体循环淤血及水钠潴留有关。

4.**焦虑**　与病程漫长、病情反复有关。

5.**潜在并发症**:如肺部感染、静脉血栓形成和洋地黄中毒。

六、护理措施

(一)一般护理

1.**休息**　休息是减轻心脏负荷的重要方法。根据病人的心功能状况安排好休息和活动。

心功能Ⅰ级者,日常活动不受影响,注意避免剧烈运动。心功能Ⅱ级者,限制体力活动,增加休息时间。心功能Ⅲ级者,严格限制体力活动,多卧床休息。心功能Ⅳ级者,绝对卧床休息,当心功能改善后,应鼓励病人根据病情从床边小坐开始,逐步增加活动。

2.**体位**　协助病人采取不同体位。轻者取头高位,重者取半卧位。必要时,取坐位或两腿下垂,以减少回心血量,减轻肺淤血。

3.**饮食护理**　给予营养丰富而易消化的清淡饮食,少食多餐,限制钠盐的摄入。在应用强效排钠利尿药时,警惕低钠血症的发生。

4.**吸氧**　采用持续低流量吸氧,氧流量为 2～4L/min。肺源性心脏病病人氧流量为1～2L/min。

5.**排便护理**　保持病人排便通畅。由于病人长期卧床,易发生便秘,指导病人养成按时排便的习惯;饮食中增加粗纤维食物,如粗粮、蔬菜、水果等;训练病人床上排便;给予缓泻剂或开塞露。

(二)心理护理

减轻病人心理负担与限制体力活动同等重要。在护理过程中,要细致耐心,态度和蔼,消除病人紧张情绪。给予病人足够的关爱和精神支持,指导病人进行自我心理调整,减轻焦虑。必要时,遵医嘱给予镇静药。

(三)病情观察

注意观察心力衰竭病人身体状况的变化,监测呼吸的频率、节律及心率、心律的变化;监测血流动力学的变化;准确记录 24 小时出、入液量;观察吸氧过程,根据病人口唇、四肢发绀的改变,及时调整氧流量;观察输液速度,滴速以 15～30 滴/分为宜,防止输液速度过快而加重心力衰竭;加强病房巡视,一旦发现病情变化,及时报告医师。

(四)对症护理

1.**咳嗽、咳痰**　嘱病人注意保暖,改善环境卫生,不吸烟。指导病人咳嗽、排痰。

2.**压力性损伤**　协助病人经常更换体位,嘱病人穿质地软、宽松的衣服,保持床褥软、平整、洁净,保持皮肤清洁。

3.**深部静脉血栓形成**　尽量避免长期卧床,注意劳逸结合,经常活动下肢,局部按摩或用温水泡脚。

(五)用药护理

1.**利尿药**　利尿药可促进钠、水排泄,减少血容量,降低心脏前、后负荷。应用利尿药时,应注意和水电解质,尤其单独使用排钾类利尿药时应注意补钾,防止利尿引起低钾血症;每天测量体重,以判断利尿药的效果;记录 24 小时出、入液量。噻嗪类利尿药可引起尿酸和血糖升高,痛风及糖尿病病人慎用。肾功能不全者禁用保钾类利尿药。一般利尿药应用不要过快,注射给药时,宜在早晨为宜,以免夜间频繁排尿而影响病人休息。

2.**血管紧张素转换酶抑制剂**　不仅能缓解心力衰竭的症状、提高生活质量、降低心力衰竭病人的死亡率、改善预后,而且能逆转左心室肥厚、防止心室重构、提高心脏及血管的顺应性。常用药物有卡托普利、依那普利、西拉普利、贝那普利、雷米普利等。用药期间需要监测血压、血钾和肾功能,避免体位突然变化而出现直立性低血压。若病人不能耐受咳嗽与血管神经性水肿等不良反应,可改用血管紧张素受体阻滞剂,如氯沙坦、缬沙坦等。

3.洋地黄类正性肌力药物　目前,应用的主要是地高辛,它具有增强心肌收缩力的作用。应用洋地黄特别需要注意:①洋地黄治疗量与中毒量很接近,易发生中毒反应(出现各种心律失常、胃肠道反应和头痛、头晕、视力模糊、黄视与绿视等神经系统反应)。②老年人、儿童、缺氧状态、心肌缺血、低钾血症、肝肾功能不全者易发生洋地黄中毒。必须使用时,应减少药物用量,密切观察病情变化。③静脉给药时,应稀释后缓慢推注,不少于 15～20 分钟。④给药前,应检查心率与脉搏,低于 60 次/分时应报告医师。⑤一旦发现洋地黄中毒反应,立即停用洋地黄制剂,并报告医师。

4.β受体阻滞剂　β受体阻滞剂包括美托洛尔、卡维地洛、比索洛尔等。这类药物主要通过抑制体内去甲肾上腺素的作用而发挥疗效,长期应用能显著地改善病人的症状,显著降低心力衰竭病人的病死率,提高病人的生活质量。由于这类药物具有抑制心肌收缩力和延缓心肌传导的作用,所以,心功能不全的病人应用此类药物时,应在有经验医师的指导下,在利尿、扩血管、强心治疗的基础上进行,用药期间应密切监测心率与血压。

(六)健康教育

(1)向病人及其家属讲解慢性心力衰竭的病因和诱发因素,以及其预防和避免方法,避免着凉,积极防治感冒。保持心情舒畅,避免紧张、焦虑。

(2)帮助病人合理安排休息与活动,注意劳逸结合,避免长期卧床。运动要循序渐进,避免过度疲劳。

(3)指导病人和家属合理安排饮食,给予低盐、清淡、富含营养的食物,多食蔬菜、水果。最好少食多餐。避免因饱餐而加重或诱发心力衰竭,并应戒烟、戒酒。

(4)保持心态平和,对疾病予以重视,但也不要过分关注,以免因过于紧张而诱发心力衰竭。

(5)严格按医嘱用药,不可擅自停药或换药,以免引发严重不良后果;要熟悉常用药物的不良反应,以利于早发现、早治疗。

(6)定期复查心电图,心功能测定,地高辛浓度和血钾、钠、镁,以及尿素氮、肌酐等,观察体重与水肿情况,加强自我监护能力训练,若发现异常及时就医。

(李伟鹤)

第七节　急性冠脉综合征的护理

冠心病是目前我国最常见的心血管疾病,急性冠脉综合征(acute coronary syndrome,ACS)是临床最常见的冠心病类型之一,是以冠状动脉粥样硬化斑块破裂或侵蚀,继发完全或不完全闭塞性血栓为病理基础的一组临床综合征。根据病人发病时心电图 ST 段是否抬高,ACS 分为 ST 段抬高型心肌梗死(STEMI)和非 ST 段抬高型急性冠状动脉综合征(NSTE-ACS),其中,根据心肌损伤血清生物标志物测定结果,NSTE-ACS 又包括非 ST 段抬高型心肌梗死(NSTEMI)和不稳定型心绞痛(UA)。UA 是介于稳定型心绞痛和急性心肌梗死(AMI)之间的一组临床心绞痛综合征,包括初发劳力型心绞痛、恶化劳力型心绞痛、静息心绞痛、梗死后心绞痛和变异型心绞痛。稳定型心绞痛是指心绞痛发作的程度、频度、性质及诱发因素在数周内无显著变化;急性心肌梗死(AMI)是心肌缺血所致的心肌细胞死亡。ACS 并发症多、致残率高、病死率高,严重威胁人类健康。

一、病因及发病机制

大量研究证实,冠状动脉粥样硬化斑块破裂,血管痉挛和随之发生的血小板黏附、聚集及继发性血栓形成是 ACS 的主要病理生理机制。

二、临床表现

1.**症状**　UA 病人胸部不适的性质与典型稳定型心绞痛相似,但程度更重、持续时间更长(可达数十分钟),休息时亦可发生。诱发心绞痛的体力活动阈值突然或持久降低;心绞痛发生频率、严重程度和持续时间增加;出现静息或夜间心绞痛;胸痛放射至新部位,发作时伴有出汗、恶心、呕吐、心悸或呼吸困难。休息或舌下含服硝酸甘油只能暂时甚至不能缓解症状。但症状不典型者也常见,尤其是老年女性和糖尿病病人。

2.**体征**　查体可发现一过性第三心音或第四心音,以及由于二尖瓣反流引起的一过性收缩期杂音,也可出现在稳定型心绞痛病人,但详细的检查可发现潜在的加重心肌缺血因素,并成为诊断预后的重要依据。

三、治疗

(一)冠状动脉血运重建术

冠状动脉血运重建术主要包括经皮冠脉介入法(PCI)和冠状动脉旁路移植术(CABG),能快速有效地实现再灌注,缓解局部缺血,是冠脉血运重建主要的微创治疗方法。但其需要有经验的医师及具备条件的导管室。其使用指征、最佳治疗时机及优先采用的方法取决于临床情况、危险分层、并发症和冠脉病变的程度和严重性。

(二)药物治疗

1.**抗血小板、抗凝治疗**　抑制血小板和凝血酶活化,减少血栓形成,从而减少缺血区域。临床常用药有阿司匹林(抑制血小板环氧化酶,减少血栓素 A_2),氯吡格雷(抑制 ADP 诱导的血小板聚集),低分子肝素,组织型纤溶酶原激活剂(rt-PA)等。目前,要求抗血小板药物应该具有如下特点:①短半衰期和超短效作用,一旦停止使用,血小板的功能可以在短时间内得以恢复;②能实现静脉给药;③抗血小板作用的可逆性。在新的抗凝血药物研发中,凝血 Ⅹa 因子的抑制药最受关注。阿哌沙班是一种口服 Ⅹa 因子抑制药,能预防血栓和脑卒中。研究发现,阿哌沙班能降低心房颤动病人的心血管病住院率。

2.**调质治疗**　他汀类药物能降血脂、降低低密度脂蛋白胆固醇水平,还能稳定斑块、改善内皮功能、减少炎症反应、防止血栓形成,提示能有效降低恶性心血管事件的发生概率。常用药有洛伐他汀、辛伐他汀等。

3.**抗心肌缺血治疗**　常用药包括:①β 受体阻滞剂,阻断心脏 β 受体而减慢心率,抑制心肌收缩力,降低心肌耗氧量。常用药有阿替洛尔、美托洛尔等。②硝酸酯类药,通过扩张血管、减少静脉回流、降低心脏前负荷和心肌耗氧量,从而发挥抗心绞痛作用,但长期使用可引起内皮损伤,限制了其临床使用。常用药有硝酸甘油、单硝酸异山梨酯等。③钙通道阻滞剂,有负性肌力、负性频率和负性传导作用,可降低缺血心肌细胞的兴奋性,同时还有扩张血管、松弛平滑肌等作用。常用药有硝苯地平和血管紧张素转换酶抑制剂等。

(三)再生医学与干细胞治疗

随着对骨髓来源的血管干细胞(内皮祖细胞)和心脏内心肌干细胞研究的深入,干细胞治疗和再生医学为 ACS 治疗带来了新的前景。区别于以上传统的治疗方法只能减轻缺血原因和并发症,再生医学可实现缺血、坏死组织的修复和功能再生。但目前该领域的研究还集中在试验阶段,临床试验结果还不够理想。干细胞自身和病人应用的条件有关,成功的干细胞治疗必须优化干细胞的类型、导入方式和临床试验条件。

四、护理评估

(一)病史

评估病人的年龄、性别、职业,此次发病有无明显的诱因。

(二)身体评估

1. **一般状态观察** 病人精神意识状态,尤其注意有无面色苍白、表情痛苦、大汗或神志模糊、反应迟钝甚至晕厥等表现。

2. **生命体征观察** 体温、脉搏、呼吸、血压有无异常及其程度。

(三)实验室及其他检查

评估心电图、血糖、血脂、电解质等检查结果是否异常。

五、护理诊断

1. **疼痛** 与心肌缺血、坏死有关。
2. **心排血量减少** 与心肌缺血、缺氧及心肌收缩力减弱有关。
3. **活动无耐力** 与心肌的供养失调有关。
4. **疾病知识缺乏** 与对疾病认识不足、缺乏指导有关。
5. **焦虑、恐惧** 与剧烈胸痛产生濒死感有关。
6. **有便秘的危险** 与进食少、活动少、不习惯床上排便有关。
7. **潜在并发症**:休克、心律失常、心衰、猝死等。

六、护理措施

(一)一般护理

1. **休息与观察** 急性发作期间绝对卧床休息,严密监测生命体征、心率、心律、末梢循环、精神状况和面色等,观察有无心肌梗死的并发症,一旦发现病情变化,立即报告医生,及时进行处理。给予吸氧(3~5L/min),备好急救药品和除颤仪。

2. **镇静、镇痛护理** 持续的胸痛会加重病人的负性情绪,增加心肌氧耗和负荷,导致病情加重、出现休克等,一旦发生胸痛,首先让病人安静平卧,也不要轻易搬动病人,以减少心肌耗氧量。疼痛较剧烈时,静脉(或肌内注射)注射吗啡镇痛,或给予硝酸甘油微泵注射扩血管治疗。

3. **饮食与通便** 饮食宜清淡易消化,富含维生素、优质蛋白及纤维素的食物。保证每日所需的热量和营养,少食多餐,避免因过饱加重心脏负担,少食甜食、胆固醇高的食物,忌烟酒。心功能不全和高血压病人应限制钠盐摄入。保持大便通畅,如大便不易排出,可用缓泻剂,但要注意不能引起病人肠蠕动剧烈增加,防止腹痛和用力排便,引起腹压升高,加重心脏负荷,导致冠脉痉挛而加重心肌缺血,扩大心肌梗死面积而危及生命。

(二)病情观察

观察胸痛的情况,胸痛通常发生在心前区、胸骨后、颈部、左肩前部,性质为压榨性疼痛,伴恐惧和濒死感。观察有无心律失常、心力衰竭、心源性休克发生,观察心肌酶谱、肌钙蛋白的变化。持续心电监护,监测生命体征,动态观察 EKG 的变化,溶栓病人观察再灌注损伤的情况。

(三)用药护理

急性心肌梗死病人大多会使用扩血管药物或抗心律失常药物,有时可能会多种药物同时使用,要注意药物配伍禁忌,血管活性药物单独一路静脉输入,最好使用中心静脉,用药剂量要准确,最好使用微量注射泵。要严密观察心率和血压,避免短时间内心率和血压的急剧变化。使用胺碘酮治疗室性心律失常,应选择上肢静脉给药,避免下肢远端静脉给药。

(四)心理护理

病人一般起病急,剧烈的疼痛和严重的病情使病人产生恐惧、焦虑的心理,护理人员要告知病人卧床休息的重要性,做好心理护理,耐心疏导,针对不同病人的心理进行个性化护理,使病人自觉配合治疗,以利于疾病的康复。

(李伟鹤)

 案例

冠心病的护理

一、案例介绍

1.一般资料　病人×××,女,69 岁,因"阵发性胸痛 5 年,加重 2 天"入院。病人自诉于 5 年前无明显诱因出现胸痛,位于剑突下,呈紧缩感,无放射痛,疼痛持续 20～30 分钟。伴有乏力、心悸、大汗、恶心,与活动无明显关系,休息或舌下含服硝酸甘油缓解不明显。上述症状反复发作,曾就诊于医院诊断为:冠心病。给予营养心肌、改善心肌缺血等治疗(具体不详),症状缓解。2 天前上述症状再次出现,伴胸痛、乏力、大汗、恶心,发作频繁,持续时间延长,休息和舌下含服硝酸甘油不见缓解,又服用 10 粒速效救心丸症状渐缓解。病程中无畏寒、发热、头痛、头晕、咳嗽、咳痰、偏瘫、失语等。今日为系统诊治故来我院,急诊以"胸痛"收入。病程中饮食尚可,睡眠尚可,大小便正常。

2.病史

既往史:老年女性,既往高血脂病史,否认高血压、糖尿病病史,否认家族史,否认肝炎、结核病史,无药物过敏史,否认外伤、手术史。

个人史:生于原籍,久住本地,否认吸烟史,否认饮酒史。

婚育史:已婚、已育。

家族史:家族中无类似疾病发生,否认家族史。

3. 医护过程

【入院体格检查】一般状态可,神志清,语言流利,血压 130/65mmHg,脉搏 68 次/分,呼吸 17 次/分,体温 36.2℃,口唇正常,颈静脉无怒张,双肺呼吸音清,心律齐,心尖区未闻及病理性杂音,双下肢无水肿,两侧桡动脉搏动弱,两侧足背动脉搏动弱。

【初步诊断】冠心病,不稳定型心绞痛,高脂血症。

【辅助检查】

心电图:窦性心动过缓,电轴正常,$V_4 \sim V_6$,ST-T 改变。

三维心脏彩超:二尖瓣反流(少量),三尖瓣反流(少量),左心室舒张功能减低。

肺部 16 层螺旋 CT 检查:右肺中叶及左肺上叶炎症。

彩色多普勒超声检查:双侧颈动脉内-中膜增厚并斑块。右下肢动脉内膜增厚并多发小斑块,右下肢股总静脉瓣功能不全,左下肢动脉内膜增厚并多发小斑块。

降钙素原检测(定量):降钙素原 0.06ng/mL。

尿液全项分析:管型 7.60/μL,白细胞 13.00/HPF。

急诊检查肾功能＋离子＋血糖:尿素 6.55mmol/L,葡萄糖 6.49mmol/L,氯 107.20mmol/L。

【治疗原则】给予病人心内科入院常规,二级护理,低盐、低脂饮食,给予扩张冠状动脉、改善冠状动脉供血、抗血小板、调脂、对症治疗,控制危险因素,口服硫酸氢氯吡格雷片、阿司匹林肠溶片、阿托伐他汀钙片。静脉滴注硝酸异山梨酯注射液、注射用二丁酰环磷腺苷钙,嘱病人注意休息,避免劳累及情绪激动。

入院第二日行冠状动脉造影术:LM、LCX 未见异常,LAD 近中段弥漫性动脉硬化,RCA 中段弥漫性动脉硬化伴管腔 30%～40% 狭窄,血流 TIMI 3 级。

术后第一日仍诉剑突下不适,冠状动脉造影术显示血管未见严重狭窄,拟行消化科会诊,行胃镜检查:反流性食管炎 A 级(Los Angeles 分类),慢性萎缩性胃炎伴糜烂,正常十二指肠黏膜像,静脉滴注耐信,口服耐信、瑞巴派特。

二、护理

(一)治疗护理

1. 用药护理　病人口服硫酸氢氯吡格雷片、阿司匹林肠溶片、阿托伐他汀钙片需定期监测各项指标,包括血常规、凝血功能、肾功能、肝功能、离子、尿常规、血糖、血脂。如有胃溃疡,应用保护胃黏膜药物。病人静脉滴注硝酸酯类药物能引起血管扩张,不良反应包括头痛、眩晕、昏厥、面颈潮红,严重时可出现恶心、呕吐、心动过速、视力模糊、皮疹等。过量应用可出现口唇及指甲青紫、气短、头胀、脉速而弱、发热、虚脱、抽搐。一旦出现上述不良反应,立即报告医生,及时处理。

2. 疼痛护理　病人如出现胸痛,评估疼痛性质,根据病情复查心电图及酶学检查,观察有无特异性改变。尊重并接受病人对疼痛的反应,向其解释疼痛的原因、机制,介绍减轻疼痛的措施,有助于减轻病人焦虑、恐惧情绪,缓解疼痛。病人胃痛时给予胃黏膜保护剂。

3.冠状动脉造影术前护理　讲解手术目的、性质、操作的大致过程;术前饮食指导,清淡饮食,勿过饱;心理护理;嘱病人练习床上排便,预防便秘的发生。

4.冠状动脉造影术后护理　观察生命体征及术侧肢体皮温、动脉搏动情况、术区是否出血;术区加压包扎,定时减压放气;术侧肢体制动;嘱病人多饮水,利于造影剂排出。

（二）观察护理

密切监测病人生命体征,包括体温、脉搏、呼吸、血压,观察病人有无恶心、呕吐、面色苍白、呼吸困难、疼痛加重等,提示病情变化。

（三）生活护理

1.饮食护理　饮食应有节制,主食应搭配部分粗粮,副食品以鱼类、瘦肉、豆及豆制品、新鲜蔬菜、水果为主。海带、紫菜、木耳、金针菇、香菇等食物有利于降低血脂和防治动脉粥样硬化,可以常吃。少食精制食品、甜食、奶油、巧克力等。避免食用蛋黄、肥肉、动物内脏、鸡皮、鸭皮、虾皮、鱼子、脑等胆固醇含量高的食物。甘油三酯过高者要忌糖、忌甜食,并限制总食量。

2.活动护理　制定冠心病病人的运动康复程序:根据病人的评估及危险分层,给予科学的运动指导。常用有氧运动方式有行走、慢跑、骑自行车、游泳、爬楼梯等,每次运动20～40分钟,建议初始从20分钟开始,根据病人运动能力逐步增加运动时间。运动频率为3～5次/周,运动强度为最大运动强度的50%～80%。随着体能改善,逐步增加运动强度。

3.心理护理　冠心病病人的情绪状态对于疾病的发展和治疗有非常重要的意义。冠心病病人多数存在着紧张、焦虑、抑郁、心理应激强烈、对治疗信心不足等不良情绪,这些情绪因素对冠心病病人的治疗和康复有着不利影响。针对冠心病病人的心理特征进行科学的心理干预,给予良性刺激,加强心理护理,帮助其树立战胜疾病的信心。

（四）健康教育

给予病人出院指导:严格遵医嘱服用口服药,提高用药依从性。保持居室空气清新、温湿度适宜、光线充足、清洁整齐,低盐、低脂、低胆固醇饮食,规律睡眠。保持心态平和,避免情绪激动。定期复查,一旦夜间突发不适,应及时呼救并立即就医。

三、小结

冠状动脉粥样硬化性心脏病简称冠心病。冠状动脉起自主动脉弓,是向心脏供血的动脉。由于过多脂肪沉积造成动脉硬化,使血流受阻,引起心脏缺血而产生一系列症状,即冠心病。引起冠心病的危险因素,包括高血脂、吸烟、糖尿病、肥胖、高血压、缺乏体力活动、精神过度紧张、冠心病家族史、口服避孕药等,其中,高血脂是引起冠心病的重要危险因素之一,调节血脂是防治冠心病的最基本疗法:血清总胆固醇水平下降1%,则冠心病的发生率下降2%。长期调脂治疗可以减少冠心病心绞痛、心肌梗死的发生。

参考文献

[1]范士忠.高脂血症六问[J].养生月刊,2021,42(3):200-203.

[2]陈捷,吴磊,吴杨霞,等.高脂血症病人他汀类用药依从性影响因素探讨及风险预测[J].中国药物警戒,2021,18(11):1070-1074.

(李伟鹤)

★案例

心肌梗死合并心力衰竭的护理

一、案例介绍

1.一般资料　病人×××,男,93岁,因"阵发性胸闷胸痛5年,加重3天"入院。病人自诉于5年前无明显诱因出现胸闷、胸痛,位于心前区,呈闷痛,无放射痛,疼痛持续2~3分钟,伴有乏力、心悸、咳嗽、咳黄色脓痰,劳累时加剧,休息或口服硝酸甘油可缓解。上述症状反复发作,曾就诊于我院,诊断为:急性非ST段抬高型心肌梗死,心力衰竭。给予药物治疗(沙库巴曲缬沙坦钠片、螺内酯、阿托伐他汀),症状缓解。近3天上述症状加重,伴胸痛、乏力、心悸,发作频繁,持续时间延长,休息或口服药物不见缓解,无畏寒发热、头痛、头晕等。今日为系统诊治来我院。门诊以"胸痛"收入我科。病程中饮食尚可,睡眠尚可,大小便正常。

2.病史

既往史:老年男性,心梗病史5年,脑梗死病史3年,心衰病史7个月,否认高血压、糖尿病病史,否认家族史,否认肝炎、结核病史,无药物过敏史,否认外伤、手术史。

个人史:生于原籍,久住本地,否认吸烟史,否认饮酒史。

婚育史:已婚、已育。

家族史:家族中无类似疾病发生,否认家族史。

3.医护过程

【入院体格检查】一般状态欠佳,神志清,语言流利,血压138/80mmHg,脉搏103次/分,呼吸20次/分,体温36.3℃,口唇发绀,结膜无苍白,浅表淋巴结未触及肿大;颈部对称,气管居中,颈静脉无怒张,双侧甲状腺未触及肿大;胸廓对称、无畸形,双肺呼吸音清,未闻及干、湿啰音,心界无扩大,心律齐,心尖区未闻及病理性杂音;腹软,全腹无压痛及反跳痛、肌紧张(-),肝、脾未触及,未触及包块,双下肢有水肿,两侧桡动脉搏动弱,两侧足背动脉搏动弱。

【初步诊断】急性非ST段抬高型心肌梗死,冠状动脉粥样硬化性心脏病,心力衰竭,陈旧性心肌梗死,脑梗死。

【辅助检查】

心电图:窦性心律,室性期前收缩,ST-T改变。

三维心脏彩超:左心房增大,主动脉瓣反流(少量),二尖瓣反流(大量),三尖瓣反流(少量),左心功能减低。

彩色多普勒超声:双侧颈动脉硬化伴斑块形成,双侧椎动脉未见明显异常,双侧颈内静脉未见明显异常。左下肢动脉硬化伴多发斑块形成，左下肢胫前动脉近闭塞样改变，左下肢胫后动脉狭窄样改变，左下肢深静脉未见明显异常；右下肢动脉硬化伴多发斑块形成，右下肢股浅动脉局部管腔狭窄（狭窄率50%），右下肢腘动脉及胫后动脉近闭塞样改变，右下肢胫前动脉血流充盈差，右下肢深静脉未见明显异常。

肝胆胰脾检查：左右肝管汇合处异常回声，不除外占位，建议结合进一步检查，肝内胆管稍增宽，胆囊结石，胰、脾未见明显异常，双侧胸腔积液。

【治疗原则】给予病人心内科入院常规，一级护理，低盐、低脂饮食，吸氧、生命体征监护，改善心肌供血，营养心肌，给予抗血小板聚集、调脂、对症支持治疗，降低心脏负荷，积极纠正水、电解质及酸碱平衡紊乱。口服阿司匹林肠溶片、阿托伐他汀钙片、沙库巴曲缬沙坦钠片、枸橼酸钾颗粒、乙酰半胱氨酸泡腾片。静脉滴注硝酸异山梨酯注射液，静脉推注托拉塞米注射液、盐酸氨溴索注射液，皮下注射依诺肝素钠注射液。嘱病人注意休息，避免劳累及情绪激动。

二、护理

（一）治疗护理

1. 用药护理　口服阿司匹林肠溶片、阿托伐他汀钙片、沙库巴曲缬沙坦钠片、枸橼酸钾颗粒的病人需定期监测凝血功能、血常规、肝功能、肾功能、离子及血压情况。静脉滴注硝酸酯类药物能引起血管扩张，不良反应包括头痛、眩晕、昏厥、面颈潮红，严重时可出现恶心、呕吐、心动过速、视力模糊、皮疹等，过量应用时可出现口唇及指甲青紫、气短、头胀、脉速而弱、发热、虚脱、抽搐。皮下注射依诺肝素钠注射液易出现皮下渗血，牙龈、眼底出血，血尿、血便等情况。一旦出现上述不良反应，立即报告医生并及时处理。

2. 疼痛护理　病人若出现胸闷、胸痛，评估疼痛性质，根据病情复查心电图及酶学检查，观察有无特异性改变。应用硝酸酯类药物时，应向病人解释药物缓解疼痛的作用，指导其疼痛时期绝对卧床休息。给予人文关怀，减轻病人焦虑、恐惧情绪，从而缓解疼痛。

3. 皮肤护理　因病人为老年高龄男性，病程反复，体质偏瘦。病人臀部、骶尾部、髋部有多处陈旧压力性损伤，破溃已结痂，故应向病人和家属示范保护病人皮肤完整性的护理措施，使用保护皮肤的必备生活物品，应用气垫床、皮肤保护膜，保持皮肤清洁、干燥。向病人和家属说明翻身的必要性，做好健康宣教，指导病人进食富含营养饮食，促进身体康复。

4. 肺部感染护理　保持呼吸道通畅，协助翻身叩背，鼓励病人咳嗽排痰。保持室内空气新鲜，温湿度适宜，避免加重肺部感染。

（二）观察护理

密切监测病人生命体征包括体温、脉搏、呼吸、血压，记录液体出、入量。观察病人有无恶心、呕吐、面色苍白、呼吸困难、疼痛加重等，提示病情变化。

（三）生活护理

1. 饮食护理　给予病人饮食指导，以清淡、易消化食物为主，保证高维生素、低热量、少盐、少油及富含钾、镁和适量纤维素的食物。少食多餐，勿暴饮暴食，避免生冷及辛辣刺激性食物。

2.活动护理　急性心肌梗死伴心功能不全病人,病情加重期需绝对卧床休息,更换体位时以不出现明显胸痛症状为宜。保持二便通畅,切勿屏气用力。

3.心理护理　急性心肌梗死合并心力衰竭病人,病程晚期,受多重因素影响,会产生焦虑、抑郁、愤怒等情绪。做好心理评估,建立良好医患关系,真正挖掘并查找到其心理压力源,有针对性地实施心理干预治疗。协助病人建立社会支持,告知家属要积极配合,以乐观的情绪陪伴、安慰病人,缓解病人内心负担与压力,取得家庭成员的全力支持。鼓励病人积极配合治疗。

(四)健康教育

指导病人严格遵医嘱服用口服药,保持情绪稳定,关注生命体征变化,逐渐恢复日常活动。室内环境保持安静、空气清新、光线充足,养成规律作息习惯。积极预防并发症,避免猝死风险,教会病人病情突发时的自救方法。病情变化时立即就医。

三、小结

心力衰竭的治疗是一个持久的过程,也是各种心血管病的最严重阶段,据国内 50 个住院病例调查,心力衰竭住院率只占同期心血管病的 20%,但死亡率却高达 40%。近年来,静脉溶栓治疗和经皮冠脉介入治疗的普及挽救了大量心肌梗死病人,但是其中相当比例的病人存在着心功能不全。所以,提高病人对自身病情认知,提倡冠心病二级预防,减轻造成心力衰竭风险尤为重要。

参考文献

[1]李爽.优质护理用于急性心肌梗死合并心力衰竭的临床分析[J].中西医结合心血管病电子杂志,2019,7(28):123.

[2]梁园园.循证护理在心肌梗死合并心力衰竭病人中的应用效果[J].实用心脑肺血管病杂志,2021,29(S1):127-129.

(李伟鹤)

急性心肌梗死的护理

一、案例介绍

1.一般资料　病人×××,女,64 岁,因"持续性胸痛 5 小时,伴一过性意识丧失"入院。病人自述 5 小时前无明显诱因出现胸痛,疼痛位于心前区,放射至后背部,持续不缓解,伴乏力、大汗、恶心、呕吐、头晕、一过性意识丧失(持续 2 分钟左右缓解)。病程中无咳嗽、咳痰,无偏瘫、失语,无大小便失禁。急来我院就诊,诊断为"急性心肌梗死",给予抗血小板治疗,冠脉造影+冠脉支架植入术,病人胸痛症状有所缓解。急诊以"胸痛"收入我科。病程中饮食尚可,睡眠尚可,大小便正常。

2.病史

既往史:老年女性,原发性高血压史、糖尿病病史、心脏病病史,否认肝炎、结核病史,无药物过敏史,否认外伤、手术史。

个人史:生于原籍,久住本地,否认吸烟史,否认饮酒史。

婚育史:已婚、已育。

家族史:家族中无类似疾病发生,否认家族史。

3.医护过程

【入院体格检查】一般状态欠佳,神志清,语言流利,血压 172/91mmHg,脉搏 82 次/分,呼吸 16 次/分,体温 36.3℃,口唇正常,结膜无苍白,浅表淋巴结未触及肿大;颈部对称,气管居中,颈静脉无怒张,双侧甲状腺未触及肿大;胸廓对称无畸形,双肺呼吸音清,未闻及干湿啰音,心界无扩大,心律齐,心尖区未闻及病理性杂音;腹软,全腹无压痛及反跳痛、肌紧张(一),肝、脾未触及,未触及包块,双下肢无水肿,两侧桡动脉搏动正常,两侧足背动脉搏动正常。

【初步诊断】冠心病,急性心肌梗死,原发性高血压,糖尿病。

【辅助检查】

心电图:窦性心律,Ⅱ、Ⅲ、aVF,ST 段抬高,54 次/分。

三维心脏彩超:节段性室壁异常,室间隔增厚,左心增大,左心功能减低,二尖瓣少量反流。

彩色多普勒超声:双侧颈动脉内膜稍厚伴斑块形成双侧。右下肢动脉内膜增厚伴斑块形成,右下肢腘动脉局部管腔狭窄,狭窄率 50%~74%;左下肢动脉内膜增厚伴斑块形成。

【治疗原则】给予病人心内科入院常规,一级护理,低盐、低脂、糖尿病饮食,病人已于急诊行血运重建治疗,下一步给予扩张冠状动脉、改善冠状动脉供血、抗血小板、调脂、对症等治疗,控制危险因素,防治心肌梗死并发症,监测生命体征。口服阿司匹林、硫酸氢氯吡格雷片、阿托伐他汀钙片。静脉滴注硝酸异山梨酯注射液,嘱病人注意休息,避免劳累及情绪激动。

二、护理

(一)治疗护理

1.用药护理　病人口服阿司匹林、硫酸氢氯吡格雷片、阿托伐他汀钙片需定期监测各项指标,包括血常规、凝血功能、肝功能、肾功能、离子、尿常规、血糖、血脂。病人静脉滴注硝酸酯类药物能引起血管扩张,不良反应包括头痛、眩晕、昏厥、面颈潮红,严重时可出现恶心、呕吐、心动过速、视力模糊、皮疹等,过量时可出现口唇及指甲青紫、气短、头胀、脉速而弱、发热、虚脱、抽搐。一旦出现上述不良反应,立即报告医生,及时处理。

2.疼痛护理　病人冠脉支架术后第一天,疼痛状况较前缓解,但仍有短暂阵发轻度疼痛。复查心肌酶学检验无特异性变化。向病人解释疼痛原因、机制,介绍既往相同病例,减轻病人对愈后的焦虑。

3.血糖异常护理　病人既往糖尿病史 20 年,近日控制不佳,监测血糖和糖化血红蛋白,根据会诊意见指导病人调整胰岛素注射量,身边备食以防低血糖,提高血糖自我管理依从性,控制靶器官并发症。

4.排便形态紊乱指导 病人因病情需要卧床,肠胃蠕动减慢导致便秘,建议病人使用缓泻剂辅助排便,缓解病人不适心理,减轻困扰,正确使用床上便器。多食粗纤维食物,少量多次饮水,促进排便。

（二）观察护理

密切监测病人生命体征包括体温、脉搏、心率、呼吸、血压,观察病人有无异常心电图波形改变,避免发生恶性心律失常;有无恶心、呕吐、面色苍白等情况,避免因供血不足引起血压降低。

（三）生活护理

1.饮食护理 给予病人饮食指导,忌食高脂肪、高胆固醇食物,多食富含优质蛋白质食物,提倡食用粗纤维、易消化食物,可促进胃肠蠕动,降低胆固醇。避免暴饮暴食,避免食用生冷、辛辣、油腻、刺激性食物。

2.心理护理 病人突发急性心肌梗死,多有"濒死感"异常体会。对病人加强心理关爱,解除其紧张不安情绪,安慰和鼓励病人积极配合治疗。针对冠心病病人心理特征及该病人个体性格特点,建议病人改变争强好胜性格,保持宽容心态,心情舒畅。

（四）健康教育

心肌梗死病人出院后,均应接受如何恢复正常生活和工作的指导。嘱病人按时服药,定期复查,控制危险因素,保持血压、血糖的平稳。生活中保持健康生活习惯、饮食规律。工作上不从事重体力劳动,以身体能接受为宜,不过度负重。保持心情愉悦,心态平和。病情发生变化时立即就医。

三、小结

急性心肌梗死是在冠状动脉病变的基础上,动脉血流急剧减少或中断,使相应的心肌严重持久的急性缺血,导致心肌坏死。近年来有资料报道,急性心肌梗死患病年龄呈年轻化趋势。急性心肌梗死起病急而凶险,并常伴有恶性心律失常,死亡率高,预后差,然而导致心脏急性事件发生的原因,正是我们生活中常见的吸烟、饮酒、熬夜、暴饮暴食等不良习惯,加之高血压、糖尿病、高血脂、高胆固醇血症以及一步步造成的冠状动脉粥样硬化性疾病。冠心病病人早发现、早诊断、早治疗,目的是改善症状,防止病情发展,改善预后,防止冠心病加重、复发。

参考文献

[1]李海燕,胡鑫.心血管专科护士培训手册[M].北京:化学工业出版社,2020.

[2]车奕宏,马国锋.早发冠心病急性心肌梗死发生的危险因素及冠脉病变特点[J].血栓与止血学,2021,27(5):780－782.

（李伟鹤）

案例

高血压的护理

一、案例介绍

1.一般资料　病人×××,男,56 岁,因"发现血压升高 13 年,血压控制欠佳 1 日"主诉入院。病人于 13 年前无明显诱因发现血压升高,血压升高时无心悸、颜面潮红,否认四肢无力,否认血压有与降压药无关的骤升骤降,无恶心、呕吐、黑蒙、晕厥、胸痛、胸闷,视物旋转。此后病人间断服用美托洛尔、贝尼地平、缬沙坦、特拉唑嗪等药物,血压控制不理想。监测血压收缩压在 170～220mmHg、舒张压在 90～100mmHg 范围内波动,一般血压为 160/90mmHg 左右。病人自发病以来,夜间睡眠打鼾、呼吸暂停,白天嗜睡;无黑棘皮征,有下肢水肿。无发热、寒战,无咳嗽、咳痰,夜间可平卧,偶有夜间阵发性呼吸困难。今日为系统诊治来我院。门诊以"高血压原因待查"收入我科。病程中饮食及睡眠尚可,二便正常。

2.病史

既往史:13 年前无明显诱因发现血压升高,夜间可平卧,偶有夜间阵发性呼吸困难。发现糖尿病 1 年,平时规律服药,达格列净、沙格列汀,血糖控制欠佳。否认冠心病、心力衰竭、外周血管病史、痛风、血脂异常;脑出血病史 5 年。

个人史:生于原籍,久住本地,吸烟、饮酒史。

婚育史:已婚、已育。

家族史:父亲兄弟姐妹否认有高血压,母亲有原发性高血压史。

3.医护过程

【入院体格检查】一般状态欠佳,神志清,语言流利,左侧坐位上肢血压 170/90mmHg、右侧坐位上肢血压 150/90mmHg、左侧下肢血压 160/90mmHg、右侧下肢血压 170/90mmHg,脉搏 90 次/分,呼吸 18 次/分,体温 36.5℃,口唇正常,结膜无苍白,浅表淋巴结未触及肿大,颈部对称,气管居中,颈部血管未闻及杂音,双侧甲状腺未触及肿大,胸廓对称无畸形,双肺呼吸音清,未闻及干、湿啰音,心律齐,心尖区未闻及病理性杂音,腹软,腹部血管未闻及杂音,全腹无压痛及反跳痛,肌紧张(一),肝、脾未触及,未触及包块,双下肢无水肿,两侧桡动脉搏动正常,两侧足背动脉搏动正常。BMI 31.88kg/m²。

【初步诊断】高血压原因待查,脑出血,糖尿病。

【辅助检查】

心电图:窦性心律,心率 90 次/分,ST－T 改变。

高敏心肌钙蛋白 I 检验:35.30pg/mL↑。

三维心脏彩超:左心房增大,左室壁增厚,二、三尖瓣反流,少量主动脉瓣反流,少量左室舒张功能障碍 I 级。

彩色多普勒超声:双侧颈动脉内一中膜增厚并斑块(多发),双侧椎动脉及颈内静脉未见明显异常。双下肢动脉内膜增厚并斑块(多发),左下肢股总静脉瓣功能不全,右下肢静脉未见异常。

【治疗原则】给予病人心内科入院常规,二级护理,低盐、低脂、糖尿病饮食,完善相关检查,查找高血压原因,评估靶器官损伤,控制危险因素。给予降压,对症治疗。口服贝尼地平片、缬沙坦胶囊、琥珀酸美托洛尔缓释片、阿托伐他汀钙片、呋塞米片、尿毒清颗粒。静脉滴注盐酸乌拉地尔注射液,嘱病人注意休息,规律饮食,监测血压,避免劳累及情绪激动。

二、护理

(一)治疗护理

1.用药护理　病人口服贝尼地平片、缬沙坦胶囊、琥珀酸美托洛尔缓释片、阿托伐他汀钙片、呋塞米片、尿毒清颗粒,需定期监测各项指标,包括血压、心率、肝功能、血脂、肾功能、离子、尿常规。病人静脉滴注盐酸乌拉地尔类药物,能扩张外周血管,降低血压,因此宜缓慢改变体位。不良反应包括头晕、黑蒙、头痛、恶心、呕吐、出汗、烦躁、乏力、直立性低血压等。一旦出现上述不良反应,立即报告医生,及时处理。

2.疼痛护理　病人出现头痛时,嘱病人卧床休息,抬高床头,改变体位的动作宜缓慢。避免劳累、情绪激动、精神紧张、环境嘈杂等不良因素。向病人解释头痛主要与高血压有关,血压恢复正常且平稳后,头痛症状可减轻或消失。指导病人使用放松技术,如心理训练、音乐治疗、缓慢呼吸等。

(二)观察护理

密切监测病人生命体征,包括体温、脉搏、呼吸、血压,观察病人有无恶心、呕吐、大汗、视力模糊、面色及神志改变、肢体运动障碍等症状,如有提示病情变化,立即报告医生。

(三)生活护理

1.饮食护理　给予病人饮食指导,低盐、低脂、低胆固醇,少糖、少油、少盐,少食多餐,每日钠摄入量应不超过5g,可将日常烹饪的钠盐换成对血压有控制作用的钾盐,此外,酱油中含有会导致血压升高的钠盐,建议少量食用。限制含胆固醇高的食物,如肥肉、动物内脏、蛋黄等。适量摄入低脂肪优质蛋白质食物,如瘦肉、蛋类、奶类,改善血管弹性及通透性,增加尿钠的排出,从而起到降压作用。宜多食新鲜蔬菜及富含膳食纤维及胡萝卜素的食物,保持排便通畅,有利于高血压的预防,促进胆固醇的排除。应戒烟限酒,以免发生血管壁受压变薄,导致血压升高。

2.活动护理　在科学安全的前提下,适量运动,运动量应循序渐进。若在运动时感觉到劳累或明显不适,须立即停止运动。建议做一些有氧运动,如散步、慢跑、打太极拳、做体操、游泳等。

(四)心理护理

评估病人的心理状态,鼓励病人表达内心的感受,保持积极乐观的生活情绪;解释不良情绪的危害,从而提升病人对抗高血压疾病的信心。

（五）健康教育

向病人讲解疾病的相关知识，严格遵医嘱用药的重要性，进而提高用药依从性。教会病人正确的血压监测方法，关注血压变化，勿自行调药或停药，出院后定期随访。合理安排生活方式，避免劳累、情绪激动等，保证充足睡眠。如有病情变化，应及时就医。

三、小结

原发性高血压是我国最常见的慢性病之一，也是心脑血管病最主要的危险因素，可导致脑卒中、心力衰竭及慢性肾病等主要并发症，轻则影响生活质量，重则危及生命，且大部分人对自己所患的高血压未进行合理治疗和控制。因此，高血压病人应坚持科学用药的原则，通过治疗、健康教育、合理生活方式等控制高血压病，提高生活质量。

参考文献

［1］吴敏.高血压病人的护理要注意哪些问题［J］.幸福家庭，2021（1）：90.

［2］王欣.高血压病人健康教育护理研究进展［J］.全科护理，2018，16（24）：2976-2979.

（李伟鹤）

案例

心力衰竭的护理

一、案例介绍

1. 一般资料　病人×××，男，75岁，因"阵发性胸闷气短半天"主诉入院。病人于11天前开始于无明显诱因后出现意识模糊、失语，于某院行溶栓治疗，症状好转后出院。于半日前无明显诱因出现胸闷、呼吸困难，无咳嗽、咳痰。病程中病人无发热，尿量较前无明显变化。今为求进一步诊治由急诊收入我科。病程中饮食较差，留置鼻饲管，睡眠欠佳，便秘多日，留置尿管。

2. 病史

既往史：既往原发性高血压史40年，平时规律服用降压药（美托洛尔），血压最高达180/90mmHg，控制尚可。糖尿病史15年，长期应用胰岛素治疗（早16U、晚18U），平时血糖控制尚可。陈旧性心梗病史，心力衰竭1年。双腔起搏器植入术后6年。否认肝炎、结核病史，无药物过敏史，否认外伤史。

个人史：生于原籍，久住本地，否认吸烟史，否认饮酒史。

婚育史：已婚、已育。

家族史：家族中无类似疾病发生，否认家族史。

3. 医护过程

【入院体格检查】一般状态欠佳，神志清，失语，右侧肢体偏瘫，血压122/77mmHg，脉搏83次/分，呼吸20次/分，体温36.4℃，口唇正常，结膜无苍白，浅表淋巴结未触及肿大；颈部对称，气管居中，颈静脉无怒张，双侧甲状腺未触及肿大；胸廓对称、无畸形，双肺呼吸音清，未闻及干、湿啰音，心界无扩大，心律齐，心尖区未闻及病理性杂音；腹软，全腹无压痛及反跳痛、肌紧张（一），肝、脾未触及，未触及包块，双下肢无水肿，两侧桡动脉搏动弱，两侧足背动脉搏动弱。

【初步诊断】急性心力衰竭，冠心病，陈旧性心肌梗死，脑梗死，高血压 3 级（很高危），糖尿病。

【辅助检查】

心电图：窦性心律，Ⅱ、Ⅲ、aVF、病理性 Q 波，完全性左束支传导阻滞。

头部 CT：左侧额、顶叶脑梗死，不除外内伴渗血，双侧腔隙性脑梗死。

心脏彩超检查（床旁）：右心起搏器安置术后，左心室增大，二、三尖瓣少量反流，肺动脉高压，轻度左心功能减低，心包积液少量。

降钙素原检测（定量）：降钙素原 0.30ng/mL。

肾功能＋肝功能：尿素 15.08mmol/L，肌酐 128.80μmol/L，尿酸 522.00μmol/L，谷丙转氨酶 103.10U/L，谷草转氨酶 64.80U/L，γ-谷氨酰基转移酶 336.40U/L，碱性磷酸酶 320.60U/L。

【治疗原则】给予病人心内科入院常规，一级护理，低盐、低脂、糖尿病饮食，完善相关检查，如血常规、凝血功能、肾功能、离子、血糖、心肌损伤指标（CK-MB、TNI、BNP）、尿常规、肝功能、血脂、心脏彩超等，必要时行冠脉 CTA 检查或冠脉造影检查。给予扩张冠状动脉、改善冠状动脉供血、抗血小板、调脂、控制危险因素、对症等治疗。口服沙库巴曲缬沙坦钠片、琥珀酸美托洛尔缓释片、硝苯地平控释片、阿托伐他汀钙片、螺内酯、枸橼酸钾颗粒、丁苯酞软胶囊、谷氨酰胺莫磺酸钠颗粒、多烯磷脂酰胆碱胶囊。静脉滴注二丁酰环磷腺苷钙、硝酸异山梨酯注射液、艾司奥美拉唑钠、哌拉西林钠他唑巴坦钠。雾化吸入乙酰半胱氨酸溶液。静脉推注托拉塞米。嘱病人注意休息，避免劳累及情绪激动。

二、护理

（一）治疗护理

1.用药护理　病人口服沙库巴曲缬沙坦钠片、琥珀酸美托洛尔缓释片、硝苯地平控释片、阿托伐他汀钙片、螺内酯、枸橼酸钾颗粒、丁苯酞软胶囊、谷氨酰胺莫磺酸钠颗粒、多烯磷脂酰胆碱胶囊。需定期监测各项指标，如血常规、凝血功能、肾功能、肝功能、尿常规、血糖、血脂。病人静脉滴注硝酸酯类药物，能引起血管扩张，不良反应包括头痛、眩晕、昏厥、面颈潮红，严重时可出现恶心、呕吐、心动过速、视力模糊、皮疹等，服用过量时可出现口唇及指甲青紫、气短、头胀、脉速而弱、发热、虚脱、抽搐。一旦出现上述不良反应，立即报告医生，及时处理。

2.气体交换受损护理　病人出现胸闷、气短、呼吸困难症状，与左心衰致肺淤血有关。评估病人呼吸困难程度，给予病人氧疗，必要时监测血氧饱和度变化。听诊有痰鸣音，给予病人吸痰护理，评估痰液颜色、性质、量、气味，有肉眼可见异物。进一步做痰真菌、细菌培养及抗酸杆菌涂片。呼吸困难可使病人有焦躁不安、恐惧等不良情绪，向其解释原因、机制，介绍减轻呼吸困难症状的措施，给予病人心理支持，增强安全感，使其保持情绪稳定。

（二）观察护理

密切监测病人体温、脉搏、呼吸、血压、血氧饱和度、24 小时液体出入量、体重等。观察病人有无恶心、呕吐、大汗、面色及神志改变、呼吸困难加重等，如有提示病情变化，立即报告医生。

（三）生活护理

1. 饮食护理　给予病人鼻饲营养支持方法：选择整蛋白型配方肠内营养制剂（能全素），营养液温度 35～37℃，推注速度 10～15 分钟/次，体位取半卧位或侧卧位。每日 6 餐，2.5～3 小时 1 次。建议喂餐时间：早 6:30，上午 9:00，中午 12:00，下午 15:00，晚 18:00，睡前 20:00。每餐剂量由 4.5 勺能全素，加温水冲到 100mL 开始，如耐受良好逐渐增量；1～2 日后三正餐达 6 勺能全素，加水冲到 150mL，三加餐仍是 4.5 勺能全素，加水冲到 100mL；再过 1～2 日后三正餐达 9 勺能全素，加温水冲到 200mL，三加餐仍是 4.5 勺能全素，加水冲到 100mL，能量密度 1kcal/mL。喂餐期间注意观察病人胃肠道反应及营养指标，调整用法及用量。

2. 活动护理　调整生活方式，保证充足睡眠，明确病人的活动强度及频率，制定活动计划，逐步提高病人活动耐力。在家属协同下帮助病人完成腓肠肌按摩及踝泵运动，从足部到大腿、由远至近按摩，10～30 分/次，6～8 次/日。踝泵运动最大角度坚持 5～10 秒，距小腿关节旋转一周，每小时锻炼 5～10 分钟，或每天 3～4 组，每组 30～50 次，也可做膝关节屈伸运动。

3. 皮肤护理　病人右侧肢体偏瘫，长期卧床，应用气垫床，定时翻身叩背，更换护理垫，保持皮肤清洁干燥，整理床单位整洁无渣屑。可应用敷料保护长期受压处皮肤及骨骼隆突处。移动病人时避免拉拽等，以免造成皮肤损伤，有管路滑脱的风险。

（四）心理护理

病人入院时介绍病区环境及主治医生、负责护士，消除疏离感。借助成功病例帮助病人树立战胜疾病的信心。通过应用说理疏导法、暗示疗法、音乐疗法、疏泄疗法、移情疗法等，帮助家属缓解焦虑、紧张的情绪。每日定时通风消毒，根据病人需求调节室内温度，加强与病人及家属沟通，为其解答疑惑，缓解其抵触情绪。

（五）健康教育

给予病人出院指导，告知日常护理要点，严格遵医嘱服用口服药，讲解疾病相关知识，提高病人及家属用药依从性。病人长期卧床且多伴有气短问题，可应用家庭吸氧仪，调高床头，让病人保持半卧位，可为其按摩，舒缓筋骨，提高舒适度的同时保证呼吸通畅，有利于身体恢复。指导病人保持心态平和，避免情绪激动。病人在家一旦突发病情变化，应及时拨打"120"立即就医。

三、小结

慢性心力衰竭是各种心脏血管疾病终末阶段出现的一种临床综合征，发展过程缓慢，一般均有心脏扩大或肥厚，常伴有血容量和组织间液的增多，故又称为充血性心力衰竭，是当今心血管领域的两大挑战之一。因此，对心衰病人重点进行疾病知识指导、用药安全护理、基础护理、日常生活护理、心理护理等方面的健康教育尤为重要。

参考文献

[1]李雯.舒适护理干预在老年慢性心衰护理中的应用效果分析[J].中外医学研究,2018,16(22):81-82.

[2]张梦珂,李连东.慢性心力衰竭康复治疗的研究进展[J].中国老年保健医学,2018,16(04):73-75.

(李伟鹤)

★案例

急性冠脉综合征的护理

一、案例介绍

1.一般资料 病人×××,女,49岁,因"阵发性胸闷、胸痛三月余"主诉入院。病人自诉于3个月前情绪激动后出现胸闷、胸痛,位于心前区,性质陈述不清,无放散痛,发作时持续2~3分钟,伴有乏力、心悸、大汗,劳累时加剧,休息可缓解。上述症状反复发作,曾多次就诊于门诊,查心电图,显示T波倒置。近1周上述症状加重,伴胸痛、乏力、大汗,发作频繁,持续时间延长,休息或口服药物不见缓解,无畏寒、发热、头痛、头晕、咳嗽、咳痰、偏瘫失语等。今日为系统诊治故来我院。门诊以"高血压"收入我科。病程中饮食尚可,睡眠尚可,大小便正常。

2.病史

既往史:原发性高血压史3年,最高177/95mmHg,口服代文,血压控制尚可;腰椎间盘术后,对"琥珀酰明胶"过敏。否认糖尿病、心脏病病史,否认家族史,否认肝炎、结核病史,否认外伤、手术史。

个人史:生于原籍,久住本地,否认吸烟史,否认饮酒史。

婚育史:已婚、已育。

家族史:家族中无类似疾病发生,否认家族史。

3.医护过程

【入院体格检查】一般状态可,神志清,语言流利,血压158/100mmHg,脉搏80次/分,呼吸16次/分,体温36.5℃,口唇正常,结膜无苍白,浅表淋巴结未触及肿大;颈部对称,气管居中,颈静脉无怒张,双侧甲状腺未触及肿大;胸廓对称、无畸形,双肺呼吸音清,未闻及干、湿啰音,心界无扩大,心律齐,心尖区未闻及病理性杂音;腹软,全腹无压痛及反跳痛、肌紧张(-),肝、脾未触及,未触及包块,双下肢无水肿,两侧桡动脉搏动正常,两侧足背动脉搏动正常。

【初步诊断】急性冠脉综合征,高血压2级(中危组),外周动脉粥样硬化。

【辅助检查】

心电图:窦性心律,ST-T改变。

三维心脏彩超:各房、室内径在正常范围,左心室舒张功能障碍Ⅰ级。

头部磁共振成像(MRI):双额异常信号,考虑缺血灶,请结合临床。

彩色多普勒超声:左下肢动脉内膜增厚,左下肢股总静脉瓣功能不全。右下肢动脉内膜增厚。

血脂:总胆固醇 3.16mmol/L,载脂蛋白 B 0.68g/L,高密度脂蛋白0.94mmol/L。

肾功能＋离子检查:肌酐 39.90μmol/L,镁 0.69mmol/L,钠 146.60mmol/L,氯107.80mmol/L。

【治疗原则】给予病人心内科入院常规,二级护理,低盐、低脂饮食,给予扩张冠状动脉、改善冠状动脉供血、抗血小板、调脂、控制危险因素、对症等治疗,口服阿司匹林肠溶片、阿托伐他汀钙片、缬沙坦胶囊。静脉滴注尼可地尔,嘱病人注意休息,避免劳累及情绪激动。

二、护理

(一)治疗护理

1.用药护理　药物治疗前,告知病人所用药物的名称、剂量、服药方法及可能出现的副作用,嘱病人一旦出现不良反应,应立即报告医生以便及时处理。病人口服阿司匹林肠溶片、阿托伐他汀钙片,需定期监测各项指标,如血常规、凝血功能、离子、尿常规、肾功能、肝功能、血糖、血脂。病人口服降血压药物应定时监测血压,规范用药时间,观察药物不良反应,避免急性低血压出现。

2.疼痛护理　病人出现胸痛,评估疼痛性质,根据病情复查心电图及酶学检查,观察有无特异性改变。尊重并接受病人对疼痛的反映,向其解释疼痛的原因、机制,介绍减轻疼痛的措施,有助于减轻病人焦虑、恐惧的负性情绪,从而缓解疼痛压力。

(二)安全护理

观察病人突发的病情变化,一旦病人出现异样或意识不清时,立即采取保护措施,并呼叫他人帮助。协助病人平卧位,床头抬高30°,头偏向一侧,防止呕吐物窒息;发生抽搐的病人,要尽力保护好头、手、脚,防止自伤或碰伤,立即用牙垫等插入病人口中,防止咬伤,并及时清除口鼻分泌物,保持呼吸道通畅。对于极度躁动的病人,必要时给予约束带保护,配合医生给予镇静剂。

(三)生活护理

1.饮食护理　给予病人饮食指导,限制高脂肪与高胆固醇食品的摄入量,限制糖类的摄入量,摄取富含维生素及膳食纤维的食物,其可促进胃肠蠕动,降低胆固醇。限制钠盐摄入,对冠心病合并高血压病人尤为重要,食盐的摄入量每天控制在3～6g,可随季节及活动量适当增减。给予清淡、优质蛋白质饮食如鸡蛋、牛奶等,避免辛辣刺激性食物。饮食规律,少量多餐,切忌暴饮暴食。

2.活动护理　调整生活方式,缓解压力,保证充足睡眠,知晓卧床休息的重要性,明确病人的活动强度及频率,制定活动计划,逐步提高病人活动耐力,嘱病人避免剧烈运动。

（四）心理护理

建立良好的护患关系。通过交谈、陪伴等方式减轻病人的焦虑,让病人通过听轻音乐、闲聊、看轻松的书和电视节目等消遣方式,缓解精神压力。保持健康的心理状态,以利于病人血压稳定。

（五）健康教育

病人出院后,坚持规律服药是关键,向病人及家属介绍降压药名称、剂量、用法、作用与副作用,并提供书面资料。服药必须遵医嘱,不可随意增减药量或突然撤换药物。指导病人及家属定时测量血压并记录,定期门诊复查。若血压控制不满意或出现不良反应随时就诊。

三、小结

高血压是冠心病的一个危险因素,会导致动脉硬化加重、诱发心绞痛、诱发冠心病。冠心病也是高血压的一个并发症,如果合并高血压,冠心病的病人病情要更加严重。一旦高血压病人合并冠心病,不仅要控制血压使血压稳定在一个正常的水平之外,还要同时进行冠心病的治疗。所以,日常积极控制血压在冠心病的护理方面尤为重要。

参考文献

[1]罗冬霞,张海燕,刘惠.心理护理对老年原发性高血压病人的影响[J].心理月刊,2021,16(24):171－172,202.

[2]刘睿方,徐方兴,刘同库,等.高血压对青年女性急性冠状动脉综合征的患病和冠状动脉病变程度的影响[J].中华高血压杂志,2021,29(09):841－846.

（李伟鹤）

第二章

呼吸内科疾病护理

第一节　急性呼吸道感染的护理

急性呼吸道感染是具有一定传染性的呼吸系统疾病,通常包括急性上呼吸道感染和急性气管-支气管炎。急性上呼吸道感染是鼻腔、咽或喉部急性炎症的总称。常见病原体为病毒,仅有少数由细菌引起。本病全年皆可发病,但冬春季节多发,具有一定的传染性,有时引起严重的并发症,应积极防治。急性气管-支气管炎是指感染、物理、化学、过敏等因素引起的气管-支气管黏膜的急性炎症,可由急性上呼吸道感染蔓延而来。本病多见于寒冷季节或气候多变时。

一、病因及发病机制

(一)急性上呼吸道感染

70％～80％急性上呼吸道感染由病毒引起,主要有流感病毒、副流感病毒、呼吸道合胞病毒、腺病毒、鼻病毒等。由于感染病毒类型较多,又无交叉免疫,人体产生的免疫力较弱且短暂,同时在健康人群中有病毒携带者,故一个人可有多次发病。细菌感染占20％～30％,可直接或继病毒感染之后发生,以溶血性链球菌最为多见,其次为流感嗜血杆菌、肺炎球菌和葡萄球菌等,偶见革兰氏阴性杆菌。当全身或呼吸道局部防御功能降低时,原先存在于上呼吸道或外界侵入的病毒和细菌迅速繁殖,引起本病;通过含有病毒的飞沫或被污染的用具传播,亦可引发本病。年老体弱者或有慢性呼吸道疾病者更易患病。

(二)急性气管-支气管炎

1. **感染**　由病毒、细菌直接感染,或急性上呼吸道病毒(如腺病毒、流感病毒)、细菌(如流感嗜血杆菌、肺炎链球菌)感染迁延而来,也可在病毒感染后继发细菌感染,亦可为衣原体和支原体感染。

2. **物理、化学性因素**　过冷空气、粉尘、刺激性气体或烟雾的吸入使气管-支气管黏膜受到急性刺激和损伤,引起本病。

3. **变态反应**　花粉、有机粉尘、真菌孢子等的吸入及对细菌蛋白质过敏等,均可引起气管-支气管的变态反应。寄生虫(如钩虫、蛔虫的幼虫)移行至肺,也可致病。

二、临床表现

(一)急性上呼吸道感染

临床表现个体差异大,根据不同病因可有不同类型,各型症状、体征之间无明显界定,也可互相转化。

1.普通感冒　普通感冒又称急性鼻炎或上呼吸道卡他,以鼻咽部卡他症状为主要表现,俗称"伤风"。成人多为鼻病毒所致,起病较急,初期有咽干、咽痒或咽痛,同时或数小时后有打喷嚏、鼻塞、流清水样鼻涕,2～3日后分泌物变稠,伴咽鼓管炎可引起听力减退、伴流泪、味觉迟钝、声嘶、少量咳嗽、低热不适、轻度畏寒和头痛。检查可见鼻腔黏膜充血、水肿、有分泌物,咽部轻度充血。如无并发症,一般经5～7日痊愈。

2.流行性感冒　流行性感冒(简称流感)由流感病毒引起,起病急,鼻咽部症状较轻,但全身症状较重,伴高热、全身酸痛和眼结膜炎症状,常有较大范围的流行。

3.病毒性咽炎和喉炎　临床特征为咽部发痒、不适和灼热感,并有声嘶、讲话困难,咳嗽时咽喉疼痛,无痰或痰呈黏液性,有发热和乏力,伴咽下疼痛时,常提示有链球菌感染,查体发现咽部明显充血和水肿,局部淋巴结肿大且有触痛,提示流感病毒和腺病毒感染,腺病毒咽炎可伴有眼结膜炎。

4.疱疹性咽峡炎　主要由柯萨奇病毒A引起,夏季好发,表现为明显咽痛,常伴有发热,病程约1周。查体可见咽充血,软腭、腭垂、咽和扁桃体表面有灰白色疱疹及浅表溃疡,周围有红晕。多见于儿童,偶见于成人。

5.咽结膜炎　常为柯萨奇病毒、腺病毒等引起。夏季好发,以游泳传播为主,儿童多见,表现为发热、咽痛、畏光、流泪、咽及结膜明显充血。病程4～6日。

6.细菌性咽-扁桃体炎　多由溶血性链球菌感染所致,其次为流感嗜血杆菌、肺炎球菌、葡萄球菌等引起。起病急,咽痛明显,伴畏寒、发热(体温超过39℃)。查体可见咽部明显充血,扁桃体充血肿大,其表面有黄色点状渗出物,颌下淋巴结肿大伴压痛,肺部无异常体征。

(二)急性气管-支气管炎

起病较急,常先有急性上呼吸道感染的症状,继之出现干咳或咳少量黏液性痰,随后可转为黏液脓性或脓性痰,痰量增多,咳嗽加剧,偶可痰中带血。全身症状一般较轻,可有发热(38℃左右),多于3～5日后消退。咳嗽、咳痰为最常见的症状,常为阵发性咳嗽,咳嗽、咳痰可延续2～3周才消失,如迁延不愈,则可演变为慢性支气管炎。呼吸音常正常或增粗,两肺可听到散在干、湿性啰音。

三、治疗

治疗原则为对症治疗,控制感染,缩短病程,促进痊愈。

(一)病因治疗

细菌感染者合理选用抗生素(如青霉素、红霉素、螺旋霉素或磺胺药物)治疗。若单纯病毒感染,可选用金刚烷胺、吗啉胍行抗病毒治疗。

(二)中药治疗

常用中成药有板蓝根冲剂、清热解毒口服液、银翘解毒丸、桑菊感冒片,高热病人可加黄芩。

四、护理评估

(一)健康史

有无受凉、淋雨、过度疲劳等使机体抵抗力降低的情况,应注意询问本次起病情况、既往健康情况、有无呼吸道慢性疾病史等。

(二)身体评估

(1)观察生命体征及主要症状,尤其是体温、咽痛、咳嗽等的变化。

(2)评估病人经药物治疗后症状有无缓解,有无耳鸣、耳痛等中耳炎症状。

(3)观察病人恢复期有无胸闷、心悸、眼睑水肿、腰酸或关节疼痛等。

(三)实验室及其他检查

1.血常规　病毒感染者白细胞正常或偏低,淋巴细胞比例升高;细菌感染者白细胞计数和中性粒细胞增高,可有核左移现象。

2.病原学检查　可做病毒分离和病毒抗原的血清学检查,确定病毒类型,以区别病毒和细菌感染。细菌培养及药物敏感试验可判断细菌类型,并可指导临床用药。

3.X 线检查　胸部 X 线多无异常改变。

(四)心理-社会状况

因上呼吸道感染引起全身症状明显,并发症较多,常影响工作和学习,评估时注意病人的心理状态,有无焦虑、不安情绪等,是否能积极配合治疗与护理。

五、护理诊断

1.舒适度改变　与病毒和(或)细菌感染有关。

2.体温过高　与病毒、细菌感染有关。

3.疼痛:咽喉干痒或疼痛　与上呼吸道炎症有关。

4.知识缺乏:缺乏疾病预防保健知识。

5.潜在并发症:鼻窦炎、中耳炎、心肌炎、肾炎、风湿性关节炎。

六、护理措施

(一)一般护理

注意隔离病人,减少探视,避免交叉感染。病人咳嗽或打喷嚏时应避免对着他人。病人使用的餐具、痰盂等用具应按规定消毒,或用一次性器具,回收后焚烧弃去。多饮水,补充足够的热量,给予清淡、易消化、高热量、含丰富维生素、富含营养的食物。避免刺激性食物,戒烟、酒。病人以休息为主,特别是在发热期间。部分病人因剧烈咳嗽而影响正常的睡眠,可给病人提供容易入睡的休息环境,保持病室适宜温度、相对湿度和空气流通。保证周围环境安静,关闭门窗。指导病人运用促进睡眠的方式,如睡前泡脚、听音乐等。必要时可遵医嘱给予镇咳、祛痰或镇静药物。

(二)病情观察

关注疾病流行情况、鼻咽部的表现及血常规和 X 线胸片的改变。注意并发症,如耳痛、耳鸣、听力减退、外耳道流脓等,提示中耳炎;如头痛剧烈、发热、伴脓涕、鼻窦有压痛等,提示鼻窦炎;如在恢复期出现胸闷、心悸、眼睑水肿、腰酸和关节痛等,提示心肌炎、肾炎或风湿性关节炎,应及时就诊。

(三)对症护理

1.高热护理　体温超过 37.5℃,应每 4 小时测体温 1 次,观察体温,如突然升高或骤降时,应随时测量和记录,并及时报告医师。体温＞39℃时采取物理降温,如效果不好可遵照医嘱选用适当的解热剂进行降温。病人出汗后应及时处理,保持皮肤的清洁和干燥,并注意保暖。鼓励多饮水。

2.保持呼吸道通畅　清除气管、支气管内分泌物,减少痰液在气管、支气管内的聚积。指导病人采取舒适的体位,进行有效咳嗽。观察咳痰情况,如痰液较多且黏稠,可嘱病人多饮水,或遵医嘱给予雾化吸入治疗,以湿润气道,利于痰液排出。

(四)用药护理

1.对症治疗　选用抗感冒复合剂或中成药(如银翘解毒片等)以减轻发热、头痛,减少鼻、咽充血和分泌物,干咳者可选用右美沙芬、喷托维林(咳必清)等。咳嗽有痰者可选用复方氯化铵合剂、溴己新(必嗽平)或雾化祛痰。咽痛者可含服喉片或草珊瑚片等。气喘者可用平喘药,如特布他林、氨茶碱等。

2.抗病毒药物　早期应用抗病毒药有一定疗效,可选用利巴韦林、奥司他韦、金刚烷胺、吗啉胍和抗病毒中成药等。

3.抗菌药物　如有细菌感染,最好根据药物敏感试验选择有效抗菌药物治疗,常用大环内酯类、青霉素类、氟喹诺酮类及头孢菌素类。

根据医嘱选用药物,告知病人药物的作用、可能发生的不良反应和服药的注意事项;应用抗生素者,注意观察有无迟发性变态反应发生;对于应用解热镇痛药者,注意避免大量出汗引起的虚脱等。发现异常及时就诊。

(五)心理护理

急性呼吸道感染预后良好,多数病人于一周内康复,仅少数病人可因咳嗽迁延不愈而发展为慢性支气管炎,病人一般无明显心理负担。但如果咳嗽较剧烈,加之伴有发热,可能会影响病人的休息、睡眠,进而影响工作和学习,个别病人产生急于缓解咳嗽等症状的焦虑情绪。护理人员应与病人进行耐心、细致的沟通,通过对病情的客观评价,解除病人的心理顾虑,帮助其建立治疗疾病的信心。

(六)健康指导

1.疾病知识指导　帮助病人和家属掌握急性呼吸道感染的诱发因素及相关知识,嘱其避免受凉、过度疲劳,注意保暖;外出时可戴口罩,避免寒冷空气对气管、支气管的刺激。积极预防和治疗上呼吸道感染,症状改变或加重时应及时就诊。

2.生活指导　平时应加强耐寒锻炼,增强体质,提高机体免疫力。有规律生活,避免过度劳累。室内空气保持新鲜、阳光充足。少去人群密集的公共场所。戒烟、酒。

(刘业娟)

第二节　慢性支气管炎的护理

慢性支气管炎是由于感染或非感染因素引起气管、支气管黏膜及其周围组织的慢性非特异性炎症。临床以咳嗽、咳痰或伴有喘息反复发作为特征,每年发病持续 3 个月以上,且连续 2 年以上。

一、病因及发病机制

慢性支气管炎的病因极为复杂,迄今尚有许多因素还不明确,往往是多种因素长期相互作用的综合结果。

1. **感染**　病毒、支原体和细菌感染是本病急性发作的主要原因。病毒感染以流感病毒、鼻病毒、腺病毒和呼吸道合胞病毒常见;细菌感染以肺炎链球菌、流感嗜血杆菌、卡他莫拉菌及葡萄球菌常见。

2. **大气污染**　有害气体如氯气、二氧化氮、二氧化硫,空气中的粉尘等均可刺激支气管黏膜,使呼吸道清除功能受损,为细菌入侵创造条件。

3. **吸烟**　吸烟为本病发病的主要因素。吸烟时间的长短与吸烟量的多少决定发病率的高低,吸烟者的患病率较不吸烟者高 2～8 倍。

4. **过敏因素**　喘息型支气管炎病人多有过敏史。病人痰中嗜酸性粒细胞、组胺的含量及血中 IgE 明显高于正常。此类病人应属慢性支气管炎合并哮喘。

5. **其他因素**　气候变化,特别是寒冷空气对慢性支气管炎的病情加重有密切关系。自主神经功能失调、副交感神经功能亢进、老年人肾上腺皮质功能减退等因素与慢性支气管炎的发病率增加有关。维生素 C、维生素 A 缺乏者易患慢性支气管炎。

二、临床表现

(一)症状

病人常在寒冷季节发病,出现咳嗽、咳痰,尤以晨起显著,白天多于夜间。病毒感染痰液为白色黏液泡沫状,继发细菌感染,痰液转为黄色或黄绿色脓性黏液,偶可带血。慢性支气管炎反复发作后,支气管黏膜的迷走神经感受器反应性增高,副交感神经功能亢进,可出现过敏现象而发生喘息。

(二)体征

早期多无体征。急性发作期可于肺底部闻及干、湿啰音。喘息型支气管炎在咳嗽或深吸气后可闻及哮鸣音,发作时有广泛哮鸣音。

(三)并发症

1. **阻塞性肺气肿**　为慢性支气管炎最常见的并发症。

2. **支气管肺炎**　慢性支气管炎蔓延至支气管周围肺组织中,病人表现寒战、发热、咳嗽加剧、痰量增多且呈脓性;白细胞总数及中性粒细胞增多;X 线胸片显示双下肺野有斑点状或小片阴影。

3. 支气管扩张症。

三、治疗

(一)急性发作期及慢性迁延期的治疗

急性发作期以控制感染、祛痰、镇咳为主,同时解痉平喘。

1. **抗感染药物**　及时、有效、足量应用,感染控制后及时停用,以免产生细菌耐药或二重感染。一般病人可按常见致病菌用药。如青霉素 80 万 U 肌内注射;复方磺胺甲噁唑(SMZ),每次 2 片,2 次/天;阿莫西林 2～4g/d,分 3～4 次口服;氨苄西林 2～4g/d,分 4 次口服;头孢氨苄 2～4g/d 或头孢拉定 1～2g/d,分 4 次口服;头孢呋辛 2g/d 或头孢克洛 0.5～1g/d,分 2～3 次口服。亦可选择新一代大环内酯类抗生素,如罗红霉素,0.3g/d,2 次口服。抗菌治疗疗程一般为 7～10 天,反复感染病例可适当延长。严重感染时,可选用氨苄西林、环丙沙星、氧氟沙星、阿米卡星、奈替米星或头孢菌素类联合静脉滴注给药。

2.祛痰镇咳药 刺激性干咳者不宜单用镇咳药物,否则痰液不易咳出。可口服盐酸溴环己胺醇 30mg 或羧甲基半胱氨酸 500mg,3 次/天。乙酰半胱氨酸及氯化铵甘草合剂均有一定的疗效。α-糜蛋白酶雾化吸入亦有消炎祛痰的作用。

3.解痉平喘 主要为解除支气管痉挛,利于痰液排出。常用药物为氨茶碱 0.1～0.2g,3 次/天口服;丙卡特罗 50mg,2 次/天;特布他林 2.5mg,2～3 次/天。慢性支气管炎有可逆性气道阻塞者应常规应用支气管舒张剂,如异丙托溴铵气雾剂、特布他林等吸入治疗。阵发性咳嗽常伴不同程度的支气管痉挛,应用支气管扩张药后可改善症状,有利于痰液的排出。

(二)缓解期的治疗

缓解期应以增强体质,提高机体抗病能力和预防发作为主。

四、护理评估

(一)健康史

询问病人有无吸烟史和慢性咳嗽、咳痰史;发病是否与寒冷气候变化、职业性质和工作环境中接触职业粉尘和化学物质有关;有无反复的感染史;有无大气污染、变态反应因素的慢性刺激;是否有呼吸困难,呼吸困难的程度如何。

(二)实验室及其他检查

1.血常规 白细胞总数及中性粒细胞数可升高。

2.胸部 X 线 单纯型慢性支气管炎,X 线片检查阴性或仅见双下肺纹理增多、增粗、模糊、呈条索状或网状。继发感染时为支气管周围炎症改变,表现为不规则斑点状阴影,重叠于肺纹理之上。

3.肺功能检查 早期病变多在小气道,常规肺功能检查多无异常。

(三)心理-社会状况

病程长、疗效差、身体每况愈下,给病人及其家庭带来较重的精神负担和经济压力,病人易出现烦躁不安、忧郁、焦虑等心理状态。家属对病人的关爱和支持不足,使病人产生悲观、绝望等心理。

五、护理诊断

1.清理呼吸道无效 与分泌物增多、痰液黏稠和无效咳嗽有关。

2.气体交换受损 与气道阻塞、通气不足、有效呼吸面积减少有关。

3.活动无耐力 与外周组织氧供与氧耗失衡有关。

4.有感染的危险 与清理呼吸道不足、机体抵抗力低下、长期应用抗生素而使菌群失调,导致二重感染等因素有关。

六、护理措施

(一)一般护理

1.**环境** 保持室内空气新鲜、流通、安静、舒适、温湿度适宜。
2.**休息** 急性发作期应卧床休息,取半卧位。
3.**给氧** 持续低流量吸氧。
4.**饮食** 给予高热量、高蛋白质、高维生素、易消化饮食。

(二)专科护理

(1)解除气道阻塞,改善肺泡通气,及时清除痰液,对神志清醒病人应鼓励咳嗽,痰稠不易咯出时,给予雾化吸入或雾化泵药物喷入,减少局部淤血水肿,以利痰液排出。对危重体弱病人,定时更换体位,叩击背部,使痰易于咯出,餐前应给予胸部叩击或胸壁震荡:病人取侧卧位,护士两手手指并拢,手背隆起,指关节微屈,自肺底由下向上、由外向内叩拍胸壁,震动气管,边拍边鼓励病人咳嗽,以促进痰液的排出,每侧肺叶叩击 3～5 分钟。对神志不清者,可进行机械吸痰,需注意无菌操作,抽吸压力要适当,动作轻柔,每次抽吸时间不超过 15 秒,以免加重缺氧。

(2)合理用氧,减轻呼吸困难。根据缺氧和二氧化碳潴留的程度不同合理用氧,一般给予低流量、低浓度、持续吸氧,如病情需要提高氧浓度,应辅以呼吸兴奋剂刺激通气或使用呼吸机改善通气,吸氧后如呼吸困难缓解、呼吸频率减慢、节律正常、血压上升、心率减慢、心律正常、发绀减轻、皮肤转暖、神志转清、尿量增加等,表示氧疗有效。若呼吸过缓、意识障碍加深,需考虑二氧化碳潴留加重,必要时采取增加通气量措施。

(刘业娟)

第三节 肺炎的护理

肺炎是指各种原因引起终末气道、肺泡和肺间质的炎症,为呼吸系统常见病。病原微生物感染、理化因素、免疫原性损伤等均可引起肺炎。老年人或免疫功能低下者并发肺炎的病死率高。

一、病因及发病机制

正常情况下,由于局部防御功能的正常发挥,可使气管隆嵴以下的呼吸道保持无菌状态。当个体局部或全身免疫功能低下及病原体数量增多、毒力增强时,病原菌被吸入下呼吸道,并在肺泡内生长繁殖,导致肺泡毛细血管充血、水肿、炎细胞浸润和渗出,引起系列临床症状。常见的病原菌有肺炎链球菌、葡萄球菌、肺炎支原体、肺炎衣原体、病毒等。除了金黄色葡萄球菌、铜绿假单胞菌和肺炎克雷伯菌等可引起肺组织的坏死性病变形成空洞外,肺炎治愈后多不留瘢痕,肺的结构与功能可恢复。

病原菌可通过以下途径入侵:口咽部定植菌吸入;周围空气中带菌气溶胶的直接吸入;由菌血症引起的血行感染;邻近感染部位直接蔓延至肺。分类如下。

1.**按病因分类** 分为:①细菌性肺炎。②病毒性肺炎。③真菌性肺炎。④其他病原体所致肺炎。⑤理化因素所致肺炎。

2. **按解剖学分类** 分为:①大叶性肺炎。②小叶性肺炎。③间质性肺炎。

3. **按感染来源分类** 分为:①社区获得性肺炎。②医院获得性肺炎。

二、临床表现

(一)症状与体征

多数肺炎病人起病急剧,有高热、咳嗽、咳痰症状,不同类型的肺炎痰液有所区别,当炎症累及胸膜可出现胸痛,常伴随全身毒性症状,如疲乏、肌肉酸痛、食欲缺乏等。

(二)并发症

1. **感染性休克** 当病原菌入侵使微循环和小动脉扩张,有效血容量锐减,周围循环衰竭而引起休克,出现感染性休克的表现。

2. **低氧血症** 炎症使肺泡通气量减少,动脉血二氧化碳分压升高,动脉血氧分压降低,肺内气体交换障碍而引起低氧血症,可出现呼吸困难、发绀等症状。

3. **肺脓肿** 肺部炎症的激化,可形成肺脓肿,咳出大量脓痰或脓血痰,有臭味。

4. **肺不张** 多见于年老体弱、长期卧床者,由于无力咳嗽,痰液阻塞气道,引起肺组织萎缩。小面积肺不张症状不明显,严重肺不张可引起呼吸困难、阵发性咳嗽、胸痛、发绀。

5. **支气管扩张** 肺炎病程超过3个月者为慢性肺炎,由于长期咳嗽、气道受阻、支气管弹力纤维受损,引起支气管扩张变形,支气管扩张加重肺炎呼吸道症状,引起恶性循环。

三、治疗

治疗原则:抗感染和对症治疗。

(一)抗感染治疗

根据不同的感染类型,个体化应用抗生素,重症者尤其强调早期、联合、足量、足疗程、静脉给药。用药疗程至体温恢复正常和呼吸道症状明显改善后3～5天停药。

病毒感染者给予对症治疗,加强支持疗法,防止并发症的发生。中毒症状明显者,如严重呼吸困难、感染性休克、呼吸衰竭等,可应用肾上腺皮质激素。

(二)对症治疗

注意纠正酸碱平衡紊乱,改善低氧血症。

四、护理评估

(一)健康史

询问病人既往健康状况,有无呼吸道感染史、糖尿病等慢性病史,有无着凉、淋浴、劳累等诱因,有无吸烟等不良生活方式;询问本次发病的症状、体征如何,做过何种治疗等。

(二)身体评估

1. **一般状态** 有无生命体征异常,如体温升高或下降、血压下降等;有无咳嗽,痰液的性质如何;判断病人意识是否清楚;观察呼吸的频率、节律、型态、深度,有无呼吸困难。

2. **胸部** 呼吸时有无三凹征;胸部叩诊有无实音或浊音;听诊有无啰音和胸膜摩擦音。

(三)实验室及其他检查

1. **胸部 X 线检查** 胸片有无空洞,有无肺纹理改变及炎性浸润。

2.**血常规**　有无白细胞计数增多、中性粒细胞有无异常。

3.**痰培养**　有无细菌生长,药敏试验结果如何等。

(四)心理-社会状况

评估病人对疾病知识的了解程度、情绪状态,社会支持度。

五、护理诊断

1.**体温过高**　与肺部感染有关。

2.**清理呼吸道无效**　与痰多、黏稠、咳痰无力有关。

3.**疼痛:胸痛**　与频繁咳嗽、炎症累及胸膜有关。

4.**潜在并发症:**低氧血症、感染性休克与感染有关。

六、护理措施

(一)一般护理

为病人创造良好的室内环境。注意保暖,卧床休息、呼吸困难者,可采取半坐卧位,增强肺通气量。给予"三高"饮食,鼓励病人多饮水,酌情补液,病情危重、高热者可给清淡、易消化、半流质饮食。加强口腔护理,预防口腔感染。

(二)病情观察

定时测量生命体征,观察意识状态、有无休克先兆,如有四肢发凉、体温下降且无烦躁不安或反应迟钝等表示病情加重。观察记录尿量、尿 pH 和尿比重。军团菌释放毒素可引起低血钠等,应定期检查病人血电解质、尿常规及肾功能。

(三)对症护理

1.**指导有效咳嗽技巧,减轻疼痛**　痰液黏稠不易咳出或无力咳出时,可协助叩背、体位引流雾化吸入、应用祛痰药,促进排痰,保持呼吸道通畅。胸痛时可用宽胶布固定患侧胸部或应用止痛药以减轻疼痛。

2.**给予氧气吸入**　提高血氧饱和度,改善呼吸困难症状。对于肺水肿病人,应在湿化瓶中加入 50% 乙醇,以减低肺泡中的液体表面张力,使泡沫破裂,改善气体交换,缓解症状。

3.**休克病人的护理**　立即采取去枕平卧、下肢略抬高,严密观察生命体征,迅速建立两条静脉通路。一条通路快速补充血容量,根据医嘱给予右旋糖酐-40 或葡萄糖盐水和抗生素,注意掌握输入量和速度,防止发生肺水肿;另一条通路输入血管活性药物,根据血压调节药物浓度和滴速,血压应维持在(12.0~13.3)/(8.0~9.3)kPa[(90~100)/(60~70)mmHg],脉压应高于 2.7kPa(20mmHg)。补液原则为先盐后糖、先快后慢、见尿加钾。

4.**高热护理**　给予物理降温,如采用药物降温使体温降至 37~38℃ 即可,避免出汗过多引起虚脱。

(四)用药护理

密切观察药物疗效及不良反应。静脉输液过程中,注意配伍禁忌,控制好输入量和速度,防止肺水肿的发生。红霉素为治疗军团菌肺炎的首选药,可以口服,也可静脉滴注,常见药物不良反应为恶心、呕吐等胃肠道不适感,应慢速滴入,避免空腹用药。注意观察有无二重感染的迹象发生。

（五）心理护理

多数肺炎病人起病急剧,对其身体和生活造成很大影响,当病因不明、诊断未出的情况下,对病人采取相应的隔离措施尤其会引起病人恐慌,因此,对该类病人的解释应透彻,并给予必要的心理干预。

（六）标本采集

清晨咳痰前,给予多贝尔液含漱 2～3 次,再用生理盐水漱口,指导病人深吸气后用力咳嗽,将来自下呼吸道的痰液直接吐入无菌容器中加盖,2 小时内尽快送检。血液标本应在应用抗生素前采集,采血量应在 10mL 以上,寒战、高热期采血阳性率高。

（七）其他

发现可疑发热病人应及时采取呼吸道隔离措施,防止交叉感染。

（八）健康指导

避免过度疲劳、淋雨,季节交换时避免受凉,感冒流行期少去公共场所。纠正不良生活习惯,戒烟、避免酗酒,积极参加体育锻炼,增强机体抵抗力。保持口腔卫生,预防上呼吸道感染,及时、彻底治疗呼吸道及其他部位的感染病灶。肺炎易感者,可接受疫苗注射。

（刘业娟）

第四节　支气管哮喘的护理

支气管哮喘(简称哮喘)是由多种细胞(如嗜酸性粒细胞、肥大细胞、T 淋巴细胞、中性粒细胞、气道上皮细胞等)和细胞组分参与的气道慢性炎症性疾病。这种慢性炎症导致气道高反应性和广泛多变的可逆性气流受限,并引起反复发作性的喘息、气急、胸闷或咳嗽等症状,常在夜间和(或)清晨发作和加重,多数病人可自行缓解或治疗后缓解。支气管哮喘如贻误诊治,随病程的延长可产生气道不可逆性狭窄和气道重塑。因此,合理的防治至关重要。

一、病因及发病机制

（一）病因

本病的病因尚不十分清楚。目前认为哮喘是多基因遗传病,受遗传因素和环境因素双重影响。

1. **遗传因素**　哮喘发病具有明显的家族集聚现象,临床家系调查发现,哮喘病人亲属患病率高于群体患病率,且亲缘关系越近,患病率越高;病情越严重,其亲属患病率也越高。

2. **环境因素**

（1）吸入性变应原:如尘螨、花粉、真菌、动物毛屑、二氧化硫、氨气等各种特异和非特异性吸入物。

（2）食物:如鱼、虾、蟹、蛋类、牛奶等。

（3）药物:如普萘洛尔、阿司匹林等。

（4）其他:如大气污染、运动、妊娠等。

（二）发病机制

哮喘的发病机制非常复杂,变态反应、气道炎症、气道反应性增高和神经等因素及其相互作用被认为与哮喘的发病关系密切。其中气道炎症是哮喘发病的本质,而气道高反应性是哮喘的重要特征。根据变应原吸入后哮喘发生的时间,可分为速发型哮喘反应(IAR)、迟发型哮喘反应(LAR)和双相型哮喘反应(DAR)。IAR在吸入变应原的同时立即发生反应,15～30分钟达高峰,2小时逐渐恢复正常。LAR在吸入变应原6小时左右发作,持续时间长、症状重,常呈持续性哮喘表现,为气道慢性炎症反应的结果。

二、临床表现

(一)症状

典型表现为发作性呼气性呼吸困难或发作性胸闷和咳嗽,伴有哮鸣音。严重者呈强迫坐位或端坐呼吸,甚至出现发绀等;干咳或咳大量泡沫样痰。哮喘发作前常有干咳、呼吸紧迫感、连打喷嚏、流泪等先兆表现;有时仅以咳嗽为唯一的症状(咳嗽变异性哮喘)。哮喘症状可在数分钟内发作,经数小时至数天,用支气管舒张药可缓解或自行缓解。在夜间及凌晨发作和加重常是哮喘的特征之一。有些青少年在运动时出现咳嗽、胸闷和呼吸困难(运动性哮喘)。

(二)体征

发作时胸部呈过度充气征象,双肺可闻及广泛的哮鸣音,呼气音延长。严重者可有辅助呼吸肌收缩加强、心率加快、奇脉、胸腹反常运动和发绀,但在轻度哮喘或非常严重的哮喘发作时,哮鸣音可不出现,称为"沉默肺"。非发作期可无阳性体征。

三、治疗

治疗原则:消除病因,采取综合治疗措施,解痉平喘,消炎,保持呼吸道通畅,控制急性发作,预防复发。

(一)消除病因

迅速脱离变应原,避免接触刺激因子。

(二)控制急性发作

急性发作时应尽快缓解哮喘症状,改善肺功能,纠正低氧血症。

1.**支气管扩张药** 应用 β_2 受体激动药,如沙丁胺醇(舒喘灵)、特布他林(博利康尼)、克仑特罗(氨哮素)及哌喘定气雾剂,兴奋支气管平滑肌细胞膜上的 β_2 受体,提高细胞内 cAMP 的浓度,舒张支气管平滑肌,增加黏液纤毛清除功能,降低血管通透性,调节肥大细胞及嗜碱性粒细胞介质释放,稳定细胞膜;应用茶碱类药物,如氨茶碱、二羟丙茶碱(喘定)、茶碱缓释片,松弛支气管平滑肌,并能强心、利尿、扩张冠状动脉。急重症者静脉用药时须注意充分稀释后缓慢注射,以减少不良反应。

2.**抗胆碱能药物** 如东莨菪碱、阿托品、山莨菪碱、异丙托溴胺等,可抑制分布于气道平滑肌的迷走神经释放乙酰胆碱,使平滑肌松弛,并防止吸入刺激物引起反射性支气管痉挛,尤其适用于夜间哮喘及痰多哮喘。

3.**抗感染药物** 肾上腺糖皮质激素如泼尼松,是目前治疗哮喘最有效的抗炎药物;也可选用炎性细胞稳定药,如色甘酸钠气雾剂,能稳定肥大细胞膜,降低炎性反应。

4.**钙拮抗药** 常用硝苯地平,主要阻止钙离子进入肥大细胞,抑制生物活性物质释放,缓解支气管痉挛。

5.控制感染 常用青霉素、氨苄西林、庆大霉素、头孢菌素等。

(三)预防复发

(1)避免接触变应原和刺激物,经常参加体育锻炼,增强体质,预防感冒。

(2)发作期病情缓解后,应继续吸入维持量的肾上腺糖皮质激素至少3~6个月。

(3)色甘酸钠雾化吸入、酮替芬口服均有抗过敏作用,对外源性哮喘有一定预防作用。

四、护理评估

(一)健康史

注意了解病人饮食起居情况、生活习惯、家庭和工作环境;有无饲养动物,是否接触动物皮毛或长期吸烟、酗酒;在工作中是否接触刺激性气体、化学物质、工业粉尘及吸入花粉、香料、尘螨等致敏原;有无鱼、虾、蛋类食物及青霉素、阿司匹林、磺胺类等药物摄入或过敏史;哮喘发作前有无先兆症状,如干咳、打喷嚏、流涕;哮喘发作时有无气温剧变、剧烈运动、情绪激动或食入过冷食物等诱因的存在。

(二)身体评估

哮喘发作时,注意观察生命体征变化,有无呼吸困难、发绀、端坐呼吸;胸部检查有无肺气肿体征及双肺哮鸣音、湿性啰音;若出现脉搏细速、血压下降,并伴有嗜睡、昏睡等意识障碍,提示有呼吸衰竭的可能。

(三)实验室及其他检查

1.血常规 嗜酸性粒细胞是否增高,血液白细胞总数及中性粒细胞有无变化。

2.动脉血气分析 有无 PaO_2 降低、$PaCO_2$ 增高,有无呼吸性酸中毒或呼吸性碱中毒。

3.胸部 X 线检查 有无肺透亮度增加,观察有无气胸、纵隔气肿、肺不张等并发症的征象。

4.肺功能检查 有无 FEV_1/FVC、$FEV_1\%$ 预计值、PEF 等下降,有无残气量和肺总量增加。

5.特异性变应原检测 血清 IgE 是否增高。

(四)心理-社会状况

哮喘反复发作或发作时出现呼吸困难、濒死感,易导致病人精神紧张、烦躁,甚至恐惧,而不良的情绪常会诱发或加重哮喘发作。注意发作时病人的精神状况,有无焦虑、恐惧、烦躁不安或濒死感;了解病人家属对疾病的认识和对病人的关心程度。

五、护理诊断

1.低效性呼吸型态 与支气管平滑肌痉挛,气道炎症、阻塞和气道高反应性有关。

2.清理呼吸道无效 与支气管平滑肌痉挛、痰液黏稠、无效咳嗽、疲乏无力有关。

3.焦虑 与哮喘发作时呼吸困难、濒死感及反复发作有关。

4.潜在并发症:自发性气胸、肺气肿、支气管扩张、肺源性心脏病。

六、护理措施

(一)一般护理

1. **环境与体位**　提供安静、舒适、温湿度适宜的环境,保持室内清洁、空气流通。找到引起哮喘发作的变应原或其他非特异性刺激因素,并使病人迅速脱离,这是防治哮喘最有效的方法。病室不宜布置花草,避免使用羽绒或蚕丝织物。发作时,协助病人采取舒适的半卧位或坐位,或用床桌使病人伏桌休息,以减轻体力消耗。

2. **饮食护理**　大约20%的成年人和50%的哮喘患儿可因不适当饮食而诱发或加重哮喘。护理人员应帮助病人找出与哮喘发作的有关食物。哮喘病人的饮食以清淡、易消化、高蛋白质并富含维生素 A、维生素 C、钙的食物为主,如哮喘发作与进食某些异体蛋白质如鱼、虾、蟹、蛋类、牛奶等有关,应忌食;某些食物添加剂如酒石黄、亚硝酸盐(制作糖果、糕点时用于漂白、防腐)也可诱发哮喘发作,应引起注意。慎用或忌用某些引起哮喘的药物,如阿司匹林或阿司匹林的复方制剂。戒酒、戒烟。哮喘发作时,病人呼吸增快、出汗,极易形成痰栓阻塞小支气管,若无心、肾功能不全时,应鼓励病人饮水(2000~3000mL/d),必要时,遵医嘱静脉补液,注意输液速度。

3. **保持身体清洁舒适**　哮喘病人常会大量出汗,应每日以温水擦浴,勤换衣服和床单,保持皮肤的清洁、干燥和舒适。协助并鼓励病人咳嗽后用温水漱口,保持口腔清洁。

4. **氧疗护理**　重症哮喘病人常伴有不同程度的低氧血症,应遵医嘱给予吸氧,氧流量为1~3L/min,吸氧浓度一般不超过40%。为避免气道干燥和寒冷气流的刺激而导致气道痉挛,吸入的氧气应尽量温暖湿润。

(二)病情观察

观察哮喘发作的前驱症状,如鼻咽痒、喷嚏、流涕、眼痒等黏膜过敏症状;哮喘发作时,观察病人意识状态、呼吸频率、节律、深度及辅助呼吸肌是否参与呼吸运动等,监测呼吸音、哮鸣音变化,监测动脉血气分析和肺功能情况,了解病情和治疗效果。呼吸困难时遵医嘱给予吸氧,注意氧疗效果。哮喘发作严重时,如经治疗病情无缓解,做好机械通气准备工作;加强对急性期病人的监护,尤其在夜间和凌晨易发生哮喘的时间段内,严密观察有无病情变化。

(三)用药护理

1. **β_2肾上腺素受体激动剂**　简称 β_2 受体激动剂,是控制哮喘急性发作症状的首选药物,短效 $\beta2$ 受体激动剂起效较快,但药效持续时间较短,一般仅维持 4~6 小时,常用药物有沙丁胺醇、特布他林等。长效 β_2 受体激动剂作用时间均在 12 小时以上,且有一定抗炎作用,如福莫特罗、沙美特罗及丙卡特罗等。用药方法可采用定量气雾剂(MDI)吸入、干粉吸入、持续雾化吸入等,也可用口服或静脉注射。首选吸入法,因药物直接作用于呼吸道,局部浓度高且作用迅速,所用剂量较小,全身不良反应少。常用沙丁胺醇或特布他林,每日 3~4 次,每次 1~2 喷。干粉吸入方便,较易掌握。持续雾化吸入多用于重症和儿童病人,方法简单,易于配合。β_2 受体激动剂的缓(控)释型口服制剂用于防治反复发作性哮喘和夜间哮喘。注射用药用于严重哮喘,一般每次用量为沙丁胺醇 0.5mg,只在其他疗法无效时使用。指导病人按医嘱用药,不宜长期规律、单一、大量使用,否则会引起气道 β_2 受体功能下调,药物减效。由于本类药物(特别是短效制剂)无明显抗炎作用,故宜与吸入激素等抗炎药配伍使用。口服沙丁胺醇或特布他林时,观察有无心悸、骨骼肌震颤等不良反应。

2.糖皮质激素　当前控制哮喘发作最有效的药物,可分为吸入、口服和静脉用药。吸入治疗是目前推荐长期抗感染治疗哮喘的最常用方法,常用吸入药物有倍氯米松、氟替卡松、莫米松等,起效慢,通常需规律用药 1 周以上方能起效。口服药物用于吸入糖皮质激素无效或需要短期加强的病人,如泼尼松、泼尼松龙,起始量为 30～60mg/d,症状缓解后逐渐减量至≤10mg/d,然后停用,或改用吸入剂。在重度或严重哮喘发作时,提倡及早静脉给药。吸入治疗药物全身性不良反应少,少数病人可出现口腔念珠菌感染、声音嘶哑或呼吸道不适,指导病人吸药后必须立即用清水充分漱口,以减轻局部反应和胃肠道吸收。口服用药宜在饭后服用,以减少对胃肠道黏膜的刺激。气雾吸入糖皮质激素可减少其口服量,当用吸入剂替代口服剂时,通常需同时使用两周后逐步减少口服量,指导病人不得自行减量或停药。

3.茶碱类　目前治疗哮喘的有效药物,抑制磷酸二酯酶,提高平滑肌细胞内的 cAMP 浓度,拮抗腺苷受体,刺激肾上腺分泌肾上腺素,增强呼吸肌的收缩,同时具有气道纤毛清除功能和抗炎作用。口服氨茶碱一般剂量每日 6～10mg/kg,控(缓)释茶碱制剂可用于夜间哮喘。静脉给药主要应用于危重症哮喘,静脉注射首次剂量 4～6mg/kg,注射速度不超过 0.25mg/(kg·min);静脉滴注维持量为 0.6～0.8mg/(kg·h),每日注射量一般不超过 1.0g。其主要不良反应为胃肠道、心脏和中枢神经系统的毒性反应。氨茶碱用量过大或静脉注射(滴注)速度过快可引起恶心、呕吐、头痛、失眠、心律失常,严重者引起室性心动过速,抽搐乃至死亡。静脉注射时浓度不宜过高,速度不宜过快,注射时间宜在 10 分钟以上,以防中毒。观察用药后疗效和不良反应,最好在用药中监测血药浓度,其安全浓度为 6～15μg/mL。发热、妊娠、小儿或老年,有心、肝、肾功能障碍及甲状腺功能亢进者慎用。合用西咪替丁(甲氰米胍)、喹诺酮类、大环内酯类药物等可影响茶碱代谢而使其排泄减慢,应减少用量。茶碱缓(控)释片由于药片有控释材料,不能嚼服,必须整片吞服。

4.抗胆碱药　有舒张支气管及减少痰液的作用。常用异丙托溴铵吸入或雾化吸入,约 10 分钟起效,维持 4～6 小时;长效抗胆碱药噻托溴铵作用维持时间可达 24 小时。

5.其他　色苷酸钠是非糖皮质激素抗炎药物。对预防运动或变应原诱发的哮喘最为有效。色苷酸钠雾化吸入 3.5～7mg 或干粉吸入 20mg,每日 3～4 次。酮替酚对轻症哮喘和季节性哮喘有效,也可与 β_2 受体激动剂联合用药。白三烯(LT)调节剂具有抗炎和舒张支气管平滑肌的作用。色苷酸钠及尼多酸钠吸入后,少数病例可有咽喉不适、胸闷,偶见皮疹,孕妇慎用。白三烯调节剂的主要不良反应是较轻微的胃肠道症状,少数有皮疹、血管性水肿、转氨酶升高,停药后可恢复。

(四)吸入器的正确使用

1.定量雾化吸入器(MDI)　MDI 的使用需要病人协调呼吸动作,正确使用是保证吸入治疗成功的关键。

(1)MDI 使用方法:打开盖子,摇匀药液,深呼气至不能再呼时,张口,将 MDI 喷嘴置于口中,双唇包住咬口,以慢而深的方式经口吸气,同时以手指按压喷药,至吸气末屏气 10 秒,使较小的雾粒沉降在气道远端,然后缓慢呼气,休息 3 分钟后可再重复使用一次。医护人员演示,指导病人反复练习,直至病人完全掌握。

(2)特殊 MDI 的使用:对不易掌握 MDI 吸入方法的儿童或重症病人,可在 MDI 上加储物罐,以简化操作,增加吸入到下呼吸道和肺部的药物量,减少雾滴在口咽部沉积引起的刺激,增加雾化吸入疗效。

2. 干粉吸入器 较常用的有蝶式吸入器、都保装置和准纳器。

(1)蝶式吸入器:指导病人正确将药物转盘装进吸入器中,打开上盖至垂直部位(刺破胶囊),用口唇含住吸嘴用力深吸气,屏气数秒钟。重复上述动作 3～5 次,直至药粉吸尽为止,完全拉出滑盘,再推回原位(此时旋转转盘至一个新囊泡备用)。

(2)都保装置:使用时移去瓶盖,一手垂直握住瓶体,另一手握住底,先右转再向左旋转至听到"喀"的一声。吸入前先呼气,然后含住吸嘴,仰头,用力深吸气,屏气 5～10 秒。

(3)准纳器:使用时一手握住外壳,另一手的大拇指放在拇指柄上向外推动至完全打开,推动滑竿直至听到"咔哒"声,将吸嘴放入口中,经口深吸气,屏气 10 秒。

(五)心理护理

研究证明,精神因素在哮喘的发生发展过程中起重要作用,培养良好的情绪和战胜疾病的信心是哮喘治疗和护理的重要内容。哮喘病人的心理表现类型多种多样,可有抑郁、焦虑、恐惧情绪变化,社会工作能力的下降或自主神经紊乱的表现(如多汗、头晕、眼花、食欲减退、手颤、胸闷、气短、心悸等)。护理人员应体谅和同情病人的痛苦,尤其对于慢性哮喘治疗效果不佳的病人更应关心,给予心理疏导和教育,向病人解释避免不良情绪的重要性,多用鼓励性语言减轻病人的心理压力,提高其治疗的信心和依从性。

(六)健康指导

1. 疾病知识指导 通过教育使病人懂得哮喘虽不能彻底治愈,但只要坚持充分的正规治疗,完全可以有效地控制哮喘的发作,即病人可达到没有或仅有轻度症状,保证日常工作和学习。

2. 识别和避免触发因素 针对个体情况,指导病人有效控制可诱导哮喘发作的各种因素,如避免摄入引起过敏的食物;室内布局力求简洁,避免使用地毯、种植花草、不养宠物;经常打扫房间,清洗床上用品;避免接触刺激性气体及预防呼吸道感染;避免进食易引起哮喘的食物;避免强烈的精神刺激和剧烈的运动;避免大笑、大哭、大喊等过度换气动作;在缓解期应加强体育锻炼、耐寒锻炼及耐力训练,以增强体质。

3. 自我监测病情 识别哮喘加重的早期情况,学会哮喘发作时进行简单的紧急自我处理方法,学会利用峰流速仪来监测最大呼气峰流速(PEFR),做好哮喘日记,为疾病预防和治疗提供参考资料。峰流速仪是一种可随身携带、能测量 PEFR 的小型仪器,使用时取站立位,尽可能深吸一口气,然后用唇齿部分包住口含器,以最快的速度用一次最有力的呼气吹动游标滑动,游标最终停止的刻度就是此次峰流速值。峰流速测定是发现早期哮喘发作的最简便易行的方法,在没有出现症状之前,PEFR 下降提示早期哮喘的发生。临床实验观察证实,每日测量的 PEFR 与标准的 PEFR 进行比较,不仅能早期发现哮喘发作,还能判断哮喘控制的程度和选择治疗措施。如果 PEFR 经常地、有规律地保持在 80％～100％,为安全区,说明哮喘控制理想;如果 PEFR 在 50％～80％,为警告区,说明哮喘加重,需及时调整治疗方案;如果 PEFR<50％,为危险区,说明哮喘严重,需立即到医院就诊。

4. 用药指导 哮喘病人应了解自己所用的每种药的药名、用法及使用时的注意事项,了解药物的主要不良反应及避免的措施。指导病人或家属掌握正确的药物吸入技术。一般先用 β_2 受体激动剂,后用糖皮质激素吸入剂。与病人共同制订长期管理、防止复发的计划。坚持定期随访保健,指导正确用药,使药物不良反应减至最少。

5.**心理-社会指导**　鼓励病人保持规律的生活和乐观情绪,积极参加体育锻炼,最大程度恢复劳动能力,特别是向病人说明发病与精神因素和生活压力的关系。动员与病人关系密切的力量(如家人或朋友)参与对哮喘病人的管理,为其身心健康提供各方面的支持。

(刘业娟)

第五节　支气管扩张的护理

支气管扩张是指直径大于 2mm 的支气管由于管壁的肌肉和弹性组织破坏引起的支气管慢性异常扩张。临床特点为慢性咳嗽、咳大量脓痰和(或)反复咯血。病人常有童年麻疹、百日咳或支气管肺炎等病史。随着生活条件的改善,麻疹、百日咳疫苗的预防接种,以及抗生素的应用,本病发病率已明显降低。

一、病因及发病机制

(一)支气管-肺组织感染和支气管阻塞

支气管-肺组织感染和支气管阻塞是支气管扩张的主要病因。感染和阻塞症状相互影响,促使支气管扩张的发生和发展。其中婴幼儿期支气管-肺组织感染是最常见的病因,如婴幼儿麻疹、百日咳、支气管肺炎等。儿童支气管较细,易阻塞,且管壁薄弱,反复感染破坏支气管壁各层结构,尤其是平滑肌和弹性纤维的破坏削弱了对管壁的支撑作用。支气管炎使支气管黏膜充血、水肿,分泌物阻塞管腔,导致引流不畅而加重感染。支气管内膜结核、肿瘤、异物引起管腔狭窄、阻塞,也是导致支气管扩张的原因之一。由于左下叶支气管细长,且受心脏血管压迫引流不畅,容易发生感染,故支气管扩张左下叶比右下叶多见。肺结核引起的支气管扩张多发生在上叶。

(二)支气管先天性发育缺陷和遗传因素

此类支气管扩张较少见,如巨大气管-支气管症、Kartagener 综合征(支气管扩张、鼻窦炎和内脏转位)、肺囊性纤维化、先天性丙种球蛋白缺乏症等。

(三)全身性疾病

目前已发现类风湿关节炎、克罗恩病、溃疡性结肠炎、系统性红斑狼疮、支气管哮喘等疾病可同时伴有支气管扩张;有些不明原因的支气管扩张病人,其体液免疫和(或)细胞免疫功能有不同程度的异常,提示支气管扩张可能与机体免疫功能失调有关。

二、临床表现

(一)症状

1.**慢性咳嗽、大量脓痰**　痰量与体位变化有关。晨起或夜间卧床改变体位时,咳嗽加剧、痰量增多。痰量多少可估计病情严重程度。感染急性发作时,痰量明显增多,每日可达数百毫升,外观呈黄绿色脓性痰,痰液静置后出现分层的特征:上层为泡沫,中层为脓性黏液,下层为坏死组织沉淀物。合并厌氧菌感染时痰有臭味。

2.**反复咯血**　50%～70%的病人有程度不等的反复咯血,咯血量与病情严重程度和病变范围不完全一致。大量咯血最主要的危险是窒息,应紧急处理。部分发生于上叶的支气管扩张,引流较好,痰量不多或无痰,以反复咯血为唯一症状,称为"干性支气管扩张"。

3.反复肺部感染 其特点是同一肺段反复发生肺炎并迁延不愈。

4.慢性感染中毒症状 反复感染者可出现发热、乏力、食欲缺乏、消瘦、贫血等,儿童可影响发育。

(二)体征

早期或干性支气管扩张多无明显体征,病变重或继发感染时在下胸部、背部常可闻及局限性、固定性湿啰音,有时可闻及哮鸣音;部分慢性病人伴有杵状指(趾)。

三、治疗

保持引流通畅,处理咯血,控制感染,必要时行手术治疗。

1.保持引流通畅,改善气流受限 清除气道分泌物、保持气道通畅能减少继发感染和减轻全身中毒症状,如应用祛痰药物(盐酸氨溴索、溴己新、α-糜蛋白酶)等稀释痰液,痰液黏稠时可加用雾化吸入。应用振动、拍背、体位引流等方法促进气道分泌物的清除。应用支气管舒张剂可改善气流受限,伴有气道高反应及可逆性气流受限的病人疗效明显。如体位引流排痰效果不理想,可用纤维支气管镜吸痰法以保持呼吸道通畅。

2.控制感染 急性感染期的主要治疗措施。应根据症状、体征、痰液性状、痰培养及药物敏感试验选择有效的抗生素,常用阿莫西林、头孢类抗生素、氨基糖苷类等药物。重症病人,尤其是铜绿假单胞菌感染者,常需第三代头孢菌素加氨基糖苷类药联合静脉用药。如有厌氧菌混合感染,加用甲硝唑或替硝唑等。

3.外科治疗 保守治疗不能缓解的反复大咯血且病变局限者,可考虑行手术治疗。经充分的内科治疗后仍反复发作且病变为局限性支气管扩张者,可通过外科手术切除病变组织。

四、护理评估

(一)健康史

询问病人有无童年麻疹、百日咳、支气管肺炎等病史;有无肿瘤、异物、淋巴结肿大或肺癌等病史;是否患有遗传性 α_1-抗胰蛋白酶缺乏症等疾病;是否患有类风湿关节炎、SLE、HIV 感染等全身性疾病。

(二)身体评估

1.头颈部 病人的意识状况,面部颜色(贫血),皮肤黏膜有无脱水、是否粗糙干燥;呼吸困难和缺氧的程度(有无气促,口唇有无发绀,血氧饱和度数值等)。

2.胸部 检查胸廓的弹性,有无胸廓的挤压痛,两肺呼吸运动是否一致。病变部位可闻及固定而持久的局限性粗湿啰音或哮鸣音。

3.其他 病人有无杵状指(趾)。

(三)心理-社会状况

询问健康史、发病原因、病程进展时间,以及以往所患疾病对支气管扩张的影响,评估病人对支气管扩张的认识;另外,病人常因慢性咳嗽、咳痰或痰量多、有异味等症状而产生恐惧或焦虑的心理,并对疾病治疗缺乏治愈的信心。

(四)实验室及其他检查

1.胸部 X 线检查 囊状支气管扩张的气道表现为显著的囊腔,腔内可存在气液平面,纵切面可显示"双轨征",横切面显示"环形阴影",并可见气道壁增厚。

2.胸部 CT 检查 可在横断面上清楚地显示扩张的支气管。高分辨率 CT 进一步提高了诊断敏感性,成为支气管扩张症的主要诊断方法。

3.纤维支气管镜检查 有助于发现病人的出血部位或阻塞原因,还可局部灌洗,取灌洗液做细菌学和细胞学检查。

(五)常用药物治疗效果的评估

抗生素使用后咳嗽、咳痰症状有无减轻,原有的增高的血液白细胞计数有无回降至正常范围,核左移情况有无得到纠正。

五、护理诊断

1.清理呼吸道无效:咳嗽、大量脓痰、肺部湿啰音 与痰液黏稠和无效咳嗽有关。

2.有窒息的危险 与痰多、痰液黏稠或大咯血造成气道阻塞有关。

3.营养失调:低于机体需要量 与反复感染导致机体消耗增加,以及病人食欲缺乏、营养物质摄入不足有关。

4.恐惧:精神紧张、面色苍白、出冷汗 与突然或反复大咯血有关。

5.活动无耐力 与营养不良、贫血等有关。

六、护理措施

(一)一般护理

1.休息与环境 急性感染或咯血时应卧床休息,大咯血病人需绝对卧床,取患侧卧位。病室内保持空气流通,维持适宜的温湿度,注意保暖。

2.饮食护理 提供高热量、高蛋白质、高维生素饮食,发热病人给予高热量流质或半流质饮食,避免冰冷、油腻、辛辣食物诱发咳嗽。鼓励病人多饮水,每天 1500mL 以上,以稀释痰液。指导病人在咳痰后及进食前后用清水或漱口液漱口,保持口腔清洁,促进食欲。

(二)病情观察

观察痰液量、颜色、性质、气味和与体位的关系,记录 24 小时痰液排出量;定期测量生命体征,记录咯血量,观察咯血的颜色、性质及量;病情严重者需观察有无窒息前症状,发现窒息先兆立即向医生汇报并配合处理。

(三)对症护理

1.促进排痰

(1)指导有效咳嗽和正确的排痰方法。

(2)采取体位引流者需依据病变部位选择引流体位,使病肺居上,引流支气管开口向下,利于痰液流出。一般于饭前 1 小时进行。引流时可配合胸部叩击,提高引流效果。

(3)必要时遵医嘱选用祛痰剂或 β_2 受体激动剂喷雾吸入,扩张支气管、促进排痰。

2.预防窒息

(1)痰液排除困难者,鼓励多饮水或雾化吸入,协助病人翻身、拍背或体位引流,以促进痰液排除,减少窒息发生的危险。

(2)密切观察病人的表情、神志、生命体征,观察并记录痰液的颜色、量与性质,及时发现和判断病人有无发生窒息的可能。如病人突然出现烦躁不安、神志不清、面色苍白或发绀、出冷汗、呼吸急促、咽喉部明显的痰鸣音,应警惕窒息的发生,并及时通知医生。

(3)对意识障碍、年老体弱、咳嗽及咳痰无力、咽喉部明显的痰鸣音、神志不清、突然大量呕吐物涌出等高危病人,立即做好抢救准备,包括迅速备好吸引器、气管插管或气管切开等用物,积极配合抢救工作。

(四)心理护理

病程较长,咳嗽、咳痰、咯血反复发作或逐渐加重时,病人易产生焦虑、沮丧情绪。护士应多与其交谈,讲明支气管扩张反复发作的原因及治疗进展,帮助病人树立战胜疾病的信心,缓解焦虑不安情绪。咯血时医护人员应陪伴、安慰病人,帮助其稳定情绪,避免因情绪波动加重出血。

(五)健康教育

1. 疾病知识指导 帮助病人及家属了解疾病发生、发展与治疗、护理过程,与其共同制定长期防治计划。宣传防治百日咳、麻疹、支气管肺炎、肺结核等呼吸道感染的重要性;及时治疗上呼吸道慢性病灶;避免受凉,预防感冒;戒烟,减少刺激性气体吸入,防止病情恶化。

2. 生活指导 讲明加强营养对机体康复的作用,使病人能主动摄取必需的营养素,以增强机体抗病能力。鼓励病人参加体育锻炼,建立良好的生活习惯,劳逸结合,以维护心、肺功能状态。

3. 用药指导 向病人介绍常用药物的用法和注意事项,观察疗效及不良反应。指导病人及家属学习和掌握有效咳嗽、胸部叩击、雾化吸入和体位引流的方法,以利于长期坚持,控制病情的发展;了解抗生素的作用、用法和不良反应。

4. 自我监测指导 定期复查。嘱病人按医嘱服药,教病人学会观察药物的不良反应。教会病人识别病情变化的征象,观察痰液量、颜色、性质、气味和与体位的关系,并记录 24 小时痰液排出量。如有咯血,为窒息先兆,应立即前往医院就诊。

(刘业娟)

第六节 肺结核的护理

肺结核是由结核分枝杆菌感染引起的肺部慢性传染性疾病。排菌病人为重要传染源,病原菌通过呼吸道传播感染,当机体抵抗力降低时发病。该病可累及全身多个脏器,以肺部感染最为常见。发病以青壮年居多,男性多于女性。结核病为全球流行的传染病之一,为传染疾病的主要死因,在我国仍属于需要高度重视的公共卫生问题。

一、病因及发病机制

(一)结核分枝杆菌

结核分枝杆菌隶属于分枝杆菌属,可分为人型、牛型、非洲型和鼠型 4 类,引起人类感染的为人型结核分枝杆菌,少数为牛型菌感染。结核菌抵抗力强,在阴湿处能生存 5 个月以上,但在烈日曝晒下 2 小时可被杀死,5％～12％甲酚(来苏水)接触 2～12 小时、70％酒精接触 2 分钟或煮沸 1 分钟可被杀死。该病原菌有较强的耐药性,最简单的灭菌方法是将痰吐在纸上直接焚烧。

(二)感染途径

肺结核通过呼吸道传染,病人随地吐痰,痰液干燥后随尘埃飞扬;病原菌也可通过飞沫传播,免疫力低下者吸入传染源喷出的带菌飞沫可发病。少数病人可经饮用未消毒的带菌牛奶引起消化道传染。其他感染途径少见。

(三)人体反应性

机体对入侵结核菌的反应有两种。

1.**免疫力**　机体对结核菌的免疫力分非特异性免疫力和特异性免疫力两种。后者通过接种卡介苗或感染结核菌后获得免疫力。机体免疫力强可不发病或病情较轻,免疫力低下者易感染发病,或引发原病灶重新发病。

2.**变态反应**　结核菌入侵 4～8 周后,机体针对致病菌及其代谢产物所发生的变态反应,属Ⅳ型(迟发型)变态反应。

(四)结核感染及肺结核的发生发展

1.**原发性结核**　初次感染结核,病菌毒力强,机体抵抗力弱,病原菌在体内存活并大量繁殖引起局部炎性病变,称原发病灶。结核菌可经淋巴引起血行播散。

2.**继发性结核**　原发病灶遗留的结核分枝杆菌重新活动引起结核病,属内源性感染;由结核分枝杆菌再次感染而发病,由于机体具备特异性免疫力,一般不引起局部淋巴结肿大和全身播散,但可导致空洞形成和干酪样坏死。

二、临床表现

(一)症状

1.**全身症状**　发热,多为长期午后低热,可伴倦怠、乏力、夜间盗汗。当病灶急剧进展扩散时则出现高热,呈稽留热型或弛张热型,可有畏寒。部分病人有食欲减退、体重减轻、妇女月经不调、易激惹、心悸、面颊潮红等轻度毒性和自主神经功能紊乱现象。

2.**呼吸系统症状**　可干咳或伴咳少量黏液痰,继发感染时咳脓痰、咯血、胸痛、气急。

(二)体征

体征取决于病变性质、部位、范围或程度。病灶以渗出为主或干酪样坏死且病变范围较广时,出现肺实变体征,叩诊浊音,听诊闻及支气管呼吸音和细湿啰音。继发性肺结核在肩胛间区闻及细湿性啰音,提示有极大诊断价值。空洞性肺结核位置表浅而引流支气管通畅时,有支气管呼吸音或伴湿啰音;巨大空洞可出现带金属调空瓮音。慢性纤维空洞性肺结核的体征有胸廓塌陷、气管和纵隔移位,叩诊浊音,听诊呼吸音降低或有湿啰音及肺气肿体征。粟粒性肺结核肺部体征很少,偶可并发 ARDS。

(三)临床分型

1.**原发性肺结核(Ⅰ型)**　吸入感染的结核菌在肺部形成渗出性炎症病灶,多发生在上叶底部、中叶或下叶上部(肺通气较大部位),引起淋巴管炎和淋巴结炎。从 X 线表现分为原发复合征和胸内淋巴结核两个亚型,而临床上则分为隐匿型和典型原发性肺结核。

2. 血行播散性肺结核（Ⅱ型） 多由原发性肺结核发展而来,但成人更多见的是由继发于肺或肺外结核病灶(如泌尿生殖道的干酪样病灶)溃破到血管引起。根据结核菌侵入血液循环的途径、数量、次数、间隔时间和机体反应的不同,Ⅱ型又分为急性、亚急性和慢性 3 种类型。

3. 继发性肺结核（Ⅲ型） 临床上又分为浸润性和慢性纤维空洞性肺结核,结核球及干酪样肺炎属于浸润性肺结核。浸润性肺结核是原发感染经血行播散(隐性菌血症)而潜伏在肺内的结核菌,绝大多数逐渐死亡。只有当人体免疫力下降时,原先潜伏在病灶内的结核菌始有机会重新繁殖,引起以渗出和细胞浸润为主,伴有不同程度的干酪样病灶。而慢性纤维空洞性肺结核为继发性进展未得到及时合理治疗、反复恶化的晚期结果。

4. 结核性胸膜炎（Ⅳ型） 包括结核性干性胸膜炎、结核性渗出性胸膜炎、结核性脓胸,以结核性渗出性胸膜炎最常见。

5. 肺外结核（Ⅴ型） 按病变部位及其脏器命名,如骨结核、结核性脑膜炎、肾结核等。

三、治疗

抗结核化学药物治疗对结核病的控制起着决定性的作用,合理的化疗可使病灶全部灭菌、痊愈。传统的休息和营养疗法都只起辅助作用。

（一）抗结核药物

一般可分为基本抗结核药物(即一线药物)及次要抗结核药物(即二线抗结核药物,复治用药)两大类,随着耐多药结核病的增多,还有新药类。

(1)基本抗结核药物:WHO 所用的基本药物有异烟肼(INH,H),利福平(RFP,R),吡嗪酰胺(PZA,Z),链霉素(SM,S),乙胺丁醇(E)及氨硫脲(TBI,T)。

(2)次要抗结核药物:包括卡那霉素(KM)、阿米卡星(AK)、卷曲霉素(CPM,C)、对氨柳酸(PAS)、乙硫异烟胺(ETH)、丙硫异烟胺(PTH)、环丝胺酸(CS)。

（二）化疗原则

结核病化疗需要从结核菌、抗结核药物和宿主三者关系的诸多因素加以考虑。现代化疗的目标包括:①杀菌以控制疾病,临床细菌学转阴。②防止耐药,以保持药效。③灭菌,以杜绝或防止复发。鉴于结核菌的生物学特性、抗结核药的作用特点,以及两者相互作用的特有规律,抗结核化疗必须掌握和贯彻正确的原则,即早期、联合、规则、足量、全程,尤以联合、规则用药和完成计划疗程最为重要。

四、护理评估

（一）健康史

评估时,要仔细询问了解病人的年龄,机体免疫情况、既往健康状况等,特别要注意询问接触史和预防接种史。原发性肺结核多见于儿童或边远山区、农村初次进城的成人,而浸润性肺结核多见于成人。年老体弱、营养不良者,糖尿病、硅沉着病病人,有免疫缺陷或使用免疫抑制剂等使机体全身或局部抵抗力下降者易感染发病或引起原已稳定的病灶重新活动,应了解既往有无淋巴结核、胸膜炎、咯血或肺结核病史;是否进行过正规的抗结核化学治疗,疗效如何;有无与确诊的肺结核病人特别是痰菌阳性病人接触,是否按常规接种过卡介苗等。

（二）身体评估

评估病人生命体征尤其是体温的情况，有无午后发热、盗汗等，有无食欲减退、体重下降，有无咳嗽、咯血，有无胸痛、呼吸困难等。

（三）实验室及其他检查

1. **结核菌检查**　痰中找到结核菌是确诊肺结核的主要依据，可直接涂片、厚涂片、荧光显微镜检查等，能快速找到结核菌。必要时留取 24 小时痰做浓缩细菌检查，应连续多次送检。痰菌阳性，说明病灶是开放性的，具有较强的传染性。如临床上高度怀疑肺结核，而细菌涂片检查又连续多次阴性者，宜取痰液标本进行细菌培养，不但可以提高阳性率，还可以鉴定菌型，做药物敏感试验。聚合酶链反应（PCR）法检查阳性率高，标本中有少量细菌即可获得阳性结果。

2. **影像学检查**　胸部 X 线检查不但可早期发现肺结核，而且对确定病灶部位、范围、性质，了解其演变过程及考核治疗效果都具有重要价值。胸部 CT 检查能发现微小或隐蔽性病变，有助于了解病变范围及组成，为早期诊断提供依据。

3. **结核菌素试验**　旧结素（OT）是结核菌的代谢产物，主要成分为结核蛋白，因抗原不纯可引起非特异性反应。目前多采用结核菌素纯蛋白衍生物（PPD），通常取 1：2000 结核菌素稀释液 0.1mL（5U）在前臂掌侧做皮内注射，注射后 48～72 小时测皮肤硬结直径，如小于 5mm 为阴性（－），5～9mm 为弱阳性（＋），10～19mm 为阳性（＋＋），20mm 以上或局部有水疱、坏死为强阳性（＋＋＋）。结核菌素试验主要用于流行病学调查。我国城市中成年居民结核菌感染率高，用 5U 结素进行试验，阳性仅表示有结核菌感染；但如果用 1U 结素做试验呈强阳性，则常提示体内有活动性结核病灶。结核菌素试验对婴幼儿的诊断价值比成人高，因年龄越小，自然感染率越低。结核菌素试验阴性除表明机体尚未感染结核菌外，还可见于：①结核菌感染尚未达到 4～8 周。②应用糖皮质激素、免疫抑制剂、营养不良及年老体弱者。③严重结核病和危重病人。

4. **其他检查**　慢性重症肺结核的外周血象可有继发性贫血，活动性肺结核血沉增快，胸腔积液检查呈渗出性改变，必要时还可采用纤维支气管镜和浅表淋巴结活检做鉴别诊断。

（四）心理-社会状况

肺结核临床上多呈慢性经过，病程较长，同时因具有传染性，活动期需隔离治疗，导致病人较长时间不能与家人、朋友密切接触，情感交流受到影响，加上疾病带来的痛苦，因此病人常感到孤独、抑郁。因担心疾病传染给家人、同事或害怕家人和同事因自己感染肺结核而遭受嫌弃，多数病人在患病期间十分关注亲友、同事对其的态度，对人际交往有自卑、紧张、恐惧心理。当出现咯血或大咯血时，病人会感到焦虑、紧张、恐惧、无所适从，从而导致出血的加重。恢复期，由于症状改善，一般情况好转，病人有时会对自己的疾病掉以轻心，不注意休息、不遵守医嘱，从而引起疾病反复，变成慢性或加重病情。本病住院及抗结核化疗时间均较长，医疗费用较高加上病后需休养较长的时间，需要一定的营养支持，给家庭带来一定的经济负担。

五、护理诊断

1. **知识缺乏**：缺乏疾病预防及化疗方面的知识。
2. **营养失调**：低于机体需要量　与长期低热、消耗增多及摄入不足有关。

3. **活动无耐力**　与长期低热、咳嗽、体重逐渐下降有关。

4. **有孤独危险**　与隔离性治疗有关。

六、护理措施

(一)合理安排病人的休息和活动

(1)制定合理的休息与活动计划。护理人员应向病人及家属解释导致乏力的原因、休息的重要性,以取得病人的合作,并根据病人的具体情况与病人及家属共同制订休息和活动计划。

(2)督促病人严格执行休息与活动计划,并根据病人体能恢复情况及时加以调整。活动性肺结核病人或病人有咯血时,以卧床休息为主,可适当离床活动;大咯血病人应取患侧卧位,绝对卧床;恢复期可适当增加户外活动,如散步、打太极拳、做保健操等,加强体质锻炼,提高机体耐力和抗病能力。轻症病人在坚持化疗的同时,可进行正常工作和学习,但应避免劳累和重体力劳动。

(3)提供安静、整洁、舒适的病室环境,以利于病人的休息。了解病人的生活习惯,提供良好的生活护理,协助病人进餐、沐浴、如厕等。长期卧床病人应鼓励其在床上缓慢活动肢体,以保持肌张力。

(二)制定合理的饮食计划,保证足够的营养

(1)评估病人全身营养状况和进食情况,制定较全面的饮食营养摄入计划。向病人及家属解释饮食营养与人体健康、疾病康复的关系,以取得病人和家属的合作。

(2)肺结核是一种慢性消耗性疾病,体内分解代谢加速及抗结核药的毒不良反应,常使病人食欲减退、胃肠吸收功能紊乱,最终导致机体营养代谢的失衡和抵抗力的下降。饮食计划首先要保证蛋白质的摄入,适当增加鱼、肉、蛋、牛奶、豆制品等优质动植物食品,成人每日蛋白质总量为 90~120g,以增加机体的抗病能力及修复能力。每天摄入一定量的新鲜蔬菜和水果,满足机体对维生素和矿物质的需要。注意食物的合理搭配,保证色、香、味俱全,以增加进食的兴趣和促进消化液的分泌。

(3)由于发热、盗汗导致机体代谢增加、体内水分消耗过多,应鼓励病人多饮水,成人每日不少于 1500~2000mL。提供足够量的水分,既能保证机体代谢的需要,又有利于体内毒素的排泄。

(4)提供安静、整洁、舒适的就餐环境。每周测体重 1 次,评估病人营养改善状况和进食情况,及时调整饮食营养摄入计划。

(三)保持呼吸道通畅

1. **密切观察病情,及时发现咯血先兆**　定时监测病人的生命体征,密切观察病人的病情变化,如发现病人出现面色苍白、心悸、气急、大汗淋漓、烦躁不安等咯血先兆症状,应立即通知医生,并做好抢救准备。

2. **心理护理**　病人一旦出现咯血先兆,要做好心理护理,消除病人紧张情绪。少量咯血经静卧休息、有效处理后大多能自行停止。必要时遵医嘱使用小剂量镇静剂、止咳剂。但年老体弱、肺功能不全者要慎用强止咳药,以免抑制咳嗽反射和呼吸中枢,使血块不能咳出而发生窒息。向病人解释咯血时绝对不能屏气,以免诱发喉头痉挛、血液引流不畅形成血块,导致窒息。

3.大咯血的护理

(1)评估病人咯血的量、颜色、性质及出血的速度。

(2)嘱病人绝对卧床休息,协助病人取平卧位,头偏向一侧,尽量将血轻轻咯出,或取患侧卧位,以减少患侧活动度,防止病灶向健侧扩散,同时有利于健侧肺的通气功能。

(3)大咯血时暂禁食,咯血停止后宜进少量凉或温的流质饮食,多饮水,多食含纤维素的食物,以保持大便通畅,避免排便时腹压增大而引起再度咯血。遵医嘱使用止血药物,密切观察止血效果和药物不良反应。可用垂体后叶素 5U 加入 50％葡萄糖 40mL 中,在 15～20 分钟内缓慢静脉注射;或将垂体后叶素 10U 加入 5％葡萄糖 500mL 中,静脉滴注。垂体后叶素的作用机制为收缩小动脉和毛细血管,降低肺循环血压,使肺血流减少而促进止血,但由于该药能同时收缩冠状动脉及子宫、肠道平滑肌,故原发性高血压、冠心病及哺乳期妇女禁用此药。如滴速过快,会出现头痛、恶心、心悸、面色苍白、便意等不良反应,应加以注意。

(4)根据医嘱酌情给予输血,补充血容量,但速度不宜过快,以免肺循环压力增高,再次引起血管破裂而咯血。

4.窒息的抢救配合　如病人有窒息征象,应立即置病人于头低脚高位,轻拍背部,以便血块排出,并尽快用吸引器吸出或用手指裹上纱布清除口、咽、鼻部血块。气管血块清除后,若病人自主呼吸仍未恢复,应立即进行人工呼吸,给高流量吸氧或按医嘱应用呼吸中枢兴奋剂。

(四)用药护理

1.病人必须每日按时、按量有规律服药　不管病人有无症状或体征,社区护士都要督促病人严格按化疗方案用药,不遗漏、不中断,直至全程结束。加强访视宣传,取得病人合作。不规律服药是肺结核治疗失败的主要原因。只有全程治疗,才能尽可能杀灭顽固的结核菌群,防止复发。

2.用药剂量要适当　病人不能盲目加大药量,否则不但造成浪费,且使不良反应增加,因为抗结核药物对肝、肾、胃肠道都有一定的不良反应,有的还会引起皮肤过敏性反应。

3.注意不良反应　服药期间应向病人说明用药过程中可能出现的不良反应,如发现巩膜黄染、肝区疼痛及胃肠道反应等异常情况要及时报告医生。

4.服药期间每月做 1 次痰液涂片(有条件的医院可在第 2、4 个月加痰液培养),直至 6 个月治疗结束。服药后每月做 1 次肝功能、血象及尿常规化验,以掌握药物的不良反应。治疗后每两个月拍 1 次胸片,以观察病灶变化情况,停药后半年、1 年均需拍片复查。

(五)健康指导

根据病人及家属对结核病知识认识程度及接受知识的能力,进行卫生宣传教育,帮助病人及其家属获得他们必须具备和掌握的与肺结核有关的知识。

日常要做好以下几点肺结核预防工作。

(1)早期发现病人并进行登记管理,及时给予合理化疗和良好护理,以控制传染源。

(2)指导病人及家属采取有效的消毒、隔离措施。①病人咳嗽、喷嚏时要用手绢捂住口鼻,不大声喧哗,以免细菌扩散;有条件的病人在家中可单居一室,或用布帘隔开,分床睡眠;饮食用具、衣服、卧具、手绢等要分开独用。②病人的痰要吐在专用的有盖的能煮沸的容器内,可使用比痰量多一倍的消毒液浸泡至少两小时后再倒掉;痰量不多时,也可吐在纸内,将包有痰的纸放在塑料袋内焚烧;食具要单独使用、单独洗刷消毒;日用品能煮沸的煮沸消毒,不能煮沸的可用日光曝晒,每次两小时以上,连晒 2～5 日,并要经常翻动;室内保持良好通风,每日用紫外线照射消毒,或用1%过氧乙酸1～2mL加入空气清洁剂内做空气喷雾消毒。

（3）接触者的检测预防。①家庭成员的检测及预防：肺结核病的家庭成员都应检查,儿童少年是重点。15岁以下儿童都要做结核菌素试验,强阳性者需服抗结核药物预防；15岁以上少年及成人做X线透视或拍片检查,以期早发现病人。如果肺结核病人长期不愈、持续痰菌阳性,其家庭成员应每半年至1年做1次胸部透视,以便及时发现,早期治疗。②学校、幼儿园等集体机构如发现结核病人,应在病人班内或年级内对全体学生做结核菌素试验,对强阳性者也要用药预防。

（4）对未受结核菌感染的新生儿、儿童及青少年及时接种卡介苗（BCG）,使人体对结核菌产生获得性免疫力。我国规定新生儿出生3个月内接种BCG,每隔5年左右对结核菌素反应转阴者补种,直至15岁。对边远结核低发地区进入高发地区的学生和新兵等结核菌素阴性者必须接种BCG。已感染肺结核或急性传染病痊愈未满1个月者,禁忌接种。

（刘业娟）

第七节　呼吸衰竭的护理

呼吸衰竭简称呼衰,系指由于各种原因引起的肺通气和（或）换气功能的严重障碍,使机体在静息状态下亦不能维持足够的气体交换,导致缺氧伴（或不伴）二氧化碳潴留、低氧血症伴（或不伴）高碳酸血症,从而产生一系列的病理生理改变和相应的临床表现的综合征。在海平面大气压、静息状态、呼吸室内空气条件下,并除外心内解剖分流和原发于心排血量降低等因素,动脉血氧分压<8.0kPa,伴或不伴$PaCO_2$>6.67kPa,作为诊断呼吸衰竭的标准。

一、病因及发病机制

（一）病因

神经中枢及传导系统和呼吸肌疾患、呼吸道病变和胸廓疾患引起的呼吸动力损害,气道阻力增加和限制肺扩张所致的单纯通气不足和通气/血流比例失调,发生缺氧伴高碳酸血症。

肺组织病变（如肺炎、肺不张、肺水肿、急性肺损伤）、肺血管疾患和肺广泛纤维化,主要引起通气/血流比例失调、肺内静脉血分流和弥散功能损害的换气功能障碍,发生缺氧和动脉氧分压降低,严重者因呼吸肌疲劳伴高碳酸血症。

（二）分类

1.按动脉血气分析分类

（1）Ⅰ型呼吸衰竭：又称缺氧性呼吸衰竭,无二氧化碳潴留。

（2）Ⅱ型呼吸衰竭：又称高碳酸性呼吸衰竭,既有缺氧又有二氧化碳潴留。

2.按发病急缓分类

（1）急性呼吸衰竭：由于多种突发致病因素使通气或换气功能迅速出现严重障碍,在短时间内发展为呼吸衰竭。

（2）慢性呼吸衰竭：由于呼吸和神经肌肉系统的慢性疾病,导致呼吸功能损害逐渐加重,经过较长时间发展为呼吸衰竭。

二、临床表现

1. **呼吸困难**　是呼吸衰竭最早最突出的症状,可表现为呼吸频率、节律和幅度的改变。较早表现为呼吸频率的增快,病情加重时出现呼吸困难,辅助呼吸肌活动加强,可出现三凹征。中枢性疾病或中枢神经抑制性药物所致的呼吸衰竭,表现为呼吸节律改变,如潮式呼吸、比奥呼吸等。

2. **发绀**　是缺氧的典型表现,当动脉血氧饱和度低于 90％ 或氧分压 $<50mmHg$ 时,可在口唇、指甲等处出现发绀;另外,因发绀的程度与还原型血红蛋白含量相关,所以红细胞增多者发绀更明显,贫血者则发绀不明显或不出现。

3. **精神、神经症状**　缺氧早期病人可有注意力不集中、定向力障碍,随缺氧的加重可出现烦躁、精神错乱,后期表现为躁动、抽搐、昏迷。慢性缺氧者多表现为智力、定向力障碍。有 CO_2 潴留时病人常表现出兴奋状态,CO_2 潴留严重者可发生肺性脑病,如合并急性 CO_2 潴留,可出现嗜睡、淡漠、扑翼样震颤,以至于呼吸骤停。

4. **循环系统表现**　早期血压升高,心率加快;晚期血压下降,心率减慢,出现心律失常甚至心脏停搏。

5. **消化和泌尿系统表现**　严重呼吸衰竭可对肝、肾功能和消化系统产生影响,可有消化道出血、尿少、尿素氮升高、肌酐清除率下降甚至发生肾衰竭等。因胃肠道黏膜屏障功能损害,病人可出现胃肠道黏膜充血、水肿或应激性溃疡。

三、治疗

呼吸衰竭处理的原则是在保持呼吸道通畅的条件下,迅速纠正缺氧、CO_2 潴留、酸碱失衡和代谢紊乱,防治多器官功能受损,积极治疗原发病,消除诱因,预防和治疗并发症。

1. **保持呼吸道通畅**　气道不通畅可加重呼吸肌疲劳,气道分泌物积聚时可加重感染,并可导致肺不张,减少呼吸面积,加重呼吸衰竭。因此,保持气道通畅是纠正缺氧和 CO_2 潴留的最重要措施。

2. **氧疗和改善换气功能**　不同类型的呼吸衰竭其氧疗的指征和给氧方式不同。原则是对 Ⅱ 型呼吸衰竭病人应给予低浓度($<35％$)持续给氧;对 Ⅰ 型呼吸衰竭病人则可给予较高浓度吸氧。

3. **增加肺泡通气量**　可改善二氧化碳潴留。

4. **抗感染治疗**　感染是慢性呼吸衰竭急性加重的最常见诱因,一些非感染性因素诱发的呼吸衰竭加重也常继发感染,因此需进行积极抗感染治疗。

5. **并发症的防治**　呼吸衰竭可合并消化道出血、心功能不全、休克、肝肾功能异常、气胸、纵隔气肿等并发症,应进行相应的治疗。

四、护理评估

(一)健康史

了解病人有无神经中枢及传导系统疾患、呼吸肌疾患、呼吸道病变和胸廓疾患;有无肺组织病变(如肺炎、肺不张、肺水肿、急性肺损伤)、肺血管疾患和肺广泛纤维化。

(二)身体评估

评估病人的生命体征及意识状态,尤其是体温、呼吸型态;营养状态,有无消瘦及营养不良;是否存在强迫体位;皮肤、黏膜有无脱水、发绀、杵状指等;有无呼吸频率、节律及深度异常,呼吸运动是否对称,有无呼吸音改变及干、湿啰音等。

(三)实验室及其他检查

1.**动脉血气分析**　$PaO_2 < 60mmHg$,伴或不伴 $PaCO_2 > 50mmHg$,pH 值可正常或降低。

2.**影像学检查**　X 线胸片、胸部 CT 等可协助分析呼吸衰竭原因。

3.**实验室检查**　尿中可见红细胞、蛋白及管型,丙氨酸氨基转移酶、尿素氮升高,亦可见低血钾、低血钠、低血氯等。

(四)心理-社会状况

了解病人有无焦虑、抑郁等不良情绪反应;疾病对病人生活、睡眠是否产生影响。

五、护理诊断

1.**低效型呼吸形态**　与通气不足、通气/血流比例失调、肺内分流增加、弥散障碍等有关。

2.**清理呼吸道无效**　与呼吸道感染、分泌物过多或黏稠、咳嗽无力、存在人工气道等有关。

3.**焦虑**　与呼吸窘迫、疾病危重以及对环境和事态失去自主控制有关。

4.**有受伤的危险**　与意识障碍、沟通困难、不能自主呼吸需要正压通气治疗及存在人工气道等有关。

5.**自理缺陷**　与严重缺氧、呼吸困难有关。

6.**潜在并发症**:重要器官缺氧性损伤。

六、护理措施

(一)一般护理

1.**环境与休息**　病房内应保证空气流通,每日定时开窗通风,每次 30 分钟,避免对流风,防止受凉。室内保持温度 18℃～22℃,温度 55%～65% 为宜,避免烟雾、灰尘及异味刺激。控制探视人员,尤其在流感期间尽量减少人员探视,防止交叉感染。对咳痰的病人应加强口腔护理,保持口腔清洁,预防口臭、舌炎、口腔溃疡的发生。

2.**饮食护理**　慢性呼吸衰竭病人由于病程较长、反复发作、迁延数年,多有明显的营养不良,容易发生呼吸肌疲劳,影响康复,应加强营养支持,给予高热量、高蛋白质、易消化、富含维生素的饮食,对不能进食的病人可给鼻饲流质饮食。对Ⅱ型呼吸衰竭的病人,不宜给予高糖饮食,因为过高比例的糖类会增加二氧化碳产生量,可导致或加重高碳酸血症,故呼吸衰竭病人饮食中糖类的比例应适当(一般以占总热量的 50%～60% 为宜)。呼吸衰竭病人应减少产气食物(如豆类、薯类食品及碳酸类饮料等)的摄入,以免出现腹胀,影响膈肌运动。

(二)专科护理

1.**病情观察**　观察病人生命体征变化。呼吸衰竭病人往往有原发基础疾病存在,常因感染、受伤、劳累等多种诱因导致急性加重、危及生命,护理人员应认真观察病人的生命体征和生活习惯的改变等,及时发现病情变化。

(1)观察呼吸困难的改变:呼吸衰竭病人都存在不同程度的呼吸困难,主要表现为呼吸频率、节律和幅度的改变。如慢性阻塞性肺疾病(COPD)病人开始出现呼吸费力和呼气延长，随着病情发展可表现为浅而快的呼吸或不规则呼吸，辅助呼吸肌活动加强，呈点头样呼吸和呼气延长，并发肺性脑病时可出现浅慢或潮式呼吸。护理人员应及时巡视并观察病人的呼吸情况。

(2)观察意识变化：轻度缺氧表现为注意力不集中、智力减退、定向力障碍；随着缺氧的加重，可出现烦躁不安、神志恍惚谵妄；当 PaO_2 低于 30mmHg 时，可出现意识丧失。对神志清醒病人应询问有无呼吸困难、心悸等症状出现，对昏迷病人应评估瞳孔、肌张力、腱反射及病理反射等。

2.**呼吸道管理**　保持呼吸道通畅：呼吸道堵塞可引起通气功能障碍，从而造成换气功能障碍，导致缺氧和 CO_2 潴留。因此，及时清除分泌物，保证呼吸道通畅，改善呼吸功能，是护理呼吸衰竭病人的主要措施之一。

(1)对于神志清醒的病人，向病人讲清咳嗽、咳痰的重要性，鼓励病人咳嗽，并教给病人行之有效的咳嗽方法，如深吸一口气后用力咳，使附着于管壁的分泌物便于咳出。对咳嗽无力、不能自行咳嗽、呼吸道有痰液堵塞的病人，应立即经口腔或鼻腔吸痰。吸痰时如痰液黏稠、堵塞导管、不易吸出，可滴入少许等渗盐水或化痰药物，并配合拍打病人胸背部，通过振动，使痰液易于吸出。吸痰时呼吸道黏膜很容易受到机械性损伤，在吸痰过程中应特别注意减少和避免对呼吸道黏膜的刺激和损伤。

(2)经常转换体位：能改善肺部血液循环，保证支气管各方面的引流，以利于支气管分泌物的排出。但对昏迷病人，在翻身前应先吸净口腔、鼻咽部的分泌物，以免体位变动时痰液流动堵塞呼吸道，造成窒息。病人每次翻身时，护理人员用手掌轻轻地叩打病人的胸背部，由下而上地顺序拍打，通过拍打的震动使痰易于咳出。

(3)保持呼吸道湿化：生理状况下，鼻、咽喉部黏膜血运丰富，并有黏液分泌，使吸入气体到达气管隆嵴时，温度能达到 37℃，饱和湿度为 100%，绝对湿度为 44mg/L。对于建立人工气道的呼吸衰竭病人，气体直接进入下呼吸道，丧失了上呼吸道加温、加湿的作用，气体只能从呼吸道本身吸收水分，导致呼吸道黏膜干燥，造成分泌物排出不畅，进而发生呼吸道堵塞、肺不张和继发感染等。目前临床上气道湿化主要采用恒温蒸汽(即呼吸机湿化器内定时添加蒸馏水)作为湿化液，进行气道冲洗、雾化吸入。

(4)缓解支气管痉挛：雾化等使用支气管扩张剂、激素等。

3.**合理氧疗**　氧疗能提高肺泡内氧分压，提高 PaO_2 和 SaO_2；减轻组织损伤，恢复脏器功能，提高机体运动的耐受性；能降低缺氧性肺动脉高压，减轻右心负荷。临床上根据病人病情分析和血气分析结果，采取不同的给氧方法和氧浓度。Ⅰ型呼吸衰竭的主要问题为缺氧而无二氧化碳潴留，为迅速纠正缺氧，可短时间内行间歇性高浓度(＞50%)或高流量(4~6L/min)吸氧。对于伴有高碳酸血症的急性呼吸衰竭病人，往往需要低浓度给氧，以免引起二氧化碳潴留。

(1)氧疗的方法：氧疗的方法有鼻导管、面罩和呼吸机给氧。鼻导管或鼻塞吸氧的优点为简单、方便，不影响病人进食、咳痰；缺点为氧浓度不恒定，易受病人的呼吸影响，高流量时对局部黏膜有刺激，氧流量不能大于 7L/min。面罩主要包括简单面罩、储氧面罩和文丘里面罩，其优点为吸氧浓度相对稳定，可按需要调节，对鼻黏膜刺激小；缺点为在一定程度上影响病人进食及咳嗽，部分病人不能耐受。

(2)氧疗的观察：由于病人对氧疗反应不同，护理人员在氧疗过程中，应密切观察氧疗效果,如吸氧后呼吸困难缓解、发绀减轻、心率减慢,表示氧疗有效。临床上必须根据病人血气分析结果及时调节吸氧流量或浓度,以防发生氧中毒和二氧化碳麻醉;注意保持吸入氧气的湿化,以免干燥的氧气损伤呼吸道黏膜及气道黏液栓形成;输送氧气的面罩、导管、气管导管应定期更换消毒,防止交叉感染。

4. 应用无创正压通气(NIPPV)治疗的护理 无创正压通气是指通过鼻面罩将呼吸机与病人相连,由呼吸机提供正压支持而完成通气辅助的人工通气方式。NIPPV 通过改善通气,延长慢性呼吸衰竭病人的生命,改善其生活质量,因此 NIPPV 广泛应用于各类慢性呼吸衰竭。欲行 NIPPV,要求病人具备一些基本条件:病人清醒能够合作;血流动力学稳定;不需要气管插管保护(无误吸、严重消化道出血、气道分泌过多且排痰不利等情况);无影响使用鼻/面罩的面部创伤;能够耐受鼻/面罩。NIPPV 的操作与有创通气相比有明显的不同,更强调操作的规范性,并要与病人进行充分的交流,使其尽快适应无创通气。操作是否规范直接关系到NIPPV 能否成功。当不具备这些条件时,宜行有创通气。

(三)用药护理

1. 应用抗感染药物的护理 呼吸道感染是呼吸衰竭的诱发因素,控制感染是治疗呼吸衰竭的重要措施,应针对感染菌种选择抗生素,及时做痰培养、血培养或痰涂片检查,以明确菌类或菌种。在应用抗生素治疗时,应遵医嘱按时、定量、准确给药,以保持满意的血药浓度,同时注意观察治疗效果及不良反应。

2. 应用利尿剂的护理 利尿剂通过抑制钠、水重吸收,减少血容量,减轻右心负荷。应用利尿剂过程中应观察病人水肿、呼吸困难情况有否减轻,准确记录尿量。特别要注意低钾、低氯性碱中毒的表现,如肌无力、食欲不振、腹胀、心律失常,还应注意有无痰液干结不易咳出情况。

(四)心理护理

呼吸衰竭病人由于病情严重及经济上的困难,往往容易产生焦虑、恐惧等消极心理,因此,应该重视病人心理情绪的变化,积极采用语言及非语言的方式与病人进行沟通,了解病人的心理状况及需求,提供必要的帮助。同时,加强与病人家属之间的沟通,使家属能适应病人疾病带来的压力,能理解和支持病人,从而减轻病人的消极情绪,提高生命质量,延长生命。

(五)健康教育

(1)向病人及家属讲解疾病的发病机制、发展和转归,注意语言应通俗易懂。对一些文化程度不高的病人或老年人,可借助简易图形进行讲解,使病人理解康复保健的意义与目的。

(2)鼓励病人进行呼吸运动锻炼,教会病人有效咳嗽、咳痰技术,如缩唇呼吸、腹式呼吸、体位引流、拍背等,提高病人自我护理能力,加速康复,延缓肺功能恶化。

(3)嘱病人遵医嘱正确用药,熟悉药物的用法、剂量和注意事项等。教会低氧血症的病人及家属学会合理的家庭氧疗方法及注意事项。

(4)指导病人制定合理的活动与休息计划,教会病人减少氧耗量的活动与休息方法。

(5)嘱病人增强体质,避免各种引起呼吸衰竭的诱因:①鼓励病人进行耐寒锻炼和呼吸功能锻炼(如用冷水洗脸等),以提高呼吸道抗感染的能力。②指导病人合理安排膳食,加强营养,达到改善体质的目的。③避免吸入刺激性气体,劝告吸烟病人戒烟。④避免劳累、情绪激动等不良因素刺激。⑤少去人群拥挤的地方,尽量避免与呼吸道感染者接触,减少感染的机会。

（6）若有咳嗽加剧、痰液增多和变黄、气急加重等变化，应尽早就医。

（刘业娟）

第八节　急性呼吸窘迫综合征的护理

一、病因及发病机制

急性呼吸窘迫综合征（acute respiratory distress syndrome，ARDS）是由于多种原发病和诱因作用下发生的急性呼吸衰竭，以非心源性肺水肿和顽固性低氧血症为特征，表现为严重呼吸困难、呼吸窘迫，是全身炎症反应综合征、代偿性抗炎反应综合征在肺部的表现。其病理基础是急性肺损伤，常引发或合并多脏器功能障碍综合征，甚至多脏器功能衰竭，是临床常见的急危病。

二、临床表现

（一）症状

以进行性呼吸困难和顽固性低氧血症为主要特征的急性呼吸衰竭，其特点是起病急，呼吸频速，发绀进行性加重，呼吸＞30 次/分，且不能用其他原发心肺疾病（如气胸、肺气肿等）解释，一般氧疗难以缓解低氧。

（二）体征

早期无阳性体征，中期肺部可闻及干、湿啰音及喘鸣音，后期出现肺实变，呼吸音降低并闻及水泡音。

三、治疗

积极治疗原发病，尽早除去诱因，是治疗 ARDS 的首要原则。主要治疗内容包括：积极控制感染；积极抢救休克；尽量少用库存血；伴有骨折的病人应及时行骨折复位、固定；危重病人抢救应吸氧，但应避免长时间高浓度的氧吸入，一般吸氧浓度为 40％～50％；改善通气和组织供氧；严格控制输入液体量；多环节减轻肺和全身损伤；加强营养支持。

四、护理评估

（一）健康史

了解病人有无非心源性肺水肿和顽固性低氧血症。

（二）身体评估

评估病人生命体征及意识状态，尤其是体温、呼吸型态，有无呼吸频速、节律及深度异常，有无呼吸音改变及干、湿啰音等，有无发绀进行性加重；有无消瘦及营养不良；是否存在强迫体位。

（三）实验室及其他检查

1.X 线检查　即使已出现急性呼吸窘迫和低氧血症的表现，胸部的 X 线片早期仍可无异常,或仅呈现轻度间质改变,表现为纹理增多、边缘模糊。若病情进一步加重,可出现斑片状或大片状阴影,若两肺有广泛的渗出和实变,在胸片上则表现为典型的"白肺"。随着肺水肿的吸收和消退,X线反射减少,透过度增加,后期可出现肺纤维化的表现。

2.动脉血气分析　以低 PaO_2 和高 pH 值为典型表现,后期可出现 $PaCO_2$ 升高和 pH 值降低。其中 PaO_2 为最常使用指标,是诊断 ARDS 的必要条件。

3.心脏彩超　有助于明确心脏情况并指导治疗。

4.血流动力学监测　ARDS 病人实施血流动力学监测时,通常通过放置漂浮导管(Swan - Ganz)监测肺动脉楔压(PAWP),常表现为 PAWP 正常或降低。

(四)心理-社会状况

了解病人有无焦虑、抑郁等不良情绪反应;疾病是否对病人生活、睡眠产生影响。

五、护理诊断

1.气体交换受损　与广泛肺损伤所致肺水肿、肺萎陷、通气/血流比例失调、弥散障碍有关。

2.清理呼吸道无效　与呼吸道感染、分泌物过多或黏稠、咳嗽无力及大量液体和蛋白质漏入肺泡有关。

3.焦虑　与呼吸窘迫、疾病危重以及对环境和事态失去自主控制有关。

4.有感染的危险　与人工气道及各种监测、治疗管道有关。

5.语言沟通障碍　与建立人工气道、病人极度衰弱有关。

6.呼吸机依赖　与长期机械通气有关。

7.潜在并发症:重要器官缺氧性损伤。

六、护理措施

(一)一般护理

保持环境安静,保证病人的休息。定时通风,保证病室内空气流通。急性呼吸窘迫综合征病人消耗能量过多,机体抵抗力差,所以应及早进行营养支持,可进食高维生素、高热量、高蛋白的流质或半流质食物。必要时联合静脉高营养治疗,以满足病人所需的营养。

(二)专科护理

1.观察病情演变　严密观察病人呼吸状况,包括呼吸频率、节律、深度等;监测生命体征,尤其是心率、血压、体温的变化,注意有无心律失常;观察缺氧情况,动态观察血气分析,监测血氧饱和度、动脉血氧分压及发绀程度。

2.氧疗　ARDS 病人需要吸入较高浓度的氧气,使 PaO_2 迅速提高。氧疗过程中,应注意观察氧疗效果:如吸氧后呼吸困难缓解、发绀减轻、心率减慢,表示氧疗有效;如果意识障碍加深或呼吸过度表浅、缓慢,应根据动脉血气分析结果和病人的临床表现,遵医嘱及时调整吸氧流量或浓度,保证氧疗效果。如不能改善病人的低氧血症,应做好气管插管和机械通气的准备,配合医生进行气管插管和机械通气。

3.呼吸机辅助通气的护理　呼吸机辅助通气是 ARDS 最常用且有效的支持手段,主要应用呼气末气道内正压(PEEP)和持续气道内正压(CPAP)通气,使呼气末肺容量增加,使陷闭了的小气道和肺泡再开放;肺泡内的正压亦可减轻肺泡水肿的形成和恶化,从而改变弥散功能和通气/血流比例,减少肺内分流,达到改善氧合指数和肺顺应性的目的。

(三)用药护理

1.**输液管理** 准确记录出入量(ARDS 病人因肺间质与肺泡水肿,液体潴留增加);准确记录每小时的出入液体量,以防止液体大进大出,加重肺水肿;早期输液应以晶体液为主,在毛细胞血管内皮损伤逐渐恢复后,可适当使用胶体液,以提高血浆胶体渗透压,促进间质及肺泡内液体吸收。

2.**糖皮质激素应用的观察** 早期大量应用地塞米松可保护肺毛细血管内皮细胞,减少毛细血管渗出,减轻炎症反应,缓解支气管痉挛,但严重创伤后病人易并发消化道大出血,而使用糖皮质激素后更容易导致上消化道大出血,护理人员应严密观察胃液、大便的颜色、性状、量。

3.**应用血管活性药物的观察** 对 ARDS 病人适当使用血管扩张剂,可减轻其心脏前后负荷,也可扩张肺血管,解除肺小血管痉挛,改善肺循环。在应用血管扩张剂时,应严密监测血流动力学的变化,为及时调整其用量提供准确的依据;最好有输液泵经中心静脉通道输注血管扩张剂,以防止药物对小血管的刺激。

(四)心理护理

(1)病人由于健康状况发生改变,不适应环境,易出现紧张不安、忧郁、悲痛、易激动情绪,治疗时不合作。在护理病人时应注意以下几点:同情、理解病人的感受,和病人一起分析其焦虑产生的原因及表现,并对其焦虑程度做出评价;主动向病人介绍环境,解释机械通气、监测及呼吸机的报警系统,消除病人的陌生和紧张感。

(2)护理人员进行操作时应保持冷静和耐心,表现出自信和镇静。耐心向病人解释病情,对病人提出的问题要给予明确、有效和积极的信息,消除其紧张和顾虑;如果病人由于呼吸困难或人工通气不能讲话,可提供纸笔或以手势与病人交流。

(3)限制病人与有焦虑情绪的其他病人及亲友接触;加强巡视,了解病人的需要,帮助病人解决问题。

(五)其他护理

(1)呼吸机能有效地维持通气量,在使用过程中护理人员应严密监测呼吸机的工作状态,检查各部件的衔接情况,有无松动漏气的现象,监听机器运转的声音,根据病人的病情变化及时判断和排除故障。

(2)要密切注意病人的自主呼吸频率、节律与呼吸机是否同步。如果病人安静,表明自主呼吸与呼吸机同步;如果出现烦躁,则说明自主呼吸与呼吸机不同步,应通知医生及时调整。

(3)保持管道通畅,防止管道扭曲、受压;保证吸入的气体温湿度适合;保持气道通畅,防止意外脱管、堵管、管道移位,每班测量和记录气管插管外露的长度。

(5)控制感染、纠正酸碱和电解质失衡:根据血、痰、分泌物培养及血气、生化检查选择药物进行治疗。注意科学合理使用抗生素,严格执行各项操作,减少院内感染的发生。

(六)健康教育

向病人及家属讲解疾病的相关知识,教会病人避免耗氧量较大的活动,指导病人合理安排膳食,避免劳累、情绪激动等不良因素刺激。教会病人有效咳嗽和咳痰,如缩唇呼吸、腹式呼吸、体位引流、拍背等方法。出院时将病人使用的药物、剂量、用法和注意事项告诉病人,若有气急、发绀等症状及时就医。

(刘业娟)

第三章

神经内科疾病护理

第一节 短暂性脑缺血发作的护理

短暂性脑缺血发作(transient ischemic attack,TIA)是颈动脉系或椎-基底动脉系统血管供血不足,导致突发短暂性、可逆性脑缺血及相应供血区的神经功能障碍。每次发作持续数分钟至 1 小时,通常在 24 小时内完全恢复,常反复发作。近期频繁发作的 TIA 是脑梗死的特级警报,应引起高度重视。

一、病因与发病机制

关于本病的病因和发病机制目前仍有争论,但主要的病因是动脉粥样硬化导致的动脉狭窄,也可能与其他如心脏病、血液成分改变、血流动力学改变、心功能障碍、高凝状态等多种因素有关。发生机制主要是小动脉发生微栓塞所致,此外脑内血管痉挛也参与发病环节。

二、临床表现

1.颈内动脉系统 TIA 持续时间短,发作频率少,较易发生脑梗死。常见症状有对侧单肢无力或轻度偏瘫,感觉异常或减退,病变侧单眼一过性黑蒙是颈内动脉分支眼动脉缺血的特征性症状,优势半球受累可出现失语症。

2.椎-基底动脉系统 TIA 持续时间长,发作频率高,进展至脑梗死机会少。常见症状有阵发性眩晕、平衡障碍,一般不伴耳鸣。其特征性症状为跌倒发作(病人转头或仰头时下肢突然失去张力而跌倒,发作时无意识丧失)和短暂性全面性遗忘症(发作性短时间记忆丧失,持续数分至数十分钟)。病人还可出现复视、眼震、构音障碍、共济失调、吞咽困难等。

三、治疗

消除病因,减少及预防复发,保护脑功能,防止脑梗死发生。对于偶尔发作一次者,不论何种病因,都应看做是永久性卒中的重要危险因素,它是脑卒中的一个先兆和警报,应进行适当的药物治疗。对于频繁发作者,应视作神经科急诊处理,治疗原则是尽早、尽快地控制其发作和进展。

1.病因治疗 病因明确者,应针对病因进行积极治疗。动脉粥样硬化、高血压、高脂血症、糖尿病、心脏病等,需消除微栓子来源和血流动力学障碍。注意防止颈部活动过度等诱因。

2.药物治疗

(1)抗血小板凝集剂:能减少微栓子的发生,目前对预防有肯定疗效。①阿司匹林 50～100mg/d,晚餐后服用。②氯吡格雷,可单独应用或与阿司匹林联合应用。

(2)抗凝治疗:对频发的 TIA,或发作持续时间长、每次发作症状逐渐加重,同时又无明显的抗凝治疗禁忌者,应早期进行抗凝治疗,如应用肝素、华法林等,目前低分子肝素的副作用较小,临床多用。

(3)钙通道阻滞剂:可扩张血管,防止脑血管痉挛,抑制血小板聚集。常用药物有氟桂利嗪、尼莫地平等,但不宜长期使用。

(4)其他:低分子右旋糖酐静脉滴注,可扩充血容量,改善微循环。

四、护理评估

(一)健康史

询问病人有无动脉粥样硬化、动脉狭窄、高血压、风湿性心瓣膜病、冠状动脉粥样硬化性心脏病、糖尿病等病史,发病前有无血压明显升高、急性血压过低、急剧头部转动和颈部过伸、严重失水等血流动力学改变的情况。询问病人有无烟酒嗜好及不良饮食习惯,有无本病的家族史。

(二)身体评估

评估病人的生命体征、神志、肌力、言语功能等,评估病人有无眩晕、恶心、呕吐,有无平衡失调。评估病人有无脑卒中高危因素,有无病灶对侧发作性肢体单瘫、偏瘫和面瘫、单肢或偏身麻木。

(三)实验室及其他检查

1.**影像学检查** CT 和 MRI 多数无阳性发现。恢复几天后,MRI 可有缺血改变。

2.**彩色经颅多普勒**(TCD) 了解有无血管狭窄及动脉硬化的程度。早期可发现脑血流量异常。

3.**单光子发射计算机断层扫描**(SPECT) 脑血流灌注显像可显示血流灌注减低区,发作和缓解期都可发现异常。

4.**其他检查** 血生化检查、血液成分或血液流变学检查等有助于发现病因。

(四)心理-社会状况

由于 TIA 发作时出现短暂神经功能缺失,且反复发作,病人担心预后,导致长期精神紧张、焦虑、抑郁。

五、护理诊断

1.**知识缺乏**:缺乏本病的防治知识。

2.**潜在并发症**:脑卒中。

3.**有受伤的危险** 与突发眩晕、复视、平衡失调有关。

六、护理措施

(一)一般护理

让病人了解肥胖、抽烟、酗酒及饮食因素与脑血管病的关系,指导病人进低盐、低脂、低胆固醇、充足蛋白质和丰富维生素的饮食,多吃蔬菜、水果,戒烟酒,忌辛辣、油炸食物,避免过度饥饿和暴饮暴食。

（二）病情观察

密切观察病人生命体征的变化。观察 TIA 有无发作，发作的次数，每次发作持续的时间。帮助病人寻找和去除自身危险因子。

（三）用药护理

指导病人按医嘱正确服药，不得随意停药或换药。告知病人每种药物的作用、不良反应及注意事项。在使用抗凝剂治疗时，应密切观察有无出血倾向，有少数病人可出现全身出血及青紫斑，个别病人有消化道出血，应及时报告医师并给予积极治疗。

（四）心理护理

评估病人的心理状态，了解病人及家属的思想顾虑，详细告知本病的病因、常见症状、防治知识及自我护理方法，帮助其消除恐惧心理，树立与疾病斗争的信心。积极治疗相关疾病，改变不良生活方式，建立良好的生活习惯。

（五）健康教育

1. **按医嘱正确服药**　积极治疗已有的高血压、动脉硬化、心脏病、糖尿病、高脂血症和肥胖症等，经常保持心情愉快，情绪稳定。

2. **合理饮食**　宜进低盐、低脂、充足蛋白质和维生素的食物，限制动物油脂的摄入，戒烟酒，荤素搭配。

3. **生活起居规律**　坚持适当的体育锻炼和运动。避免精神紧张及操劳过度，尤其是经常发作的病人，应避免重体力劳动和单独外出。扭头或仰头动作不宜过急，幅度不要太大，以防疾病发作时跌伤。

4. **避免各种引起循环血容量减少、血压降低的因素**　如大量呕吐、腹泻、高热、大汗等，以防血液浓缩而诱发脑血栓的形成。

5. **使病人认识到此病的危害性**　发现肢体麻木、无力、头晕、头痛、复视、突然跌倒应引起重视，及时就医。

（范本芳）

第二节　脑梗死的护理

脑梗死（cerebral infarction，CI）又称缺血性脑卒中，是指局部脑组织因血液循环障碍，缺血、缺氧而发生的软化坏死。脑梗死在脑血管病中最常见，约占全部脑卒中的 70%。临床上常见的类型有脑血栓形成、脑栓塞和腔隙性脑梗死。

一、脑血栓形成的护理

脑血栓形成（cerebral thrombosis，CT）是脑血管疾病中最常见的一种，指颅内外供应脑部的动脉血管壁粥样硬化导致血管增厚，管腔狭窄闭塞和血栓形成，引起脑局部血液供应减少或供血中断，致某一血管供血范围内的脑组织缺血、缺氧而软化坏死，临床上产生相应的神经系统症状和体征。

（一）病因与发病机制

1. **病因**　脑血栓形成最常见的病因是脑动脉粥样硬化，若同时伴有高血压，两者相互影响,使病情加重。高脂血症、糖尿病可加速脑动脉粥样硬化的进展。另外,各种动脉炎、先天性血管狭窄、肿瘤、血液高凝状态均可引发该病。

2.发病机制 在动脉粥样硬化、高脂血症等病因基础上,脑血管受损、管壁粗糙、管腔狭窄,当血流缓慢、血压下降时,胆固醇易沉积于内膜下层,引发血管壁脂肪透明变性,进一步纤维增生,动脉变硬,管壁厚薄不匀,使血小板及纤维素等血中有形成分沉着,形成血栓。血栓逐渐增大,最终完全闭塞。缺血区脑组织因血管闭塞的快慢、部位及侧支循环代偿的程度不同,出现梗死的范围、程度也不同,常见于颈内动脉和椎-基底动脉系统任何部位,动脉分叉处多见。

(二)临床表现

本病好发于中老年人。多数病人有脑血管病的危险因素,如冠心病、高血压、糖尿病、血脂异常等。部分病人有前驱症状,如肢体麻木、头痛、眩晕或 TIA 反复发作等;多在安静状态下或睡眠中起病,如晨起时发现半身不遂。症状和体征多在数小时至 1~2 天达高峰。病人一般意识清楚,但当发生基底动脉血栓或大面积脑梗死时,病情严重,可出现意识障碍,甚至有脑疝形成,最终导致死亡。

临床症状复杂多样,取决于病变部位、血栓形成速度及大小、侧支循环状况等,可表现为运动障碍、感觉障碍、语言障碍、视觉障碍等。

1.颈内动脉系统受累 可出现三偏征(对侧偏瘫、偏身感觉障碍、同向性偏盲),优势半球受累可有失语,非优势半球病变可有体像障碍;还可出现中枢性面舌瘫、尿潴留或尿失禁。

2.椎-基底动脉系统受累 常出现眩晕、眼球震颤、复视、交叉性瘫痪、构音障碍、吞咽困难、共济失调等,还可出现延髓背外侧综合征、闭锁综合征等各种临床综合征。如基底动脉主干严重闭塞导致脑桥广泛梗死,可表现为四肢瘫、双侧瞳孔缩小、意识障碍、高热,常迅速死亡。

(三)治疗

重视超早期(发病 6 小时以内)和急性期的处理,溶解血栓和脑保护治疗最为关键,但出血性脑梗死时,禁忌溶栓、抗凝、抗血小板治疗。

1.一般治疗

(1)早期卧床休息,保证营养供给,保持呼吸道通畅,维持水、电解质平衡,防治肺炎、尿路感染、压力性损伤、深静脉血栓、上消化道出血等并发症。

(2)调控血压:急性期病人会出现不同程度的血压升高,处理取决于血压升高的程度和病人的整体状况。但血压过低对脑梗死不利,会加重脑缺血。因此,当收缩压低于 24kPa(180mmHg)或舒张压低于 14.67kPa(110mmHg)时,不需降压治疗。以下情况应当平稳降压:收缩压大于 29.33kPa(220mmHg)或舒张压大于 16kPa(120mmHg),梗死后出血,合并心肌缺血、心衰、肾衰和高血压脑病等。

2.超早期溶栓 目的是通过溶栓使闭塞的动脉恢复血液供应,挽救缺血半暗带的脑组织,防止发生不可逆性损伤。治疗的时机是影响疗效的关键,多在发病 6 小时内进行,并应严格掌握禁忌证:①有明显出血倾向者。②近期有脑出血、心肌梗死、大型手术病史者。③血压高于 24/14.67kPa(180/110mmHg)。④有严重的心、肝、肾功能障碍者。溶栓的并发症可能有梗死后出血、身体其他部位出血、溶栓后再灌注损伤、脑组织水肿、溶栓后再闭塞。美国 FDA 及欧洲国家均已批准缺血性脑卒中发病 3 小时内应用重组织型纤溶酶原激活剂(rt-PA)静脉溶栓治疗,不仅显著减少病人死亡及严重残疾的危险性,而且还大大改善了生存者的生活质量。

我国采用尿激酶(UK)对发病 6 小时内、脑 CT 无明显低密度改变且意识清楚的急性脑卒中病人进行静脉溶栓治疗是比较安全、有效的。

3. 抗血小板、抗凝治疗 阻止血栓的进展,防止脑卒中复发,改善病人预后。主要应用阿司匹林 50~150mg/d 或氯吡格雷(波立维)75mg/d。

4. 降纤治疗 降解血中纤维蛋白原,增强纤溶系统活性,抑制血栓形成。主要药物有巴曲酶、降纤酶、安克洛酶和蚓激酶。

5. 抗凝治疗 急性期抗凝治疗虽已广泛应用多年,但一直存在争议。常用普通肝素及低分子肝素等。

6. 脑保护剂 应用胞磷胆碱、钙通道阻滞剂、自由基清除剂、亚低温治疗等。

7. 脱水降颅压 大面积脑梗死时,脑水肿严重,颅内压明显升高,应进行脱水降颅压治疗。常用药物有甘露醇、呋塞米(速尿)、甘油果糖。

8. 中医中药治疗 常用药物有丹参、三七、川芎、葛根素及银杏叶制剂等,可以降低血小板聚集,抗凝,改善脑血流,降低血黏度,保护神经。此外,还可以采用针灸治疗。

9. 介入治疗 包括颅内外血管经皮腔内血管成形术及血管内支架置入术等。

(四)护理评估

1. 健康史 询问有无颈动脉狭窄、高血压、高脂血症、糖尿病及 TIA 等病史,TIA 发作的频率与表现形式;有无进行系统、正规的治疗,目前的用药情况。询问病人有无烟酒嗜好、不良饮食习惯及缺乏体育锻炼;有无家族脑卒中病史。

2. 身体评估

(1)生命体征:监测血压、脉搏、呼吸、体温有无异常。

(2)意识与精神状态:观察病人有无意识障碍、类型和严重程度。

(3)头颈部检查:观察瞳孔大小及对光反射是否正常,有无面部表情异常,有无听力下降或耳鸣,有无饮水呛咳、吞咽困难或咀嚼无力;有无失语;颈动脉搏动强度,有无杂音。

(4)四肢躯干检查:注意有无肢体活动障碍和感觉缺失;四肢肌力、肌张力,有无肌萎缩或关节活动受限;皮肤有无水肿、多汗、脱屑或破损;括约肌功能有无障碍。

3. 实验室及其他检查

(1)血液检查:血糖、血脂、血液流变学和凝血功能检查是否正常。

(2)脑脊液检查:多正常。大面积梗死时压力可增高。

(3)CT 检查:是最常用的检查。早期多无改变,24~48 小时后梗死区出现低密度梗死灶。脑干和小脑梗死时 CT 常显示不佳。

(4)MRI:可早期显示缺血组织的大小、部位,甚至可显示皮质下、脑干和小脑的小梗死灶。

(5)DSA:脑血管造影可显示血栓形成部位、程度及侧支循环,但不作为脑梗死的常规检查。

4. 心理-社会状况 由于本病可出现肢体瘫痪或失语,且恢复时间较长、见效不快,还可能留有后遗症,加上长期的康复治疗会给病人家庭生活和工作带来影响,精神及经济负担加重,故应评估病人及照顾者对本病的认识程度,评估病人家庭条件与经济状况、社区就医环境、心理反应,家属对病人的关心程度及对本病的治疗支持情况。

(五)护理诊断

1. 躯体移动障碍 与脑血管闭塞、脑组织缺血、缺氧使锥体束受损导致肢体瘫痪有关。

2. 吞咽障碍 与意识障碍或延髓麻痹有关。

3. 语言沟通障碍 与病变累及大脑优势半球、语言中枢受损有关。

4. 焦虑 与偏瘫、失语或担心医疗费用等有关。

5. 有废用综合征的危险 与意识障碍、偏瘫、长期卧床有关。

(六)护理措施

1. 一般护理

(1)体位：中、重度病人应安排在卒中单元治疗。

(2)饮食护理：给低盐、低脂饮食，有吞咽障碍者可使用流质或半流质饮食，必要时采用鼻饲法。

(3)生活护理：急性期绝对卧床休息，取平卧位，以保证有较多的血液供给脑组织。协助卧床病人完成日常生活护理如穿衣、洗漱、如厕等。保持皮肤清洁、干燥，及时更换衣服、床单等，指导病人学会配合或使用便器，保持大小便通畅和会阴部清洁。将日常用品和呼叫器置于易取拿的地方，方便病人随时取用。

2. 病情观察 密切观察病情变化，如病人再次出现偏瘫或原症状加重等，应考虑是否原梗死灶扩大及合并颅内出血，立即报告医师。定时监测生命体征和意识、瞳孔；监测血压的变化，使血压维持在略高于病前水平。若发现颅内压增高症状，按医嘱快速静脉滴注脱水剂。

3. 用药护理 脑血栓形成病人常联合应用溶栓、抗凝、血管扩张药及脑代谢活化剂等多种药物治疗，护士应了解各类药物的作用、不良反应和注意事项。如用溶栓、抗凝药物时，应注意药物剂量，监测出凝血时间、凝血酶原时间，有无牙龈出血、皮肤出血、黑便等出血倾向。使用甘露醇时，观察有无血尿或无尿等肾损害，注意尿常规及肾功能检查。

4. 康复护理 给病人讲解早期活动的必要性和重要性，教会病人保持关节的功能位置，防止关节变形而失去正常功能。对瘫痪者应每2～3小时翻身一次，翻身时做一些主动或被动的肢体锻炼，注意强度适宜，循序渐进，持之以恒。教会病人及家属锻炼和翻身技巧，训练病人平衡和协调能力。对于语言沟通障碍的病人，应指导其进行简单而有效的交流技巧，加强语言功能的训练。

5. 心理护理 病人因偏瘫、失语会产生自卑、消极心理。生活不能自理，再加上语言交流障碍，病人情绪急躁，会使血压升高，病情加重。护士应主动关心、开导病人，同时叮嘱家属给予病人物质和精神上的支持，鼓励或组织病友间交流经验，树立其战胜疾病的信心。

6. 健康教育

(1)积极防治：高血压、糖尿病、高脂血症、冠心病、肥胖症等，定期做健康检查，早发现早治疗。

(2)日常饮食：忌烟酒，合理饮食，以低盐、低脂、高维生素为宜，多吃芹菜、山楂、香蕉、海带、大枣、豆类、食醋等。

(3)日常生活：起居规律，克服不良嗜好。老年人在日常睡醒时不要急于起床，最好静卧5～10分钟后缓慢起床，以防直立性低血压致脑血栓形成。平时适度参加一些体育活动，以促进血液循环。

(4)自身恢复：教会病人本病的康复治疗知识和自我护理方法，鼓励病人做力所能及的事情，不要过分依赖家人，多参加一些有益的社会活动。

二、脑栓塞的护理

脑栓塞(cerebral embolism)是指各种栓子(血流中异常的固体、液体、气体)随血液循环进入脑动脉,造成血流中断而引起相应供血区的脑功能障碍。只要产生栓子的病源不消除,脑栓塞就有复发的可能。

(一)病因及发病机制

脑栓塞的栓子来源分为心源性、非心源性、来源不明性3大类。

1.**心源性**　是脑栓塞最常见的原因,约一半以上为风湿性心脏病二尖瓣狭窄合并心房颤动。其他心脏病如亚急性细菌性心内膜炎瓣膜上的炎性赘生物易脱落。心肌梗死或心肌病时,心内膜病变形成的附壁血栓脱落均可形成栓子。

2.**非心源性**　常见主动脉弓及其发出的大血管动脉粥样硬化斑块与附着物脱落、败血症或肺部感染性脓栓、脂肪栓子、气体栓子、癌性栓子、寄生虫虫卵栓子、异物栓子等均可引起脑栓塞。

3.**来源不明性**　约30%的脑栓塞不能明确原因。

(二)临床表现

任何年龄均可发病,风湿性心脏病、先天性心脏病等以中、青年为主,冠心病及大动脉病变以老年为主,一般无明显诱因,也很少有前驱症状。脑栓塞是起病速度最快的脑卒中类型,症状常在数秒或数分钟内达高峰,多为完全性卒中。起病后多数病人有意识障碍,但持续时间常较短。临床症状取决于栓塞部位、大小及侧支循环的建立情况,表现为局灶性神经功能缺损。发生在颈内动脉系统的脑栓塞约占80%。脑栓塞发生出血性梗死的机会较脑血栓形成多见。

(三)治疗

1.**脑部病变的治疗**　脑部病变的治疗与脑血栓形成的治疗大致相同,尤其主张抗凝、抗血小板聚集治疗,防止形成新的血栓,预防复发。但病人发生出血性梗死、感染性栓塞时,应禁用溶栓、抗血小板、抗凝治疗。

2.**原发病的治疗**　目的是根除栓子来源,防止复发。如心源性脑栓塞容易再发,急性期应卧床休息数周,避免活动,并积极治疗房颤等原发性心脏疾病。感染性栓塞时应积极应用抗生素。脂肪栓塞时可用5%碳酸氢钠等脂溶剂。

(四)护理评估

1.**健康史**　询问有无风湿性心脏病二尖瓣狭窄合并心房颤动、亚急性细菌性心内膜炎、心肌梗死、心肌病、动脉粥样硬化、败血症等病史。

2.**实验室及其他检查**

(1)头颅CT:一般于24～48小时后出现低密度灶。病程中如低密度区中有高密度影,则提示为出血性梗死。

(2)胸部X线检查:有助于发现引起栓塞的病因。

(3)脑脊液检查:感染性梗死者脑脊液中白细胞增加,出血性梗死者可见红细胞,脂肪栓塞时可见脂肪球。

(4)颈动脉和主动脉超声检查:可发现有不稳定斑块。

3.**心理-社会状况**　见本节"脑血栓形成"相关内容。

(五)护理诊断

见本节"脑血栓形成"相关内容。

(六)护理措施

见本节"脑血栓形成"相关内容。

(范本芳)

第三节　脑出血的护理

脑出血(intracerebral hemorrhage,ICH)是指原发性非外伤性脑实质内的出血,多发生于55岁以上的中老年人,发生在大脑半球者占80%,仅有少数发生在脑干和小脑,是死亡率和致残率极高的常见病之一。

一、病因及发病机制

高血压和动脉粥样硬化是脑出血最常见的病因,多数病例高血压和脑动脉粥样硬化并存。另外,颅内动脉瘤、脑内动静脉畸形、脑动脉炎、血液病、抗凝及溶栓治疗等均可并发脑出血。

脑出血的发病多是在原有高血压和脑血管病变的基础上,当用力和情绪激动时,血压骤升所致,其发病机制可能与以下因素有关。

(1)高血压使脑小动脉形成微动脉瘤,后者可能破裂引起出血。

(2)高血压引起脑小动脉痉挛,造成其远端脑组织缺氧、坏死,发生出血和脑水肿。

(3)脑动脉外膜及中层较薄弱,缺乏外弹力层,易破裂出血。

(4)大脑中动脉与其所发生的深穿支——豆纹动脉呈直角,后者又由动脉主干直接发出一个小分支,所以豆纹动脉所受的压力高,且此处也是微动脉瘤多发的部位,因此当血压骤然升高时,豆纹动脉出血最常见,从而导致内囊附近出血。

二、临床表现

高血压性脑出血常发生于50～70岁,男性略多,冬春季易发,通常在活动和情绪激动时发病,出血前多无预兆,半数病人出现头痛并很剧烈,常见呕吐,出血后血压明显升高,临床症状常在数分钟至数小时达到高峰,临床症状、体征因出血部位及出血量不同而异,基底核、丘脑与内囊出血引起轻偏瘫是常见的早期症状;少数病例出现痫性发作,常为局灶性;重症者迅速转入意识模糊或昏迷。

1.运动和语言障碍　运动障碍以偏瘫为多见;语言障碍主要表现为失语和言语含糊不清。

2.呕吐　约一半的病人发生呕吐,可能与脑出血时颅内压增高、眩晕发作、脑膜受到血液刺激有关。

3.意识障碍　表现为嗜睡或昏迷,程度与脑出血的部位、出血量和速度有关。在脑较深部位的短时间内大量出血,大多会出现意识障碍。

4.眼部症状　瞳孔不等大常发生于颅内压增高出现脑疝的病人,还可以有偏盲和眼球活动障碍。脑出血病人在急性期常常两眼凝视大脑的出血侧(凝视麻痹)。

5.头痛、头晕　头痛是脑出血的首发症状,常常位于出血一侧的头部;有颅内压力增高时,疼痛可以发展到整个头部。头晕常与头痛伴发,特别是在小脑和脑干出血时。

三、治疗

急性期治疗原则是:防止再出血,降低颅内压和控制脑水肿,维持生命功能,防止并发症,降低死亡率和致残率。

1.**调控血压**　为了保证脑组织的代偿反应,脑出血病人的血压一般比平时高,当颅内压下降时血压随之下降,因此脑出血急性期一般不需使用降压药。若收缩压超过 200mmHg 或者舒张压超过 120mmHg,可适当给予温和的降压药,降压不宜过快过低。

2.**控制脑水肿**　脑出血发生后,由于脑实质内突然出现血肿的占位效应,引起脑室受压,中线结构移位,颅内压急剧升高,可出现脑疝危及生命,因此控制脑水肿、降低颅内压是脑出血急性期处理的一个重要环节。应立即使用脱水剂,快速静脉滴注 20％甘露醇 125～250mL,30分钟内滴完,每隔 6～8 小时一次;也可用 10％复方甘油和呋塞米等。

3.**止血药和凝血药**　合并消化道出血时,可选用 6-氨基己酸(FACA)、氨甲环酸,还可经鼻饲或口服云南白药、三七粉等。近年来用奥美拉唑、巴曲酶等治疗消化道出血效果也较显著。

4.**防止并发症**　及早给予足量抗生素防止肺炎。

5.**手术治疗**　对大脑半球出血量在 30mL 以上和小脑出血量在 10mL 以上者均可开颅清除血肿。对破入脑室者,可行脑室穿刺引流。

四、护理评估

(一)健康史

询问既往有无高血压、动脉粥样硬化、颅内动脉瘤、脑内动静脉畸形、脑动脉炎、血液病病史;有无抗凝及溶栓治疗史;有无家族脑卒中病史;了解病人的性格特点、生活习惯与饮食结构。

(二)身体评估

(1)询问起病前有无情绪激动、过度兴奋、劳累、用力排便等。

(2)评估有无头痛、呕吐、应激性溃疡、肢体瘫痪、失语及吞咽困难等症状和体征;评估呕吐的性状、有无喷射性呕吐,评估头痛的程度。

(三)实验室及其他检查

1.**实验室检查**　急性期和并发感染时外周白细胞数常增高,血糖及血尿素氮可增高;有轻度蛋白尿和尿糖;脑脊液压力增高,多为血性。

2.**头颅 CT**　出现脑内高密度灶,是确诊脑出血的首选检查方法,可清晰显示出血部位、出血量大小、血肿形态、脑水肿情况及是否破入脑室等。

3.**脑脊液检查**　脑脊液压力增高,血液破入脑室者脑脊液呈血性。重症者如根据临床表现可确诊,则不宜进行此项检查,以免诱发脑疝。

(四)心理-社会状况

病人突发肢体残疾或瘫痪卧床,生活需要依赖他人,可能产生焦虑、恐惧、绝望等心理反应,应了解病人及家属对本病的病因、病程经过、防治知识及预后的了解程度,能否接受偏瘫失语需要照顾的现状;了解家庭成员组成、家庭环境及经济状况;了解家属对病人的关心、支持程度等。

五、护理诊断

1. **意识障碍**　与脑出血有关。
2. **潜在并发症**：脑疝、消化道出血、坠积性肺炎、泌尿系统感染。
3. **生活自理缺陷**　与偏瘫、意识障碍有关。
4. **有皮肤完整性受损的危险**　与长期卧床、意识障碍、运动障碍有关。
5. **语言沟通障碍**　与语言中枢功能受损有关。
6. **有废用综合征的危险**　与意识障碍、运动障碍、长期卧床有关。

六、护理措施

(一)一般护理

1. **休息与安全**　急性期绝对卧床休息，抬高床头 15°～30°以减轻脑水肿；侧卧位，防止呕吐物反流；发病 24～48 小时内避免搬动，保持环境安静，严格限制探视，避免各种刺激，各项治疗、护理操作应集中进行，如翻身、吸痰、鼻饲、导尿均需动作轻柔，以免加重出血。保持床单整洁、干燥，防止压力性损伤形成；协助做好口腔、皮肤和大小便护理，保持肢体的功能位置。

2. **饮食**　禁食 24～48 小时，给予高蛋白质、高维生素的清淡饮食；发病 3 日仍神志不清、不能进食者，应给予鼻饲流质；恢复期病人应避免刺激性食物，以免诱发消化道出血。

(二)病情观察

1. **脑疝的观察**　密切观察生命体征、瞳孔、神志的变化，如发现躁动不安、剧烈头疼、喷射性呕吐、血压升高、脉搏变慢、呼吸不规则、一侧瞳孔扩大、意识障碍加重等脑疝先兆时，应及时通知医生，配合抢救。

2. **上消化道出血的观察**　观察病人有无呕血、便血等消化道出血症状，每次鼻饲前要抽吸胃液，如有咖啡色胃液或大便呈黑色，立即通知医生紧急处理。

(三)用药护理

注意观察止血药、降颅压药物的疗效及不良反应，为防止脑疝，应控制液体摄入量，注意尿量与电解质的变化，尤其应注意有无低血钾发生。

(四)对症护理

保持呼吸道通畅，为防止呕吐物造成窒息，病人头应偏向一侧。若不能有效咳痰，必要时应给予吸痰，甚至配合医生做气管切开。对高热病人应给予物理降温或人工冬眠，伴惊厥者按医嘱给予抗惊厥药。及时做好排便护理，保持大便通畅。

(五)心理护理

急性期尽量避免任何精神干扰，保持病室安静。急性期后常因留有后遗症、肢体功能和语言功能恢复慢，病人易产生烦躁、抑郁情绪，从而影响治疗、护理及病人的生活质量，因此应鼓励病人增强勇气与信心，消除不良心理反应。在康复护理时首先要求病人达到心理康复，向病人及家属说明锻炼的重要性，告知病人病情稳定后即尽早锻炼，越早开始疗效越好。告诉病人只要坚持功能锻炼，许多症状、体征可在 1～3 年内逐渐改善，以免其因心理压力而影响脑功能的恢复。

(六)健康教育

(1)避免诱发因素:告知病人避免情绪激动和不良刺激,勿用力大便。生活规律,保证充足睡眠,适当锻炼,劳逸结合。

(2)饮食指导:饮食以清淡为主,多吃蔬菜和水果,戒烟、忌酒。

(3)积极治疗原发病:如原发性高血压、糖尿病、心脏病等;按医嘱服药,将血压控制在适当水平,以防脑出血再发。

(4)坚持康复训练:教会家属有关护理知识和改善后遗症的方法,尽量让病人做到日常生活自理,康复训练时注意克服急于求成的心理,做到循序渐进,持之以恒。

(范本芳)

第四节　癫痫的护理

癫痫(epilepsy)是各种原因导致的脑部神经元高度同步化异常放电的临床综合征。根据异常放电神经元的部位和放电扩散的范围,痫性发作可表现为不同程度的运动、感觉、意识、精神、行为、自主神经障碍;或兼而有之。癫痫是神经系统疾病中仅次于脑卒中的第二大常见疾病。

一、病因及发病机制

1.**特发性癫痫**　病因未明,与遗传密切相关。

2.**症状性癫痫**　有各种明确的中枢神经系统结构损伤或功能异常,如脑外伤(尤其是产伤,是新生儿、婴儿期癫痫常见病因)及先天性脑积水、感染、脑血管病、肿瘤、中毒、变性疾病等。

3.**隐源性癫痫**　占全部癫痫的60%～70%。临床表现提示为症状性癫痫,但目前的检查手段尚不能发现明确的病因。

此外,遗传因素、年龄、睡眠,以及内环境改变(如内分泌失调、疲劳、饥饿、饮酒、便秘、情感冲动、闪光、音乐、惊吓等)均可影响其发病。

癫痫的发病机制至今尚未完全阐明,推测为异常神经元集合体高度同步化电活动的结果。

二、临床表现

癫痫发作形式多样,但均具有短暂性、刻板性、间歇性、反复发作的特征。

(一)部分性发作

1.**单纯部分性发作**　癫痫发作的起始部位常提示癫痫病灶在对侧脑部,发作时间较短,一般不超过1分钟,不伴意识障碍,以发作性一侧肢体、局部肌肉感觉障碍或节律性抽搐为特征,或表现为简单的五官幻觉。如果抽搐自一处开始后,按大脑皮质运动区的分布顺序扩散,如自一侧拇指沿手指、腕部、肘部、肩部扩展,称为Jackson癫痫,亦称为部分运动性发作。

2.**复杂部分性发作**　此类发作伴有意识障碍,以精神症状及自动症为特征。病人可有吸吮、咀嚼、流涎、摸索等无意识动作,或机械的继续其发作前正在进行的活动,如行走、奔跑或进餐等。有时有精神运动性兴奋,如无理吵闹、唱歌、脱衣等,发作一般持续数分钟至数小时不等,事后对其行为不能记忆。

(二)全面性发作

1. 失神发作　又称小发作,主要见于儿童或青年。特点为突然、短暂的意识障碍,表现为动作中断,手持物体掉落,两眼凝视,呆立不动,呼之不应等,但无抽动,不跌倒。发作后仍继续原来的工作,一日可发作数次不等,一次发作持续 3～15 秒,对发作无记忆。

2. 全身性强直-阵挛发作　又称癫痫大发作,其发作最常见。发作前可先有瞬间疲乏、麻木、恐惧等感觉或出现无意识动作等先兆,发作经过可分为 3 期。

(1)强直期:突发意识丧失,尖叫一声跌倒在地,全身骨骼肌持续收缩,头部后仰,上眼睑抬起,眼球上翻,上肢屈肘,下肢伸直,牙关紧闭,呼吸暂停,口唇青紫,瞳孔散大及对光反射消失。常持续 10～20 秒转入阵挛期。

(2)阵挛期:肌肉出现一张一弛的节律性抽动,频率逐渐减慢,最后一次在强烈痉挛之后,抽搐突然停止,进入惊厥后期。此期病人可有口吐白沫、小便失禁,历时 1～3 分钟。

(3)惊厥后期:阵挛停止,进入昏睡状态。此时呼吸首先恢复,意识逐渐清醒。醒后有全身酸痛和疲乏感,对整个发作过程全无记忆。发作全过程 5～10 分钟。

(三)癫痫持续状态

癫痫持续状态是指一次癫痫发作持续 30 分钟以上,或连续多次发作,发作间期意识和神经功能未恢复至正常水平,多由于突然停用抗癫痫药或因饮酒、合并感染而诱发。发作时常伴有高热、脱水、酸中毒,如不及时治疗,继而发生心、肝、肾多脏器衰竭而死亡。

三、治疗

1. 癫痫发作时的治疗原则　预防外伤及其他并发症,而不是立即用药。

2. 发作间歇期的治疗　药物治疗的原则:①尽可能单药治疗、小剂量开始,逐渐增量。②当一种药物达到最大有效血药浓度仍不能控制发作时再加第二种药物。③偶尔发病、脑电图异常而临床无癫痫症状及每次发作均伴有发热的 5 岁以下儿童,一般不用抗癫痫药物。④经治疗发作已停止 4～5 年,脑电图随访痫性活动消失者可开始减量,但不能突然停药。合并用药者先改为单一用药,单一用药者逐渐减量,停药过程一般要达到 6 个月或以上。

常用的抗癫痫药物有苯妥英钠、卡马西平、苯巴比妥、丙戊酸、乙琥胺、扑米酮、氯硝西泮等。根据痫性发作的类型选择相应的药物,如特发性首选丙戊酸钠,次选苯妥英钠;失神发作首选乙琥胺,次选丙戊酸钠;单纯部分性发作首选卡马西平,次选苯妥英钠;复杂部分性发作首选卡马西平,次选苯妥英钠等。抗癫痫药物的常见不良反应有胃肠道反应、眩晕、嗜睡、共济失调等。

3. 癫痫持续状态的治疗

(1)迅速控制抽搐:地西泮 10～20mg 静脉注射,推注速度不超过 2mg/min,同时配合使用异戊巴比妥、苯妥英钠、水合氯醛等药物。

(2)对症处理:经常吸痰,保持呼吸道通畅,必要时行气管切开、给氧。高热者采取物理降温。观察并纠正血象、血液酸碱度和电解质变化。脑水肿者予甘露醇和呋塞米,同时注意预防和控制感染。

4. 手术治疗　长时间正规单药治疗或先后用两种抗癫痫药达到最大耐受剂量或经一次正规的联合治疗仍无效者可予手术治疗。常用前颞叶切除术、癫痫病灶切除术、颞叶以外的脑皮质切除术等。

四、护理评估

(一)健康史

询问有无脑部疾病、药物中毒史、代谢障碍病史、癫痫家族史等。了解女病人有无妊娠或正在行经期,发作前有无睡眠不足、疲乏、饥饿、饮酒、便秘、情感冲动、闪光、音乐、惊吓等诱发因素。

(二)身体评估

评估癫痫发作的类型、频率、时间、地点,有无前驱症状。检查病人有无因发作伴发的舌咬伤、跌伤、尿失禁等。

(三)实验室及其他检查

1.实验室检查　血常规、血糖、血钙、血寄生虫、脑脊液检查等有助于明确癫痫的病因。

2.脑电图(EEG)　诊断癫痫的重要检查。在病人发作间歇期,首次检查阳性率为50%以上,如采用过度换气、眼前闪光刺激等诱发试验,可将阳性率提高到80%。但由于少数正常人的脑电图也可呈异常改变,所以单凭一次检查结果不能确诊癫痫。

3.神经影像学检查　头颅 CT、MRI 检查可确定脑结构性异常或损害。

(四)心理-社会状况

癫痫某些类型发作有损自身形象,严重挫伤病人的自尊心。癫痫反复发作常使病人无法正常生活与工作,加重病人精神负担,出现紧张、焦虑、抑郁、激惹等情绪反应,对生活缺乏自信。

五、护理诊断

1.**有窒息的危险**　与癫痫发作时意识丧失、喉头痉挛、气道分泌物增多等有关。
2.**有受伤的危险**　与癫痫发作时全身肌肉抽搐及突然意识丧失有关。
3.**知识缺乏**:缺乏自我保健知识。
4.**潜在并发症**:脑水肿、酸中毒或水、电解质失衡。

六、护理措施

(一)一般护理

1.休息与体位　嘱病人出现先兆时立即平卧,避免摔伤。对癫痫发作的病人(尤其 GTCS 或癫痫持续状态者)应取头低侧卧位,下颌稍向前,解开衣领和裤带,必要时使用吸引器或气管切开以保持呼吸道通畅,同时予吸氧;有义齿者取下,及时用牙垫或压舌板以防止咬伤舌头;抽搐时勿用力按压病人肢体,以防止骨折或脱臼;癫痫持续状态者应专人守护,床旁加护栏,对极度躁动者必要时予约束带限制活动。发作停止、意识恢复过程中仍应加强安全保护,防止自伤或伤人。

(二)病情观察

观察癫痫发生的类型、诱因、发作持续的时间及次数,发作时病人呼吸、神志的改变,发作时有无外伤、窒息等。

(三)用药护理

遵医嘱正确用药,注意观察药物的疗效和不良反应。用药前做血、尿一般检查和肝、肾功能检查,以备对照。服药后定期体检,每月复查血象,每3个月做一次生化检查。

(四)心理护理

关心病人,鼓励病人表达自己的感受,予以情感支持,创造良好的护患关系。指导病人与家属加强沟通,努力克服自卑心理,树立自信、自尊的良好心态。

(五)健康教育

(1)生活有规律,保持心情愉快,戒烟酒,避免癫痫发作的诱因。

(2)保持良好的饮食习惯,食物以清淡且富含营养为宜,忌辛辣和兴奋性饮料,忌过饱。

(3)鼓励病人适当参与体力和脑力劳动,禁止从事攀高、游泳、驾驶及电焊等带有危险的活动。

(4)强调按医嘱用药的重要性,不能随意增减或撤换药物。定期门诊复查。

(5)随身携带病情诊疗卡,注明姓名、家庭住址、联系电话、病史等,以备癫痫发作时能及时联系与处理。

(范本芳)

第五节　帕金森病的护理

一、病因及发病机制

帕金森病(Parkinson's disease,PD)由 James Parkinson(1817 年)首先描述,是发生于中年以上的中枢神经系统慢性进行性变性疾病,病因至今不明。多缓慢起病,逐渐加重,其病变主要在黑质和纹状体。其他疾病累及锥体外系统也可引起同样的临床表现者,则称为帕金森综合征。65 岁以上人群患病率为 1000/10 万,随年龄增高,男性稍多于女性。

二、临床表现

1. **静止性震颤**　肢体和头面部不自主抖动,这种抖动在精神紧张和安静时尤为明显,病情严重时抖动呈持续性,只在睡眠后消失。检查可发现姿势性震颤,手部可有搓丸样动作。

2. **肌强直**　肌肉僵直,肌张力增高,表现为手指伸直,掌指关节屈曲,拇指内收,腕关节伸直,头前倾,躯干俯屈,髋关节和膝关节屈曲等特殊姿势。患肢肌张力增高,可因均匀的阻力而出现"铅管样强直",如伴有震颤则似齿轮样转动,称为"齿轮样强直"。四肢、躯干、颈部和面部肌肉受累而出现僵直,病人出现特殊姿态。

3. **运动障碍**　运动减少,动作缓慢,行走时起动和终止均困难,慌张步态,走路前冲,呈碎步;精细动作不能完成,写字越写越小;面部缺乏表情。

4. **其他症状**　多汗、便秘、脂溢性皮炎、直立性低血压、精神抑郁症状等,部分病人伴有智力减退。

三、治疗

(一)一般治疗

因本病的临床表现为震颤、强直、运动障碍、便秘和生活不能自理,故家属及医务人员应鼓励 PD 早期病人多做主动运动,尽量继续工作,培养业余爱好,多吃蔬菜、水果或蜂蜜,防止摔跤,避免刺激性食物和烟酒。晚期卧床病人应勤翻身,多在床上做被动运动,以防发生关节固定、压力性损伤及坠积性肺炎。

(二)药物治疗

PD 宜首选内科治疗,多数病人可通过内科药物治疗缓解症状。各种药物治疗虽能使病人的症状在一定时期内获得一定程度的好转,但皆不能阻止本病的自然发展。药物治疗必须长期坚持,而长期服药引起的药效减退和不良反应难以避免。虽然有相当一部分病人通过药物治疗可获得症状改善,但即使目前认为效果较好的左旋多巴或复方多巴(美多芭及信尼麦),也有 15% 左右病人根本无效。用于治疗本病的药物种类繁多,现今最常用者仍为抗胆碱能药和多巴胺替代疗法。

1. 抗胆碱能药物 该类药物最早用于帕金森病的治疗,常用者为苯海索 2mg,每日 3 次,口服,可酌情增加;东莨菪碱 0.2mg,每日 3~4 次,口服;苯甲托品 2~4mg,每日 1~3 次,口服等。因苯甲托品对周围副交感神经的阻滞作用,不良反应多,应用越来越少。

2. 多巴胺替代疗法 此类药物主要补充多巴胺的不足,使乙酰胆碱-多巴胺系重获平衡而改善症状。最早使用的是左旋多巴,但其可刺激外周多巴胺受体,引起多方面的外周不良反应,如恶心、呕吐、畏食等消化道症状和血压降低、心律失常等心血管症状。目前不主张单用左旋多巴治疗,而使用其与苄丝肼或甲基多巴肼的复合制剂。常用药物有美多芭、息宁或帕金宁。

(1)美多芭:是左旋多巴和苄丝肼 4:1 配方的混合剂。对病变早期病人,开始剂量可用 62.5mg,每日 3 次。如病人开始治疗时症状显著,则开始剂量可为 125mg,每日 3 次;如效果不满意,可在第 2 周每日增加 125mg,第 3 周每日再增加 125mg。如果病人的情况仍不满意,则应每隔 1 周每日再增加 125mg。如果美多芭的日剂量>1000mg,再增加剂量只能每月增加 1 次。该药明显减少左旋多巴的外周不良反应,但却不能改善其中枢不良反应。

(2)息宁:是左旋多巴和甲基多巴肼 10:1 的复合物,开始剂量可用 125mg,日服 2 次,以后根据病情逐渐加量。其加药的原则和上述美多芭的加药原则一致。

(3)帕金宁:左旋多巴和甲基多巴肼 10:1 的复合物的控释片,它可使左旋多巴血浓度更稳定并达 4~6 小时,有利于减少左旋多巴的剂末现象、开始现象和剂量高峰多动现象。但是,控释片也有一些缺陷,如起效慢,并且由于在体内释放缓慢,有可能在体内产生蓄积作用,反而有时出现异动症的现象,改用美多芭后消失。

3. 多巴胺受体激动剂 能直接激动多巴胺能神经细胞突触受体,刺激多巴胺释放。

(1)溴隐亭:最常用,对震颤疗效好,对运动减少和强直均不及左旋多巴,常用剂量维持量为每日 15~40mg。

(2)协良行:使用时应逐步增加剂量,以达到不出现或少出现不良反应的目的。一般来讲,增加到每日 0.3mg 是比较理想的剂量,但对于个别早期的病人,可能并不需要增加到这个剂量,维持剂量长期服用即可。如果效果不理想,可以根据病情的需要及对药物的耐受情况,每隔 5 天增加 0.025mg 或 0.05mg。

(3)泰舒达:使用剂量是每日 100～150mg,可以从每日 50mg 开始,逐渐增加剂量。在帕金森病的早期,可以单独使用泰舒达治疗帕金森病,剂量最大可增加至每日 150mg。如果和左旋多巴合并使用,剂量可以维持在每日 50～150mg。一般每使用 250mg 左旋多巴,可考虑合并使用泰舒达 50mg 左右。

四、护理评估

(一)健康史

(1)询问病人职业,农民的发病率较高,可能与他们接触杀虫剂、除草剂有关。

(2)评估病人家族中有无患此病的人。PD 与家族遗传有关,病人的家族发病率为 7.5%～94.5%。

(3)评估病人居住、生活、工作的环境。农业环境中神经毒物(杀虫剂、除草剂),工业环境中重金属暴露等是 PD 的重要危险因素。

(二)实验室及其他检查

1.**头颅 CT**　可显示脑部不同程度的脑萎缩表现。

2.**生化检测**　采用高效液相色谱(HPLC)可检测到脑脊液和尿中 HVA 含量降低。

3.**基因检测**　DNA 印迹技术、PCR、DNA 序列分析等在少数家族性 PD 病人可能会发现基因突变。

4.**功能显像检测**　采用 PET 或 SPECT 与特定的放射性核素检测,可发现 PD 病人脑内 DAT 功能显著降低,且疾病早期即可发现,D2 型 DA 受体(D2R)活性在疾病早期超敏、后期低敏,以及 DA 递质合成减少,对 PD 的早期诊断、鉴别诊断及病情进展监测均有一定的价值。

五、护理诊断

1.**运动障碍**　与黑质病变、锥体外系功能障碍所致震颤、肌强直、体位不稳、随意运动异常有关。

2.**自尊低下**　与震颤、流涎、面肌强直等身体形象改变和言语障碍、生活依赖他人有关。

3.**知识缺乏:**缺乏本病相关知识与药物治疗知识。

六、护理措施

(一)安全护理

(1)安全配备,由于病人行动不便,在病房楼梯两旁、楼道、门把附近的墙上增设沙发或木制的扶手,以增加病人开、关门的安全性;配置牢固且高度适中的坐厕、沙发或椅,以利于病人坐下或站起,并在厕所、浴室增设可供扶持之物,使病人排便及穿、脱衣服方便;给病人配置助行器辅助设备,呼叫器置于病人床旁,日常生活用品放在病人伸手可及处。

(2)定时巡视,主动了解病人的需要,既要指导和鼓励病人增强自我照顾的能力,做力所能及的事情,又要适当协助病人洗漱、进食、沐浴、如厕等。

(3)防止病人自伤。病人动作笨拙,常有失误,应谨防其进食时烫伤。端碗持筷困难者,尽量选择不易打碎的不锈钢餐具,避免使用玻璃和陶瓷制品。

（二）饮食护理

（1）增加饮食中的热量、蛋白质的含量及容易咀嚼的食物；吃饭少量多餐。定时监测体重变化；在饮食中增加纤维与液体的摄取，以防便秘。

（2）进食时营造愉快的气氛，因病人吞咽困难及无法控制唾液，所以有的病人喜欢单独进食，应将食物事先切成小块或研磨，并给予粗大把手的叉子或汤匙，使病人易于把持；给予病人充分的进食时间，若进食中食物冷却，应予以温热。

（3）吞咽障碍严重者，吞咽可能极为困难，在进食或饮水时有呛咳的危险而造成吸入性肺炎，故不要勉强进食，可改为鼻饲喂养。

（4）给病人摄取足够的营养与水分，并教导病人吸气后闭气，利用增加腹压的方法解便与排尿。另外，依病人的习惯，在进食后半小时应试着坐于马桶上排便。

（三）运动护理

（1）告知病人运动锻炼的目的在于防止和推迟关节僵直和肢体挛缩，与病人和家属共同制定锻炼计划，以克服运动障碍的不良影响。

（2）尽量参与各种形式的活动，如散步、打太极拳、练床边体操等，注意保持身体和各关节的活动强度与最大活动范围。鼓励病人试着独立完成日常活动，自行安排娱乐活动，培养兴趣。

（3）对于已出现某些功能障碍或坐起已感到困难的病人，要有目的、有计划地锻炼。告诉病人知难而退或由他人包办只会加速功能衰退。如病人感到坐立位变化有困难，应每天做完一般运动后，反复练习起坐动作。

（4）必须指导病人注意姿势，预防畸形。应小心观察病人头与颈部是否有弯曲的倾向。正确姿势有助于头、颈直立。躺于床上时，不应垫枕头，且病人应定期俯卧。

（5）本病常使病人起步困难和步行时突然僵住，因此，嘱病人步行时思想要放松，尽量跨大步伐；向前走时脚要抬高，双臂摆动，目视前方而不要注视地面；转弯时，不要碎步移动，否则会失去平衡；护士和家属在协助病人行走时，不要强行拖着病人走；当病人感到脚黏在地上时，可告诉病人先向后退一步，再往前走，这样会比直接向前容易。

（5）嘱过度震颤者坐在有扶手的椅子上，手抓椅臂，可以控制震颤。

（6）晚期病人出现明显的运动障碍时，要帮助病人活动关节，按摩四肢肌肉，注意动作轻柔，勿给病人造成疼痛。

（四）合并抑郁症的护理

帕金森病病人的抑郁与帕金森疾病程度呈正相关，即病人的运动障碍愈重，对其神经、心理的影响愈重。在护理病人时要教会病人一些心理调适技巧：重视自己的优点和成就；尽量维持过去的兴趣和爱好，积极参加文体活动，寻找业余爱好；向医生、护士及家人倾诉内心想法，疏泄郁闷，获得安慰和同情。

（五）睡眠异常的护理

1. 创造良好的睡眠环境　建议病人要有舒适的睡眠环境，室温和光线适宜；床褥不宜太软，以免翻身困难；为运动过缓和僵直较重的病人提供方便上下床的设施；卧室内放尿壶及便器，有利于病人夜间如厕等。避免在有限的睡眠时间内实施影响病人睡眠的医疗护理操作，必须进行的治疗和护理操作应穿插于病人的自然觉醒时，以减少被动觉醒次数。

2.睡眠卫生教育 指导病人养成良好的睡眠习惯和方式,建立比较规律的活动和休息时间表。

3.睡眠行为干预 ①刺激控制疗法:只在有睡意时才上床,床及卧室只用于睡眠,不在床上阅读、看电视或工作;若上床15~20分钟不能入睡,则应考虑换别的房间,仅在又有睡意时才上床(目的是重建卧室与睡眠间的关系);无论夜间睡多久,清晨应准时起床;白天不打瞌睡。②睡眠限制疗法:教导病人缩短在床上的时间及实际的睡眠时间,直到允许躺在床上的时间与期望维持的有效睡眠时间一样长。当睡眠效率超过90%时,允许增加15~20分钟卧床时间;睡眠效率低于80%,应减少15~20分钟卧床时间;睡眠效率80%~90%,则保持卧床时间不变。最终,通过周期性调整卧床时间,达到适度的睡眠时间。③依据睡眠障碍的不同类型和药物的半衰期遵医嘱有的放矢地选择镇静催眠药物,并主动告知病人及家属使用镇静催眠药的原则,即最小剂量、间断、短期用药,注意停药反弹、规律停药等。

(六)用药护理

药物不良反应的观察如下。

(1)遵医嘱准时给药,预防或减少"开关"现象、剂末现象、异动症的发生。

(2)药物治疗初期可出现胃肠不适,表现为恶心、呕吐等,有些病人可出现幻觉,这些不良反应可以通过逐步增加剂量或降低剂量的办法得到克服。特别值得指出的是,有一部分病人过分担心药物的不良反应,表现为尽量推迟使用治疗帕金森病的药物,或过分地减少药物的服用量,这不仅对疾病的症状改善没有好处,长期如此将导致病人的心、肺、消化系统等出现严重问题。

(3)精神症状:服用安坦、金刚烷胺药物后,病人易出现幻觉,当病人表述一些离谱的事时,护士应考虑到是服药引起的幻觉,立即报告医生,遵医嘱给予停药或减药,以防其发生意外。

(七)健康教育

(1)指导术后服药:针对手术的病人,要让病人认识到手术虽然改善运动障碍,但体内多巴胺缺乏客观存在,仍需继续服药。

(2)指导病人在日常生活中加强运动训练;穿轻便宽松的衣服,可减少流汗与活动的束缚。

(范本芳)

第六节 颅内压增高的护理

颅内压(ICP)是指颅腔内容物对颅腔壁所产生的压力。颅腔是由颅骨形成的半封闭的体腔,成年后颅腔容积固定不变,为1400~1500mL。颅腔内容物包括脑组织、脑脊液和血液,三者与颅腔容积相适应,使颅内保持一定的压力。颅内压可通过侧卧位腰椎穿刺或直接脑室穿刺测定。正常情况下,成年人颅内压为 0.7~2.0kPa(70~200mmH₂O),儿童颅内压为0.5~1.0kPa(50~100mmH₂O)。

颅内压增高是许多颅脑疾病所共有的综合征,是指因各种原因(如颅脑损伤、脑肿瘤、脑出血、脑积水等)使颅腔内容物体积增加或颅腔容积减少,超过颅腔可代偿的容量,导致颅内压持续高于 2.0kPa(200mmH₂O),并出现头痛、呕吐和视神经乳头水肿三大病征。

一、病因及发病机制

(一)颅腔内容物的体积或量增加

1.**脑体积增加**　如脑组织损伤、炎症、缺血、缺氧、中毒等导致脑水肿。

2.**脑脊液增多**　脑脊液的分泌过多、吸收障碍，或脑脊液循环受阻导致脑积水。

3.**脑血流量增加**　如高碳酸血症时，血液中二氧化碳分压增高，脑血管扩张，脑血流量增多。

(二)颅内空间或颅腔容积缩小

1.**先天性因素**　如狭颅症、颅底凹陷症等先天性畸形使颅腔容积变小。

2.**后天性因素**　颅内占位性病变(如颅内血肿、脑肿瘤、脑脓肿等)使颅内空间相对变小；或大片凹陷性骨折使颅腔变小。

二、临床表现

颅内压增高病人主要表现为头痛、呕吐、视神经乳头水肿，合称颅内压增高的"三主征"。

1.**头痛**　最常见的症状，因颅内压增高时脑膜血管和神经受刺激与牵拉所致。以清晨和晚间多见，多位于前额及颞部，呈持续性头痛。头痛的部位与特性和颅内原发病变的部位和性质有一定关系。程度可随颅内压增高而进行性加重，咳嗽、打喷嚏、用力、弯腰、低头时可加重。

2.**呕吐**　多呈喷射状，因迷走神经受激惹所致，常出现于剧烈头痛时，亦易发生于饭后，可伴恶心。

3.**视神经乳头水肿**　是颅内压增高的客观征象。因视神经受压、眼底静脉回流受阻引起。持续时间长可引起视神经萎缩而导致失明。

4.**意识障碍**　急性颅内压增高者，常有明显的进行性意识障碍甚至昏迷。慢性颅内压增高病人，往往神志淡漠，反应迟钝。

5.**生命体征变化**　急性颅内压增高病人可伴有典型的生命体征变化(Cushing 反应)，即血压升高，尤其是收缩压增高，脉压增大；脉搏缓慢，洪大有力；呼吸深慢等。严重时病人可因呼吸、循环衰竭而死亡。

6.**脑疝表现**

(1)小脑幕裂孔疝：又称颞叶钩回疝，幕上的脑组织(颞叶的海马回和钩回)通过小脑幕切迹被挤向幕下的一种脑疝。病人除有严重的颅内压增高表现外，脑疝初期由于患侧动眼神经受刺激导致患侧瞳孔缩小，随病情进展，患侧动眼神经麻痹，患侧瞳孔逐渐散大，直接和间接对光反应消失，并伴上眼睑下垂及眼球外斜。晚期，对侧动眼神经因脑干移位也受到推挤时，则相继出现类似变化。此外，因钩回直接压迫大脑脚，锥体束受累后，病变对侧肢体肌力减弱或麻痹，病理征阳性。若脑疝不能及时解除，病情进一步发展，则病人出现深昏迷，双侧瞳孔散大固定，去皮质强直，血压骤降，脉搏快弱，呼吸浅而不规则，呼吸、心跳相继停止而死亡。

(2)枕骨大孔疝：又称小脑扁桃体疝。小脑扁桃体及延髓经枕骨大孔被挤向椎管中，由于颅后窝容积较小，对颅内高压的代偿能力也小，病情变化更快。病人常有进行性颅内压增高的临床表现，表现为剧烈头痛、频繁呕吐、颈项强直或强迫头位；生命体征紊乱出现较早，意识障碍出现较晚。病人早期即可突发呼吸骤停而死亡。

7.**其他症状和体征**　颅内压增高还可有头晕、猝倒，以及因展神经麻痹而出现复视等。婴幼儿颅内压增高时可见头皮静脉怒张、囟门饱满、张力增高、骨缝分离。

三、治疗

(一)非手术治疗

非手术治疗用于原因不明或一时不能解除病因者。

1.**脱水治疗**　采用高渗性脱水剂和利尿性脱水剂,使脑组织间的水分通过渗透作用进入血循环,再由肾排出,从而达到缩小脑体积、降低颅内压的目的。常用 20% 甘露醇、呋塞米等。此外,口服碳酸酐酶抑制剂乙酰唑胺也可达到降低颅内压的目的。

2.**激素治疗**　肾上腺皮质激素通过稳定血-脑脊液屏障,预防和缓解脑水肿,改善病人症状。常用地塞米松、氢化可的松或泼尼松。

3.**过度换气**　通过增加血液中的氧分压,排出 CO_2,使脑血管收缩,减少脑血流量,从而降低颅内压。

4.**冬眠低温治疗**　应用药物和物理方法降低病人体温,以降低脑耗氧量和脑代谢率,减少脑血流量,改善细胞膜通透性,增加脑对缺血、缺氧的耐受力。冬眠低温治疗可防止脑水肿的发生和发展,同时有一定的降低颅内压的作用。

5.**其他**　使用抗生素控制颅内感染、支持治疗等。

(二)手术治疗

对于颅内占位性病变,争取手术切除。有脑积水者,行脑脊液分流术。颅内压增高造成急性脑疝时,应尽快手术,去除病因。若难以确诊或虽确诊但病变无法切除者,可通过脑脊液分流术、侧脑室外引流术或病变侧颞肌下、枕肌下减压术等降低颅内压、治疗脑疝。

四、护理评估

(一)健康史

询问病人有无脑外伤、颅内炎症、脑肿瘤及高血压、脑动脉硬化病史,初步判断颅内压增高的原因;是否合并其他系统疾病;是否有高热;有无呼吸道梗阻、便秘、剧烈咳嗽、癫痫等。了解病人的年龄,因年龄不同,颅腔的代偿能力也不同。

(二)身体评估

评估生命体征、瞳孔、意识状况,有无脑疝迹象。头痛的部位、性质、程度、持续时间及变化,有无诱因及加重因素,是否影响病人休息、睡眠;有无因视力障碍或肢体功能障碍而影响自理能力。呕吐的时间、量、次数等,是否影响进食,监测 24 小时出、入液量。

(三)实验室及其他检查

1.**腰椎穿刺**　测定颅内压力,同时取脑脊液做检查。但有明显颅内压增高表现的病人禁忌做此检查,因腰椎穿刺可能引发脑疝。

2.**头颅 CT 及 MRI、脑血管造影或数字减影血管造影**　可以帮助判断引起颅内压增高的原因。

(四)心理-社会状况

头痛、呕吐等不适可引起病人烦躁不安、焦虑等心理反应。慢性颅内压增高可能导致病人视力障碍,病人对生活失去信心。了解病人及家属对疾病的认知程度、社会支持状况。

五、护理诊断

1.**脑组织灌注异常** 与颅内压增高有关。

2.**疼痛** 与颅内压增高有关。

3.**有体液不足的危险** 与颅内压增高引起剧烈呕吐及应用脱水剂等有关。

4.**潜在并发症**:脑疝。

六、护理措施

(一)一般护理

1.**体位** 床头抬高 $15°\sim30°$,以利于颅内静脉回流,减轻脑水肿。

2.**给氧** 持续或间断吸氧,改善脑缺氧,使脑血管收缩,降低脑血流量。

3.**饮食与补液** 控制液体摄入量。对不能进食者,成人每日补液量不超过 2000mL,保持每日尿量不少于 600mL。对神志清醒者,可予普通饮食,但需适当限盐,注意防止水、电解质紊乱。

(二)症状护理

1.**缓解头痛** 适当应用止痛剂,但禁用吗啡、哌替啶,以免抑制呼吸中枢;避免加重头痛的因素,如咳嗽、打喷嚏,或弯腰、低头及用力活动等。

2.**呕吐护理** 及时清理呕吐物,避免误吸,观察并记录呕吐物的量、性质。

3.**高热护理** 因高热可使机体代谢率增高,加重脑缺氧,故应及时采取有效降温措施。

(三)病情观察

监测病人意识状态、生命体征、瞳孔变化,警惕颅内高压危象的发生。有条件者可做颅内压监测。

1.**意识状态** 传统方法分为清醒、模糊、浅昏迷、昏迷和深昏迷五级。①模糊:保持简单的精神活动,但对时间、地点、任务的定向力发生障碍。②浅昏迷:无自主活动,对声光无反应,对疼痛有防御反应,角膜反射、瞳孔对光反射、吞咽反射存在。③昏迷:对周围事物及各种刺激均无反应。剧烈刺激可出现防御反应,角膜反射、瞳孔对光反射下降。④深昏迷:全身肌肉松弛,对各种刺激无反应,深、浅反射均无。Glasgow 昏迷评分法根据病人睁眼、语言及运动反应进行评定,得分相加表示意识障碍程度,最高 15 分,表示意识清醒,8 分以下为昏迷,最低 3 分,分数越低,表明意识障碍越严重(表 3-1)。

表 3-1 Glasgow 昏迷评分法

睁眼反应	语言反应	运动反应
自动睁眼 4	回答正确 5	遵命动作 6
呼唤睁眼 3	回答错误 4	定位动作 5*
痛时睁眼 2	吐词不清 3	肢体回缩 4*
不能睁眼 1	有音无语 2	异常屈曲 3*
—	不能发音 1	异常伸屈 2*
—	—	无动作 1*

注:* 指疼痛刺激时的肢体运动反应。

2.**生命体征**　注意呼吸节律和深度、脉搏快慢和强弱，以及血压和脉压变化。若血压上升，脉搏缓慢有力，呼吸深慢，提示颅内压升高。为避免病人躁动而影响准确性，可先测呼吸，再测脉搏，最后测血压。

3.**瞳孔变化**　正常瞳孔等大、圆形，在自然光线下直径 3～4mm，直接、间接对光反应灵敏。严重颅内压增高继发脑疝时可出现相应变化。

4.**颅内压监护**　将导管或微型压力感受器探头安置于颅腔内，另一端与颅内压监护仪连接，将颅内压压力变化动态转变为电信号，显示于示波屏或数字仪上，并用记录器连续描记压力曲线，以便随时了解颅内压情况。通常监护时间不超过 1 周。监护前注意调整记录仪与传感器的零点，一般位于外耳道水平。病人保持平卧或头抬高 10°～15°，避免外来因素干扰监护，保持呼吸道通畅，对躁动病人适当使用镇静药。防止管道阻塞、扭曲、打折及传感器脱出。监护过程严格无菌操作，预防感染。

5.**避免引发颅内压骤升的因素**

(1)避免情绪激动，正确处理躁动：劝慰病人安心休养，以免血压骤升而增加颅内压。对躁动病人应寻找原因并及时处理，切忌强制约束，以免病人挣扎而使颅内压进一步增高。

(2)保持呼吸道通畅：因呼吸道梗阻时，病人用力呼吸致胸腔内压力增高，以及 $PaCO_2$ 增高致脑血管扩张、脑血流量增多，均可使颅内压增高，故应加强呼吸道护理，预防肺部并发症，及时清除呼吸道分泌物和呕吐物；舌根后坠者可托起下颌或放置口咽通气道，防止颈部过曲、过伸或扭曲；必要时，应配合医师尽早行气管切开术。

(3)避免剧烈咳嗽和便秘：因咳嗽和用力排便均可使胸腹腔内压力骤然升高，故应避免并及时治疗呼吸道感染。注意饮食调理，防止便秘。对已有便秘者，予以开塞露或低压小剂量灌肠，必要时，戴手套掏出粪块。禁忌高压灌肠。

(4)及时处理癫痫发作：遵医嘱定时定量给予抗癫痫药物；一旦癫痫发作应及时给予抗癫痫药物及降颅内压处理。

(四)相关治疗的护理

1.**脱水治疗的护理**　准确记录 24 小时出、入液量，观察脱水治疗的效果，并注意是否出现电解质紊乱。脱水治疗期间，为防止颅内压反跳现象，脱水药物应按医嘱定时、反复使用，停药前逐渐减量或延长给药间隔。

2.**激素治疗的护理**　由于激素可引起消化道应激性溃疡出血，并增加感染机会，应在按医嘱给药的同时加强相应观察及护理。

3.**过度换气的护理**　根据病情，按医嘱给予肌松剂后，调节呼吸机的各项参数。过度换气的主要副作用是脑血流减少，有时会加重脑缺氧，因此应定时进行血气分析，维持病人 PaO_2 于 90～100mmHg，$PaCO_2$ 于 20～30mmHg 水平为宜。

4.**冬眠低温治疗的护理**

(1)降温的护理：根据医嘱首先给予足量冬眠药物，待病人御寒反应消失、进入昏睡状态后，方可加用物理降温措施。否则，病人会出现寒战，可使机体代谢率升高、耗氧量增加、无氧代谢加剧及体温升高，从而增高颅内压。采用头部戴冰帽，在颈动脉、腋动脉、肱动脉、股动脉等主干动脉表浅部放置冰袋，或以降低室温、减少盖被、体表覆盖冰毯或冰水浴巾等方法降低体温。降温速度以每小时下降 1℃ 为宜,体温以降至肛温 32～34℃、腋温 31～33℃ 较为理想。体温过低易诱发心律失常、低血压、凝血障碍等并发症,且病人反应极为迟钝,影响观察;体温高于 35℃,则疗效不佳。注意避免体温大起大落,使病人体温稳定在治疗要求的范围内。

(2)严密病情观察:注意生命体征、意识状态、瞳孔和神经系统病征。冬眠低温期间,若脉搏超过 100 次/分,收缩压低于 100mmHg,呼吸次数减少或不规则时,应及时通知医师处理。

(3)饮食:随着体温的降低,机体代谢率也降低,对能量及水分的需求量也相应减少。每日液体入量不宜超过 1500mL。食物温度应与当时体温相同。低温时病人肠蠕动减弱,应观察病人有无胃潴留、腹胀、便秘、消化道出血等,注意防止反流和误吸。

(4)预防并发症:①肺部并发症,由于处于昏睡状态且因药物作用肌肉松弛,病人易出现舌下坠,吞咽、咳嗽反射均较正常人减弱,故应定时为病人翻身、拍背、予以雾化吸入,以防肺部并发症。②低血压,低温使心排血量减少,冬眠药物使周围血管阻力降低而引起低血压,在搬动病人或为其翻身时,动作要缓慢、轻稳,以防发生直立性低血压。③冻伤及压力性损伤,冰袋外加用布套并定时更换部位,观察放置冰袋处的皮肤及肢体末端,如手指、脚趾、耳郭等处的血循环情况,定时局部按摩,以防冻伤;加强皮肤护理,避免压力性损伤。④暴露性角膜炎,冬眠低温时,角膜反射减弱,保护性分泌物减少,应注意眼的保护。

(5)复温的护理:停用冬眠低温治疗时,应先停物理降温,再逐步减少药物剂量或延长相同剂量的药物维持时间直至停用;为病人加盖被毯,让体温自然回升,必要时加用电热毯或热水袋复温,温度应适宜,严防烫伤,复温不可过快,以免出现颅内压“反跳”、体温过高或酸中毒等。

5.脑室引流的护理

(1)妥善固定:避免引流管滑脱,适当限制病人头部活动范围,活动及翻身时应避免牵拉引流管。导管开口需高于侧脑室平面 10～15cm,以维持正常的颅内压。

(2)保持引流通畅:导管不可受压、扭曲、成角、折叠,注意观察引流管是否通畅,若引流管内不断有脑脊液流出,管内的液面随病人呼吸、脉搏等上下波动,则表明引流管通畅;若引流管无脑脊液流出,应查明原因。可能的原因有:①颅内压低于 12～15cmH$_2$O,可将引流袋放低再观察有无脑脊液流出。②引流管放入脑室过深、过长,在脑室内盘曲成角,用 X 线摄片可判断引流管位置。处理方法是将引流管缓慢向外抽出至有脑脊液流出,然后重新固定。③管口吸附于脑室壁,可将引流管轻轻旋转,使管口离开脑室壁。④引流管被小凝血块或挫碎的脑组织阻塞,可在严格消毒管口后,用无菌注射器轻轻向外抽吸,切记此时不可冲洗,以免管内阻塞物被冲至脑室系统狭窄处,引起日后脑脊液循环受阻。经上述处理后,仍无脑脊液流出,必要时换管。

(3)观察并记录脑脊液的颜色、量及性状:正常脑脊液无色透明,无沉淀,术后 1～2 天脑脊液可略呈血性,以后转为橙黄色。若脑脊液中有大量血液,或血性脑脊液的颜色逐渐加深,常提示有脑室内出血。一旦脑室内大量出血,需紧急手术止血。脑室引流时间一般不宜超过 7 天,时间过长有可能发生颅内感染。感染后的脑脊液混浊,呈毛玻璃状或有絮状物,病人有颅内感染的全身及局部表现。

(4)维持适当引流速度和量:术后早期尤应注意控制引流速度,若引流过快、过多,可使颅内压骤然降低,导致意外发生。因此,术后早期应适当将引流袋挂高,以减低流速,待颅内压力平衡后再放低。此外,因正常脑脊液每日分泌 400~500mL,故每日引流量以不超过 500mL 为宜;颅内感染病人因脑脊液分泌增多,引流量可适当增加,但同时应注意补液,以避免水电解质失衡。

(5)严格遵守无菌操作原则:每日定时更换引流袋时,应先夹闭引流管以免管内脑脊液逆流入脑室,注意保持整个装置无菌,必要时做脑脊液常规检查或细菌培养。需要搬动病人时应将引流管暂时夹闭,防止脑脊液反流引起感染。

(6)拔管:拔管前应抬高引流袋或夹闭引流管 21 小时,以了解脑脊液循环是否通畅,有无颅内压再次升高的表现。若病人出现头痛、呕吐等颅内压增高症状,应立即放低引流袋或开放夹闭的引流管,并告知医师。拔管时应先夹闭引流管,以免管内液体逆流入脑室引起感染。拔管后,切口处若有脑脊液漏出,也应告知医师妥善处理,以免引起颅内感染。

6.脑脊液分流术后的护理　严密观察病情,判断分流术效果。警惕有无分流管阻塞和感染等并发症。观察有无脑脊液漏出,一旦发现,应及时通知医师妥善处理。

(范本芳)

第七节　阿尔茨海默病的护理

阿尔茨海默病是由于脑功能障碍而产生的一组获得性、全面性、进行性的严重认知功能缺陷或衰退的临床综合征,影响意识内容(如记忆、思维、行为和人格障碍等)而非意识水平,常伴人格异常、行为或情感异常,病人日常生活、社交或工作能力明显减退乃至生活自理能力完全丧失。阿尔茨海默病临床特征为隐匿起病、进行性认知功能障碍和行为损害,是痴呆最常见的类型。

一、病因及发病机制

阿尔茨海默病的病因迄今未明,一般认为与遗传和环境因素有关。

(一)遗传因素

阿尔茨海默病病人的一级亲属有较高的患病风险,为常染色体显性遗传。研究发现 1、14、19、21 号染色体基因突变与阿尔茨海默病发病有关。

(二)环境因素

脑外伤、吸烟、重金属接触史、受教育文化水平低下、高血糖、高胆固醇等都可增加患病风险。

(三)其他

阿尔茨海默病还可能与炎症反应、神经毒性损伤、氧化应激、自由基损伤、血小板活化、雌激素水平低下和免疫功能缺陷等有关。

目前普遍认为,阿尔茨海默病并非单一因素所致,可能有多种因素参与。

二、病理

阿尔茨海默病病理特征为弥漫性脑萎缩,随着脑萎缩病变范围的逐渐扩大,痴呆的严重程度也增加。大脑重量减轻,脑回变窄,脑沟加深、变宽,尤以颞、顶、前额叶萎缩明显,第三脑室和侧脑室异常扩大,海马萎缩明显。

三、临床表现

1. **记忆障碍** 阿尔茨海默病典型的首发症状是记忆力障碍。逐渐出现进行性的记忆功能下降,时间超过 6 个月。首先是近记忆力受损,刚做过的事或说过的话不记得,忘记熟悉的人名,而对较长时间的事记忆相对清楚;逐渐远记忆力也受损,主要为回忆障碍,在提示或再认试验中不能显著改善或恢复正常,最终可严重到连姓名、生日及家庭人口完全忘记,常伴有计算力减退。

2. **认知障碍** 随着病情发展逐渐出现,表现为掌握并熟练运用新知识、社交能力等均下降,且随时间推移而加重。严重者出现时间、空间定向力障碍,表现为病人经常迷路,如出门后不认识回家路线,如厕完毕后找不到睡的床等。

3. **行为异常** 病人开始表现为动作幼稚笨拙,常进行无效劳动,以后为无目的地劳动,例如翻箱倒柜、乱放东西、忙碌却不知所为、收藏废物;不讲卫生、衣着不整、行为怪异;有时出现妨碍公共秩序的行为,影响社会治安;有时呆若木鸡。晚期卧床不起,大小便失禁,生活不能自理。

4. **精神症状** 疾病早期病人一般有抑郁倾向。随后,病人出现人格障碍和精神症状,如幻想症、幻觉和错觉、强迫症、易激惹、自伤、有暴力倾向等。

5. **其他** 病人可出现失语、失认、计算不能,逐渐丧失生活自理能力。晚期出现锥体系和锥体外系病变体征,如肌张力增高、运动迟缓、姿势异常等,最终病人可出现强直性或屈曲性四肢瘫痪。

四、治疗

由于阿尔茨海默病的病因及发病机制未明,目前尚无可逆转脑功能缺损或阻止病情进展的特效治疗,仍以对症治疗为主,包括药物治疗改善认知功能及记忆障碍,对症治疗改善精神症状,良好的护理延缓病情进展。

1. **一般支持治疗** 适用于阿尔茨海默病的基础治疗或轻微阿尔茨海默病的治疗,予扩张血管、改善脑血液供应、营养神经和抗氧化等措施。常用的药物有银杏叶制剂、吡拉西坦、维生素 E 等。

2. **心理社会治疗** 鼓励病人尽量维持生活能力和参与社会活动,加强家庭和社会对病人的照顾和帮助,进一步行康复治疗和训练,以延缓痴呆进展。有精神症状、认知功能障碍、定向障碍和视空间障碍的病人应减少外出,以防止意外的发生。

3. **药物治疗**

(1)乙酰胆碱酯酶(AchE)抑制剂:通过抑制胆碱酯酶从而抑制乙酰胆碱的降解,提高其活性,改善神经递质的传递功能。常用的药物有多奈哌齐或安理申,5mg,口服,每日 1 次,可显著改善认知障碍,肝脏毒副作用低,可有恶心、呕吐和腹泻,耐受性较好,目前广泛用于阿尔茨海默病的治疗,能改善轻、中度阿尔茨海默病病人的智能;重酒石酸卡巴拉汀,1.5～6mg,口服,每日 3 次,临床有明显提高记忆力和认识能力的作用,疗效和副作用均呈剂量依赖,维持时间短;加兰他敏,4～12mg,口服,每日 2 次,副作用有恶心、呕吐、腹泻、厌食等。

(2)NMDA 受体拮抗剂:美金刚胺,开始剂量为 5mg,口服,每日 1 次,以后按照 5mg 每日递增,直至每日 20mg。

(3)抗精神病药:利培酮(维思通),2～4mg,口服,每日 1～2 次;奥氮平,2.5～5mg,每日 1 次。

(4)抗抑郁药:帕罗西汀,20mg,口服,每日 1 次;舍曲林,25～50mg,口服,每日 1 次。

(5)其他:目前用于治疗阿尔茨海默病的药物还有钾通道阻滞剂、雌激素和降低胆固醇的药物等。

五、护理评估

(一)身体评估

1.**全身状况** 评估病人卫生、营养状况、皮肤、排泄情况、睡眠型态。

2.**意识状况** 包括评估患者意识水平、意识范围、意识内容,有无昼轻夜重的情况及谵妄状态。

3.**认知功能** 有无记忆障碍、言语障碍、视空间定向障碍、失认、智能障碍,有无临床症状。

4.**情感活动** 有无情绪不稳、易激惹、焦虑、抑郁、躁动不安、兴奋、欣快、愤怒等。

5.**精神行为症状** 有无幻觉、妄想、攻击行为、人格改变、刻板无目的或怪异行为。

(二)实验室及其他检查

1.**影像学检查** 可见脑萎缩,如脑沟加深变宽,侧脑室、第三脑室不成比例增大。MRI 提示海马萎缩具有诊断价值,是最具实际鉴别意义的辅助检查。

2.**脑脊液** 无明确异常。

3.**神经心理学测验** 是对阿尔茨海默病诊断过程中必不可少的内容。常用量表有简易精神状态量表、长谷川痴呆量表、韦氏成人智力量表和临床痴呆评定量表。

(三)心理-社会状况

由于阿尔茨海默病病人不能最大限度地保持记忆力,不能表达自己的需要,缺乏沟通能力,生活自理能力较差,存在走失、自伤或伤人等潜在的危险因素,因此给病人及其家庭带来沉重的心理及经济负担。应注意评估家属对疾病的认识程度,对病人症状的接纳程度及态度,是否能够配合采取预防并发症的措施;评估病人有无焦虑、恐惧等心理,了解病人家庭经济状况和社会支持情况如何,病人所能得到的社区保健资源和服务如何等。

六、护理诊断

1.**记忆力受损** 与智能损害有关。

2.**语言沟通障碍** 与思维障碍有关。

3.**自理能力缺陷** 与记忆力、计算力降低或丧失有关。

4.**思维过程紊乱** 与认知功能障碍有关。

5. **有走失的危险**　与空间定向力障碍有关。

6. **自伤及伤人的危险**　与情感、行为障碍有关。

7. **家庭运作异常**　与角色紊乱,以及疾病进行性加重有关。

8. **知识缺乏:**缺乏疾病、药物及护理等相关知识。

9. **潜在并发症:**感染、压疮、肢体挛缩、畸形、关节僵硬、外伤。

七、护理措施

(一)一般护理

1. 常规护理内容

(1)尊重病人,富于爱心,对其发生的精神症状、性格改变及行为异常给予理解、宽容,用诚恳的态度对待病人。

(2)耐心听取病人的诉说,多与病人交谈,当病人出现妄想症状时,勿与其争辩,暂表同意并转移其注意力,切忌伤害其感情及自尊心。

(3)观察病人言行变化,分析产生异常行为的原因后,有计划、有目的地与其交谈。

(4)鼓励病人培养兴趣与爱好,以保持良好的心态。

(5)鼓励病人与家人和亲友多沟通交流,从思想上、情感上尽可能沟通,以减少其孤独感。

(6)针对个体情况进行针对性心理护理。

2. 语言沟通障碍护理

(1)将呼叫器及日常用品(手纸、水杯、眼镜等)放在病人易取处。

(2)主动与病人交流,鼓励其多说话,给病人足够的时间表达自己的需要。

(3)使用手势示意、交流板等进行语言交流能力康复训练;重复言语交流,提高其反应性;鼓励病人大声朗读,多参与亲友的交谈;沟通时,以诚恳的态度对待病人,注意病人的身体语言所提供的信息。

3. 饮食起居护理

(1)合理安排膳食,尽量保持一日三餐定时、定量,安排与他人一起进食,保持平时的饮食习惯。

(2)食物温度应适中,饮食以低盐、低脂肪、高蛋白、多维生素为主,多吃新鲜蔬菜、水果,不食辛辣刺激性食物,禁烟酒、咖啡、浓茶等。

(3)食物简单,最好切成小块,以软滑的食物为佳,避免导致窒息,允许病人用手拿食物,进食前协助将病人手洗干净。

(4)对吞咽困难者应缓慢进食,不可催促;对少数食欲亢进、暴饮暴食者,适当限制食量,进食时必须有人照看,以免呛入气管致窒息;对进食障碍、饮水呛咳的病人,及时给予鼻饲饮食,防止经口进食致误吸、窒息、吸入性肺炎。

(5)给予营养支持,根据病情需要,遵医嘱给予静脉补充葡萄糖、电解质、脂肪乳等。

(6)评估营养状况,每周测量一次体重,了解病人吞咽困难的程度及每日进食情况,评估病人的营养状况有无改善。

(7)穿着护理时,把要穿的衣服按顺序排列,衣物避免有太多的纽扣(以拉链取代纽扣),以弹力裤腰取代腰带。

(8)起居有规律,保证充足的睡眠。

4.防走失的护理

(1)提供较为固定的生活环境,尽可能地避免搬家,当病人到一个新地方时需有人陪同并熟悉路线。

(2)住院即要求病人穿病员服,佩戴腕带。

(3)病人外出时最好有人陪同或佩戴有姓名和家人联系电话的卡片,以助迷路后被送回来。

(4)加强巡视病房,发现病人不在时及时与其取得联系。

5.防跌倒的护理

(1)制造一个防跌倒的环境,病室保持整洁、光线充足,物品摆放有序。

(2)保持地面干燥,有水渍时及时清除,告知病人穿防滑鞋,慎穿拖鞋。

(3)对有跌倒隐患的病人,入院时做好安全宣教,并做好家属的工作,留陪护。

(4)加强巡视病房,及时发现病人的需求,如不慎发生跌倒,应原地不动立即通知医务人员处理。

6.卫生护理

(1)保持病室空气清新,温湿度适宜,注意保暖,预防感冒,防止各种感染,特别是慢性肺部及尿路感染。

(2)保持口腔清洁卫生,必要时做口腔护理。

(3)加强皮肤护理:防止发生压疮。

(4)保持床单位清洁、干燥、平整。

(二)康复训练

1.记忆力训练　给病人看几件物品,令其记忆,然后请他回忆刚才看过的物品;让病人回忆最近到家里来过的亲戚朋友的姓名、前几天看过的电视内容、家中发生的事情;用较多的提示帮助病人认识的过程,在以后的训练过程中逐渐减少提示;鼓励病人保持原有的爱好,培养新的爱好,定时看书、读报、听音乐及看电视,鼓励病人参与的过程也是记忆的过程;病人经常去的地方应有明显标志。

2.智力训练　利用残存脑力,根据病人的文化程度教他们一些数字游戏,如扑克或下跳棋等;让病人制订课程表,使其对生活中所发生的变化感兴趣、去思考;让病人归纳实物、单词、语句等,锻炼其综合归纳能力;另外,还可以用摆放时钟和日历的方法来帮助病人保持时间定向力。

3.情感障碍康复训练　多给予信息及语言刺激训练,对病人关心、体贴,多与其交谈沟通,寻找其感兴趣的话题;对思维活跃及紊乱的病人,改变话题,分散其注意力,转移思绪,使其保持情绪平稳,思维恢复到正常状态;对妄想的病人,与其交谈时应注意谈话技巧,不可贸然触及妄想的内容;对幻听、幻视病人,要稳定其情绪,分散注意力,尽快将其引导到正常的情境中。

4.日常生活能力训练　对生活能自理的病人,提醒和督促他们主动完成日常事务劳动,不要简单包办代替;也可同患者共同商量,制订有针对性的能促进日常生活功能的作业活动,如规定每天做饭、洗碗、扫地、拖地、洗衣服等家庭作业的次数和时间；对有部分生活能力的病人，要让病人有充分时间完成日常生活活动，如洗脸、刷牙、梳头、进食等，减少催促，对失去的日常生活能力，可采用多次提醒、反复教、反复做等方法；对日常生活能力严重受损、进行康复训练有一定难度的病人，需要对其长期反复训练，才能获得一定的效果且应从基本的生活功能着手训练。如训练进食时，可分为喂食—自行喂食加协助喂食—自行进食三个步骤，在此过程中，把每一步的具体动作加以分解进行训练。

（范本芳）

一例脑梗死合并急性髓系白血病病人的病例讨论

一、案例介绍

1. 一般资料 病人张××，男性，69岁，初中文化，农民。

现病史：病人10余天前因"急性髓系白血病"在外院接受化疗，出现高热（体温40℃），且出现精神、行为异常，烦躁，易激惹，不认识家人，体温下降后症状逐渐好转，但仍存在烦躁。现因"烦躁，精神、行为异常10天余"收治入院。食纳量偏少，近5日夜间睡眠差，二便正常，无不良嗜好。

2. 病史

既往史：糖尿病，房颤。

家族史：无。

3. 医护过程

【入院体格检查】体温37.1℃，脉搏106次/分，呼吸20次/分，血压159/85mmHg。专科体检：谵妄，反应迟钝，双侧瞳孔等大等圆，直径2.0mm，对光反射迟钝，言语含糊，洼田饮水试验1级，四肢肌力检查不配合，时间定向力、空间定向力、记忆力、计算力下降。专项评分：Barthel指数45分，Braden评分16分，Morse评分65分，VTE评分7分。PICC置管外院带入，置入时间：2019年9月1日，在位、畅。

【初步诊断】急性脑梗死，急性髓系白血病，2型糖尿病，阵发性房颤。

【辅助检查】

(1) 阳性检验：见表3-2。

表3-2 阳性检验

项目	1月5日	1月9日	1月15日
血常规	白细胞：12.8×10⁹/L 中性粒细胞：9.1×10⁹/L 嗜酸性粒细胞%：0.1%单核细胞：9.7% 血小板：259×10⁹/L红细胞：2.41×10¹²/L 血红蛋白：70g/L	白细胞：7.4×10⁹/L 中性粒细胞：4.2×10⁹/L 嗜酸性粒细胞%：2.7%单核细胞：14.5% 血小板：529×10⁹/L红细胞：2.33×10¹²/L 血红蛋白：71g/L	白细胞 6.7×10⁹/L 中性粒细胞：2.6×10⁹/L 嗜酸性粒细胞%：23.8%单核细胞：11.2% 血小板：414×10⁹/L红细胞：2.5×10¹²/L 血红蛋白：79g/L

项目	1月5日	1月9日	1月15日
血沉	53mm/h	—	—
肝功能	白蛋白 40.2g/L 前白蛋白 146mg/L	白蛋白 35.7g/L 前白蛋白 128mg/L	—
其他	C 反应蛋白 12.28mg/L、血糖 8.48mmol/L、糖化血红蛋白 8.3%、D-二聚体 5000	—	—

(2)阳性检查。

10月6日胸部 CT：两肺下叶炎症，两肺纤维化灶。心包积液。肝内钙化灶或肝内胆管结石。

10月8日头颅 MRA：右侧颞顶枕叶、左侧额顶叶和胼胝体压部多发急性脑梗死可能性大。

10月14日头颅 CT：右侧颞顶枕叶、左侧额顶叶急性脑梗死。

3.常规治疗、护理要点

(1)常规治疗：①醒脑；②脑保护；③抗感染；④抗凝。

(2)护理要点：①病情观察；②治疗处置；③专业照顾；④健康教育。

二、病情演变及处理、问题讨论

(一)谵妄、烦躁病人安全管理——跌倒、坠床、意外拔管、自伤、他伤

1.病情介绍　病人病情变化及护理的具体情况见表 3-3。

表 3-3　病情变化及护理

日期	病情	护理	药物治疗
1月5日	白天反应迟钝、少语，夜间烦躁、谵妄，时有坐起，睡眠差	宣教：留陪人，防跌倒，防坠床，防意外拔管，约束(家属拒绝)	奥氮平 2.5mg
1月7日	病情同1月5日	—	奥氮平改为 5mg
1月9日	白天、晚上均处于睡眠状态	—	苯巴比妥100mg，每12小时一次
1月10日	夜间烦躁、谵妄，频繁坐起	—	停用奥氮平
1月11日	病情同前日	—	奥氮平 5mg，氯硝西泮1mg，停用苯巴比妥
1月14日	夜间自行起床跌倒	使用床栏、双人留陪，未约束	—
1月16日	—	—	氯硝西泮 2mg

(1)指南推荐使用意识模糊评估法(confusion assessment method, CAM 或

CAM-ICU)和护理谵妄筛查量表(nursing delirium screening scale,Nu-DESC)早期、快速筛查谵妄。CAM或CAM-ICU两种评分都需要进行一定的培训,而Nu-DESC不需要专业培训,并且比CAM或CAM-ICU诊断更加迅速。

(2)谵妄原因、风险:①急性脑卒中病人较易发生谵妄,年龄(大于65岁)、梗死面积及发热均为脑梗死病人谵妄发生的高危因素。②神经内科病人由于受各种影响,器官功能减退、感觉迟钝,常伴有意识、运动障碍等,导致跌倒的发生率较正常人群高。

(3)药物与不良反应:见表3-4。

表3-4 药物与不良反应

药名	不良反应
镇静安眠药(氯硝西泮)	嗜睡、眩晕、精神错乱、认知受损、运动失调、延缓反应时间
抗精神病药物(奥氮平)	锥体外系不良反应、运动不能、体位性低血压、镇静、延缓反应时间

注意事项:①定期回顾药物使用的必要性。②减少易致跌倒药品的使用。③告知病人正服用可能增加跌倒风险的药物,尤其是开始用药和更换剂量时。④指导家属及时汇报药物的副作用,以便及时调整用药。

2.谵妄、烦躁病人安全管理方法

(1)评估判断谵妄。

(2)寻找谵妄的原因,积极治疗原发疾病。

(3)奥氮平联合氯硝西泮进行抗精神症状、辅助睡眠治疗控制谵妄,动态观察效果及不良反应。

(4)约束:白天予以乒乓球拍手套,夜间双上肢约束,双人轮流床边贴身陪护,加强正确陪护宣教。

(5)对特殊病人重点巡视及交接。

(6)PICC置管加用自粘绷带及自制套袖。

(二)脑梗死合并糖尿病病人血糖风险管理—血糖波动、无症状低血糖

1.病情介绍

1月5日:病人入院随机指尖血糖值为22.1mmol/L,医嘱晚餐前胰岛素8U皮下注射,晚餐后2小时指尖血糖为5.8mmol/L(医嘱监测指尖血糖,每日3次)。

1月6日—1月14日:血糖值波动在7.5~20.1mmol/L(医嘱门冬胰岛素早、晚皮下注射,根据血糖情况进行调节),期间病人进食不规律,量少,拒绝胃管留置。

1月15日:早晨出现低血糖,血糖值3.8mmol/L,无明显低血糖表现。

1月17日:早晨再次出现低血糖,血糖值3.8mmol/L,无明显低血糖表现。

(1)血糖波动原因:除应激性高血糖外,住院病人并发症限制了对降糖药的选择,同时环境改变导致身体与心理上的不适,以及住院期间饮食改变等因素均可引起血糖异常升高或降低;而血糖的异常波动反过来会加重原发疾病。

(2)血糖波动风险:近年来,血糖变异性越来越受到重视,血糖变异性与糖尿病慢性并发症密切相关,波动性高血糖带来的危害高于持续性高血糖,甚至会增加糖尿病病人死亡率。

(3)风险控制:采用 Asp 联合 Det 治疗糖尿病病人,血糖变异性、胰岛素用量和低血糖发生率更低。床边血糖动态监测血糖波动,调节胰岛素注射量。

(4)低血糖的原因:由于脑血管意外病人大多病情比较严重,很多存在意识障碍、饮食不能自理,使得能量供应不足,易发生低血糖,尤其是在夜间并发夜间低血糖的风险很大。

(5)低血糖风险:糖原在脑组织的贮存量极少。如果脑梗死病人夜间发生低血糖得不到及时的救治,就会引起脑组织缺糖、缺氧,导致脑组织功能紊乱,严重者可加重脑梗死,并引发其他后遗症。低血糖除了造成病人的脑部受伤,也会损害心脏、肾脏等重要脏器。无症状低血糖具有隐匿性和潜行性,应加强监测。

2.脑梗死合并糖尿病病人血糖风险管理

(1)合理饮食:按时进餐,睡前加半个炖蛋或少量面条,增加促进消化的药物。

(2)血糖监测:由原来的每日 3 次改成每日 4 次(三餐前各 1 次+晚上 10 点1 次)。

(3)胰岛素调整:由原来的 Asp 改为 Asp 联合 Det 治疗,规范注射。

(4)健康教育:让家属认识低血糖风险、原因,共同监测。

(5)护理观察:加强巡视,观察神志、皮肤、肌力等的变化,及时发现、处理低血糖。病人后来未再发生低血糖,血糖值在 7.6~15.0mmol/L 波动。

(三)脑梗死合并白血病病人使用抗凝药物风险管理——出血、VTE 高危

1.病情介绍

10 月 8 日:头颅 MRA 显示,病人右侧颞顶枕叶、左侧额顶叶和胼胝体压部多发急性脑梗死可能性大。

当日增加低分子肝素钙 5000U 皮下注射,每 12 小时一次。

2.脑梗死合并白血病病人使用抗凝药物风险管理

(1)注射前充分评估病人:身体评估(神志、瞳孔、皮肤、大小便颜色等)、检验(凝血功能、血常规)。

(2)规范注射:部位、方法、时间、排气、按压等。

(3)注射后并发症观察及护理:观察局部有无血肿,皮肤、黏膜及全身器官有无出血,大小便颜色。饮食温软,避免带刺及骨头的食物。定期复查血常规及凝血功能。注射部位严禁按揉、热敷,发现出血及时汇报、处理。

病人注射低分子肝素钙 10 天,住院期间无出血及局部血肿,凝血功能正常,血小板未下降,无 VTE 发生。

(范本芳)

案例

一例特发性血小板减少性紫癜合并癫痫病人的病例讨论

一、案例介绍

1.一般资料　病人王×,男性,38岁。病人因双下肢散在出血点10天,牙龈出血1天,诊断为特发性血小板减少性紫癜,于2020年12月8日入院。

2.病史

既往史:2017年行二尖瓣换瓣术后长期服用华法林,有皮肤多发性脂肪瘤10余年,有输血史。

过敏及家族史:无。

3.医护过程

【入院体格检查】专项评分:Barthel 90分,Braden 22分,Morse 50分,VTE 2分。

【初步诊断】特发性血小板减少性紫癜,二尖瓣换瓣术后,多发性脂肪瘤。

【辅助检查】

血常规:白细胞 $4.63×10^9/L$,红细胞 $4.62×10^{12}/L$,血红蛋白136g/L,血小板 $2.0×10^9/L$[(正常值 $(100\sim300)×10^9/L$]。

凝血功能:国际标准化比值 $1.93(0.82\sim1.5)$,部分活化凝血酶原时间 $49.4s$ $(20\sim40s)$,凝血酶时间 $25s(14\sim21s)$,凝血酶原时间 $22.7s(10\sim16s)$,纤维蛋白原 $1.93g/L(2\sim4g/L)$。

血小板危象:血小板 $≤20.0×10^9/L$,华法林服用期间 INR: $2.5\sim3.0$。

【病程经过】入院后予以激素、止血、输注血小板、大剂量丙球治疗。

12月9日:病人出现血尿,尿液沉渣隐血阳性(+++),颜色红色,红细胞 $12580/\mu L$,白细胞 $20/\mu L$,牙龈、鼻腔出血,考虑病人因口服华法林引起凝血功能异常引起,加维生素 K_1 治疗。血小板仍持续低,波动于 $(2.0\sim8.0)×10^9/L$,血尿未能好转。

12月12日:考虑与心脏术后长期使用抗凝药物有关,暂停抗凝药物。

12月13日:予以艾曲泊帕治疗(促血小板增生药物),血尿好转,但血小板上升效果不明显。

12月16日:给予丙种球蛋白30g冲击治疗,每日1次,共治疗2日。

12月19日:行血浆置换术。

12月22日:血小板 $44.0×10^9/L$,停用止血药物,并加用华法林抗凝。

12月27日:出现右下肢麻木、乏力,急查头颅及腰椎CT,显示右侧基底节区软化灶形成,腰5—骶1椎间盘突出(左侧旁型),下肢血管超声未见明显异常。血小板 $155.0×10^9/L$,医嘱暂停口服艾曲泊帕(艾曲泊帕的副作用有感觉异常、肌肉酸痛)。

12月27日:病人于9:40突发全身抽搐、神志不清,口吐白沫,面色发青、发紫,牙关紧闭,予以相关急救处理。5 分钟后病人神志恢复。神经内科急会诊,考虑为癫痫发作。动态脑电图监测报告显示为局限异常脑电图(睡眠监测中左侧前、中颞区见痫样放电),加用抗癫痫药物治疗。

【治疗转归】2021 年 1 月 5 日出院,出院时病人神志清,肢体麻木有所好转,肌力正常,血小板 $168.0×10^9/L$,国际标准化比值 2.55,无血尿,鼻腔及牙龈无出血。

出院带药:甲泼尼龙片 50mg,每日 1 次;华法林 3.75mg,每日 1 次;左乙拉西坦 500mg,每日 1 次。

二、疑难问题

1. 心脏瓣膜置换术后的抗凝与血小板减少导致的出血存在治疗上的矛盾,如何平衡这一矛盾? 护理上需要注意什么?

2. 突发神志不清、全身抽搐,可见于哪些疾病? 对于血小板危象的病人,首先考虑出现了什么并发症? 如何进行鉴别?

3. 纵观整个病程,该病人最大的风险是什么? 如何预防?

4. 反复输注血小板但指标没有明显上升,可能与哪些因素有关? 输注血小板的护理过程中,有哪些操作隐患可能会导致无效输注?

5. 该病人为年轻男性,在此病程中出现血小板持续不升,后来又经历肢体麻木、癫痫发作。针对这样的病人,如何做好心理支持?

参考文献

[1]王芳芳,陈秋红,费燕. 1 例双瓣置换术后血小板减少病人华法林合理用药分析[J]. 中国药业,2016,25(5):59 - 62.

[2]CAVALLINI A,FANOCCHI S,PERSICO A. Warfarin - associated intracerebral hemorrhage[J]. Neurol Sci,2008,29(2):266 - 268.

[3]血液成分输注临床路径专家共识(2018 年)[J]. 临床血液学杂志,2018,31(2):81 - 84.

[4]黄俊. 特发性血小板减少性紫癜合并血小板无效输注的临床治疗研究[J]. 中国医学创新,2017,14(9):18 - 21.

[5]王倩,韩悦. 血小板无效输注的发生机制与防治措施研究进展[J]. 国际输血及血液学杂志,2013,36(6):565 - 568.

[6]赖冬,田艳,龙敏,等. 血小板输注无效的影响因素与血小板抗体的关系[J]. 福建医药杂志,2015,37(2):102 - 104.

(范本芳)

第四章

老年疾病护理

第一节 老年人的常规护理

一、跌倒的护理

跌倒(fall)指一种不能自我控制的、意外的倒地现象,个体被迫改变正常的姿势停留在地上、地板上或者更低的地方。跌倒是一种常见的老年综合征。研究表明,在我国 65 岁以上老年人的意外伤害死因中,跌倒居首位。据统计,65 岁以上老年人中有 30% 的人每年跌倒 1 次或多次,80 岁以上老年人跌倒的发生率高达 50%。跌倒的发生率随着年龄而增加,女性高于男性。老年人跌倒多发生于室内,其中 1/3 的跌倒发生在卧室,其次发生在门口、洗澡间、厨房、楼梯、书房等。

(一)病因

跌倒的发生是多种因素相互作用的结果,跌倒的可能性随着危险因素的增加而增加。

1. 外因

(1)室内家具及设施因素:门槛过高,椅子过低、不稳定,房间光线过强或过暗等。

(2)室内地面因素:湿滑地面,地面有小凳、电线等物品,地毯不平等。

(3)户外环境因素:不平的路面和照明不足是公共场所跌倒最常见的原因。

(4)衣饰:穿不防滑的鞋、拖鞋,过长的裤子等。

(5)过度劳作:搬或提过重物品,取放过高、过低处物品。

(6)居住环境的改变:如搬迁使老年人进入陌生的环境。

(7)天气因素:风、雪、雾、雨等恶劣天气会对出行造成影响,导致老年人容易发生跌倒。

2. 内因

(1)疾病:心律不齐、帕金森病、脑卒中等造成循环系统、神经系统、骨骼肌肉系统等的病理改变。

(2)衰老:使老年人肌力及平衡能力降低,反应时间延长等。

(3)药物:服用镇静剂、安眠药、降压药、利尿剂、抗抑郁药等药物。

(4)跌倒恐惧:发生过跌倒的老年人由于对跌倒的恐惧而限制自己的活动和外出,导致肌肉能力的减弱,增加跌倒的危险性。

(5)情绪、情感障碍:如某种原因导致的过度紧张、郁闷、沮丧情绪,可削弱老年人对自己和周围环境的注意力,增加跌倒的机会。

(6)生活方式:如习惯久坐易引起不被使用的肌肉发生萎缩、老化和功能减弱,增加跌倒的危险性。

（二）治疗

（1）呼吸、心搏骤停：立即行心肺复苏术。

（2）外伤：行止血处理，给予正确包扎，正确搬运伤者。伤口在 6～8 小时内及时、彻底地清创和缝合。

（3）软组织伤：初期局部冷敷，12 小时后改用热敷或红外线照射。

（4）骨折：按照复位、固定、功能锻炼的原则进行处理。

（5）及早行康复治疗，以预防并发症和继发性残疾。

（三）护理评估

1. **了解跌倒过程** 包括跌倒前环境，老年人跌倒时着地部位、能否独立站起等。

2. **体格检查** 观察生命体征、意识状态、面容及姿势等。详细检查外伤、头部伤及骨折的严重程度。

3. **实验室及其他检查** X 线平片检查、诊断性穿刺等。

（四）护理诊断

1. **有受伤的危险** 与跌倒有关。

2. **疼痛** 与跌倒后损伤有关。

3. **自理缺陷** 与跌倒后损伤有关。

（五）护理措施

1. **跌倒的预防护理**

（1）舒适的住院环境：病区布置合理，有足够的照明，地板都在同一平面，在走廊、厕所、浴室等安置扶手设备。保持地面干燥。可设置跌倒警示牌于病床床头，提醒该病人属跌倒高危者，给予小心照护。老年人应穿轻软、透气的服装，选择合适、防滑的鞋，走动时尽量不要穿拖鞋。病人入院后为其介绍病房环境及预防跌倒的相关知识。

（2）健康评估：护士在病人入院后，全面的搜集资料，评估有无跌倒史、高血压、糖尿病、心脑血管疾病、听力或视觉障碍、关节活动障碍等。此外，还应评估有无使用特殊药物，如降压、降糖、镇静等药物。正确地评估病人，警惕高风险者并做好标志，积极采取预防跌倒的措施。提倡老视镜、助听器、助步器、轮椅等的使用。

（3）饮食平衡：均衡营养，多补钙、蛋白质，维持肌肉力量、柔韧性、平衡感；睡前少喝水，减少起夜次数。少喝浓茶与咖啡，以免影响睡眠。阳光可促进维生素 D 的合成，而钙的代谢依赖维生素 D 的作用，阳光中的紫外线能促进体内钙的形成和吸收，维持正常的钙磷代谢，使骨骼中钙质增加而提高骨的硬度。

（4）心理疏导：帮助老年人适当地调整和控制情绪，使其保持良好的人际交往等，对不良情绪予以耐心疏导。跌倒后的老年人常常会恐惧、焦虑，与他们的沟通交流尤为重要。让老年人正确认识自己的躯体功能状态，改变不服老、不麻烦人的心理，开启充满活力的生活。

（5）日常起居的健康宣教：座椅和床的高度要合适；病人坐时，双脚应可平放在地上；有扶手的座椅有助于病人站起；站立时留意两脚分开，使重心稳固并注意平衡，以防止向后跌倒。如坐厕太矮，加高坐厕有助于站起；宜在浴室适当的位置安装稳固扶手和放置防滑浴垫，避免滑倒。日常生活中体位改变和位置移动时，嘱老年人动作不能太快，转动身体要慢；高危病人上、下楼梯要扶扶手。

2.跌倒后伤情的观察与评估

(1)立即评估跌倒环境,有无障碍物,地面是否打滑,老年人在干什么等。

(2)观察跌倒相关征象,了解跌倒时有无头痛、头晕、心悸、胸痛、呼吸急迫、单侧虚弱、口齿不清、打哈欠,跌倒时有无大小便失禁、意识丧失。

(3)有无他人在场及他人描述。

(4)跌倒后是否能独立站起。

(5)了解老年人目前用药情况,有无脱水征象,了解生命体征情况、视听力状况等。

3.跌倒后的处理

(1)立即就地查看病人,了解病情,根据病情将病人转移到安全舒适的地方。

(2)报告医生协同处理,使对病人的伤害降到最低限度,并通知病人家人。

(3)检查意识、瞳孔、生命体征是否正常,是否有外伤(擦伤、肢体骨折等)。

(4)遵医嘱予以 B 超、CT 检查,确定是否有内脏损伤或出血。

(5)病人出现意识、瞳孔、生命体征变化时,立即遵医嘱予以输氧、输液、心肺复苏等处理。

(6)做好病人和家属的安抚工作,消除其恐惧、紧张心理。

(7)做好交接班,密切注意病人病情及心理变化。

4.跌倒后的护理

(1)跌伤后的观察及护理要点:①立即观察病人神志、心率、血压、呼吸等情况,警惕内出血及休克征象。对烦躁病人严密观察生命体征、神志、瞳孔大小及对光反射,警惕颅脑外伤、休克等情况。②可疑有头颅、颈部、脊柱伤者应由有经验的人员搬动,必须行 CT、MRI 检查。③观察病人有无内脏破裂的可能,了解病人排便、排尿、肛门排气情况。④可疑骨折病人应制动,搬运由有经验的人进行。⑤根据情况迅速建立静脉通道,给予补液支持和治疗性用药。⑥开放伤口止血、预防感染。⑦需手术者积极完善术前准备。⑧做好病员及家属的心理护理,缓解其紧张、恐惧、焦虑等心理。

(2)跌倒后皮外伤的护理:①如为表皮擦伤,消毒后用适当大小的无菌敷料覆盖并定期更换。②如为软组织伤,在创伤发生 12 小时内,用冰袋冷敷患处。超过 12 小时可适当选择热疗,如红外线烤灯照射。③如为过长、过深并出血的伤口,要立即清创缝合,术后做好伤口渗血、渗液的观察和换药处理。④必要时配合止痛药物。

(3)跌倒后骨折及脱位的护理:①根据情况配合医生做好止血、包扎、骨折固定的现场急救。关节脱位应尽早行手法复位。②搬运时尽量让病人平躺,人力充足的情况下采用 3 人搬运法,即三人并排单腿跪在病人身体同一侧,同时分别把手臂伸入病人肩背部、腰臀部、双下肢的下面,保持其身体始终处于水平位置;发生或怀疑颈椎损伤者应专人负责牵引、固定头颈部。注意搬运者动作的一致、协调。③针对不同部位的骨折,如肱骨外科颈、桡骨远端及髋部骨折等,配合医生及早复位,需手术者做好围术期护理和术后康复护理。④积极处理疼痛,加强心理护理。

(4)跌倒后脑出血的急救护理:①卧床休息,尽量减少搬动,保持环境安静。②监测生命体征,严密观察病情变化。③积极配合急救药物的应用,如止血药、脱水剂等。④需要做血肿穿刺抽吸术或开颅血肿清除术的病人,积极配合术前准备,联系转科。

(5)跌倒后长期卧床老年人的护理:①做好日常生活照护,预防压力性损伤、肺部感染、尿路感染三大卧床并发症。护理措施包括口腔护理、协助翻身、拍背、鼓励深呼吸,保持房间空气清新、温度适宜,鼓励老年人多饮水,保持会阴清洁。②肢体长期缺乏活动易致失用性骨质疏松和失用性肌肉萎缩,早日进行肌肉舒缩练习,适当活动关节,有助于减轻失用程度。③帮助肢体功能障碍的老年人进行功能锻炼,配合失语老年人的康复训练。④做好饮食护理,鼓励病人进食,但不能过饱,长期饮食过饱可促使动脉硬化。进食时,床头抬高,以防止误吸。进食粗纤维食物,以防便秘。多补充钙、蛋白质,维持肌肉力量。对吞咽障碍者做好留置胃管的照护,保持管道清洁通畅,防止脱落。对经口进食者防噎呛和误吸。⑤24 小时留陪护人员,尤其是对跌倒坠床的高危人群,及时拉起床挡保护病人安全,防止其坠床。

(6)心理护理:跌倒后的病人会害怕再次跌倒,缺乏自信心,导致动作僵硬,明显降低自身的活动能力、灵活性、独立性,使跌倒的危险性增加。应加强与病人沟通交流,关注病人的感受,帮助其克服害怕的心理,鼓励其保持良好的心理状态。

3. 老年人跌倒的自我保健与居家照护指导　　对于跌倒,预防起着至关重要的作用,因此需向病人及家属做好预防跌倒的健康宣教,告知病人预防跌倒的重要性及发生跌倒后的危险性。指导病人选择合适的衣服、鞋子;在体位转移时动作缓慢;保持轻松愉快的心情,避免情绪紧张,合理安排饮食、运动、休息,注意劳逸结合;地上有水渍、阻碍物等需及时清除;在床上休息时及时拉起床挡,以防止坠床;夜间保持病房的地灯开着,夜尿多的病人应该学会在床上或床旁用便盆或者尿壶解小便,减少夜间如厕的次数。如果发生跌倒,家属应立即按铃通知医务人员,若旁边无人则高声呼救,医务人员应及时到达并处理。

二、吞咽障碍的护理

吞咽障碍(dysphagia)又称为吞咽困难、吞咽异常或者吞咽紊乱,是指食物或液体(包括唾液)从口腔到胃的运送过程发生障碍,常伴有咽部、胸骨后或食管部位的梗阻感和停滞感。正常的吞咽过程常分为四个阶段:准备阶段、自主阶段、咽阶段和食管阶段。

准备阶段是咀嚼食物,形成可吞咽的食团;自主阶段是指将可吞咽的食团从口腔前部向口腔后部推送,直至咽部;咽阶段是指食物通过咽部的过程;食管阶段是指食物通过食管进入胃的过程。吞咽障碍一般发生在前三个阶段,即食物入口到进入食管的过程。

吞咽障碍可发生在任何年龄阶段,但 65 岁以上老年人的发生率较高。老年病人吞咽障碍可以发生噎呛、误吸、吸入性肺炎、营养不良、脱水,甚至窒息、死亡等不良后果。噎食是噎呛的一种,指食物误入气管或卡在食管狭窄处压迫呼吸道,常常有咳嗽等反应;严重者引起呼吸困难,甚至窒息,是老年人猝死的常见原因之一。据报道,美国每年约有 4000 多人因噎食猝死,占猝死病因的第 6 位。误吸是异物(食物或液体,包括口腔分泌物)通过声带进入气道。50%的误吸没有任何症状,临床上称为隐形误吸。吞咽障碍严重威胁老年人的身体健康和生命安全。关注老年人的吞咽障碍,切实做到早预防、早发现、早治疗,对于降低老年病人的医疗负担,提高老年病人的生命质量至关重要。

(一)病因

1. 衰老　　随着年龄增长,吞咽功能异常的发生率上升,吞咽的速度变慢。有研究提示,老年人口腔、咽、喉及食管等部位的黏膜、肌肉发生退行性改变或神经通路障碍,协调功能不良,使老年人张口反射下降、咳嗽反射减弱、胃肠蠕动减弱、胃排空延迟,致胃潴留、贲门括约肌阀门作用下降、体位调节能力丧失,以及抵御咽喉部分泌物及胃内容物反流入呼吸道的能力下降,因而出现吞咽功能失调,呛咳、误吸甚至窒息。

2.**疾病**　多数研究认为脑卒中、痴呆是引起老年人吞咽障碍的重要疾病,但也有研究提出其中冠心病、脑血管意外(脑梗死、脑出血)、呼吸系统疾病(COPD、慢性呼吸衰竭、肺部感染)、消化系统疾病(胃炎、胃癌)和泌尿系统疾病(前列腺肥大、肾癌等)是引起病人误吸的前五位的疾病。

3.**药物**　镇静、安眠药物等精神药物都会抑制中枢神经系统,其副作用中可能有锥体外系反应,出现肌张力障碍而导致说话和吞咽功能失调。服药时间越长,剂量越大,症状出现越早越重,另外,一些药物(如茶碱类、钙拮抗剂、多巴胺等)使食管下段括约肌松弛,引起误吸。

4.**进食相关因素**　老年人进食注意力不集中、进食的食物种类不适当可能与吞咽功能障碍有关,但有关进食速度的研究缺乏,进食体位的研究结果有争议。

5.**其他相关因素**　有研究提示,病人的吞咽功能障碍可能与自理能力下降、建立人工气道、病人及家属对相关知识的缺乏等有关。

(二)治疗

1.**生物反馈**　根据吞咽功能障碍的性质、病人治疗愿望和认知状态评估选择合适的对象进行生物反馈治疗。

2.**吞咽康复训练**　吞咽困难病人应该有口咽部的吞咽康复训练,包括恢复性练习、补偿技术(姿势和动作改变)、饮食稠度与硬度等质地改变。

3.**并发症的干预**

(1)营养不良和脱水:①口服营养补充剂,筛查出有营养不良和营养不良的风险的老人,由营养师指导并且给予口服营养补充处方。②评估完全不能、部分不能经口腔进食者,选择适当营养、液体补充方式。③管饲,病人不能吞咽,对液体和食物有噎呛,可以通过鼻胃管(NG)、经皮内镜下胃造瘘/空肠造瘘(PEG/PEJ)供给营养。短期吞咽困难推荐 NG 喂养;长期吞咽困难(>4 周)推荐 PEG/PEJ 喂养。

(2)噎呛、误吸、窒息、吸入性肺炎:①帮助、教育病人保持良好的口腔和牙齿(包括义齿)卫生。②选择有利于吞咽的食物或药物,管饲病人饲管置于适当位置。③多学科团队支持的健康教育。④进食过程中发生呛咳频繁或呛咳严重的病人,应立刻停止进食。⑤对有饮食呛咳风险的病人,床边应备吸引装置,当发生呛咳时,及时吸出口腔、鼻腔、咽喉部的分泌物、食物残渣和异物,保持呼吸道通畅;对意外噎呛者,力争在最短时间内发现异常情况并争分夺秒抢救;对生命体征稳定者可进行体位引流,将气管或支气管中的误吸物引出;对心跳、呼吸骤停者可借助气管插管或支气管镜吸出误吸物,在疏通气道的同时立即进行心、肺、脑复苏。⑥教会病人自己、照顾者噎食的徒手急救方法。

(三)护理评估

由护理人员、首诊医生初步筛查,通过对病人进行吞咽障碍的筛查和评估作出诊断,对有问题或者可疑吞咽障碍者由语言治疗师或者经过专门培训的医护人员、放射科医生等进一步评估。

1.基本的吞咽筛选

(1)观察病人意识的水平。

(2)观察病人控制姿势的能力,能否维持坐位 15 分钟。

(3)如果病人能参与并配合坐位,可进一步进行吞咽功能评估。

2.吞咽障碍的进一步评估

(1)饮水实验:吞咽障碍的研究及临床实践中常使用饮水实验,包括洼田饮水实验,3 盎司饮水实验等。筛选实验常敏感度高、特异性低,无法对误吸做出明确诊断,但可初步筛选出误吸高危人群,为进一步诊断缩小范围。

(2)饮水实验与临床体检相结合:标准吞咽功能评估(SSA)、"Any Two"试验等将饮水实验与临床体检(认知、体位保持能力、构音、发音、咽反射和自主咳嗽能力、饮水后咳嗽和饮水后声音改变)相互结合。SSA 敏感度和特异度均较好(50% 和 80%),"Any Two"试验对无症状性误吸具有良好的诊断作用。这类评估为非侵入性并且可床旁执行,成本低,可以作为简单而有价值的筛查工具。

(3)进食实验:语言治疗师通过吞服试验或者护士在病人入院后首次进餐时观察病人吞咽的反应,其敏感度和特异度分别为 50% 和 80%。

(4)仪器及影像学评估:由影像学、内镜医师进行的视频内镜吞咽检查、改良吞钡检查,可以精确评估吞咽障碍的发生部位及性质,敏感性和特异性分别为 90% 和 71%,是确定有无吞咽障碍及严重程度的"金标准",但存在无法床旁及时检查、反复检查,对有认知障碍或者体弱无法保持体位、不配合的老年病人无法实施的问题。

(5)自我吞咽障碍筛查量表:病人可通过自我吞咽障碍筛查量表进行筛查,仅用于认知正常的病人。

(6)其他:反复唾液吞咽试验、颈部听诊法、血氧定量法、枸橼酸超声雾化吸入试验、P 物质检测、声学分析等,但其受较多因素影响,目前仅作为病人吞咽障碍、误吸的预测辅助方法。

(四)护理诊断

1.吞咽障碍　　与吞食过快、进食过快、食物过硬或过黏及脑梗死、痴呆、谵妄等疾病有关。

2.焦虑/恐惧　　与害怕窒息、治疗或护理的不适有关。

3.潜在并发症:噎呛、误吸、吸入性肺炎、营养不良和脱水等。

(五)护理措施

1.病情观察　　肺癌、食管癌、甲状腺手术后病人及高龄者易发生吞咽障碍,护理此类病人时应注意病情观察,注意吞咽障碍的筛查,警惕误吸的发生,以免误吸诱发其他并发症。对服药量大、药物反应明显、吞咽困难的老年病人要重点观察。力争在最短时间内发现异常情况,并争分夺秒抢救。

2.心理护理　　当病人脱离危险后,应及时给予心理支持和疏导,安慰病人情绪,减轻或消除病人的恐惧感。

3.预防呛咳措施　　见表 4-1。

表 4-1 预防呛咳措施

条目	具体措施
食物	· 准备食物时要注意剔除鱼刺、骨头等 · 避免食用黏性较强的食物(如年糕、芝麻糊等),避免食用干燥的食物(如面包干等) · 吞咽困难者不能吃含水分多的水果(如西瓜、葡萄等),避免食物过冷、过热或过量 · 禁止过量饮酒 · 对脑卒中吞咽困难的病人应给予半流质饮食,对于偶有呛咳的病人也应选择半流质食物 · 合理调整饮食种类,以细、碎、软为原则,且温度适宜
进食注意事项	进食时指导病人细嚼慢咽,少食多餐,避免一次进食过多;对于进食慢的病人,配餐员可将餐盘留下,在规定的时间内回收;对于频繁发生呛咳的病人,可用汤匙将少量食物送至舌根处,让病人吞咽,张口确认食物完全咽下后再送入食物;病人发生呛咳时宜暂停进餐,待呼吸完全平稳再喂食;若病人频繁呛咳且严重者,应停止进食
进食体位	· 尽量取坐位或半坐位进餐,头部向前倾斜 15° · 进餐后,至少保持上身直立 30 分钟,卧床病人应抬高床头至少 60°
口部肌肉训练	对有吞咽功能障碍的老年人,指导其进行吞咽功能锻炼

4.呼吸道护理

(1)慢性支气管炎、肺部感染病人应采取半卧位、侧卧位。

(2)进食后 30 分钟内不进行吸痰等容易诱发恶心、呕吐、反胃的操作。

(3)定时帮助病人翻身、拍背,并指导病人有效咳嗽、排痰,以保持呼吸道通畅,从而防止坠积性肺炎的发生。

5.吞咽功能锻炼 对有吞咽功能障碍的老年人,进行吞咽功能锻炼指导,见表 4-2。

表 4-2 吞咽功能锻炼

条目	具体措施
面部肌肉锻炼	皱眉、鼓腮、露齿、吹哨、张口、咂唇
舌肌运动	舌头向前伸出,然后左右运动摆向口角,再用舌尖舔上下嘴唇,抵压硬腭部;病人张口发"a"音,并向两侧运动发"yi"音,然后再发"wu"音
软腭训练	用冰冻棉签轻轻刺激软腭、腭弓、舌根及咽后壁,左右交替,然后做吞咽动作,可诱发和强化吞咽反射
呼吸道的训练	深吸气—憋气—咳出,配合吹纸片、皱眉、鼓腮运动,每日训练 1 次,每次 30 分钟

6.健康教育 见表 4-3。

表 4-3 吞咽障碍病人健康教育

条目	具体措施
饮食习惯	情绪不稳定时禁止进餐,情绪激动时(如伤心、生气等)避免谈论令人不愉快的事情或有其他干扰病人进食的影响因素;细嚼慢咽,少食多餐,少食辛辣、刺激的食物,禁止过量饮酒

条目	具体措施
食物选择	食物应细、碎、软,避免鱼刺、骨头和黏性较强的食物;食物温度适中,不宜过热或过冷;避免食用干燥食物,如面包干等;少食水分多的水果,如西瓜、葡萄等
进食观察	告知其家属或陪护人员,一旦病人在进食后、翻身或呕吐时出现剧烈咳嗽,要立即置病人于侧卧位或头偏向一侧,检查病人口腔内有无异物。如病人出现喘鸣、呼吸困难、声音嘶哑、面色苍白继之变为青紫等,高度怀疑窒息的可能
现场急救	当病人出现呛咳频繁或呛咳严重时,立即协助其低头弯腰,身体前倾,下颌朝向前胸;如果食物残渣卡在喉部危及呼吸时,病人应再次低头弯腰,喂食者可在其肩胛下沿快速连续排击,使残渣排出;若仍不能排出,病人取头低足高侧卧位,以利体位引流;用筷子或用光滑薄木板等撬开病人口腔,插在上、下齿之间,或用手巾卷个小卷撑开口腔,清理口腔、鼻腔、喉部的分泌物和异物,以保持呼吸道通畅,第一时间尽可能多地去除气道异物,呼叫医务人员抢救

三、压力性损伤的护理

压力性损伤是由于身体局部组织长期受压,血液循环障碍,组织营养缺乏,致使皮肤失去正常功能而引起的组织破坏和坏死。2007 年,美国国家压力性损伤咨询小组定义:压力性损伤是皮肤或皮下组织由于压力、剪切力或摩擦力而导致的皮肤、肌肉和皮下组织的局限性损伤,常发生在骨隆突处。压力性损伤好发于老年病人,尤其是病情危重、长期卧床、营养失调或代谢障碍、两便失禁的老年病人,可在数小时内发生。当局部压力>16mmHg,即可阻断毛细血管对组织的灌流;30～35mmHg,持续 2～4 小时,即可引起压力性损伤。据美国统计资料显示,71％的压力性损伤出现在 70 岁及其以上的老年人。有文献报道,老年住院病人压力性损伤的发生率为 10％～25％。压力性损伤已成为基础护理工作的重点,也成为评价护理工作质量的重要指标。

(一)病因及危险因素

1.压力

(1)压力的强度和持续时间是造成压力性损伤的最主要因素,压力往往发生在骨隆突出的周围。

(2)皮肤及其支持结构对压力的耐受力:皮肤毛细血管最大承受压力为 16～33mmHg(2.01～44kPa),最长承受时间为 2～4 小时。

(3)压力与时间关系的研究显示,压力大小与压力作用时间呈抛物线关系,即低压长时间的压迫造成的组织危害大于高压短时间的压迫。

(4)肌肉及脂肪组织比皮肤对压力更敏感,最早出现变形、坏死,而萎缩、瘢痕化及感染的组织对压力的敏感性更强。

2.剪切力

(1)剪切力是施加于相邻物体的表面,引起相反方向进行性平滑移动的力量,是引起压力性损伤的次要因素。

(2)当身体同一部位受到不同方向的作用力时,就会产生剪切力,比压力更易致压力性损伤。

(3)剪切力作用于深层,引起组织的相对移动,切断较大区域的小血管供应,导致组织氧张力下降。因此,剪切力比垂直方向的压力更具危害。

(4)实验证明,剪切力只要持续存在大于30分钟,即可造成深部组织的不可逆损害。

(5)如果将受压部位的血管比喻为水管的话,压力是将水管挤扁,而剪切力是将水管折弯,所以剪切力更易阻断血流。

3.摩擦力

(1)床铺皱褶不平、有渣屑、皮肤潮湿或搬动时拖、扯、拉、拽病人均产生较大摩擦力。

(2)摩擦力作用于皮肤易损害皮肤的角质层,增加皮肤的敏感性。

(3)摩擦力可使局部皮肤温度增高,温度每升高1℃,加快组织代谢并增加10%氧的需要量。

(4)摩擦力的大小与皮肤的潮湿程度有关,少量出汗＞干燥皮肤＞大量出汗,大量出汗可降低摩擦力。

4.潮湿

(1)大小便失禁、大汗或多汗、伤口大量渗液等均是造成皮肤潮湿的原因。

(2)湿润皮肤使组织产生压力性损伤的可能性比干燥皮肤高5倍。

(3)正常皮肤偏酸性(pH4.0～5.5),尿和粪均为碱性。

(4)潮湿造成皮肤酸碱度的改变会降低皮肤角质层的屏障功能,导致表皮损伤,细菌增生。

5.内部因素 营养不良、运动障碍、感觉障碍、急性病、年龄、体重、血管病变、水肿等。

6.诱发因素 坐、卧姿势,移动病人的技术,大小便失禁,个体的社会状态和吸烟等。

(二)临床表现

1.传统分级方法的临床表现

Ⅰ期:淤血红润期,即使解除压迫状态,局部组织仍持续发红或发展成红斑。

Ⅱ期:炎性浸润期,皮肤损伤在表皮或真皮,溃疡呈浅表性。

Ⅲ期:浅表溃疡期,伤口侵入皮下组织,但尚未侵犯筋膜。

Ⅳ期:坏死溃疡期,全层皮肤缺失,伴有组织坏死或肌肉、关节囊、骨的损伤。

2.国际分级方法的临床表现(NPUAP 2007)

(1)Ⅰ期:在骨隆突处的皮肤完整伴有压之不褪色的局限性红斑。深色皮肤无明显的苍白改变,颜色可与周围组织不同。皮肤有疼痛、硬块,表面变软、发热或发凉。

(2)Ⅱ期:累及表皮或真皮层,表现为一个浅的开放性溃疡,伴有粉红色的伤口床,也可表现为一个完整或破裂的血清性水疱,无腐肉。

(3)Ⅲ期:全层皮肤组织缺失,可见皮下脂肪,但骨头、肌腱、肌肉未外露,组织缺失的深度不明确,可能包含潜行和隧道,可有腐肉存在。

(4)Ⅳ期:全层组织缺失,伴有骨、肌腱或肌肉外露,常有潜行或隧道,创面有腐肉或焦痂,可疑的深部组织损伤,皮下软组织受到压力或剪切力的损害,完整但褪色的局部皮肤可出现颜色改变(如紫色或黑紫色),或形成充血性水疱。与周围组织比较,该区域的软组织可出现疼痛、硬肿、糜烂、松软、较冷或较热。

(5)不明确分期:缺损涉及组织全层,溃疡底部有腐肉覆盖(黄色、黄褐色、灰色、绿色或褐色),或者伤口床有焦痂附着(碳色、褐色或黑色)。无法确定其实际深度,只有去除足够多的腐肉或焦痂,暴露出伤口床的底部,才能准确评估压力性损伤的真正深度、确定分期。

(三)治疗

1. **全身性因素的治疗**　积极治疗原发疾病,给予充足蛋白质、热量和水,防止负氮平衡,改善全身营养状况。

2. **伤口局部治疗**　运用湿性愈合理念,运用现代新型敷料进行伤口管理。

3. **其他治疗**　负压治疗、高压氧治疗及外科手术治疗等。

(四)护理评估

1. **压力性损伤的局部情况**　伤口局部的评估包括压力性损伤的分期、部位、大小、潜行、是否感染、基底组织、渗液、伤口周围皮肤状况,以及疼痛评估。

2. **压力性损伤危险因素评估**　根据具体情况评估。

(五)护理诊断

1. **皮肤完整性受损**　与压力性损伤有关。

2. **舒适的改变**　与疼痛有关。

3. **焦虑**　与病人担心压力性损伤的预后有关。

4. **潜在并发症**:出血、感染、骨髓炎等。

(六)护理措施

1. **压力性损伤记录**　记录内容包括压力性损伤的部位、大小、分期、组织形态、气味、渗出液量、潜行或隧道、有无感染、周围皮肤情况、病人一般情况及基础疾病等,需在每次换药前做好记录并留取影像资料。

2. **心理支持**　在压力性损伤的治疗过程中,需要给予病人心理疏导,帮助其树立治疗的信心,积极配合治疗。

四、老年安全用药护理

(一)老年人用药原则

目前老年人多药合用十分普遍,老年人药物不良反应(ADR)的发生率居高不下,比成年人高 3 倍以上。老年人因 ADR 致死者占死亡人数的一半,成为 ADR 的主要受害者。如何做到老年人合理用药是一个亟待解决的临床问题。据有关资料统计,在 41～50 岁的病人中,药物不良反应的发生率是 12%,80 岁以上的病人上升到 25%。老年人用药原则可作为临床合理用药的指南,具体内容如下。

1. **受益原则**　受益原则首先要求老年人用药有明确的适应证,同时要求用药的受益/风险比值大于1。有用药适应证而用药受益/风险比值小于 1 者,则不考虑使用此药,可选择疗效确切而毒副作用小的其他同类药物。如有高血压的脑梗死老年病人行非溶栓治疗时,若用肝素抗凝治疗并发出血危险约为 10%,而未采用抗凝治疗发生脑卒中者仅为 0.6%。对这类老年病人抗凝治疗后不良反应风险明显大于未抗凝病人,因此此类老年病人不需要抗凝治疗。如经常失眠的老年病人,采用避免睡前产生兴奋的因素(包括抽烟、喝浓茶)、减少白天的睡眠等非药物措施来改善失眠状态,与出现失眠即使用镇静催眠药的老年病人比较,前者避免了药物不良反应。又如,对于老年人的心律失常,如果既无器质性心脏病又无血流动力学障碍时,长期用抗心律失常药可使死亡率增加,因此,应尽可能不用或少用抗心律失常药。选择药物时要考虑到既往疾病及各器官的功能情况,对有些病症可以不用药物治疗就能观察病情的,不要急于用药。如便秘的老年人,可通过腹部按摩、多喝水、增加粗纤维食物的摄取或喝蜂蜜等措施促进排便。

2. **五种药物原则**　老年人大多是多病共存,常多药合用治疗。过多使用药物不仅增加经济负担,减少依从性,而且还增加药物间相互作用,增加药物效应的协同作用或出现拮抗反应,使用药效果叠加或减弱,甚至发生严重不良反应。当多药联用时,药物间相互作用(不良反应)的概率相应增加,用药越多则药物不良反应发生率越高。据统计,同时使用 5 种以下药物者的 ADR 发生率为 4%,6~10 种为 10%,11~15 种为 25%,16~20 种为 54%,所以老年人同时用药不能超过 5 种。治疗时分轻重缓急,抓主要矛盾,选主要药物治疗;选用具有兼顾治疗作用的药物,如高血压合并心绞痛者可选用 β 受体阻滞剂及钙拮抗剂;高血压合并前列腺肥大者,可用 α 受体阻滞剂;重视非药物治疗,减少和控制服用补药;治疗过程中若病情好转、治愈或达到疗程时应及时减量或停药。另外,要重视非药物疗法,这仍然是有效的基础治疗手段。如早期糖尿病病人可采用饮食疗法,轻型高血压病人可通过限钠、运动、减肥等方法控制血压。老年人便秘可多吃粗纤维食物、加强腹部按摩等,病情可能得到控制而无须用药。临床上药物相互作用引起的不良反应有高血压危象、心律失常、严重低血压、出血、呼吸麻痹和肾功能损害等,这些后果对衰老机体危害更大。如普萘洛尔与苯乙双胍合用可加重低血糖反应,地高辛与利舍平合用可导致严重的心动过缓且易发生异位心律。由于老年病人的生理、生化功能改变,药物相互作用更易发生,故在执行医嘱或给药时要特别谨慎。

3. **小剂量原则**　老年人的肝脏代谢能力下降、肾脏排泄能力下降,除维生素、微量元素和消化酶类等药物可以用成年人剂量外,其他药物都应低于成年人剂量。《中华人民共和国药典》(简称《中国药典》)规定:老年人用药量为成人剂量的 3/4;一般开始用成人剂量的 1/4~1/3,然后根据临床反应调整剂量,逐渐达到成人剂量的 2/3 或 3/4,直到出现满意疗效且无不良反应为止。只有把药量控制在最低有效量,才是老年人的最佳用药剂量。

4. **择时原则**　择时原则是根据时间生物学和时间药理学的原理,选择最合适的用药时间进行治疗,以提高疗效和减少不良反应。由于许多疾病的发作、加重与缓解具有昼夜节律的变化(如急性心肌梗死和脑出血的发病高峰在上午,变异型心绞痛、脑血栓、哮喘常在夜间或凌晨发作,类风湿性关节炎常在清晨出现关节僵硬等),因此,进行择时治疗时,注意根据疾病的发作、药代动力学和药效学的昼夜节律变化,选择最佳用药时间。如变异型心绞痛多在零点到六点发作,因此主张睡前用长效钙拮抗剂,也可在睡前或半夜用短效钙拮抗剂;劳力型心绞痛多在上午六点到十二点发作,应在晚上用长效硝酸盐、β 受体阻滞剂及钙拮抗剂;降糖药格列本脲、格列喹酮应在饭前半小时用药,二甲双胍应在饭后用药,拜糖平与食物同服。

5. **暂停用药原则**　老年人用药期间应密切观察病情变化,一旦出现新的症状,应考虑为药物的不良反应或是病情加重。前者应停药,后者则应加药。对于服药的老年人出现新的症状,停药受益可能多于加药受益。因此,暂停用药是现代老年病学中最简单、有效的干预措施之一。

剂量个体化也是药物治疗的一项重要原则,对老年病人尤为重要。虽说老年人的生理功能都有减退,但个体间存在一定差异,即使年龄相同,功能衰减程度却不一致,故药物的反应也不一样。因此,老年人用药应从小量开始,逐渐达到个体最适量。一般主张用常量的 1/2 或 3/4,同时需注意药物的相互作用。

(二)老年人给药途径

1.给药途径　老年人常用的给药途径有口服、舌下含服、吸入、皮肤黏膜用药、直肠等局部给药及注射(皮内、皮下、肌内、静脉注射)等。除静脉注射药液直接进入血液循环外,其他给药途径均有一个药物吸收过程,各途径吸收到血液的快慢顺序依次为吸入＞舌下含服＞直肠给药＞肌内注射＞皮下注射＞口服＞外敷。老年人因体质较差,以口服、静脉注射效果较好。肌内注射、皮下注射比较容易操作,但因局部循环欠佳、药物释放缓慢,有时不易达到有效药量致使效果较差。当病人不能口服(如处于昏迷、呕吐状态)、不易口服或在进行抢救的情况下,可采用注射法,其特点是作用快、剂量准,尤以静脉注射作用最快。老年人由于血流量减少,局部血液循环不如成年人,因此药物吸收速率和起效时间也受到影响。

老年人大都脾胃虚弱,一般较能耐受颗粒剂(冲剂)或液体制剂,如口服液、糖浆、合剂等,给药途径以口服最为简便、安全,一般情况下尽量采用口服。

2.给药的注意事项

(1)服药姿势:口服给药时应采取立位或坐位,这时食管处于垂直位,有利于药片下行入胃。若情况不允许,亦应坐直身体,吞下药片后约1分钟再躺下。若躺着服药或服后取卧位,会使有刺激性的药片粘于食管壁上,不易及时进入胃内,可导致食管炎症甚至形成溃疡,还可因药物的吸收延缓而使药效降低。若服法不当时,还可引起食管损伤。

(2)严格掌握用量:老年人服药剂量(包括药水)要准确,不可随意减少或加大药物剂量。用量不足,不仅治不好病,还会产生耐药性,给彻底治愈带来困难。若超过规定用量,因老年人药物代谢或排泄减少,可出现并加重药物中毒反应,甚至导致生命危险。

(3)给药时间:药物在体内的作用可表现出一定的昼夜节律性,故同一药物在不同时间给药,其体内过程和药效可能不同。

(4)服药禁忌:服药宜用温开水。老年人服用片剂或胶囊要用足量温开水送服,至少饮水100mL。若服药时饮水量过少,药片易滞留于食管壁上,既刺激食管,又延误疗效;送服液体不可用牛奶、豆浆、茶水、咖啡、可乐等饮料,因为这些饮料中的一些成分可能与药物发生反应,影响疗效。服药后亦不宜立即饮茶,尤其是浓茶。最好服药后间隔2小时再饮茶或牛奶等,因浓茶含有鞣酸等物质,与药同服产生化学反应,破坏药物中某些成分,降低药物效果。某些特殊药物服用时应特别注意,如服乳酶生忌用热水冲服,服润喉片、止咳糖浆后不要马上饮水等。此外,服用有些药物要忌食辛辣食物或不要与酒同服;有些药物不能一起服用,如胃蛋白酶和碱性药物;有的食物会影响某些药物的吸收和作用;服用抗生素一周内禁饮酒等。

(5)根据剂型服药:有些药物不能压碎或打开胶囊服用,如缓释片或缓释胶囊,压碎或拆开服用可以短时间升高药物浓度,很快被机体代谢,药物不能维持较长时间的有效浓度,影响治疗效果;有些药片不可磨碎或分半,除咀嚼片剂外,一般应整个吞下,否则可增加药物毒性或影响血药浓度和药效,甚至发生生命危险。临床上应避免老年人因缺乏口服药物服用知识,或因片剂较大或胶囊形状过长难以下咽而打碎片剂或拆开胶囊服用的现象。肠溶剂不可嚼碎或磨粉,也不宜与抗酸药同服,服用抗酸药后,胃中pH值会上升,使得肠溶剂受破坏,在胃中崩解,一方面刺激胃,另一方面也失去设计的剂型。有些药物外层增加了一层肠衣,保护药物不被胃液消化,减少对胃刺激。

(三)老年人安全用药护理

随着年龄的增长,老年人记忆力减退,学习新事物的能力下降,对药物的治疗目的、服药时间、服药方法常不能正确理解,影响用药安全和药物治疗的效果。同时,老年人由于营养状况、衰老程度、基础疾病等方面的差异,药物代谢过程的个体差异较年轻人更为显著。因此,老年人安全用药护理十分重要。

1. 给药前评估

(1)用药史:详细评估老年人的用药史,建立完整的用药记录,包括既往和现在的用药记录、药物的过敏史、引起副作用的药物,以及老年人对药物的了解情况。

(2)当前的身体情况:评估当前老年人视力、听力、理解能力、记忆力、吞咽能力、获取药物的能力、发现不良反应的能力,以及各脏器的功能情况,如肝功能、肾功能等。

(3)心理-社会状况:给药前应先了解老年人的文化程度、饮食习惯、作息时间、家庭经济状况,对当前治疗方案和护理计划的了解程度、认知程度和满意度,家庭的支持情况,对药物有无依赖、期望、恐惧等心理。

2. 指导老年人安全用药

(1)指导用药前准备:服用药物以前应检查药物是否过期、变质等情况。若老年人理解能力正常,应向老年人简单、明了地讲解药物的作用及服药后可能出现的副作用。服药期间应多关心老年人,并经常与其沟通,了解老年人服药的疗效和不良反应。一旦出现异常症状应立即停止用药,保存好残片,到医院就诊。

(2)指导安全用药:①口服药时应采取立位或坐位。②肠溶制剂不可嚼碎或磨碎,除咀嚼剂外,一般应该整个吞下。不要压碎或打开胶囊。服药宜用温开水,服用片剂或胶囊剂要用足量水送服,不可用牛奶、豆浆、咖啡、可乐等送服。③老年人吞咽片剂或胶囊有困难,宜多选用液体剂型或冲剂、口服液,必要时改为注射给药,老年人用缓释剂型应慎重,因为老年人胃肠功能减弱,影响药物的吸收,或因胃排空变慢、肠蠕动减弱可使药物释放时间延长,吸收量增加,而使药物浓度增大产生不良反应。④给药时间选择要正确,如糖尿病病人皮下注射胰岛素宜在饭前半小时。

(3)按医嘱规定用药:由于部分老年人孤独生活,缺乏关爱与护理,文化水平的差异使得他们对医嘱理解不同;患不同程度的老年痴呆者,记忆力、理解力、听力、视力均减退,忘服、误服、不按规定服用药物;或因经济条件不同,承受药物费用的能力有限等导致部分病人不能按医嘱规定合理用药。因此,老年人家属或养老机构的工作人员应担负起监护老年人用药的责任,将每日 3 次、每日 2 次或每日 1 次的药物用不同的颜色分包,并放在不同的位置,以免老年人忘服或多服。

(4)服药技巧:若老年人每次服用药物种类过多或者老年人自理能力差,可将药物从包装盒里取出,把药物的名称、药效、用量、服用时间(饭前、饭后、睡前等)为老年人做详尽地讲解,配好每次服用的药物量,并用老年人能看清楚的大字做好标志,或放置在有明显标志的药盒中。将药物放在固定、易看到的位置,可通过电话追踪或闹钟提醒老年人按时服药,防止漏服或重复服药,并养成服药前、中、后检查的习惯。

(5)药品保管:定期检查药物是否过期,过期药物的疗效不仅降低,甚至对人体有害,必须丢弃。对待生活不能自理、精神障碍、长期卧床的老年人,应把药物放在其接触不到的位置,以防误服或出现意外。

3. 观察和预防药物不良反应

(1)观察药物的副作用:药物的副作用是指与治疗目的无关的药物作用,注意观察老年人用药后可能出现的不良反应，及时处理。对使用降压药的老年病人，要注意提醒其直立、起床时动作缓慢，避免直立性低血压。其他如镇静药、抗抑郁药、血管扩张药、降压药和利尿药均可引起直立性低血压反应。降压药利舍平可引起老年人中枢神经系统症状，如抑郁甚至导致自杀，大剂量的利舍平可引起帕金森病，含有利舍平的复方制剂包括复方降压片、北京降压 0 号、降压灵等，使用时注意避免以上情况发生。青霉素由肾小管分泌排泄，由于老年人分泌功能减退、排泄减慢，易出现中枢神经的毒性反应，可诱发癫痫及昏迷。含铁剂药物可因胃酸分泌减少致吸收量不足，疗效差，宜同服稀盐酸、维生素 C 或增加剂量。吩噻嗪类药物致永久性震颤性麻痹发生率较高，尽可能避免长期应用。复方降压片、北京降压 0 号、降压灵等复方制剂均含少量吩噻嗪类。

(2)观察药物的毒性反应：药物的毒性反应是指药物用量达到中毒剂量出现的不良反应。常见的不良反应有以下几种。①胃肠道反应：恶心、呕吐、腹痛、腹泻、黄疸等。②中枢神经系统反应：头晕、耳鸣、听力下降等。③心血管反应：血压下降、心动过速或过缓、心律不齐等。

(3)观察变态反应：变态反应常见的症状有发热、心慌、气短、大汗、口唇麻木、荨麻疹、血管神经性水肿等，严重者可发生过敏性休克。

(4)观察药物矛盾反应：老年人在用药后容易出现药物矛盾反应，即用药后出现与用药治疗效果相反的特殊不良反应。如用硝苯地平治疗心绞痛反而加重心绞痛，甚至诱发心律失常。所以用药后要细心观察，一旦出现不良反应时宜及时停药、就诊，根据医嘱改服其他药物，保留剩余药物。

4.老年人用药心理护理 医务工作者要了解老年人，不仅要了解老年人的病情变化、用药情况，还要善于察言观色，与老年人沟通，分析其思想动态及心理活动。鼓励老年人倾诉服药的感受，若出现老年人对药物治疗有错误认识或害怕药物的副作用等情况时，应耐心做好心理疏导，解除老年人的心理障碍，以便配合用药。要同情老年人，协助他们以坚强的毅力、乐观的情绪调动自身免疫力，使其重新获得健康和快乐。

5.老年人用药健康教育

(1)鼓励老年人首选非药物性措施：指导老年人如果能以其他方式缓解症状的，暂时不要用药，如失眠、便秘、疼痛等应采用非药物性措施解决问题，将药物中毒的危险性降至最低。

(2)介绍药物知识：以老年人能够接受的方式，向其解释药物的种类、名称、用药方式、药物剂量、药物作用、不良反应和期限等，必要时在药袋上用醒目的颜色标明用药的注意事项。此外，要反复强调正确服药的方法和意义。

(3)指导老年人避免盲目购买或使用广告药物或保健品：一般健康老年人不需要服用滋补药、保健药、抗衰老药和维生素等，只要注意调节好日常饮食，加强营养，科学安排生活，保持平衡的心态，就可以达到健康长寿的目的。体弱多病的老年人应在医生的指导下辨证施治，适当服用滋补药物，防止进入盲目、不科学的预防和保健误区。

(4)指导家属用药知识：对老年人进行健康指导的同时，还要对其家属包括不能生活自理的老年人家属进行有关安全用药知识的教育，使他们学会正确协助和督促老年人用药，防止发生用药不当造成的意外。同时家属要多关心、体贴老年人，帮助其建立恢复健康的自信，提高自我管理能力和用药的依从性。

五、老年皮肤护理与衣着卫生

皮肤是人体最大的器官，有着其特殊的生理功能，如保护、感觉、调节体温、分泌和排泄、吸收、代谢、免疫等。经过几十年的外界刺激,老年人的皮肤逐渐老化,生理功能和抵抗力降低,皮肤疾病逐渐增多。皮肤老化和皮肤病给老年人的日常生活带来烦恼。因此,做好皮肤护理,保持皮肤清洁,讲究衣着卫生舒适,增强皮肤抵抗力,是老年人日常生活护理必不可少的内容,对长期卧床的老年人更具有特殊意义。

(一)老年人皮肤清洁

1.**老年人皮肤特点** 人到老年,皮肤逐渐老化,尤其是位于暴露部位的头、面、颈及四肢,皮肤松弛、变薄,出现皱纹,下眼睑出现眼袋,皮肤变得干燥、多屑和粗糙,头发稀疏、脱落,皮脂腺萎缩、功能减弱,皮肤触觉、痛觉、温度觉等浅感觉功能也减弱,皮肤表面的反应性减低,对不良刺激的防御能力减弱,免疫系统的损害也伴随老化而来,导致皮肤抵抗力全面降低。

2.**老年人皮肤护理要点** 根据老年人皮肤的特点,通常护理要点包括以下几方面。①协助老年人保持皮肤卫生,尤其是皱褶部位,如腋下、肛门、外阴和乳房下等皮肤,经常用温水洗净且保持干燥。②协助老年人保持头发的清洁卫生,定期洗头。皮脂分泌较多者可用温水及中性皂液洗头;头发干燥或头屑较多者则清洁次数不宜过多,可用多脂皂清洗,待发干后可涂以少许湿润油。③避免碱性肥皂的刺激,保持皮肤酸碱度即 pH 值在 5.5 左右。④需使用药效化妆品者,首先应观察老年人皮肤能否耐受、过敏。要以不产生变态反应为前提,其次再考虑治疗效果。对于敏感的皮肤,要慎用含香料的化妆品。⑤避免让老年人生活在高温或寒冷环境。夏季注意防暑,冬天注意保暖。由于老年人在高温环境下耐受温度上升的能力较差,故60 岁以上老年人易中暑,发生热射病。冬天老年人最适宜的温度为 $24 \sim 27 \, ℃$。⑥老年人贴身的衣服要柔软,以本色全棉为宜。

(二)老年人皮肤瘙痒症的护理

临床上将只有皮肤瘙痒而无原发性皮肤损害称为瘙痒症。皮肤瘙痒症是临床上常见症状之一,可分为全身性和局限性两种,前者多见于老年人,以躯干部位最痒;后者发生于身体的某一部位,常见的有肛门瘙痒症、阴囊瘙痒症、外阴瘙痒症、头部瘙痒症等。

老年人因体内组织细胞中的水分逐渐减少,出现慢性生理性失水,引起皮肤干燥、皱纹增多,皮肤易受周围环境冷热变化的刺激而诱发瘙痒。大腿发痒最先出现,逐渐蔓延到小腿,甚至全身。老年人皮肤瘙痒症还与生活习惯有关。如老年人因皮肤感觉减退,喜欢用温度较高的热水洗澡,再加上使用碱性大的肥皂,使本来就干燥的皮肤失去了皮脂的滋润,继而引发皮肤瘙痒。

老年人皮肤瘙痒症在冬季由于寒冷而易诱发,以晚间为重,常在脱衣服睡觉时感觉大腿股骨前内侧、小腿等部位剧烈瘙痒,且越抓越痒,直至局部出血为止,然后全身各处皆有瘙痒的感觉,但不是全身同时发痒,往往由一处转移到另一处。瘙痒的程度不尽相同,部分病人瘙痒可忍受,部分病人感全身奇痒,采用刷子刷皮肤或用热水洗烫,直至皮肤出血伴有疼痛时痒感才暂时减轻。病人可因发痒而失眠,由于剧烈瘙痒不断挠抓,瘙痒部位皮肤出现抓痕或血痂,有时有湿疹样、苔藓样改变或色素沉着,可感染而发生疖肿或毛囊炎。

对老年人皮肤瘙痒症的护理,应注意以下事项。①洗澡卫生:老年人洗澡次数不宜过于频繁,夏天每天一次,冬天 3～4 天一次;洗澡水温以 35～40 ℃为宜;洗澡时间不宜过长,以 15～20 分钟最好;洗澡时不宜用碱性肥皂,因为这种肥皂去脂效力太大,会增加皮肤干燥度,故宜用中性肥皂或不用肥皂。②护肤:老年人油脂分泌少,皮肤干燥,故需要经常涂抹护肤用品,如护肤膏、护肤霜、护肤油等,使皮肤保持一定的湿度和滋润度,有利于防止皮肤瘙痒。③合理饮食:老年人平日营养要充分,膳食调配要适当,饮食宜清淡,少吃或不吃辛辣等刺激性食物,多吃新鲜的黄绿色及高纤维蔬菜,保持大便通畅。禁饮酒,少饮或不饮浓茶和浓咖啡。④规律生活:皮肤瘙痒症可因生活规律紊乱、睡眠不佳、疲劳、不良情绪而加重,故老年人必须注意保持规律生活,劳逸适度。

(三)老年人衣着卫生

由于老年人皮肤的特点,关于衣着与健康的关系越来越受到老年护理工作者的关注。对于老年人的服装设计,除考虑美观外,实用则更为重要。服装的实用,最主要指有利于人体的健康。

有些衣料如毛织品、化纤织品,穿起来轻松、柔软,因此常受到老年人的喜爱。然而,这些面料对皮肤有一定的刺激性,如果用来制作贴身的内衣,就有可能引起皮肤瘙痒、疼痛、红肿或起水疱。尤其是化纤织物,其原料是从煤、石油、天然气等高分子化合物或含氮化合物中提取出来的,其中有些成分很可能成为变应原,一旦接触皮肤,很容易引起过敏性皮炎。这类织物带有静电,容易吸附空气中的灰尘,引起支气管哮喘。纯棉织品的透气性和吸水性优于化纤织品,因此,在选衣料时,内衣以棉织品为好,外套可选用毛料、化纤织品等。

对老年人衣着的选择,应注意以下事项:①在尊重老年人习惯的基础上,注意衣服的款式要适合老年人,容易穿脱、不妨碍活动、宽松、便于变换体位。②选择质地优良的衣料,一般选择柔软、有吸水性、不刺激皮肤、可调节体温、耐洗的布料,以棉制品作为首选。③衣着色彩柔和且不变色。④衣服大小要适中,过小影响血液循环,过大、过长又容易使老年人行动不便。

六、老年营养与饮食护理

(一)老年人的营养需求

1.老年人所需营养要素

(1)热量:人体生命活动的维持需要热量。老年人活动量逐渐减少,脂肪组织增加,肌肉萎缩,脏器功能减退,能量消耗降低,热量的摄入应随年龄的增长而逐渐减少。一般 60 岁以后其热量摄入较青年时期减少 20%,70 岁以后减少 30%。热能的摄入量以维持机体在标准体重计算需要摄入的食物热能为标准,以免导致肥胖或消瘦。老年人的标准体重可按以下公式计算:老年人标准体重(kg)=身高(cm)-105。提供热能的营养素包括糖类、蛋白质和脂肪。根据我国的膳食结构和习惯,每日糖类提供的热能占总热能的 60%~70%,蛋白质提供的热能占总热能的 10%~15%,脂肪提供的热能占总热能的 20%~25%。

(2)蛋白质:蛋白质是构成人体组织细胞、血红蛋白、激素、酶类和抗体等的重要成分,是老年人所需的最基本的营养素之一。由于老年人体内代谢过程以分解代谢为主,蛋白质的合成能力差,加上对蛋白质的吸收、利用率低,所以老年人低蛋白血症发生率较高,易出现负氮平衡。因此,老年人需要摄入富含优质蛋白质的饮食,每日摄入蛋白质以 1~1.2g/kg 为宜。老年人肝、肾功能下降,过多的蛋白质会增加肝、肾的负担,应注意选择机体利用率高的优质蛋白质,如奶、蛋、鱼、瘦肉等,大豆及其制品对动脉硬化有保护作用,还可降低胆固醇,可较多食用。

(3)脂肪:由于老年人胆汁酸减少,酯酶活性降低,对脂肪的消化功能下降,老年人体内的脂肪组织逐渐增加,可引起肥胖、高脂血症、动脉硬化及冠心病等。因此,老年人脂肪的摄入不宜过多,应选择一些含不饱和脂肪酸多的油脂,如豆油、花生油等植物性油脂,不宜多食动物性脂肪,如猪油、奶油等,并应限制摄入如脑、肝、肾、蛋黄及鱼子等含胆固醇高的食物。

（4）糖类：糖类易于消化、吸收，是人体最主要的热量来源，但在吸收过程中部分转化为甘油三酯，容易导致高脂血症和冠心病，加上老年人对血糖调节能力减弱，易导致糖尿病，因此，老年人应减少糖类的摄入，以摄入果糖较为适宜，因为果糖易于吸收，且能较迅速地转化为氨基酸而较少转化为脂肪。有些老年人为了防治肥胖和高脂血症，往往重视限制脂肪的摄入而忽视了糖类的摄入，结果加重肥胖，甚至引起糖尿病。

（5）膳食纤维：膳食纤维不易被人体分解吸收，但可促进肠道蠕动，能防治老年性便秘，降低血脂、血糖，预防动脉硬化、冠心病等，并有预防胆石症和肠癌的功效，是膳食中不可缺少的成分。因此，老年人应注意摄入足够的膳食纤维（以 30g 为宜），如薯类、谷类、玉米、豆类、蔬菜、水果等。

（6）维生素：维生素作为机体某些辅酶的主要成分，在维持身体健康、促进生长发育、调节生理功能和推迟衰老过程中起着极其重要的作用。老年人由于进食减少，容易出现维生素摄入不足，加上许多老年病导致继发性维生素缺乏，因此，老年人每天必须有足够的维生素供给，才能满足机体代谢的需要，促进机体代谢平衡，增强抗病能力。

（7）无机盐和微量元素。①无机盐：缺钙可致骨质疏松，缺铁可引起贫血，缺镁易引起心肌损害，缺钾可致肌无力、心律失常、低血压及诱发洋地黄中毒等，应注意从食物中摄取补充。食盐摄入过多，长期血钠过高可使机体水钠潴留产生水肿，也易诱发高血压、冠心病，故老年人应限制食盐的摄入量。②微量元素：微量元素与人的代谢、生育、疾病及衰老有关。锌有抗氧化、抗衰老的作用，缺锌可出现食欲缺乏、味觉异常、溃疡难愈合及易患食管癌等情况；硒具有抗氧化作用，可减少心肌和血管的损害，长期缺硒易患癌症和心脏病；铬、锰缺乏可引起脂类和糖代谢紊乱，并导致胆固醇升高和动脉硬化，易引发冠心病。但微量元素补充过量可出现不良反应甚至引起中毒，应加以注意。

（8）水：水具有维持血液循环、调节体温、参与物质代谢和排泄废物等重要作用。老年人体内水分减少，每日保持饮水量在 2000mL 左右，以补足水分，但也不宜过度饮水，以防心、肾负荷过重。

2. 老年人的平衡膳食　　老年人的合理营养，除了要通过食物调配提供满足机体的热能和各种营养素外，还要有合理的膳食制度和合理的烹调方法，三者兼顾才能达到合理营养的目的。平衡膳食是合理营养的核心，又称为合理膳食，即根据用膳者对热能与营养素的需要而提供各种比例适中、配合恰当的营养素。

（二）老年人营养摄入影响因素

1. 生理因素　　老年人味觉功能下降，特别是苦味和咸味功能显著丧失，同时多伴有嗅觉功能低下，不易感受到饮食的香味，所以老年人嗜好味道重的菜肴；多数老年人握力下降，同时由于关节病变和脑血管障碍等引起关节挛缩、变形，以及肢体的麻痹、震颤而加重老年人自行进食的困难；牙齿欠缺及咀嚼肌群的肌力低下影响了老年人的咀嚼功能，严重限制了其饮食摄取量；老年人吞咽反射能力下降，进食过程中易发生吸入性肺炎或窒息性死亡；对食物的消化、吸收功能下降，导致老年人所摄取的食物不能有效地被机体利用，特别是摄取大量的蛋白质和脂肪时，容易引起腹泻；老年人易发生便秘，而便秘又可引起腹部饱胀感、食欲缺乏等，对其饮食摄取造成影响。

除此之外，疾病也是影响食物消化吸收的重要因素，特别是消化性溃疡、癌症、动脉硬化、高血压、心脏病、肾脏病、糖尿病和骨质疏松等疾病。控制疾病的发展，防止疾病恶化可有效改善老年人的营养状况。

2. 心理因素　　饮食摄入异常多见于以下老年人：厌世或孤独者，入住养老院或医院而感到不适应者，精神状态异常者等；排泄功能异常而不能自理的老年人，因怕给照顾者带来麻烦，往往自己控制饮食的摄入量；对于痴呆老年人，如果照顾者不控制其进食量将会导致过食，有时痴呆的老年人还会出现吃石子、钉子，甚至自己的粪便等异常的饮食现象。

3. 社会因素　　老年人的社会地位、经济实力、生活环境及价值观等对其饮食影响很大。生活困难导致可选择的饮食种类、数量减少；而营养学知识的欠缺可引起偏食或反复食用同一种食物，导致营养失衡；独居老人或者高龄者，即使没有经济方面的困难，在食物的采购或烹饪上也可能会出现问题；价值观对饮食的影响也同样重要，人们对饮食的观念及要求有着许多不同之处，有"不劳动者不得食"信念的老年人，由于自己丧失了劳动能力，在饮食上因极度地限制着自己的需求而影响健康。

(三)老年人的饮食原则

老年人饮食应讲究膳食结构科学、营养素均衡、食量分配合理、烹调合理、注意个体差异的原则，充分满足老年人的营养需要，同时有利于促进健康和延缓衰老。

1. 膳食结构科学　　根据老年人的营养代谢特点和营养的需要，其膳食结构大致如下。①主食以米、面、薯类为主，摄入量为300g/d左右；食糖(包括蜂蜜)<25g/d。②蛋白质食物以动物蛋白为主，如瘦肉(畜、禽肉)75g/d、鱼类(鱼、虾、贝)75g/d，两者交替食用。其他包括蛋类50g/d、鲜奶225g/d、豆制品100g/d。③脂肪类食物，植物油<25g/d。④维生素及食物纤维类食物，蔬菜250～300g/d、水果100～150g/d。⑤食盐(包括酱油腌制盐)<8g/d。上述建议的膳食结构，其营养基本满足老年人的每日需要量，可根据不同的年龄、性别和劳动强度适当增减。

2. 营养素均衡　　在保证适当的糖类、蛋白质、脂肪三大营养素的同时，应注意水分的适量摄入、各类维生素的供给和膳食纤维的保证。不吃烟熏、烧焦、腌制、发霉或过烫的食物，以预防消化道疾病，如食管癌、胃癌等；适当补充含纤维素多的食物，预防便秘、结肠癌等疾病。

3. 食量合理分配　　老年人保持理想的体重很重要，故应适当限制热量的摄入。食量分配，提倡"早晨吃好，中午吃饱，晚上吃少"的原则。根据老年人的生理特点，少吃多餐较为适宜，避免暴饮暴食或过度饥饿，膳食内容的改变也不宜过快，要照顾到个人口味。由于老年人肝脏中储存肝糖原的能力变差，对低血糖的耐受能力不强，容易饥饿，所以在两餐之间适当增加点心是必要的。夜间的热能消耗较少，如果多吃富含热能而又较难以消化的蛋白质和脂肪会影响睡眠。晚餐可吃些蔬菜和含糖类较多而又易于消化的食物。

4. 烹调合理　　老年人由于牙齿松动和脱落导致咀嚼能力减退，消化功能下降，食料的选择应既方便老年人咀嚼又便于消化、吸收，食物加工应细、软、松，烹调宜采取烩、蒸、煮、炖、煨等方式，同时注意色、香、味，既易消化又促进食欲。老年人消化道对食物的温度较为敏感，饮食宜温偏热。

5. 注意个体差异　　尽管同为老年人，但由于饮食习惯、劳动强度、遗传因素、患病状况、宗教及个人健康等多方面影响，在饮食习惯上存在个体差异。在饮食种类选择上既要满足个人的嗜好和习惯，又要满足老年人活动消耗量，还要更多地考虑饮食是否有利于身体的健康。

(四)老年人饮食护理

1.烹饪时的护理

(1)咀嚼、消化、吸收功能低下者:蔬菜要切细,肉类最好制成肉末,烹制方法可采用煮或炖,尽量使食物变软而易于消化。但由于易咀嚼的食物对肠道的刺激作用减少,往往很容易引起便秘,因此,应多选用富含纤维素的蔬菜,如绿叶蔬菜、根茎类食物等。

(2)吞咽功能低下者:老年人吞咽功能减退,进食时易发生呛食或噎食,对吞咽功能障碍的老年人更应该引起注意,如进食液体类食物(酸奶、汤面等)应防止噎食。因此,老年人应选择黏稠度较高的食物。

(3)味觉、嗅觉等感觉功能低下者:饮食的色、香、味能够刺激感官、增加食欲,因此味觉、嗅觉等感觉功能低下的老年人嗜好味道重的饮食,而盐和糖食用过多对健康不利,对这类老年人应格外注意,烹调时可用醋、姜、蒜等调料来增进食欲。

2.进餐时的护理

(1)一般护理:进餐时,室内空气要新鲜,必要时通风换气,排除异味;老年人单独进餐食欲不佳时,协助其与其他老年人一起进餐可增加进食量;鼓励老年人自行进食,对卧床者要根据其病情采取相应的措施,如帮助其坐在床上并使用特制的餐具(如床上餐桌等)进餐;在老年人不能自行进餐,或因自己单独进餐而摄取量少并有疲劳感时,照顾者可协助喂饭,并注意尊重其生活习惯,掌握适当的速度。

(2)上肢功能障碍者:老年人患有麻痹、挛缩、变形、肌力低下、震颤等上肢障碍时,摄入食物困难,但对愿意自行进餐者可以自制或提供各种特殊的餐具。使用筷子的精细动作对大脑是一种良性刺激,因此应尽量维持老年人的这种能力,可用弹性绳子将两根筷子连在一起以防脱落。

(3)视力障碍者:对于视力障碍的老年人,做好单独进餐的护理非常重要。照顾者首先要向老年人说明餐桌上食物的种类和位置,并帮助其用手触摸以便确认。注意保证老年人安全,热汤、茶水等易引起烫伤的食物要注意提醒,鱼刺等要剔除干净。视力障碍的老年人可能因看不清食物而引起食欲减退,因此,食物的口感和香味更加重要,或者让老年人与家属或其他老人一起进餐,制造良好的进餐气氛以增进食欲。

(4)吞咽功能低下者:由于存在会厌反应功能低下、会厌关闭不全或声门闭锁不全等情况,吞咽功能低下的老年人很容易将食物误咽入气管。尤其是卧床老年人,其舌控制食物的能力减弱,更易引起呛食,因此进餐时老年人的体位非常重要。一般采取坐位或半坐位比较安全,偏瘫的老年人可采取侧卧位,最好是卧于健侧。进食过程中应有照顾者在旁观察,以防发生事故。同时随着年龄的增加,老年人的唾液分泌也相对减少,口腔黏膜的润滑作用减弱,因此,进餐前应先喝水湿润口腔,对于脑血管障碍及神经失调的老年人更应如此。对不能或不宜经口进食者,可通过鼻饲、肠道高营养及全肠道外营养等方法,为老年人供给营养和水分。

七、老年排泄护理

(一)老年人排泄特点

老年人由于消化功能日益减退,各种消化液分泌减少,胃肠蠕动减慢,常出现便秘。便秘是指排便次数减少,一周内排便次数少于 3 次,且失去规律性,大便干硬导致排便困难,每次排便时间较长,可长达 30 分钟以上。老年人由于肛门内括约肌、外括约肌的张力下降,容易出现大便失禁。大便失禁即排便不受意识控制,导致大便不自主排出。

老年人肾单位数目减少,肾小管的浓缩与稀释功能减退,膀胱容量减少,尿液稀释及夜间排尿次数增加。老年人往往因前列腺增生肥大、膀胱颈括约肌老化松弛或泌尿系统炎症而多发充盈性尿失禁、压力性尿失禁和紧迫性尿失禁。男性老年人因睾丸萎缩导致性激素分泌紊乱,出现前列腺增生,可引起尿路梗阻,使排尿困难。

(二)老年人如厕护理

1.便秘护理

(1)多摄入富含纤维素的蔬菜、水果和具有润肠作用的食物,如芹菜、韭菜、香葱、海带、南瓜、苹果、香蕉、蜂蜜等。

(2)每日适当活动,也可进行自我腹部按摩,自右向左反复按摩,促进肠蠕动。

(3)养成清晨空腹饮一杯白开水或蜂蜜水的习惯。

(4)坚持每天定时排便1~2次,无便也去排便,以便形成定时排便习惯。鼓励老年人有便意时一定排便,避免控制排便而造成便秘或肠内形成肠石。

(5)必要时使用开塞露,或遵医嘱使用一些缓泻药物,如口服酚酞片、番泻叶开水冲服等。

2.大便失禁护理

(1)选择营养丰富、易消化、易吸收、少渣、少油的食物。

(2)及时治疗原发疾病,如神经系统疾病、肛管直肠疾病、外伤等,大便嵌塞所致大便失禁者先治疗便秘。

(3)感染性腹泻时暂禁食,注意补水。

(4)保持皮肤清洁、干燥,使用柔软的一次性成人护理垫,污染后及时更换,并清洗局部皮肤。

3.夜尿护理要点

(1)坚持每日饮水1200~1500mL或维持每日尿量在900mL以上,保持大小便通畅,预防泌尿系统感染和结石形成。

(2)晚餐后少饮水,睡前排尿。老年人晚餐后不要饮用咖啡、浓茶,入睡前尽量少饮或不饮水,少食或不食含水分多的水果;睡前尽量排空膀胱。

(3)卧室设有夜间照明设施,便于如厕。老年人卧室及通道要安装夜灯,床边应有电灯开关或备有手电筒;若卧室内没有卫生间,可在床边配备便器以便老年人使用,尤其是高龄、运动障碍或夜尿多者。

4.尿失禁的护理

(1)适当参加各种锻炼活动:根据老年人身体许可状况,可坚持每日做仰卧起坐锻炼,以增加腹肌和盆腔肌肉的弹性,以利于排尿。

(2)及时排尿:老年人在外出旅行或参加活动时,应注意及时排尿,不憋尿。

(3)适量饮水:老年人一方面应保证每日饮水充足,不应因恐惧尿失禁而减少饮水量;另一方面,在排尿不方便时(如夜间睡觉前),应适量控制饮水。

(4)积极治疗泌尿系统炎症:老年人发生泌尿系统炎症时,应积极、及时治疗,避免因炎症引起的紧迫性尿失禁。

(5)保持皮肤清洁:老年人发生尿失禁后,应及时更换衣服,清洁会阴部皮肤;家庭成员注意关心、体恤、安慰老年人,尽量减少老年人的窘迫感。

八、老年休息与睡眠护理

老年人生理功能处于衰退状态,又常患有心血管等方面的疾病,因此很容易产生疲劳,体力的恢复也较慢,因疲劳而发生意外损害的机会也明显增加。因此,老年人应保持适当的休息。休息是更好活动的前提,活动又可促进身体及大脑的放松和休息。老年人要保证充足的休息时间,同时要注意休息的质量,许多老年人认为坐或躺着就是休息,这种休息并没有达到休息的目的,反而会加重疲劳感,合理的休息应穿插于整天的活动中。

(一)休息

老年人的休息方式有多种,如睡眠、闭目静坐或静卧片刻,与朋友或家人聊天,散步等。睡眠是休息的深度状态,也是消除疲劳的重要方式。老年人休息改变体位时,要注意预防直立性低血压或跌倒等意外的发生,如坚持起床的三个"半分钟":醒后不要马上起床,床上躺半分钟,坐半分钟,双腿垂在床沿半分钟。老年人伏案工作、坐着看书学习、看电视等时间不宜过长,一般不超过 4 小时,并不时变换体位。看电视不应过近,避免光线刺激引起眼睛疲劳,看电视的角度也要合适,不宜过低或过高,亮度不宜过强或过暗。对于患心脑血管疾病或患高血压病的老年人,不宜观看过于惊险、悲伤等刺激性强的影片。总之,良好的休息可以改善老年人的精神状态和提高生活质量。

(二)睡眠

1. 睡眠的生理　睡眠是维持生命活动所必需的生理现象之一,它与觉醒呈周期性地交替出现。睡眠能保护大脑皮质细胞,使其免于疲劳和衰竭,同时又是精神和体力得到恢复的最好方法。睡眠时,感觉、意识逐渐减退,骨骼肌的反射运动和肌紧张减弱,除循环和呼吸等系统维持生命必需的活动外,体内各组织、器官均处于相对静息状态,机体的代谢活动率降到最低点,全身能量消耗减少。

2. 老年人的睡眠特点　人们每天需要的睡眠时间,随年龄、性格、个体的健康状况、劳动强度、营养条件、工作环境的不同而有所差异,并随着年龄的增长而逐渐减少。老年人因新陈代谢率降低,体力活动减少,所需睡眠时间也随之减少,特别是连续性睡眠的时间缩短。他们在白天休息时易进入浅睡眠状态,由于睡眠质量不佳,不能有效地消除疲劳、恢复体力。老年人每天应保证至少 8 小时的睡眠时间,中午还应有 1 小时左右的午睡。老年人因为睡眠周期的改变、疾病疼痛、环境变化等诸多因素,睡眠质量多数不良,如失眠、入睡困难、早醒等。

3. 影响老年人睡眠的因素

(1)睡眠习惯:老年人的睡眠有其共性,也有其个性,为了保证老年人白天的正常活动和社交,使其生活符合人体生物钟节律,提倡养成早睡早起、午睡的习惯。对于已经养成的特殊睡眠习惯,不能强迫立即纠正,需要多解释并给予诱导,使其睡眠时间尽量正常化。有些高龄老年人昼夜颠倒,有时连续睡眠几天,有时几天都不能入睡,对于这些老年人要给予特殊的照顾,逐渐调整其睡眠规律。

(2)环境:老年人夜尿多,夜间起床易失去方向感,故应注意老年人房间的合理布局,房间内最好有卫生间,公用卫生间的过道上不宜放置障碍物,地面最好有胶毯,避免滑倒。夜间卫生间最好打开照明灯。对于起床困难的老年人,可练习床上排尿,床边备有便器。老年人依个人喜好选择高低和软硬合适的床,必要时安置防护床挡,以防坠床。

(3)情绪:对老年人的睡眠影响很大,由于老年人思维专一而固执,遇到问题会反复考虑直到问题解决,如果百思不得其解,将直接影响睡眠。睡眠还与老年人的性格有关,开朗的老年人遇到问题,常主动解决或求助于他人;而内向型的老年人常自己单独思考,有心事也不愿讲出来,这类老年人睡眠比较差。所以调整老年人睡眠首先要调整情绪,如有事情不宜晚间告诉老年人,以免影响睡眠。

(4)药物:老年人因入睡困难长期服用镇静、催眠药,药物虽然可以帮助其睡眠,但也有副作用,如抑制机体功能、降低血压、影响胃肠蠕动和意识活动,还有些老年人产生对安眠药的依赖性等。

4.促进睡眠的一般措施

(1)保持生活规律:按时作息,养成良好的生活习惯,就寝时便可条件反射地自然进入睡眠状态。

(2)劳逸结合:老年人白天适当进行体力活动或于睡前活动半小时可帮助睡眠。

(3)保持睡眠前情绪安定:睡前避免看刺激性的电影、电视、书或报纸等,使思想平静,以利于睡眠。

(4)适宜的睡眠环境:睡眠环境应安静、空气新鲜,温度及湿度适宜,光线适合。

(5)合理的饮食时间:晚餐时间最晚在睡前2小时,晚餐清淡少量,以免消化器官负担过重,既影响消化,又影响睡眠。

(6)睡前温水洗脚:一方面可促进全身的血液循环,使足部血管缓慢扩张,血流增加,从而减少供给头部的血流,使大脑皮质的兴奋性降低,便于抑制过程的扩散,起到催眠作用;另一方面可以保持脚部皮肤的清洁卫生,减少脚病发生,减轻下肢水肿,使全身感到舒适,睡得安稳。

(7)正确的睡眠姿势:睡眠姿势应以自然、舒适、放松、不影响睡眠为原则。良好的睡眠姿势应取右侧卧位,上、下肢呈半屈曲状。这样不仅可使大部分肌肉处于松弛状态,而且有利于心脏排血并减轻负担,促进胃的排空。但是睡眠后,体位常不自主地变换,对避免身体某些组织过度受压而影响血液供应是有益的。

(8)舒适的睡眠用品:床的高度合适、软硬适中,如在木板床上铺柔软并有适当厚度的褥子或床垫等。睡床应能保持脊柱的生理正常状态。选择适宜高度的枕头,高度稍低于从肩膀到同侧颈部的距离,一般以8～15cm为宜。枕头过低,头部会向下垂,使颈部肌肉紧张;枕头过高,也会使颈部与躯干产生一定角度,既影响睡眠,又易使颈部肌肉劳损。枕头软硬度要适中,过硬易引起头皮麻木,过软难以保证枕头与身体的平衡,影响睡眠。枕芯以木棉、棉花为好。选择舒适、清洁、轻软的床单和被褥,可减少或避免对皮肤的刺激,有助于促进睡眠。

(赵莛)

第二节　老年慢性阻塞性肺疾病的护理

慢性阻塞性肺疾病(chronic obstructive pulmonary disease,COPD),简称慢阻肺,是一种慢性气道阻塞性疾病的统称,主要指具有不可逆性气道阻塞的慢性支气管炎和肺气肿两种疾病,呈多基因遗传。本病起病缓慢,病程较长,主要症状包括慢性咳嗽、咳痰、气短、呼吸困难、喘息和胸闷。其特征是气流受限不完全可逆,呈进行性发展,不少病人最终发展为慢性呼吸衰竭及慢性肺源性心脏病。

COPD是当前全球第4位致死病因,我国曾对7个地区20245名成年人进行调查显示,

COPD 患病率占 40 岁及其以上人群的 8.2%。COPD 病人在疾病中晚期生活质量差,给家庭和社会造成了严重的经济负担。

COPD 与慢性支气管炎及肺气肿密切相关。慢性支气管炎(简称慢支)是指气管、支气管黏膜及其周围组织的慢性、非特异性炎症。如病人每年咳嗽、咳痰达 3 个月以上,连续 2 年或以上,并排除其他已知原因的慢性咳嗽,即可诊断为慢性支气管炎。阻塞性肺气肿(简称肺气肿)是指肺部终末细支气管远端气腔出现异常持久的扩张,并伴有肺泡壁和细支气管的破坏而无明显肺纤维化。当慢性支气管炎和(或)肺气肿病人肺功能检查出现气流受限并且不能完全可逆时,可视为 COPD。如病人只有慢性支气管炎和(或)肺气肿,而无气流受限,则不能视为COPD,而视为 COPD 的高危期。支气管哮喘也具有气流受限,但支气管哮喘是一种特殊的气道炎症性疾病,其气流受限具有可逆性,它不属于 COPD。

一、病因及发病机制

确切的病因不清,可能与下列因素有关。

1. **吸烟** 吸烟是最危险的因素。国内外的研究均证明吸烟与慢支的发生有密切关系,吸烟者慢性支气管炎的患病率比不吸烟者高 2~8 倍,吸烟时间越长,量越大,COPD 患病率越高。烟草中的多种有害化学成分,可损伤气道上皮细胞,使巨噬细胞吞噬功能降低和纤毛运动减退;黏液分泌增加,使气道净化能力减弱;支气管黏膜充血水肿、黏液积聚,易引起感染。慢性炎症及吸烟刺激黏膜下感受器,引起支气管平滑肌收缩,气流受限。烟草、烟雾还可使氧自由基增多,诱导中性粒细胞释放蛋白酶,抑制抗蛋白酶系统,使肺弹力纤维受到破坏,诱发肺气肿形成。

2. **职业性粉尘和化学物质** 职业性粉尘及化学物质,如烟雾、过敏源、工业废气及室内污染空气等,浓度过大或接触时间过长,均可导致与吸烟无关的 COPD。

3. **空气污染** 大气中的有害气体(如二氧化硫、二氧化氮、氯气等)可损伤气道黏膜,并有细胞毒作用,使纤毛清除功能下降,黏液分泌增多,为细菌感染创造条件。

4. **感染** 感染是 COPD 发生发展的重要因素之一。长期、反复感染可破坏气道正常的防御功能,损伤细支气管和肺泡。主要病毒为流感病毒、鼻病毒和呼吸道合胞病毒等;细菌感染以肺炎链球菌、流感嗜血杆菌、卡他莫拉菌及葡萄球菌为多见,支原体感染也是重要因素之一。

5. **蛋白酶-抗蛋白酶失衡** 蛋白酶对组织有损伤和破坏作用;抗蛋白酶对弹性蛋白酶等多种蛋白酶有抑制功能。在正常情况下,弹性蛋白酶与其抑制因子处于平衡状态,其中 α_1-抗胰蛋白酶(α_1-AT)是活性最强的一种。蛋白酶增多和抗蛋白酶不足均可导致组织结构破坏而发生肺气肿。

6. **其他** 机体内在因素如呼吸道防御功能及免疫功能降低、自主神经功能失调、营养缺乏、气温的突变等都可能参与 COPD 的发生、发展。

二、临床表现

1. **症状** 慢性咳嗽最为常见,随病程发展可终身不愈,常为晨间咳嗽明显,夜间有阵咳或排痰,咳痰一般为白色黏液或浆液性泡沫痰,偶可带血丝,清晨咳痰量较多,急性发作期痰量明显增多,可有脓性痰;气短及呼吸困难症状早期在体力活动时出现,随者病情逐渐加重,在日常活动甚至休息时也感气短,呼吸浅快,重症病人或急性加重时出现喘息、胸闷等症状。

2.体征　随疾病进展出现桶状胸,双侧语颤减弱,肺部叩诊呈过清音,心浊音界缩小,肺下界和肝浊音界下降,听诊两肺呼吸音减弱,呼气延长,部分病人可闻及干、湿性啰音。

3.COPD 严重程度分级　根据第 1 秒用力呼气容积占用力肺活量的百分比(FEV$_1$/FVC%)、第 1 秒用力呼气容积占预计值百分比(FEV$_1$%预计值)和症状,对 COPD 的严重程度做出分级。

(1)Ⅰ级:轻度,FEV$_1$/FVC<70%,FEV$_1$≥80%预计值,有或无慢性咳嗽、咳痰症状。

(2)Ⅱ级:中度,FEV$_1$/FVC<70%,50%预计值≤FEV$_1$<80%预计值,有或无慢性咳嗽、咳痰症状。

(3)Ⅲ级:重度,FEV$_1$/FVC<70%,30%预计值≤FEV$_1$<50%预计值,有或无慢性咳嗽、咳痰症状。

(4)Ⅳ级:极重度,FEV$_1$/FVC<70%,FEV$_1$<30%预计值或 FEV$_1$<50%预计值,伴慢性呼吸衰竭。

4.COPD 病程分期　COPD 按病程可分为急性加重期和稳定期,前者指在短期内咳嗽、咳痰、气短和(或)喘息加重、脓痰量增多,可伴发热等症状;稳定期指咳嗽、咳痰、气短症状稳定或轻微。

5.并发症　COPD 可并发慢性呼吸衰竭、自发性气胸、慢性肺源性心脏病。

三、治疗

1.稳定期治疗　首先应戒烟,同时可应用支气管扩张剂药物口服或吸入治疗,包括 β$_2$ 肾上腺素受体激动药、抗胆碱能药、茶碱类、祛痰药及糖皮质激素等药物,常用的有沙丁胺醇、异丙托溴铵、噻托溴铵、茶碱缓释或控释片、氨茶碱、盐酸氨溴索等。吸入治疗的剂型常用的有气雾剂和定量吸入剂,临床亦常用吸入糖皮质激素与长效肾上腺素受体激动药联合制剂。病人可增加运动耐量,减少急性加重发作频率,提高生活质量,改善肺功能。另外,长期家庭氧疗也是 COPD 重要的治疗措施,可提高慢性呼吸衰竭病人生存率和生活质量,对血流动力学、运动能力和精神状态均会产生有益的影响。

2.急性加重期治疗　急性加重是指咳嗽、咳痰、呼吸困难比平时加重,痰量增多或呈黄脓痰。确定急性加重期的病因及病情严重程度,最多见的急性加重病因是呼吸系统继发感染。

(1)抗感染治疗:当病人呼吸困难加重,咳嗽伴痰量增加、有脓性痰时,初步判断病原菌类型并选用抗生素治疗,同时留取痰液标本,根据细菌培养情况、疾病严重程度选用恰当的抗生素。老年病人基础疾病多,病情复杂而危重程度高,一般首选静脉滴注给药。

(2)激素治疗:老年病人急性加重期可考虑口服泼尼松 30mg/d,也可静脉给予甲强龙 40～80mg/d,连续治疗 5～7 天。

(3)化痰治疗:可应用祛痰药口服、静脉滴注或雾化吸入治疗,祛痰药如盐酸氨溴索、乙酰半胱氨酸、糜蛋白酶等。

(4)支气管舒张药治疗:有明显喘息、气急症状者可给予联合用药,静脉应用、口服或吸入治疗,吸入药物如硫酸沙丁胺醇 500μg、异丙托溴铵 500μg,或沙丁胺醇 1000μg、异丙托溴铵 250～500μg,通过雾化器吸入治疗以缓解症状。

(5)氧疗:应给予持续低流量吸氧,发生低氧血症者可给予鼻导管吸氧或通过面罩吸氧,一般吸入氧浓度为 28%～30%,氧流量为 2L/min,应避免吸入氧浓度过高而引起二氧化碳潴留。

四、护理评估

(一)健康史

询问病人是否存在引起慢性支气管炎的各种因素如感染、吸烟、大气污染、职业性粉尘和有害气体的长期吸入、过敏等;是否有呼吸道防御功能及免疫功能降低、自主神经功能失调等。

(二)身体评估

评估病人痰液的颜色、性质、黏稠度、气味及量的改变。评估病人有无脱水状况,包括皮肤饱满度、弹性及黏膜的干燥程度。评估病人出、入量是否平衡。评估病人的体力情况,包括能否咳出痰液。

(三)实验室及其他检查

1. **肺功能检查**　肺功能检查是判断气流受限的主要客观指标,对 COPD 诊断、严重程度评价、疾病进展、预后及治疗反应等有重要意义。第 1 秒用力呼气容积(FEV_1)占用力肺活量(FVC)的百分比(FEV_1/FVC)是评价气流受限的敏感指标。第 1 秒用力呼气容积占预计值百分比($FEV_1\%$预计值)是评估 COPD 严重程度的良好指标。当 $FEV_1/FVC<70\%$ 及 $FEV_1<80\%$预计值者,可确定为不能完全可逆的气流受限。FEV_1逐渐减少,大致提示肺部疾病的严重程度和疾病进展的阶段。

肺气肿呼吸功能检查示残气量增加,残气量占肺总量的百分比增大,最大通气量低于预计值的 80%;第 1 秒时间肺活量常低于 60%;残气量占肺总量的百分比增大,往往超过 40%;对阻塞性肺气肿的诊断有重要意义。

2. **胸部 X 线检查**　早期胸片可无变化,逐渐出现肺纹理增粗、紊乱等非特异性改变;肺气肿的典型 X 线表现为胸廓前后径增大,肋间隙增宽,肋骨平行,膈低平。两肺透亮度增加,肺血管纹理减少或有肺大疱征象。X 线检查对 COPD 诊断特异性不高。

3. **动脉血气分析**　早期无异常,随病情进展可出现低氧血症、高碳酸血症、酸碱平衡失调等,用于判断呼吸衰竭的类型。

4. **其他**　COPD 合并细菌感染时,血白细胞计数增高,核左移。痰培养可能检出病原菌。

(四)心理-社会状况

COPD 由于病程长、反复发作,病情每况愈下,给病人带来较重的精神和经济负担,病人出现焦虑、悲观、沮丧等心理反应,甚至对治疗丧失信心。病情一旦发展到影响工作和生活,会导致病人心理压力增加,甚至因无法正常工作、生活而感到孤独。

五、护理诊断

1. **气体交换受损**　与气道阻塞、通气不足、呼吸肌疲劳、分泌物过多和肺泡呼吸有关。
2. **清理呼吸道无效**　与分泌物增多而黏稠、气道湿度减低和无效咳嗽有关。
3. **低效性呼吸型态**　与气道阻塞、膈肌变平及能量不足有关。
4. **活动无耐力**　与疲劳、呼吸困难、氧供与氧耗失衡有关。
5. **营养失调:低于机体需要量**　与食欲缺乏、摄入减少、腹胀、呼吸困难、痰液增多有关。
6. **焦虑**　与健康状况的改变、病情危重、经济状况不良有关。

7.睡眠型态紊乱　与呼吸困难、不能平卧、环境刺激有关。

8.潜在并发症：肺性脑病、心律失常、休克、消化道出血。

六、护理措施

(一)一般护理

1.休息和活动　病人采取舒适的体位,晚期病人宜采取身体前倾位,使辅助呼吸肌参与呼吸。发热、咳喘时应卧床休息,视病情安排适当的活动量,活动以不感到疲劳、不加重症状为宜。室内保持合适的温湿度,冬季注意保暖,避免直接吸入冷空气。

2.饮食护理　呼吸功的增加可使热量和蛋白质消耗增多,导致营养不良。应制订高热量、高蛋白质、高维生素的饮食计划。正餐进食量不足时,应安排少量多餐,避免餐前和进餐时过多饮水。餐后避免平卧,有利于消化。为减少呼吸困难,保存能量,病人饭前至少休息30分钟。每日正餐应安排在病人最饥饿、休息最好的时间。指导病人采用缩唇呼吸和腹式呼吸以减轻呼吸困难。为促进食欲,提供给病人舒适的就餐环境和喜爱的食物,餐前及咳痰后漱口,保持口腔清洁;腹胀的病人应进软食,细嚼慢咽。避免进食产气的食物,如汽水、啤酒、豆类、马铃薯和胡萝卜等;避免易引起便秘的食物,如油煎食物、干果、坚果等。如果病人通过进食不能吸收足够的营养,可应用管饲饮食或全胃肠外营养。

(二)病情观察

观察咳嗽、咳痰的情况,痰液的颜色、量及性状,咳痰是否顺畅;呼吸困难的程度,能否平卧,与活动的关系,有无进行性加重;病人的营养状况、肺部体征及有无慢性呼吸衰竭、自发性气胸、慢性肺源性心脏病等并发症产生。监测动脉血气分析和水、电解质、酸碱平衡情况。

(三)氧疗的护理

根据COPD的病情选择正确的氧疗是缓解病人呼吸困难的有效措施。对COPD老年病人应给予控制性氧疗,稳定期病人则给予长期氧疗。由于老年COPD病人活动无耐力,生活自理能力降低和疾病相关知识缺乏,氧疗的依从性受到较大影响。为确保氧疗效果,要经常检查、指导老年病人坚持进行正确氧疗。氧疗病人的湿化水应每天更换,湿化瓶和氧气管每周更换,要特别向病人及家属或陪护人员指导安全用氧的注意事项。密切观察病人的 SaO_2 变化,Ⅱ型呼衰病人建议维持 SaO_2 在 $90\%\sim93\%$,因为 SaO_2 过高可能导致二氧化碳潴留而出现困倦甚至肺性脑病。

(四)用药护理

1.稳定期治疗用药

(1)支气管舒张药:短期应用以缓解症状,长期规律应用预防和减轻症状。常选用 β_2 肾上腺素受体激动剂、抗胆碱药、氨茶碱或其缓(控)释片。

(2)祛痰药:对痰不易咳出者可给予盐酸氨溴索或羧甲司坦。

2.急性加重期的治疗用药　使用支气管舒张药,对低氧血症者除进行吸氧外,应根据病原菌类型及药物敏感情况合理选用抗生素治疗。如给予 β-内酰胺类/β-内酰胺酶抑制剂;第二代头孢菌素、大环内酯类或喹诺酮类。如出现持续气道阻塞,可使用糖皮质激素。

3.遵医嘱用药　遵医嘱应用抗生素、支气管舒张药、祛痰药物,注意观察疗效及不良反应。

(五)呼吸功能锻炼

COPD病人需要增加呼吸频率来代偿呼吸困难,这种代偿多数是依赖于辅助呼吸肌参与呼吸,即胸式呼吸而非腹式呼吸。然而胸式呼吸的有效性要低于腹式呼吸,病人容易疲劳。因此,护理人员应指导病人进行缩唇呼气、腹式呼吸、膈肌起搏(体外膈神经电刺激)、吸气阻力器等呼吸锻炼,以加强胸、膈呼吸肌肌力和耐力,改善呼吸功能。

1.缩唇呼吸 缩唇呼吸是通过缩唇形成的微弱阻力来延长呼气时间,增加气道压力,延缓气道塌陷。病人闭嘴、经鼻吸气,然后通过缩唇(吹口哨样)缓慢呼气,同时收缩腹部。吸气与呼气时间比为1∶2或1∶3。缩唇大小程度以能使距口唇15~20cm处、与口唇等高水平的蜡烛火焰随气流倾斜又不至于熄灭为宜。

2.膈式或腹式呼吸 病人可取立位、平卧位或半卧位,两手分别放于前胸部和腹上区。用鼻缓慢吸气时,膈肌最大程度下降,腹肌松弛,腹部凸出,手感到腹部向上抬起。呼气时用口呼出,腹肌收缩,膈肌松弛,膈肌随腹腔内压增加而上抬,推动肺部气体排出,手感到腹部下降。

另外,可在腹部放置小枕头、杂志或书锻炼腹式呼吸。如果吸气时,物体上升,证明是腹式呼吸。缩唇呼吸和腹式呼吸每日训练3~4次,每次重复8~10次。腹式呼吸需要增加能量消耗,因此指导病人只能在疾病恢复期如出院前进行训练。

(六)心理护理

COPD病人因长期患病,社会活动减少、经济收入降低等方面发生的变化,容易形成焦虑和压抑的心理状态,失去治疗的信心;也可由于经济原因,无法按医嘱常规使用某些药物,只能在病情加重时应用。医护人员应详细了解病人及其家庭对疾病的态度,关心体贴病人,了解病人心理、性格、生活方式等方面发生的变化,与病人和家属共同制订和实施康复计划,定期进行呼吸肌功能锻炼、合理用药等,减轻症状,增强病人战胜疾病的信心;对表现焦虑的病人,教会病人缓解焦虑的方法,如听轻音乐、下棋、做游戏等娱乐活动,以分散注意力,减轻焦虑。

(七)健康指导

1.疾病知识指导 使病人了解COPD的相关知识,识别和消除使疾病恶化的因素,戒烟是预防COPD的重要且简单易行的措施,应劝导病人戒烟;避免粉尘和刺激性气体的吸入;避免和呼吸道感染病人接触,在呼吸道传染病流行期间,尽量避免去人群密集的公共场所。指导病人要根据气候变化及时增减衣物,避免受凉感冒。学会识别感染或病情加重的早期症状,尽早就医。

2.康复锻炼 使病人理解康复锻炼的意义,充分发挥病人进行康复的主观能动性,制订个体化的锻炼计划,选择空气新鲜、安静的环境进行步行、慢跑、气功等体育锻炼。在潮湿、大风、严寒气候时,避免室外活动。教会病人和家属依据呼吸困难与活动之间的关系,判断呼吸困难的严重程度,以便合理地安排工作和生活。

3.家庭氧疗 对实施家庭氧疗的病人,护理人员应指导病人和家属做到以下几点:了解氧疗的目的、必要性及注意事项;注意安全,供氧装置周围严禁烟火,防止氧气燃烧爆炸;吸氧鼻导管需每日更换,以防堵塞,防止感染;氧疗装置定期更换、清洁、消毒。告诉病人和家属宜采取低流量(氧流量为1~2L/min或氧浓度为25%~29%)吸氧,且每日吸氧的时间不宜少于10~15小时,因夜间睡眠时,部分病人低氧血症更为明显,故夜间吸氧不宜间断;监测氧流量,防止随意调高氧流量。

4. 心理指导　引导病人适应慢性病并以积极的心态对待疾病,培养生活乐趣,如听音乐、培养养花种草等爱好,以分散注意力,减少孤独感,缓解焦虑、紧张的精神状态。

(赵茹)

第三节　老年原发性高血压的护理

高血压是以血压升高为主要临床表现,伴或不伴有多种心血管危险因素的综合征,即休息5分钟以上,在未使用抗高血压药物的情况下,3次以上非同日测得的血压即收缩压≥140mmHg 和(或)舒张压≥90mmHg 即可诊断高血压。

高血压具有血压波动大,容易发生直立性低血压,并发症多且重的特点。老年人病死率为13%(中青年仅6.9%)。从死因来看,西方国家以心衰占首位,脑卒中和肾衰次之;我国以脑卒中最多,其次是心衰和肾衰。

一、病因及发病机制

1. 遗传因素　约60%高血压病人有高血压家族史,与无高血压家族史者比较,双亲一方有高血压者的高血压患病率高1.5倍,双亲都有原发性高血压者则高2~3倍。

2. 职业和环境因素　脑力劳动者的高血压患病率超过体力劳动者,从事精神紧张度高的、长期受环境噪声和不良视觉刺激者发生高血压的可能性较大。

3. 饮食习惯

(1)在我国一般人群中,15%~42%为盐敏感者,而28%~74%的高血压病人为盐敏感者。盐摄入量与收缩压升高幅度呈明显正相关,高钾、高钙饮食可能降低高血压的发病率,高蛋白质摄入属于升压因素。

(2)长期酗酒者的高血压患病率升高。

4. 吸烟　大部分老年性高血压病人都有吸烟史。

5. 其他因素

(1)超重、肥胖是血压升高的重要危险因素。体重指数以20~24为正常范围,腹型肥胖者容易发生高血压。

(2)阻塞性睡眠呼吸暂停综合征病人50%患有高血压,血压升高的程度与其病程有关。

二、临床表现

大多数病人病情发展慢,病程长,早期约半数病人无明显症状。

(1)一般常见症状有头痛、头晕、头胀、健忘、眼花、失眠、烦闷、乏力、四肢麻木、心悸、气短、耳鸣等。

(2)约1%病人可发展为急进型高血压,即舒张压持续≥130mmHg,出现严重的心、脑、肾损害,发生脑血管意外、视力模糊、眼底出血、渗出和视盘水肿,病人常死于肾衰竭、脑卒中或心力衰竭。

(3)老年高血压的特点表现为单纯收缩压升高多见,血压波动大,症状少,并发症多。

三、治疗

1. 一般治疗　如:饮食调节,控制体重;戒烟,限酒;适量运动;充足的睡眠;调整情绪。

2.药物治疗

(1)利尿药:有噻嗪类、祥利尿剂和保钾利尿剂 3 类。

(2)β受体阻滞剂:如美托洛尔、阿替洛尔等。

(3)钙通道阻滞剂:如硝苯地平、氨氯地平。

(4)血管紧张素转换酶抑制剂:如卡托普利、依那普利、培哚普利。

(5)血管紧张素阻滞剂:如氯沙坦、替米沙坦等。

(6)其他:如利舍平、哌唑嗪等。

四、护理评估

1.**病史**　老年原发性高血压的病因与遗传和环境因素有关。应详细询问病人有无高血压家族史,有无脑卒中、冠心病、糖尿病、高脂血症、肥胖等病史;了解病人有无高脂肪、高蛋白质、摄盐过多等饮食习惯及烟酒嗜好;有无长期精神紧张、忧郁和心理应激情况;询问初始发病年龄,既往检查治疗经过及效果。

2.**身体评估**　询问病人确诊为高血压的时间,是否有头晕、头痛、耳鸣、烦躁、心慌、恶心、呕吐等症状,症状持续时间、诱因、缓解方法,有无心前区憋闷、疼痛、一过性失语、肢体麻木、晕厥、视物模糊等;了解病人平日血压水平,了解服用降压药的种类和剂量,是否坚持服药及药物疗效。了解病人摄入热量、钠盐、脂肪的情况,有无吸烟、饮酒嗜好,体重和运动情况;了解家人有无患高血压、糖尿病、冠心病、高脂血症疾病。

3.**实验室及其他检查**　了解病人血糖、血脂、血清电解质、肌酐、尿素氮、心电图、X 线胸片、超声心动图的检查结果,以判断靶器官受损程度。

4.**心理-社会状况**　了解病人个性特征、职业、生活方式、自我保健知识,还应了解家属对原发性高血压的认识及对病人给予的理解和支持情况。

五、护理诊断

1.**舒适的改变:头痛**　与血压升高有关。

2.**活动无耐力**　与头晕相关。

3.**焦虑**　与对疾病预后担心有关。

4.**知识缺乏:**缺乏疾病相关知识。

5.**有跌倒的危险**　与直立性低血压有关。

六、护理措施

(一)心理护理

(1)观察、同情病人的感受,和病人一起分析其产生焦虑的原因,并对其焦虑程度做出评价。

(2)理解病人,了解病人的思想,耐心倾听病人的诉说,对病人提出的问题要给予明确的答复,建立良好的护患关系,提供安静、舒适、整洁、无不良刺激的环境。

(3)向病人说明焦虑对身心健康和人际关系可能产生的不良影响,限制病人与其他具有焦虑情绪的病人及亲友接触,培养病人对自然环境和社会的良好适应能力,避免情绪激动及焦虑、过度紧张,遇事要沉着、冷静。

(4)对病人的合作与进步及时给予鼓励和肯定。

(二)健康教育

1.科学饮食

(1)四要:摄入低盐低脂、低胆固醇、高纤维素和维生素的食物、多食含钙丰富的食品。如芋类、绿色蔬菜、新鲜水果、马铃薯、鱼、牛肉、猪瘦肉、蛋、豆制品、牛奶、木耳等,每餐六分饱即可。

(2)四忌:忌含糖的饮料及咖啡、忌高热量食品、忌含有较多钠盐的食物、忌暴饮暴食。

2.戒烟限酒　每天饮用少量的红葡萄酒(如一天一杯),可使血压降低,但过量饮酒可加重原发性高血压。

3.适量运动　①建议慢跑、散步、打太极拳等锻炼,每周 3~5 次,每次 30~60 分钟,具体活动内容应当根据病人个体情况制定,循序渐进。②一级高血压病人可正常工作,适当地参加体力劳动,避免过度劳累。③二级病人应增加休息时间,保证充分的睡眠。④三级高血压合并心力衰竭等并发症者,绝对卧床休息,最好采取左侧卧位。

4.对家属、病人进行健康宣教　①告知疾病发作的原因及诱发因素,了解控制高血压的重要性,掌握照护知识与技能,为病人提供情感支持,缓解压力。②指导病人掌握高血压诱因的预防知识。③做好出院前的康复指导,讲解高血压用药的目的、剂量、副作用、注意事项等,说明擅自加大药量和停药的危害性,必须严格执行医生制订的治疗方案,加强病人生活管理、服药的依从性。④家庭可自备血压计并学会自测血压,记录测量日期、时间、地点和活动情况。⑤在服药时应于座位或卧位时服,服药后半小时内禁止突然变换体位,尤其不能突然站立。⑥不需要严格禁止性生活,但若有头晕、心悸、胸闷等不适,应停止性生活,并及时就医。

(三)高血压急症病情观察

1.急性左心衰竭

(1)症状:气急心悸、口唇发绀、端坐呼吸、咯粉红色泡沫样痰。

(2)护理:嘱病人双腿下垂,采取坐位,给予吸氧,并迅速通知医生。

2.脑血管意外

(1)症状:呕吐、头痛、意识障碍、肢体瘫痪。

(2)护理:观察生命体征、神志的变化,记录头痛的性质、程度、时间、发作规律、伴随症状及诱发因素。出现呕吐,应让病人平卧,头偏向一侧,以免剧烈呕吐时将呕吐物吸入气道。

3.高血压脑病

(1)症状:血压突然升高,常伴有恶心、呕吐、剧烈头痛、尿频。

(2)护理:安慰病人情绪,嘱其卧床休息,监测血压,遵医嘱给予降压药、利尿剂、镇静剂,观察并记录用药后的效果。

4.心绞痛

(1)症状:疼痛延伸至颈部、左肩背或上肢,面色苍白、出冷汗。

(2)护理:嘱病人安静休息,服 1 片硝酸甘油并吸入氧气。

(赵莊)

第四节　老年心力衰竭的护理

心力衰竭简称心衰,是指心脏泵血功能降低,排血量不能满足器官及组织代谢需要的异常状态。临床主要表现为呼吸困难、喘息、水肿等。其发病率高,5 年存活率与恶性肿瘤相仿。心衰正在成为 21 世纪最重要的心血管病症。老年心衰患病率很高,占全部心衰病例的 75％,65～74 岁和 75 岁以上组心衰患病率比 45～64 岁组分别高 4 倍和 10 倍,提示心衰患病率随增龄而升高。从心脏的病理生理改变,心衰可分为收缩性、舒张性和混合性 3 个类型。

一、病因及发病机制

1. 病因相同而构成比不同　在临床上,能够导致中青年心衰的病因也可引起老年人心衰,如冠心病、心肌病、高血压心脏病、肺心病、休克和严重贫血等,但病因构成比不同。老年心衰以冠心病(1/3)、高血压心脏病(1/4)和肺心病(1/10)多见。

2. 老年特有的心脏病　老年退行性心瓣膜病、老年传导束退化症及老年心脏淀粉样变等老年特有心脏病的患病率及其心肌损害程度随增龄而增加,这是老年心衰不可忽视的病因。

3. 多种病因同时存在　老年心衰可以是两种或两种以上心脏病共同作用的结果。其中一种是引起心衰的主要原因,另一种则协同并加重心衰的严重程度,使病情复杂化。在老年心衰中,两种或两种以上心脏病并存的患病率可高达 65％,以冠心病伴肺心病、高血压心脏病伴冠心病常见。

4. 诱因相同,但程度有异　老年心衰的诱因与中青年病人并无不同,常以感染(尤其是呼吸道感染)和急性心肌缺血多见,其次是快速心律失常(快速房颤、阵发性室上性心动过速),再次为抑制心肌药物、输血、输液、劳累、激动、高血压、肾衰及肺栓塞等。但是,在诱因程度上有差异,由于老年人心脏储备功能差,心脏病相对较重,对于中青年病人较轻的负荷就可诱发老年病人的心衰,因此,诱因对老年心衰的影响比中青年病人更重要。此外,肺栓塞诱发心衰在老年人中相对常见。

二、临床表现

心力衰竭的临床表现取决于多种因素,如病人的年龄、心功能受损程度、病变发展速度及心室的受累状况等。

(一)左心衰竭

左心衰竭主要表现为肺循环淤血和心排血量降低所致的临床综合征。

1. 症状

(1)呼吸困难:是左心衰竭较早出现的主要症状。劳力性呼吸困难最先仅发生在重体力活动时,休息可自行缓解。夜间阵发性呼吸困难常在夜间发作。病人突然醒来,感到严重的窒息感和恐怖感,并迅速坐起,需 30 分钟或更长时间后方能缓解。通常伴有两肺哮鸣音,称为心源性哮喘。其发生的可能机制与卧床后间质液体重吸收和回心血量增加、睡眠时迷走神经张力增高,使小支气管痉挛及卧位时膈肌抬高,肺活量减少等因素有关。卧位时很快出现呼吸困难,常在卧位 1～2 分钟出现,须用枕头抬高头部。卧位时回心血量增加,左心衰竭使左心室舒张末期压力增高,从而肺静脉和肺毛细血管压进一步升高,引起间质性肺水肿,降低肺顺应性,增加呼吸阻力而加重呼吸困难。急性肺水肿是心源性哮喘的进一步发展。

（2）咳嗽、咳痰和咯血：咳嗽是较早发生的症状，常发生在夜间，坐位或立位时咳嗽可减轻或停止。痰液通常为浆液性，呈白色泡沫状，有时痰内带血丝，如肺毛细血管压很高或有肺水肿时，血浆外渗进入肺泡，可有粉红色泡沫样痰。

（3）体力下降、乏力和虚弱：是几乎所有心衰病人都有的症状，最常见原因是肺淤血后发生呼吸困难，以及运动后心排血量不能正常增加，心排血量降低导致组织器官灌注不足有关。老年人可出现意识模糊、记忆力减退、焦虑、失眠、幻觉等精神症状，动脉压一般正常，但脉压减小。

（4）泌尿系统症状：左心衰竭导致血流再分配时，早期出现夜尿增多。严重左心衰竭时心排血量重度下降，肾血流减少而出现少尿，或血尿素氮、肌酐升高并有肾功能不全的相应表现。

2.**体征**　左心衰竭的体征变化主要有以下几方面。

（1）一般体征：活动后呼吸困难，重症出现发绀、黄疸、颧部潮红、脉压减小、动脉收缩压下降、脉快。外周血管收缩，表现为四肢末梢苍白、发冷及指（趾）皮肤发皱、窦性心动过速、心律失常等交感神经系统活性增高伴随征象。

（2）心脏体征：一般以左心室增大为主。在急性病变，如急性心肌梗死、突发的心动过速、瓣膜或腱索断裂时，还未及心脏扩大已发生衰竭；可闻及舒张早期奔马律（S_3奔马律），P_2亢进。心尖部可闻及收缩期杂音，交替脉最常见于高血压、主动脉瓣膜狭窄、动脉粥样硬化及扩张型心肌病。

（3）肺部体征：肺底湿性啰音是左心衰竭时肺部的体征。阵发性呼吸困难者，两肺有较多湿啰音，并可闻及哮鸣音及干性啰音。发生肺水肿时，双肺布满湿啰音及哮鸣音。

（二）右心衰竭

右心衰竭主要表现为体循环淤血为主的综合征。

1.**症状**

（1）胃肠道症状：长期胃肠道淤血，可引起食欲缺乏、腹胀、恶心、呕吐、便秘及上腹隐痛。

（2）肾脏症状：肾脏淤血引起肾功能减退，白天尿少，夜尿增多，可有少量蛋白尿、少数透明或颗粒管型和红细胞。血尿素氮可升高。

（3）肝区症状：肝脏淤血肿大，肝包膜被扩张，右上腹饱胀不适，肝区疼痛，重者可发生剧痛而误诊为急腹症等疾病。慢性心力衰竭者并发长期肝淤血时，可发生心源性肝硬化。

（4）呼吸困难：单纯右心衰竭时通常不存在肺淤血，气喘没有左心衰竭明显。在左心衰竭基础上或二尖瓣狭窄发生右心衰竭时，因肺淤血减轻，故呼吸困难较左心衰竭时减轻。但开始即为右心衰竭者有不同程度的呼吸困难。

2.**体征**　除原有心脏病体征外，还可有以下体征。

（1）心脏体征：因右心衰竭多由左心衰竭引起，故右心衰竭时心脏增大较单纯左心衰竭时明显，呈全心扩大。单纯右心衰竭病人，可有右心室和（或）右心房肥大。当右心室肥大显著时，可在胸骨下部左缘有收缩期强而有力的搏动。剑突下常可见明显搏动，亦为右心室增大的表现。可闻及右心室舒张期奔马律。右心室显著扩大引起相对性三尖瓣关闭不全，在三尖瓣听诊区可闻及收缩期吹风样杂音。若有相对性三尖瓣狭窄时，可在三尖瓣听诊区听到舒张早期杂音。

（2）肝颈静脉反流征：轻度心力衰竭病人休息时颈静脉压可以正常，但按压右上腹时上升至异常水平,称肝颈静脉反流征。颈外静脉充盈较肝大或皮下水肿出现早,故为右心衰竭的早期征象,有助于与其他原因引起的肝脏肿大相区别。

(3)淤血性肝大和压痛:常发生在皮下水肿出现之前,是右心衰竭最重要和出现较早的体征之一。右心衰竭在短时间迅速加重,肝脏急剧增大,肝包膜迅速被牵张,疼痛明显,并出现黄疸,转氨酶升高。长期慢性右心衰竭病人易发生心源性肝硬化,肝脏质地较硬,压痛不明显。

(4)水肿:发生于颈静脉充盈及肝脏肿大之后,是右心衰竭的典型体征。首先出现在足、踝、胫骨前较明显,向上延及全身,发展缓慢。早期白天出现水肿,睡前水肿程度最重,睡后消失。晚期可出现全身性、对称性、凹陷性水肿。当伴有营养不良或肝功能损害、血浆白蛋白过低时,出现颜面水肿,常预示预后不良。

(5)胸腔积液和腹腔积液:主要与体静脉和肺静脉压同时升高及胸腹膜毛细血管通透性增加有关。一般以双侧胸腔积液多见,常以右侧胸腔积液量较多。如为单侧,多见于右侧。腹腔积液多发生在病程晚期,多与心源性肝硬化有关。

(6)其他:发绀多为周围性,或呈混合性,即中心性与周围性发绀并存;严重而持久的右心衰竭可有心包积液、脉压降低或奇脉等。

(三)全心衰竭

全心衰竭多见于心脏病晚期,病情危重。病人同时具有左、右心衰竭的临床表现。

(四)老年人心衰特点

1. 症状特点

(1)症状缓和:老年人常由于精神状态消极,或伴有运动障碍性疾病(偏瘫、关节病)及视力减退等原因,使日常生活的活动量减少,可以不出现劳力性呼吸困难,甚至中度心衰也可完全无症状,但遇到诱因则可发生重度急性左心衰,危及生命。老年心衰因肺血管代偿性变化(肺静脉容积及压力缓慢增加),可以不产生端坐呼吸及夜间阵发性呼吸困难,重症肺水肿也少见。因此,老年心衰常表现为慢性干咳、疲乏、虚弱、不愿意行走等症状。疲乏可能是毛细血管基膜增厚、通透性降低、功能性毛细血管数目减少引起肌肉疲劳所致。

(2)神经精神症状:老年心衰因有明显的低心排血量和低氧血症,使脑组织供血和供氧减少,从而导致注意力减退、淡漠、焦虑、失眠、昏睡、精神错乱等症状。精神错乱可以是老年心衰的主要表现,容易漏诊,高龄病人心衰确诊率不足半数可能与此有关。

(3)消化道症状:老年心衰病人因肝及胃肠淤血所致的腹痛、恶心及呕吐等消化道症状比中青年病人多见。

(4)肾功能不全:较常见,由于低心排血量和利尿治疗,使肾脏供血减少,表现为尿量减少和肾前性氮质血症(BUN 升高)。在老年心衰病人中,其患病率可高达 65%。

(5)粉红色泡沫痰:老年重症肺水肿可有满肺湿啰音,常伴有神志障碍,但粉红色泡沫痰少见。如有血痰、呼吸困难及右心衰表现时,要考虑肺梗死的可能。

(6)水、电解质及酸碱失衡:较常见,由于水、电解质及酸碱平衡等调节能力随增龄而减退,老年心衰病人发生低钾血症、低镁血症、低钠血症、低氯性碱中毒、代谢性酸中毒等明显高于中青年病人。这些因素常使心衰变为难治性,各种治疗措施难以见效,因此必须及时识别与处理。

(7)阵发性呼吸困难:夜间阵发性呼吸困难常常是左心衰早期具有特征性症状,但老年左心衰可表现为白天阵发性呼吸困难,尤其是餐后或体力活动后,其意义与夜间阵发性呼吸困难相同。老年人夜间阵发性呼吸困难需要排除慢性支气管炎伴痰阻塞气道和重症睡眠呼吸暂停综合征。痰液阻塞所引起的呼吸困难,在坐起后并不能马上缓解,但咳出痰液后症状可立即减轻。老年人急性心肌缺血多无症状,常以短期内反复发作阵发性呼吸困难作为首发表现,遇到此情况,应做心电图以明确诊断。

(8)味觉异常:心衰发作或加重时,部分老年病人常感到口腔内有一种令人讨厌的味道,因而使病人精神苦恼、食欲丧失及不断饮水。这种味觉异常可随心衰的控制而消失。

(9)大汗淋漓:心衰发作时,有些老年病人仅表现为不寻常的大汗淋漓,尤其是面颈部大汗,往往是心衰发作的征象。

2.体征特点

(1)发绀明显:老年心衰病人嘴唇和指甲发绀一般较中青年病人明显。

(2)潮式呼吸多见:老年心衰病人由于低氧血症和循环时间延长,导致呼吸中枢缺氧,表现为潮式呼吸,常见于伴有脑血管病病人。

(3)呼吸增快:老年人呼吸>25 次/分,如无其他原因解释应考虑心衰的可能。

(4)心率不快:一部分老年心衰病人由于窦房结及传导组织退行性变、病态窦房结综合征或房室传导阻滞等原因,即便发生心衰,心率也不快,甚至心动过缓。

(5)体循环淤血体征轻:老年人静脉压较中青年人低,故老年心衰静脉压升高的程度不如中青年病人明显,体循环淤血体征相对轻。但是,老年人颈静脉怒张虽常见于心衰,但也见于肺气肿、纵隔肿瘤或因伸长扭曲的主动脉压迫所致。如深吸气时颈静脉怒张消失,提示主动脉压迫所致。

(6)湿性啰音和水肿:常见,但不一定都是心衰所致。湿性啰音和水肿在老年人中特别常见,不仅见于非心衰性疾病,而且也见于健康老年人,应结合其他表现综合判断。如湿啰音伴有心率增快、奔马律,且在利尿后啰音减少或消失,则应视为心衰的表现。老年体弱病人因长期卧床,心性水肿可首先见于面部而非下肢。若出现下肢非对称性水肿,应注意慢性静脉功能不全。

(7)胸腔积液:老年慢性心衰病人可发生不同程度的胸腔积液,这与体静脉压升高和低蛋白血症有关。一般以双侧多见,右侧次之,左侧较少见;漏出液多见,也可出现渗出液,这可能是漏出液被部分吸收,使现存的液体相对浓缩所致。心性胸腔积液可发生于典型心衰症状之前,容易误诊。

三、治疗

心衰治疗的近期目标是缓解症状和改善生活质量,其远期目标是通过逆转进行性心肌损害来延长寿命。

(一)收缩性心衰

1.病因治疗 高血压既是心衰的病因又是心衰的诱因,是导致慢性心力衰竭最常见的、至今仍未被控制的主要危险因素。由于老年人常有心、脑、肾等动脉粥样硬化,需要较高的灌注压才能提供适当的血液供应,因而老年心衰降压治疗的血压指标是否应高于中青年人,目前仍然有争议,但肯定的是在病人能忍耐的情况下,尽可能降至 140/90mmHg 以下。治疗肺心病心衰重点是抗感染和改善通气换气功能,而洋地黄作用有限。心室率缓慢的心衰主要是提高心率,对药物疗效不佳者应安装起搏器。中青年病人有时可通过手术等措施根治或改善基础疾病(如风心病、冠心病),使心衰得到彻底控制,而老年病人往往不能做到这一点。但是,去除诱因对控制老年心衰仍然起重要作用,不能忽视。

2. 一般治疗

(1)充分休息:处于急性期的老年心衰病人必须禁止行走,可以卧床休息,坐安乐椅,但应鼓励在床上活动,以免发生压力性损伤和形成静脉血栓。心衰控制(水肿消失、体重维持恒定)后,应逐渐开始活动。起初可以上厕所,然后可以在室内活动,最后可以上楼,每周增加一级,不要在1周内连续增加活动量,以免再次诱发心衰。

(2)合理饮食:减少热量和脂肪摄入,增加水果和蔬菜摄入。与中青年病人相比,老年人限钠不能太严格,因为老年人肾小管浓缩功能和钠重吸收功能减退,如同时使用利尿剂,限钠可诱发或加重低钠血症,故射血分数(EF)≥35的老年病人一般不须限钠,尤其伴有低钠血症时。但EF<0.20和伴有肾功能不全者则须适当限钠(3～4g/d)。过分限钠影响食欲,引起失水、低钠血症及醛固酮升高,反而加重水肿。但是,一般食品之外不应再增加钠盐。

(3)积极吸氧:中青年人轻中度心衰不一定吸氧,而老年人轻度心衰可有明显的低氧血症,应积极吸氧(2～4L/min)。肺心病病人应持续低流量给氧(1～2L/min),烦躁的老年病人常需要面罩给氧。

适当镇静:老年心衰病人如伴有烦躁、定向力障碍等精神症状,应注意安全,床周加栏杆。对烦躁不安者可用少量地西泮,避免用巴比妥类(加重定向力障碍)。对失眠者可用水合氯醛或地西泮。对急性左心衰竭病人吗啡3～5mg静脉注射或5mg肌内注射,但对于伴有脑循环障碍或慢性阻塞性肺病者,吗啡可抑制呼吸中枢,诱发或加重潮式呼吸,故应禁用,可用哌替啶50mg肌内注射或溶于20mL液体中静脉注射。

3. 药物治疗

(1)利尿剂:可减少血容量,减轻周围组织和内脏水肿,减轻心脏前负荷,减轻肺淤血。利尿后大量排Na$^+$,使血管壁张力降低,减轻心脏后负荷,增加心排血量而改善左室功能。常用利尿剂不仅消除继发于心衰的各种表现,而且通过缩小扩大的心脏来增加心脏工作的效率。

呋塞米(呋喃苯胺酸)在利尿效应出现之前具有扩张小静脉作用,可降低前负荷。由于老年人体液总量和体钾比中青年人少,过急过猛的利尿易引起失水及电解质紊乱,因此,尽量选择口服利尿剂,而且用量比中青年人要小(半量开始),给药时间应放在午前,以免夜间频繁排尿影响睡眠。

氢氯噻嗪使用剂量为12.5～25mg,1～2次/天,对肌酐清除率(Ccr)<30mL/min者无效,故此药仅用于无明显肾损害的轻、中度水肿。若合并肾衰,袢利尿剂呋塞米是唯一有效的药物,但对Ccr<20mL/min者须增大剂量才生效。当呋塞米剂量在40～120mg/d时,加用血管紧张素转换酶抑制剂(ACEI)可对抗利尿剂所致的低钾和神经内分泌激活等不良反应,以提高生存率。

老年病人常有肾脏损害,应用保钾利尿剂和(或)补钾,可以出现高钾血症,故最好联合使用排钾与保钾利尿剂。只有急性肺水肿才静脉注射呋塞米(20～80mg),但对排尿困难的老年人易发生尿失禁或尿潴留,必要时置导尿管,以防止膀胱对钠的吸收。如水肿消退后,体重不再下降,恢复发病前活动量也无心衰表现,可考虑停用利尿剂。持续应用利尿剂可出现排钠的自限现象,大约利尿3天后,钠代谢不再呈负平衡,可能是利尿后血容量减少和近曲小管加强对钠的重吸收所致,故应间歇用药。有时口服大量呋塞米(可达200mg)无明显利尿反应,这与肠壁水肿影响药物吸收有关,此时应改为静脉给药,几天后肠壁水肿减轻,可恢复口服给药。

老年人由于营养不良性低蛋白血症,胶体渗透压降低,必须并用蛋白制剂才能消退水肿。此外,使用利尿剂后,尽管水肿仍存在,都容易发生血管内失水,故对脑动脉硬化、房颤、重度心衰者应加强抗凝治疗(肠溶阿司匹林 80mg,1 次/天,或噻氯匹啶 0.125~0.25g,1 次/天),以防血栓形成。

(2)血管紧张素转换酶抑制剂(ACEI):是治疗心衰的基石,ACEI 能缓解慢性充血性心力衰竭症状,降低病人死亡率和改善预后,可预防或延缓临床心力衰竭的发生。ACEI 同时抑制肾素-血管紧张素系统(RAS)和交感神经系统(SNS),兼有扩张小动脉和小静脉作用,抑制醛固酮生成,促进水钠排出和利尿,减轻心脏前后负荷;抑制心脏的 RAS,逆转心室肥厚,防止和延缓心室重构。ACEI 不宜用于严重肾功能不全、双侧肾动脉狭窄及明显的主动脉瓣及二尖瓣狭窄等疾病。美国和欧洲的心力衰竭治疗指南认为,全心衰竭病人,包括无症状性心力衰竭,除非有禁忌证或不能耐受,均需应用 ACEI,而且需无限期地终生应用。治疗宜从小剂量开始,逐渐增加至最大耐受量或靶剂量,而不按症状的改善与否及程度调整剂量。注意观察低血压或低灌注,监测肾功能和血钾等。应用方法为卡托普利 6.25mg,2~3 次/天,或依那普利 25mg,1 次/天,然后依临床反应逐步增量,并密切观察血压和心率等变化,Ccr<30mL 应减量使用。此外,硝酸盐由于扩张静脉作用大于扩张动脉作用,对减轻前负荷和缓解呼吸困难有明显作用,主要用于肺淤血病人。急性者用硝酸甘油含服或静滴,慢性者用异山梨酯 5~10mg,3 次/天。

(3)硝酸酯类:主要直接作用于血管平滑肌,扩张外周静脉、肺小动脉及冠状动脉,对外周小动脉的扩张较弱。可减少回心血量,使肺循环阻力、肺毛细血管楔压、左室舒张末压下降,使肺淤血和肺水肿减轻。硝酸酯类适用于急性左心衰竭和肺水肿、严重难治性心力衰竭及二尖瓣狭窄和(或)关闭不全伴肺循环阻力增高和肺淤血者。硝酸甘油静脉用药时要从小剂量开始,逐渐增量,欲停药时逐渐减量,以免发生"反跳"。初始剂量为 $10\mu g/min$,最高剂量为 $200\mu g/min$。二硝酸异山梨醇酯针剂半衰期为 20~30 分钟,静滴后 2 小时即达到稳态血药浓度,输液停止后仍提供足够时间的作用,是高效安全的静脉制剂。单硝酸异山梨醇酯半衰期长达 4~5 小时,有效血浆浓度维持 17 小时,是理想的口服制剂。硝酸酯类制剂应用时注意低血压及反射性心动过速等副作用。长期应用时最主要的是耐药性。间歇用药,每天保留数小时空隙,可减少耐药性的产生。

(4)其他血管扩张剂:钙拮抗剂对心力衰竭病人并未证实有益,因此不主张应用于收缩性心力衰竭病人,但临床试验证明,长效非洛地平、氨氯地平对收缩性心力衰竭病人是安全的,故可用于冠心病心绞痛伴心力衰竭病人。血管紧张素受体(AT)阻滞剂尚无充分资料证明对心衰的疗效。哌唑嗪有较好的急性血流动力学效应,可用于各种心脏病所致的慢性充血性心力衰竭,首次服药从小剂量开始(0.25~0.5mg),避免发生突然虚脱、心动过速等"首剂现象",同时极易产生耐药性,应逐渐增加剂量或停药 1 周再继续使用。

(5)正性肌力药物:洋地黄制剂仍然是治疗老年心衰的重要药物。老年人肾小球滤过率降低,使药物清除减少,半衰期延长,易引起洋地黄中毒,因此,老年病人应用洋地黄的剂量比中青年病人小。非急性心衰选用地高辛,肾功能基本正常者,0.25mg/d,3~5 天后改为 0.125mg/d;肾功能减退、电解质紊乱或高龄者,0.125mg/d,7 天后改为 0.125mg/d 或隔天应用。急性肺水肿选毛花苷 C 0.2~0.4mg 静脉滴注,必要时 3~4 小时后重复 0.2mg,或毒毛花苷 K 0.125~0.25mg 静脉滴注,必要时 2 小时后重复 0.125mg,一旦心衰改善即用口服制剂。纠正心衰后,强心苷的维持量究竟用多久尚未统一。一般来说,对发病前心功能处于代偿期,此次发病又有明确的诱因,于急性期应用后,75%病人可完全停药,对于伴快速房颤的心衰或无诱因而心脏明显增大的慢性心衰,宜长期服用维持量。其他情况可在纠正心衰后维持3~12 个月方停药,但要继续限钠,必要时行利尿治疗。老年人比中青年人容易发生洋地黄中毒(20%),其机制主要是肾功能减退,其次是低钾、低镁增加心肌对洋地黄的敏感性,此外,高龄者心肌淀粉样变中的 Asca 蛋白容易与地高辛结合,使其敏感性增加。老年人房颤常见,在此情况下,洋地黄中毒所致的心律失常和轻度房室传导阻滞无法显露,因而掩盖了中毒表现,值得临床重视。中毒的典型表现(恶心、呕吐及心动过缓等)在老年人不常见,而神志恍惚、抑郁、中毒性精神病等神经精神症状和男性乳房发育比较常见。老年人洋地黄中毒死亡率高(22%),若不停药,发生阵发性房速伴传导阻滞者几乎 100% 死亡,室性心动过速者死亡率也高达 92%。一旦中毒,应停用洋地黄,补充钾镁制剂(最好口服),静脉给药应严格掌握指征。

对于心率不快甚至心动过缓的老年病人,禁用洋地黄类(安装心脏起搏器后仍可应用),宜选用儿茶酚胺类。相同剂量情况下,多巴酚丁胺的强心作用大于多巴胺,多巴胺的升压作用大于多巴酚丁胺。因此,血压正常者,单用多巴酚丁胺[开始按 $5~10\mu g/(kg \cdot min)$ 的速度静脉滴注]或多巴酚丁胺加小剂量多巴胺[开始按 $1~5\mu g/(kg \cdot min)$ 的速度静脉滴注];血压偏低或心源性休克者,用大剂量多巴胺加小剂量多巴酚丁胺。此类药物连续使用,因 β 受体下调而出现耐受现象,可采用间歇用药方式来避免。磷酸二酯酶抑制剂(氨力农)对儿茶酚胺类发生耐受现象者有较好的疗效,但该药除增强心肌收缩力外,还有较强的扩血管作用,故伴低血压的老年病人不宜使用。长期使用非洋地黄类药物可使病死率和室性心律失常增加,故此类药仅用于急性心衰或在慢性心衰恶化时作为短期辅助治疗。

(2)醛固酮受体拮抗剂:醛固酮在心肌细胞外基质重塑中起重要作用;而心衰病人长期应用 ACE 抑制剂,常出现"醛固酮逃逸"现象,即血醛固酮水平不能保持稳定而持续降低。因 ACEI 能抑制醛固酮分泌,醛固酮受体拮抗剂阻断醛固酮的作用,故两者是很好的联合用药方式。1999 年公布的 RALES 试验证明,重度心衰病人在常规治疗基础上,加用螺内酯,最大剂量 25mg/d,平均应用 24 个月,总死亡率降低 29%。

β 受体阻断剂:β 受体阻滞剂可减轻儿茶酚胺对心肌的毒性作用,使 β 受体数量上调,增加心肌收缩反应性,改善舒张功能;减少心肌细胞 Ca^{2+} 内流,减少心肌耗氧量;减慢心率和控制心律失常;防止、减缓和逆转肾上腺素能介导的心肌重塑和内源性心肌细胞收缩功能的异常。临床试验显示:选择性 β_1 受体阻滞剂比索洛尔、美托洛尔和非选择性 β 受体阻滞剂卡维地洛(并有 α 受体阻滞作用)能显著降低慢性充血性心力衰竭病人总死亡率、猝死率及心血管事件死亡率,并可被病人良好耐受。安全应用 β 受体阻滞剂应注意以下问题:①充分应用 ACEI、利尿剂和洋地黄类等药物控制心力衰竭,应在血流动力学稳定基础上,特别是病人体重恒定,保持"干体重"(dry weight)时开始使用 β 受体阻滞剂。②从小剂量开始,如比索洛尔从 1.25mg/d,美托洛尔从 6.25mg/d 起始。③递增剂量渐进缓慢,每 1~4 周增加剂量,直到达到最大耐受量或靶剂量。④即使注意以上各点,仍有一些病人在开始使用 β 受体阻滞剂 1 个月内心力衰竭加重,这种作用常被误认为 β 受体阻滞剂对心脏的负性变力性作用,而实际上多由于 β 受体阻滞剂对肾血流量影响,导致水肿加重。此时若使用利尿剂可使心力衰竭好转。可继续使用 β 受体阻滞剂,长期应用 3 个月以后,血流动力学可明显好转。⑤清醒静息状态下,心率不低于 50 次/分左右可继续用药。1999 年美国公布的 ACTION - HF 建议：所有 NYHA Ⅱ、Ⅲ 级病情稳定者均须应用 β 受体阻滞剂（除非有禁忌证），而且应尽早应用，不要等到其他疗法无效时再用。由于中国人对 β₁ 阻滞剂耐受性低和老年的个体差异大，使用时应从小量开始（阿替洛尔 6.25mg，1～2 次/天），密切观察，缓慢增量，长期维持，以达到改善病人生活质量，提高生存率的目的。

（二）舒张性心衰

舒张性心衰的治疗目标是尽可能改善心室舒张期充盈和降低心室舒张末压。其一般治疗（休息、吸氧等）与收缩性心衰相同，但药物治疗有相当大的区别。洋地黄、大剂量利尿剂与扩血管剂可使心室充盈进一步减少，以致舒张性心衰加重，形成顽固性心衰。

1. **纠正病因**　舒张性心衰多有明确的病因，高血压心脏病和冠心病所致者应积极控制血压和改善心肌缺血，缩窄性心包炎者应手术治疗。

2. **维持适当的心率**　心率过快、过慢都会使心排血量减少，应把心率维持在 60～90 次/分。多数舒张性心衰病人伴有心率增加，因而舒张期充盈时间缩短，心排血量降低，故应用 β 受体阻滞剂和钙拮抗剂，使心率维持在允许范围。

3. **改善舒张早期充盈**　改善心室舒张早期充盈对舒张性心衰治疗十分重要，钙拮抗剂是比较有效的药物。

4. **恢复窦性节律**　老年人因心肌肥厚、间质纤维化、淀粉样变及脂肪浸润等变化，使心肌紧张度增加，心室顺应性降低，心室舒张早期充盈比青年人降低 50%，但通过心房收缩可使心室晚期充盈增加 46%。因此，老年人心室充盈量特别依赖于心房收缩。房颤时，心房失去有效收缩，严重影响心排血量，故对房颤病人应尽可能用药物或电复律恢复窦性节律。对完全性房室传导阻滞者，应安装房室顺序性起搏器，以维持心房功能。

5. **减轻肺淤血**　肺淤血症状明显者可用小剂量静脉扩张剂和作用缓和的利尿剂，以降低前负荷，减轻肺淤血。但舒张性心衰病人常需较高充盈量，才能维持正常心搏量。如前负荷过度降低，心室充盈压下降，心排血量减少，利尿剂和静脉扩张剂的用量以缓解呼吸困难为止，切勿过量和久用。

（三）混合性心衰

对于收缩与舒张功能障碍的混合性心衰的处理较困难，长期使用洋地黄类药物可加重舒张功能损害，应用改善舒张功能的药物又抑制了心脏收缩功能，舒张功能障碍已成为导致老年心衰恶化的重要因素。对此种情况应仔细分析病情，抓住主要矛盾，酌情采取两者兼顾的方法进行处理。

四、护理评估

治疗心力衰竭，一定要知道引起疾病发生的具体原因，但是很多疾病到目前为止发病的原因还是不能够确定，这就给心力衰竭在治疗上增加了一定的难度，但是对心力衰竭病人，还是可以通过临床发现和问诊得到一些疾病的发病因素。

1. **发病情况**　了解引起心衰的基础疾病，帮助病人寻找发病的诱因。询问洋地黄、利尿剂、抗心律失常药物的使用情况。

2. **心功能评估**　询问病人有无活动后心悸、气促或休息状态下的呼吸困难。若有劳力性呼吸困难，还需了解病人产生呼吸困难的活动类型和轻重程度（如步行、爬楼、洗澡等），以帮助判断病人的心功能。

3. **症状及体征**　了解病人有无咳嗽、咳痰及其性质。询问病人是否有夜间睡眠中憋醒,感觉呼吸费力、垫高枕头或坐位后缓解等现象。对于右心衰的病人,应注意了解病人是否有恶心、呕吐、食欲缺乏、腹胀、体重增加及身体低垂部位水肿等情况。

4. **日常生活形态**　了解病人的饮食习惯,是否喜爱咸食、腊制品及发酵食品,是否吸烟,爱喝浓茶、咖啡等;了解病人的睡眠情况及排便情况,是否有便秘;评估病人的日常活动情况,是否为活动过度导致的心衰。

5. **心理-社会状况**　长期的疾病折磨和心衰的反复出现,使病人的生活能力降低,生活上需他人照顾,反复住院治疗造成的经济负担,常使病人陷于焦虑不安、内疚、恐惧、绝望之中;家属和亲人也可因长期照顾病人而身心疲惫。

五、护理诊断

1. **气体交换受损**　与肺循环淤血及肺部感染有关。
2. **心排血量减少**　与心脏负荷增加有关。
3. **体液过多**　与静脉系统淤血致毛细血管压增高有关。
4. **活动无耐力**　与心排血量减少,组织缺血、缺氧,四肢无力有关。
5. **知识缺乏**:缺乏疾病治疗的知识。
6. **焦虑**　与对治疗及预后缺乏信心有关。

六、护理措施

(一)一般护理

1. **保证病人充分休息**　应根据心功能情况决定活动和休息原则:心功能一级病人,可不限制活动,但应增加午休时间;轻度心力衰竭(心功能二级)病人,可起床稍事轻微活动,但需增加活动的间歇时间和睡眠时间;中度心力衰竭(心功能三级)病人,以卧床休息,限制活动量为宜;重度心力衰竭(心功能四级)病人,必须严格卧床休息,给予半卧位或坐位。对卧床病人应照顾其起居,方便病人的生活。病情好转后可逐渐增加活动量,以避免因长期卧床而导致肌肉萎缩、静脉血栓形成、皮肤损伤、消化功能减退等不良后果。

2. **饮食**　病人应摄取低热量饮食。病情好转后可适当补充热量和高营养食物。饮食以少盐、易消化清淡饮食为宜;选择富含维生素、钾、镁和含适量纤维素的食品;避免进食产气食物,以免加重呼吸困难;避免刺激性食物;宜少量多餐,根据血钾水平决定食物中含钾量。

3. **保持大便通畅**　心衰病人保持大便通畅是护理措施的一个重要事项。所以,病人需要进行排便的练习,也可以在饮食中加入膳食纤维来帮助病人进行排便。

4. **吸氧**　一般氧流量为 $2\sim4L/min$,应观察吸氧后病人的呼吸频率、节律、深度的改变,随时评估呼吸困难改善的程度。

5. **加强皮肤口腔护理**　长期卧床病人应勤翻身,以防局部受压而发生皮肤破损。加强口腔护理,以防发生由于药物治疗引起菌群失调导致的口腔黏膜感染。

6. **控制静脉补液速度**　一般为每分钟 $1\sim1.5mL$(20~30滴)。

(二)心理护理

对于心衰病人来说,进行心理的护理是非常有必要的,可以减轻病人的心理负担,增加病人的安全感。

(三)病情观察和对症护理

1. 对症护理　注意早期心力衰竭的临床表现,一旦出现劳力性呼吸困难或夜间阵发性呼吸困难、心率增加、乏力、头昏、失眠、烦躁、尿量减少等症状,应及时与医师联系,并加强观察。如迅速出现极度烦躁不安、大汗淋漓、口唇青紫等表现,同时胸闷、咳嗽、呼吸困难、发绀、咯大量白色或粉红色泡沫痰,应警惕急性肺水肿发生,立即准备配合抢救。

2. 病情观察　定期观测水、电解质变化及酸碱平衡情况,低钾血症可出现乏力、腹胀、心悸,心电图出现 U 波增高及心律失常,并可诱发洋地黄中毒。少数病人因肾功能减退,补钾过多而致高血钾,严重者可引起心脏骤停,低钠血症表现为乏力、食欲减退、恶心、呕吐、嗜睡等。

(四)并发症预防和护理

1. 呼吸道感染　室内空气流通,每日开窗通风两次,避免感受风寒,寒冷天气注意保暖,长期卧床者鼓励翻身,协助拍背,以防发生呼吸道感染和坠积性肺炎。

2. 血栓形成　由于长期卧床、使用利尿剂引起的血流动力学改变,下肢静脉易形成血栓。应鼓励病人在床上活动下肢和做下肢肌肉收缩,协助病人做下肢肌肉按摩。用温水浸泡下肢以加速血液循环,减少静脉血栓形成。当病人肢体远端出现局部肿胀时,提示已发生静脉血栓,应及早与医师联系。

(五)观察治疗药物反应

1. 洋地黄类药物　洋地黄治疗有效的指标是心率减慢、呼吸困难缓解、水肿消退、体重减轻、尿量增加、情绪稳定等。给洋地黄类药物前应询问病人有无恶心、呕吐,并检测心率,如心率低于每分钟 60 次或节律发生变化(如由原来规则变为不规则,或由不规则突然变为规则),应考虑洋地黄中毒可能,立即停药,同时与医师联系,采取相应处理措施。

2. 扩血管药物　静脉滴注速度过快可引起血压骤降甚至休克,用药过程中,尤其是刚开始使用扩血管药物时,须监测血压变化,注意根据血压调节滴速。如血压下降超过原有血压的20%或心率增加 20 次/分,应停药;嘱咐病人起床和改变体位时,动作宜缓慢,以防发生低血压反应。

3. 利尿剂　持续大量应用利尿剂可致血流动力学改变和电解质紊乱,注意水、电解质变化和酸碱平衡情况。过度利尿可致循环血容量减少、血液黏滞度升高,易于发生静脉血栓。排钾利尿剂可致低钾、低钠、低氯,应与保钾利尿剂同时使用;或在利尿时补充氯化钾,防止低钾血症诱发洋地黄中毒和心律失常。低钾时病人出现乏力、腹胀、心悸,心电图出现 U 波增高及心律失常;保钾利尿剂可引起高血钾,诱发心律失常甚至心搏骤停,故肾功能不全的病人应慎用。低钠时病人出现疲倦乏力、食欲减退、尿量减少、表情淡漠等,故利尿剂应间断使用,并定期测量体重,记录每日出入量。

(六)健康指导

1. 适量多餐,低盐饮食　心衰病人应注意,吃太饱会加重心脏、胃肠负担,因此要少量多餐。为防止身体出现水肿,要限制盐的摄入,含钠多的酱油和味精都要少摄入。做菜时可选择清蒸或清炖,少吃泡菜和腌制、熏制的食物,适量补充一些蛋类、瘦肉和鱼类,多食新鲜的水果、蔬菜及粗纤维食物,保持大便通畅。

2. 坚持每日测体重　病人可在家里准备一台电子体重秤,每天早晨测量一次,如 1～2 天内体重快速增加,应考虑是否有水钠潴留,可在医生的指导下增加利尿剂的用量。

3. **预防着凉** 老年心衰病人在气候转冷时要注意保暖措施,防止上呼吸道感染,减少发作诱因。天气转暖时,换单衣最好比中青年人略晚一些。

4. **轻体力劳动** 老年心衰病人不宜做重体力劳动,还要避免强烈的精神刺激,性生活要遵循医嘱。

5. **防止皮肤感染** 心衰病人首先表现在双下肢或骶尾部的水肿,因此要注意皮肤的护理,避免长时间压迫一个位置。

(赵莅)

 案例

老年慢性阻塞性肺疾病的护理

一、案例介绍

1. 一般资料 病人×××,男,68岁,以"慢性咳嗽、咳痰、气喘5年,加重伴发热1周"为主诉入院。病人于入院前5年,因受凉感冒后出现咳嗽、咳痰,自服药物治疗症状缓解,此后每遇冬春季节咳嗽、咳痰症状反复发作,并逐渐出现气喘、气短、胸闷、心悸等不适。病人曾先后在社区和当地医院就诊,诊断为"慢性阻塞性肺疾病"。于入院前1周,病人受凉感冒后咳嗽、气喘、气短症状加重,活动后明显,自测体温39℃,自觉呼吸困难,在当地诊所治疗后体温恢复正常,其他症状无明显好转,遂来我院就诊,门诊以"慢性阻塞性肺疾病急性加重、肺部感染"收住我科。病人神志清,精神欠佳,间断咳嗽,气喘、气短,活动后加重,轻度呼吸困难,饮食、睡眠可,大小便正常,近期体重无明显增减。

2. 病史

既往史:2型糖尿病史3年,血糖控制尚可,否认肝炎、结核、疟疾病史;否认脑血管疾病、精神病史;否认输血史;否认食物、药物过敏史;否认近期与急、慢性传染病病人密切接触史;无疫区、疫情接触史;否认有不洁饮食。

个人史:生于原籍,久住本地,无牧区、矿山、高氟区、低碘区居住史,无化学性物质、放射性物质、有毒物质接触史,无饮酒史,20年吸烟史,吸烟量平均每天10支。

婚育史:适龄婚育,配偶及子女体健。

家族史:否认家族性遗传病史。

3. 医护过程

【入院体格检查】体温36.8℃,心率88次/分,呼吸20次/分,血压124/78mmHg,发育正常,营养中等,神志清,精神欠佳,步入病房,自动体位,呼吸急促,间断咳嗽、咳少量黄色黏痰,查体合作,回答切题。口唇无发绀,胸廓对称呈桶状,双侧肋间隙增宽,双肺叩诊清音,双肺呼吸音糙,可闻及少量湿性啰音。心音有力,节律整齐,各瓣膜听诊区未闻及杂音。

【辅助检查】入院后完善相关检查,胸部X线检查提示双肺纹理增多,肺野见斑片状高密度影。

【初步诊断】支气管炎合并双肺感染。

【治疗原则】给予抗感染、止咳、平喘、中药穴位贴敷等对症治疗,1周后病人病情好转出院,嘱病人注意休息,避免着凉,继续口服药物治疗,不适随诊。

二、护理

(一)治疗护理

1.一般护理　为病人提供清洁、安静、舒适的病室环境,保持室内空气清新,温、湿度适宜,注意通风。急性加重期卧床休息,保持舒适卧位,变换体位有利于改善呼吸和促进痰液排出,视病情安排适量活动。

2.用药护理　老年病人抗感染治疗一般首选静脉给药,严格遵医嘱使用抗生素以及止咳、平喘、祛痰药物。用药期间注意观察药物的疗效及不良反应,用药宜充分,疗程应稍长,治疗方案也应根据监测的结果及时进行调整。

3.气道护理　保持呼吸道通畅,湿化气道,对痰多黏稠、难以咳出的病人,鼓励其多饮水,达到稀释痰液的目的。根据医嘱每天进行雾化吸入,教会病人有效咳嗽、咳痰的方法,协助排痰,可给予胸部物理治疗,如排痰机或徒手胸部叩击,必要时行体内引流,以促进分泌物的排出。

4.氧疗护理　呼吸困难伴低氧血症者遵医嘱给予氧疗,一般给予鼻导管持续低流量吸氧,氧流量为 $1\sim2L/min$,氧浓度为 $25\%\sim29\%$,避免吸入氧浓度过高而引起二氧化碳潴留。密切观察氧疗的效果和不良反应,氧疗时间不少于 $15h/d$。

(二)饮食护理

给予高热量、高蛋白质、高维生素饮食,避免产气食物,避免在餐前和进餐时大量饮水,避免引起便秘的食物(如油煎食物、坚果、干果等);避免高糖类饮食,以免产生过多二氧化碳,痰液黏稠、不易咳出者应适量增加饮水量。宜少量多餐。

(三)观察护理

观察病人咳嗽、咳痰情况及痰液的性状、黏稠度和量,密切观察病人呼吸频率、节律、深度的变化,有无胸痛、刺激性干咳等症状,监测动脉血气分析,以及水、电解质、酸碱平衡情况。

(四)心理护理

老年COPD病人因长期受到疾病困扰,易出现焦虑和抑郁,应引导病人适应慢性病并以积极的心态对待疾病,培养个人爱好,多参加社交活动以分散注意力,缓解焦虑和紧张。家属应关心和关爱老人,陪伴和鼓励老年病人积极战胜疾病。

(五)健康教育

1.疾病预防　戒烟是预防COPD的重要措施,劝导病人戒烟,减少环境污染和粉尘的刺激,积极治疗呼吸道感染。患有慢性支气管炎的人群应定期进行肺功能的检测,掌握病情进展,及时采取干预措施。

2.知识指导　指导病人和家属根据呼吸困难的严重程度合理安排工作和生

活,制定个体化锻炼计划,指导腹式呼吸和缩唇呼吸的训练,采取慢跑、步行等有氧运动以提高机体免疫力。

3. 家庭氧疗　给病人和家属讲解氧疗的目的、必要性以及注意事项。家庭氧疗 10~15h/d 为宜,注意用氧安全,氧疗装置应该定期更换、清洁和消毒。

4. 生活指导　保持室内空气流通。老年人居室温度,冬季一般在 22~24℃,夏季在 26~28℃为宜,相对湿度 50%~70%,避免粉尘、烟雾及有害气体的吸入,根据天气变化增减衣物,避免受凉感冒,刮风、多雾、雨雪天不要外出,可在室内活动。

三、小结

老年 COPD 病人治疗、护理的目标是改善呼吸功能,降低急性发作和并发症发生。急性期以控制感染、改善症状为主,恢复期以改善肺功能和预防感染为主。因此,COPD 的预后和合理、规范的治疗及护理息息相关,积极治疗可延缓病情进展。

参考文献

[1]化前珍,胡秀英.老年护理学[M].4 版.人民卫生出版社,2000.

（赵莪）

 案例

老年原发性高血压的护理

一、案例介绍

1. 一般资料　病人×××,女,84 岁,以"间断头晕、头痛 3 年,加重伴恶心、胃区不适 1 周"为主诉入院。病人于入院前 3 年,无明显诱因出现头晕、头部胀痛不适,在社区医院就诊,测得血压 160/100mmHg,诊断为"高血压",给予降压药物治疗后症状缓解,此后长期口服硝苯地平缓释片,血压控制尚可。于入院前 1 周,病人上述症状加重,伴恶心、呕吐、胃区不适,遂来我院就诊,于 10 月 7 日门诊以"原发性高血压 2 级(高危)、胃炎"收住我科。自发病以来,病人神志清,精神欠佳,出现头痛、头晕、胸闷、心悸、乏力、恶心、胃区不适,睡眠、食欲尚可,大小便正常,近期体重无明显增减。

2. 病史

既往史:原发性高血压史 3 年,血压控制尚可,胆囊切除史,否认肝炎、结核、疟疾病史;否认脑血管疾病、精神病史;否认输血史;否认食物、药物过敏史;否认近期与急、慢性传染病病人密切接触史;无疫区、疫情接触史;否认有不洁饮食。

个人史:生于原籍,久住本地,无牧区、矿山、高氟区、低碘区居住史,无化学性物质、放射性物质、有毒物质接触史,无吸烟、饮酒史。

婚育史:适龄婚育,配偶及子女体健。

家族史:否认家族性遗传病史。

3.医护过程

【入院体格检查】体温 36.5℃,脉搏 95 次/分,呼吸 17 次/分,血压 142/97mmHg。发育正常,营养良好,无异常面容,表情自如,自主体位,神志清楚,查体合作,腹部平坦、无压痛,诉胃反酸、恶心、呕吐物为胃内容物。

【辅助检查】心、肺检查无异常体征,颈动脉超声提示双侧颈总动脉分叉处斑块形成(混合斑),右侧颈总动脉斑块形成(硬斑)。

【治疗原则】入院后给予降压、扩张血管、调脂、抑酸、保护胃黏膜等对症治疗,血压监测每日 3 次。经上述治疗,病人血压趋于稳定,无反酸、恶心、呕吐、头昏、头晕等不适,于 10 月 12 日出院。嘱病人按时服药、监测血压,定期复查肝功能、血脂、颈部血管彩超。

二、护理

(一)一般护理

(1)为病人提供干净整洁、安静、舒适的治疗环境,避免劳累、情绪激动、精神紧张和环境嘈杂等不良刺激,保证充足的休息。

(2)高血压极高危者需绝对卧床休息,高危者以休息为主,中危及低危根据病情适当运动。

(3)每日定时测量血压并记录,关注清晨血压的达标情况。

(4)做好病情监测,头痛和意识改变时,嘱病人卧床休息,床头抬高 15°～30°,变换体位时动作要缓慢,卧床期间加强生活护理,落实风险评估和防范措施,预防并发症发生。

(二)用药护理

用药前评估病人有无直立性低血压,选择对并发症有益的药物,从小剂量开始逐渐递增,应用长效剂型,避免使用降压机制相近的药物,观察药物的不良反应,密切监测血压变化以判断疗效。

(三)安全管理

高血压病人有受伤的风险,当出现头晕、耳鸣、视物模糊等症状时及时测量血压并记录,嘱病人卧床休息,加床栏防止坠床,如厕和床旁活动需由家属陪伴,以防止摔倒。向病人和家属讲解出现直立性低血压的表现,如乏力、头晕、心悸、出汗、恶心等,一旦发生应平卧,下肢抬高以促进下肢血液回流,指导病人掌握预防直立性低血压的方法,如避免久站,改变姿势时动作宜缓慢,平静休息时服药,服用降压药后卧位或坐位休息 30 分钟再活动,避免用过热的水沐浴或足浴。

(四)心理护理

老年高血压病人的情绪波动会加重病情,应采取各种措施帮助老人预防和缓解精神压力,纠正病态心理;鼓励家属多关爱、体贴老人,建立良好的情感支持体系,帮助病人树立战胜疾病的信心。

(五)健康教育

(1)通过多种形式的健康教育,提高病人对高血压知识的掌握,教会病人和家属掌握正确测量血压的方法,养成定时间、定部位、定体位的测量血压的习惯。

告知降压药物的名称、剂量、用法、副作用等，养成定时定量服药的习惯。

（2）通过减少总热量的摄入和适当增加活动来控制体重，减少膳食脂肪和钠盐的摄入，每日钠盐摄入低于6g，营养均衡，适量补充蛋白质，增加新鲜蔬菜、水果的摄入，增加膳食中钾、钙的摄入量，戒烟限酒。

（3）劳逸结合，保持乐观心态，生活规律，保证充足的睡眠。根据年龄和血压水平，结合个人兴趣选择适宜的运动方式，合理安排运动量，以有氧运动为宜，如步行、慢跑、游泳、跳舞等；做好运动评估，在安全的情况下开展中等强度的运动更有效。

（4）定期检测血压、血常规、尿常规、血液生化、心电图、颈部血管彩超及眼底检查，及时了解有无并发症发生。血压达标者可3个月随访1次，不达标者2～4周随访1次，当出现血压异常波动或有症状，随时就诊。

三、小结

老年原发性高血压虽然不能治愈，但是可以预防和控制，一旦确诊，需要终生管理，坚持治疗并维持血压在正常水平，降低心血管危险因素和靶器官的损伤，一般预后良好。

参考文献

［1］化前珍，胡秀英.老年护理学［M］.4版.人民卫生出版社，2000.

（赵莅）

案例

老年心力衰竭的护理

一、案例介绍

1. 一般资料　病人×××，男72岁，以"胸闷、气短1周，加重1天"为主诉入院。病人入院前2年无明显诱因出现心前区疼痛、胸部憋闷感，持续约10分钟，休息后症状可自动缓解。病人曾在当地医院诊断为"冠心病"。此次入院前1周，病人胸闷、腹胀伴双下肢水肿，夜间不能平卧，病人未予以重视，仅自行口服药物治疗。于入院前1天，病人自觉气短、胸闷症状明显加重，稍活动即感气短、气喘，遂来我院就诊，以"冠心病、心力衰竭"收住我科。病人自发病以来，精神差、乏力、食欲缺乏、小便少、大便正常，体重未见明显增减。

2. 病史

既往史：糖尿病史4年，长期口服"格列苯脲片、二甲双胍肠溶片"，血糖控制尚可，否认高血压、脑血管疾病、精神疾病史，否认肝炎、结核、疟疾病史，否认外伤史，否认输血史，否认食物、药物过敏史。

个人史：生于原籍，久居本地，无牧区、矿山、高氟区、低碘区居住史，无化学性物质、放射性物质、有毒物质接触史，无吸毒史，无吸烟、饮酒史。

婚育史：已婚，配偶及子女体健。

家族史:无家族性遗传病史,无传染病家族史。

3.医护过程

【入院体格检查】体温 37.0℃,心率 120 次/分,呼吸 20 次/分,血压 133/80mmHg。发育正常,营养良好,神志清,精神极差,自主体位,双下肢中度水肿,间断胸闷、胸痛,活动后气短、气喘明显,查体合作,问答切题。颜面、口唇、甲床发绀,略喘,双肺呼吸音粗,可闻及湿性啰音,心前区无隆起,心尖冲动正常,心音低钝,节律整齐,心浊音界正常,各瓣膜未闻及杂音。

【辅助检查】入院后完善相关检查。

心脏彩超:节律性室壁运动异常,全心房室增大,肺动脉高压(重度),左、右心室舒张功能减低,EF30%。

腹部彩超:胆囊炎、左肾囊肿、腹腔积液(大量);NT-proBNP 31500pg/mL。

血气分析:pH 7.342,PCO_2 51mmHg,SPO_2 69mmHg。

【治疗原则】给予扩张血管、纠正心衰、平喘、利尿等对症治疗,10 天后病人病情好转出院,嘱病人注意休息,避免重体力活动,及时增减衣物,避免着凉,遵医嘱按时服药,不适随诊。

二、护理

(一)治疗护理

1.体位　急性期限制活动,绝对卧床休息,对呼吸困难者协助其取半坐卧位,必要时双腿下垂,以减少静脉血液回流,减轻心脏前负荷。无明显呼吸困难且双下肢水肿的病人可适当抬高下肢,以利于静脉回流,增加肾血流量,促进水、钠排出。注意病人体位的舒适和安全,必要时加床档以防止坠床。

2.给氧　存在低氧血症者,根据缺氧程度调节氧流量和给氧方式,维持SPO_2在 90%以上。

3.病情监测　给予心电图、血压、呼吸、血氧饱和度监测,遵医嘱及时复查肝功能、肾功能、离子、血常规、电解质、NT-proBNP,以判断药物疗效和病情进展。

4.用药护理　迅速开放静脉通道,正确使用血管活性药物以及利尿平喘、正性肌力药物,用药期间注意监测心率、血压、尿量、肾功能、电解质及其他不良反应。

5.预防并发症的护理　落实各类风险评估和防范措施。加强皮肤护理,协助病人每 2 小时更换体位,保持皮肤清洁,预防压力性损伤发生;卧床期间,指导病人肢体的主、被动运动,防止血栓的形成;指导病人进行有效的咳嗽和排痰,定时翻身拍背,教会呼吸功能训练的方法。

(二)观察护理

(1)准确记录出入量,根据医嘱合理调整每日的入量,输液速度宜缓慢,若病人尿量<30mL/h,应及时报告医生进行处理。

(2)密切观察病人生命体征、意识与精神状况、体位、体重、尿量及病情变化,有腹腔积液者每天测量腹围。

(3)遵医嘱给药,控制输液量和速度,避免大量输液诱发急性肺水肿,注意观察药物的疗效和不良反应。

(三)生活护理

1.饮食指导 严重心衰病人24小时饮水量一般不超过600~800mL,总的入水量限制在1.5~2.0L/d。给予低盐、低脂、易消化饮食,少量多餐,忌饱餐,避免生硬、辛辣、油炸食品,限制含钠量高的食品,钠摄入量<2g/d;少尿病人应根据血钾水平决定食物中的含钾量。

2.运动指导 急性期绝对卧床休息;病情平稳后可根据病人状况制定合理的活动计划,督促其坚持动静结合,循序渐进增加活动量。

3.预防感冒 积极预防感冒,应根据天气状况增减衣服。

4.保持大便通畅,避免排便时用力,必要时使用缓泻剂或开塞露塞肛。

(四)心理护理

心力衰竭是难以彻底治愈的疾病,反复发作易造成心理负担,使病人丧失信心,导致恐惧心理、情绪反应敏感等。因此,要耐心体贴地给予病人护理和心理安慰,缓解期鼓励病人积极参加娱乐活动,提高生活乐趣,转移注意力,调整心情,加强体能素质,提高机体免疫力,对于减少心衰的发生和发展有着积极的促进作用。

(五)健康教育

(1)指导病人积极治疗原发病,注意避免心衰的诱发因素,如感染、过度疲劳、情绪激动、钠盐摄入过多、饱餐及便秘等。

(2)宜低盐、低脂、清淡、易消化饮食,忌饱餐和刺激性食物,多食新鲜蔬菜和水果,保持大便通畅,养成定时排便的习惯。

(3)保持生活规律,劳逸结合。

(4)坚持遵医嘱服药,观察药物不良反应及副作用,每日测量体重。

(5)教育家属做好家庭支持,帮助病人树立战胜疾病的信心,保持情绪稳定,积极配合治疗。

(6)嘱病人定期门诊随访,出现胸闷、气短、夜间阵发性呼吸困难等情况应立即来院就诊。

三、小结

心衰的治疗、护理目标是缓解临床症状,延缓心衰的进展,提高病人运动耐力和生活质量,有效降低住院率和死亡率。

参考文献

[1]尤黎明,吴瑛.内科护理学[M].6版.北京:人民卫生出版社,2017.

(赵莛)

第二部分

普外科护理

第五章

甲状腺疾病护理

第一节　甲状腺功能亢进症的护理

甲状腺功能亢进症(简称甲亢)是指血液循环中甲状腺激素过多,引起以神经、循环、消化等系统兴奋性增高和代谢亢进为主要表现的一组临床综合征。临床上以 Graves 病(GD)最常见。

Graves 病又称弥漫性毒性甲状腺肿,是甲状腺功能亢进症的最常见病因,占全部甲亢的80%。西方国家报道本病的患病率为 1.1%～1.6%,我国学者的报道是 1.2%,女性显著高发[女∶男为(4～6)∶1],高发年龄为 20～50 岁。

一、病因及发病机制

1. 遗传因素　本病有显著的遗传倾向,同卵双生相继发生 GD 者达 30%～60%,异卵双生为 3%～9%。

2. 自身免疫　GD 病人的血清中存在针对甲状腺细胞 TSH 受体的特异性自身抗体,称为TSH 受体抗体(TRAb),也称为 TSH 结合抑制性免疫球蛋白。TRAb 有两种类型,即 TSH受体刺激性抗体(TSAb)和 TSH 受体刺激阻断性抗体(TSBAb)。TSAb 与 TSH 受体结合,激活腺苷酸环化酶信号系统,导致甲状腺细胞增生和甲状腺激素合成、分泌增加,所以 TSAb是 GD 的致病性抗体。

3. 环境因素　环境因素可能参与了 GD 的发生,如细菌感染、性激素、应激等对本病的发生和发展都有影响。

二、临床表现

1. 症状　典型表现为甲状腺激素分泌过多综合征,主要为交感神经兴奋性增高和代谢增强的表现。

(1)高代谢综合征:甲状腺激素分泌增多导致交感神经兴奋性增高和新陈代谢加速,病人常有疲乏无力、怕热多汗、皮肤潮湿、多食善饥、体重显著下降等。

(2)精神神经系统:多言好动、紧张焦虑、焦躁易怒、失眠不安、思想不集中、记忆力减退、手和眼睑震颤。

(3)心血管系统:心悸气短、心动过速、第一心音亢进。收缩压升高、舒张压降低,脉压增大。合并甲状腺毒症心脏病时,病人出现心动过速、心律失常、心脏增大和心力衰竭。以心房颤动等房性心律失常多见,偶见房室传导阻滞。

(4)消化系统:稀便、排便次数增加,重者可有肝大、肝功能异常,偶有黄疸。

(5)肌肉、骨骼系统:主要是甲状腺毒症性周期性瘫痪。20～40 岁亚洲男性好发,发病病因包括剧烈运动、高糖饮食、注射胰岛素等,病变主要累及下肢,伴有低钾血症。TPP 病程呈自限性,甲亢控制后可以自愈。少数病人发生甲亢性肌病,肌无力多累及近心端的肩胛和骨盆带肌群。另有 1%GD 病人伴发重症肌无力,该病和 GD 同属自身免疫病。

(6)造血系统:循环血淋巴细胞比例增加,单核细胞增加,但是白细胞总数减低,可以伴发血小板减少性紫癜。

(7)生殖系统:女性月经减少或闭经。男性阳痿,偶有乳腺增生(男性乳腺发育)。

2.体征

(1)甲状腺肿:大多数病人有不同程度的甲状腺肿大。甲状腺肿为弥漫性、对称性,质地不等,无压痛。甲状腺对称性肿大伴杂音和震颤为本病特征之一。少数病例甲状腺可以不肿大。

(2)眼征:GD 的眼部表现分为两类,一类为单纯性突眼,病因与甲状腺毒症所致的交感神经兴奋性增高有关;另一类为浸润性眼征,发生在 Graves 眼病(近年来称为 Graves 眶病),病因与眶周组织的自身免疫炎症反应有关。单纯性突眼包括下述表现:①轻度突眼,突眼度 19～20ram。②Stellwag 征,瞬目减少,炯炯发亮。③上睑挛缩,睑裂增宽。④Von Graefe 征,双眼向下看时,由于上眼睑不能随眼球下落,显现白色巩膜。⑤Joffroy 征,眼球向上看时,前额皮肤不能皱起。⑥Mobius 征,双眼看近物时,眼球辐辏不良。浸润性眼征病人自诉眼内异物感、胀痛、畏光、流泪、复视、斜视、视力下降;检查见突眼(眼球凸出度超过正常值上限 4mm,欧洲人群的正常值上限是 14mm),眼睑肿胀,结膜充血、水肿,眼球活动受限,严重者眼球固定,眼睑闭合不全、角膜外露而发生角膜溃疡、全眼炎,甚至失明。

三、治疗

目前尚不能对 GD 进行病因治疗。针对甲状腺功能亢进有三种疗法,即抗甲状腺药物(ATD)、^{131}I 和手术治疗。ATD 的作用是抑制甲状腺合成甲状腺激素,^{131}I 和手术则是通过破坏甲状腺组织、减少甲状腺激素的产生来达到治疗目的。

1.抗甲状腺药物 ATD 治疗是甲状腺功能亢进的基础治疗,但是单纯 ATD 治疗的治愈率仅有 50%左右,复发率高达 50%～60%。ATD 也用于手术和 ^{131}I 治疗前的准备阶段。常用的 ATD 分为硫脲类和咪唑类,硫脲类包括丙硫氧嘧啶(PTU)和甲硫氧嘧啶等,咪唑类包括甲巯咪唑(MMI)和卡比马唑等。临床普遍使用 MMI 和 PTU。两药比较:MMI 半衰期长,血浆半衰期为 4～6 小时,可以每天单次使用;PTU 血浆半衰期为 1 小时,具有在外周组织抑制 T_4 转换为 T_3 的独特作用,所以发挥作用较 MMI 迅速,控制甲状腺功能亢进症状快,但是必须保证每 6～8 小时给药 1 次。PTU 与蛋白质结合紧密。

(1)适应证:①病情轻、中度病人。②甲状腺轻、中度肿大。③年龄<20 岁。④孕妇、高龄或由于其他严重疾病不适宜手术者。⑤手术前和 ^{131}I 治疗前的准备。⑥手术后复发且不适宜 ^{131}I 治疗者。

(2)剂量与疗程(以 PTU 为例,如用 MMI 则剂量为 PTU 的 1/10):①初治期,300～450mg/d,分 3 次口服,持续 6～8 周,每 4 周复查血清甲状腺激素水平 1 次。②减量期,每 2～4 周减量 1 次,每次减量 50～100mg/d,3～4 个月减至维持量。③维持期,50～100mg/d,维持治疗 1～1.5 年。近年来提倡 MMI 小量服用法,即 MMI15～30mg/d,治疗效果与 40mg/d 相同。

(3)不良反应:①粒细胞减少,外周血白细胞低于 3×10^9/L 或中性粒细胞低于 1.5×10^9/L

时应当停药。②皮疹，发生率为 2%～3%。可先试用抗组胺药，皮疹严重时应及时停药，以免发生剥脱性皮炎。③中毒性肝病，发生率为 0.1%～0.2%，多在用药后 3 周发生，表现为变态反应性肝炎。

（4）停药指标：主要依据临床症状和体征。目前认为 ATD 维持治疗 18～24 个月可以停药。预示甲状腺功能亢进可能治愈的指标：①甲状腺肿明显缩小。②TSAb(或 TRAb)转为阴性。

2. 治疗

（1）治疗效果和不良反应的评价：治疗机制是甲状腺摄取^{131}I 后释放出 β 射线，破坏甲状腺组织细胞。

（2）适应证：①成人 Graves 甲状腺功能亢进伴甲状腺肿大Ⅱ度以上。②ATD 治疗失败或过敏。③甲状腺功能亢进手术后复发；④甲状腺毒症心脏病或甲亢伴其他病因的心脏病。⑤甲状腺功能亢进合并白细胞和/或血小板减少或全血细胞减少。⑥老年甲亢。⑦甲状腺功能亢进合并糖尿病。⑧多结节毒性甲状腺肿。⑨自主功能性甲状腺结节合并甲亢。

（3）相对适应证：①青少年和儿童甲亢，用 ATD 治疗失败、拒绝手术或有手术禁忌证。②甲状腺功能亢进合并肝、肾等脏器功能损害。③Graves 眼病，对轻度和稳定期的中、重度病例可单用^{131}I 治疗，对病情处于进展期的病人，可在^{131}I 治疗前、后加用泼尼松。

（4）禁忌证：妊娠和哺乳期妇女。

（5）并发症：^{131}I 治疗甲状腺功能亢进后的主要并发症是甲状腺功能减退。

3. 手术治疗

（1）适应证：①中、重度甲状腺功能亢进，长期服药无效，或停药复发，或不能坚持服药者。②甲状腺肿大显著，有压迫症状。③胸骨后甲状腺肿。④多结节性甲状腺肿伴甲亢。手术治疗的治愈率为 95% 左右，复发率为 0.6%～9.8%。

（2）禁忌证：①伴严重 Graves 眼病。②合并较重心脏、肝、肾疾病，不能耐受手术。③妊娠初 3 个月和第 6 个月以后。

（3）手术方式：通常为甲状腺次全切除术，两侧各留下 2～3g 甲状腺组织，主要并发症是手术损伤导致甲状旁腺功能减退症和喉返神经损伤，有经验的医师操作时发生率为 2%，普通医院条件下的发生率达 10% 左右。

4. 其他治疗　减少碘剂摄入是甲亢的基础治疗之一。过量碘的摄入会加重和延长病程，增加复发的可能性，所以甲亢病人应当食用无碘食盐，忌用含碘药物。复方碘化钠溶液仅在手术前和甲状腺危象时使用。

5. 甲状腺危象的治疗

（1）针对诱因治疗。

（2）抑制甲状腺激素合成：首选 PTU 600mg 口服或经胃管注入，以后每 6 小时给予 250mg，口服，待症状缓解后减至一般治疗剂量。

（3）抑制甲状腺激素释放：口服 PTU1 小时后再加用复方碘口服溶液 5 滴，每 8 小时 1 次，或碘化钠 1.0g 加入 10% 葡萄糖盐水注射液中静脉滴注 24 小时，以后视病情逐渐减量，一般使用 3～7 天。如果对碘剂过敏，可改用碳酸锂 0.5～1.5g/d，3 次/天，连用数日。

（4）普萘洛尔 20～40mg，每 6～8 小时口服 1 次，或 1mg 稀释后静脉缓慢注射。

（5）氢化可的松 50～100mg 加入 5%～10% 葡萄糖注射液静脉滴注，每 6～8 小时 1 次。

（6）经上述常规治疗效果不满意时，可选用腹膜透析、血液透析或血浆置换等措施迅速降低血浆甲状腺激素浓度。

（7）降温：高热者予物理降温，避免用乙酰水杨酸类药物。

（8）其他支持治疗。

6.Graves 眼病的治疗　GD 的治疗首先要区分病情严重程度。

（1）轻度 GD：病程一般呈自限性，不需要强化治疗。治疗以局部治疗和控制甲亢为主。①畏光：戴有色眼镜。②角膜异物感：人工泪液。③保护角膜：夜间遮盖。④眶周水肿：抬高床头。⑤轻度复视：棱镜矫正。⑥强制性戒烟。⑦有效控制甲亢是基础性治疗，因为甲亢或甲状腺功能减退都可以促进 GD 发展，所以甲状腺功能应当维持在正常范围之内。⑧告知病人轻度 GD 是稳定的，一般不发展为中度和重度 GD。

（2）中度和重度：在上述治疗基础上强化治疗。治疗的效果要取决于疾病的活动程度。对处于活动期的病例，治疗可以奏效，如新近发生的炎症、眼外肌障碍等。相反，对于长期病例、慢性突眼、稳定的复视，治疗效果不佳，往往需要做眼科康复手术矫正。视神经受累是本病最严重的表现，可以导致失明，需要静脉滴注糖皮质激素和行眶减压手术等紧急治疗。①糖皮质激素：泼尼松 40～80mg/d，分次口服，持续 2～4 周，然后每 2～4 周减量 2.5～10mg/d。如果减量后症状加重，要减慢减量速度。糖皮质激素治疗需要持续 3～12 个月。静脉途径给药的治疗效果优于口服给药（前者有效率 80％～90％，后者有效率 60％），局部给药途径不优于全身给药。常用的方法是甲泼尼龙 500～1000mg 加入 0.9％氯化钠注射液静脉滴注冲击治疗，隔日 1 次，连用 3 次。但需注意已有甲泼尼龙引起严重中毒性肝损害和死亡的报道，发生率为 0.8％，可能与药物的累积剂量有关，所以糖皮质激素的总剂量不宜超过4.5～6.0g。早期治疗效果明显则提示疾病预后良好。②放射治疗：适应证与糖皮质激素治疗基本相同。有效率为 60％，对近期的软组织炎症和近期发生的眼肌功能障碍效果较好。③眶减压手术：目的是切除眶壁和/或球后纤维脂肪组织，增加眶容积。④控制甲亢：临床研究证实，甲亢根治性治疗可以改善 GD 的治疗效果。

四、护理评估

（一）健康史

（1）病人的年龄、性别。

（2）病人是否有情绪急躁、容易激动、失眠、两手颤动、怕热、多汗、食欲亢进而体重减轻、消瘦、心悸、胸闷、脉快而有力（每分钟脉率在 100 次以上，休息和睡眠时仍快），以及月经失调等症状。

（3）是否进行过甲状腺手术或者放射治疗。

（4）甲状腺功能亢进的药物治疗情况。

（5）病人及其家属对疾病的认识及心理反应。

（二）身体评估

1.一般状态　①生命体征：观察有无体温升高、脉搏加快、脉压增大等表现；②意识精神状态：观察病人有无兴奋易怒、失眠不安等表现或神志淡漠、嗜睡、反应迟钝等；③营养状况：评估病人有无消瘦、体重下降、贫血等营养状况改变。

2.皮肤黏膜　评估皮肤是否湿润、多汗，有无皮肤紫癜，胫骨前皮肤有无增厚、变粗及大小不等的红色斑块和结节。

3.**眼征**　观察和测量突眼度。评估有无眼球突出、眼裂增宽,有无视力疲劳、畏光、复视、视力减退、角膜溃疡等。

4.**甲状腺**　了解甲状腺肿大程度,是否呈弥漫性、对称性,有无震颤和血管杂音。

5.**心脏、血管**　有无心悸、心尖部收缩期杂音、心律失常等,有无周围血管征。

6.**消化系统**　有无食欲亢进、稀便、排便次数增加等。

7.**骨骼肌肉**　有无肌无力、肌萎缩等。

(三)实验室及其他检查

1.**基础代谢率(BMR)测定**　计算公式:BMR＝脉率＋脉压－111。BMR 正常为±10％,增高至＋20％～＋30％为轻度甲状腺功能亢进,＋30％～＋60％为中度甲状腺功能亢进,＋60％以上为重度甲状腺功能亢进。

2.**甲状腺摄碘率的测定**　给受试者一定剂量的放射性^{131}I,再探测甲状腺摄取^{131}I的程度,可以判断甲状腺的功能状态。正常甲状腺 24 小时摄碘量为人体总量的 30％～40％,如果在 2 小时内甲状腺的摄碘量超过了人体总量的 25％,或在 24 小时内超过了人体总量的 50％,且吸碘高峰提前出现,都提示有甲状腺功能亢进。注意如果病人在近 2 个月内吃含碘较高的食物如海带、紫菜或服用含碘药物如甲状腺素片、复方碘溶液等,需停药 2 个月才能做试验,否则影响检测效果。

3.**血清 T_3、T_4测定**　甲状腺功能亢进时,T_3可高出正常值 4 倍左右,T_4高出正常 2.5 倍。

4.**B 超**　甲状腺呈弥漫性或结节性肿大。

5.**心电图(ECG)**　显示心动过速或心房颤动,P 波和 T 波改变。

五、护理诊断

1.**焦虑**　与担心疾病及手术预后等因素有关。

2.**活动无耐力**　与代谢率增高、氧的供应不能满足机体需要有关。

3.**睡眠形态紊乱**　与无法耐受炎热、大汗或性情急躁等因素有关。

4.**营养失调:低于机体需要量**　与代谢率增高有关。

5.**疼痛**　与手术引起的组织损伤有关。

6.**潜在并发症:**出血、呼吸困难或窒息、喉返神经损伤、喉上神经损伤、甲状旁腺损伤、甲状腺危象等。

六、护理措施

(一)基础护理

1.**环境**　保持环境安静、避免嘈杂。病人因基础代谢亢进常怕热、多汗,应安排通风良好、室温适宜的环境。

2.**体重监测**　每日测量体重,评估病人的体重变化。

3.**休息与活动**　评估病人的活动量、活动和休息方式,与病人共同制订日常活动计划。活动时以不感到疲劳为度,维持充足的睡眠,防止病情加重。病情危重或合并有心力衰竭者应卧床休息。

4.**皮肤护理**　对出汗较多的病人,应及时更换衣服及床单,协助沐浴,防止受凉。

5.**饮食护理**　提供高糖类、高蛋白质、高维生素饮食,满足高代谢需要。成人每日总热量应在 12552kJ 以上,约比正常人提高 50%。蛋白质每日 1～2g/kg,膳食中可以各种形式增加奶类、蛋类、瘦肉类等优质蛋白以纠正体内的负氮平衡。餐次以一日六餐或一日三餐间辅以点心为宜。主食应足量。每日饮水 2000～3000mL,补偿因腹泻、大量出汗及呼吸加快引起的水分丢失,有心脏疾病者除外,以防水肿和心力衰竭。忌食生冷食物,减少食物中粗纤维的摄入,改善排便次数增多等消化道症状。多摄取蔬菜和水果,禁止摄入刺激性的食物及饮料,如浓茶或咖啡等,以免引起病人精神兴奋。病人腹泻时应食用含维生素少且容易消化的软食。慎用甘蓝、花椰菜、甘蓝等含碘丰富的食物。

6. 心理护理 指导病人克服不良心理,解除身心因果关系的恶性循环,重建心理平衡,通过机体生理生化反应,促使病人恢复健康。

(二)专科护理

1. 药物护理 有效治疗可使体重增加,应指导病人按时按量规则服药,不可自行减量或停服。密切观察药物不良反应。

(1)粒细胞减少:主要表现为突然畏寒、高热、全身肌肉或关节酸痛、咽痛、红肿、溃疡和坏死。定期复查血象,在用药第 1 个月,每周复查 1 次白细胞,1 个月后每 2 周复查 1 次白细胞。若外周血白细胞低于 $3 \times 10^9/L$ 或中性粒细胞低于 $1.5 \times 10^9/L$,考虑停药,并给予利血生、鲨肝醇等促进白细胞增生药物,进行保护性隔离,并预防交叉感染。

(2)严重不良反应:如中毒性肝炎、肝坏死、精神病、胆汁淤积综合征、狼疮样综合征、味觉丧失等,应立即停药并给予相应治疗。

(3)药疹:可用抗组胺药控制症状,不必停药。若皮疹加重,应立即停药,以免发生剥脱性皮炎。

2. 放射性^{131}I 的治疗护理 空腹服^{131}I 12 小时以后方可进食,以免影响碘的吸收。在治疗前后 1 个月内避免服用含碘的药物和食物,避免用手按压甲状腺,避免精神刺激,预防感染,密切观察病情变化,警惕甲状腺危象、甲状腺功能减退、放射性甲状腺炎、突眼恶化等并发症的发生。

3. 眼部护理 指导病人保护眼睛,外出戴深色眼镜,减少光线、异物的刺激。睡前涂抗生素眼膏,眼睑不能闭合者覆盖纱布或眼罩,眼睛勿向上凝视,以免加剧眼球突出和诱发斜视。指导病人减轻眼部症状的方法:0.5% 甲基纤维素或 0.5% 氢化可的松溶液滴眼,减轻眼睛局部刺激症状;高枕卧位:限制钠盐摄入,减轻球后水肿,改善眼部症状;每日做眼球运动以锻炼眼肌,改善眼肌功能。定期行眼科角膜检查,以防角膜溃疡造成失明。

4. 甲状腺危象的护理 ①立即配合抢救,立即建立静脉通道,给予氧气吸入。②及时、准确、按时遵医嘱用药。注意 PTU 使用后 1 小时再用复方碘溶液,严格掌握碘剂用量,注意观察有无碘剂中毒或变态反应。按规定时间使用 PTU、复方碘溶液、β-受体阻滞剂、氢化可的松等药物。遵医嘱及时通过口腔、静脉补充液体,注意对心率过快者,静脉输液速度不可过快。③将病人安排在凉爽、安静、空气流通的环境内绝对卧床休息,呼吸困难时取半卧位。④高热者行冰敷或乙醇擦浴等物理降温和/或药物降温(异丙嗪＋哌替啶)。⑤密切监测病情,观察生命体征、神志、出入量、躁动情况,尤其要密切监测体温和心率变化情况,注意有无心力衰竭、心律失常、休克等严重并发症。⑥安全护理:躁动不安者使用床挡加以保护,昏迷者按照昏迷常规护理。做好口腔护理、皮肤护理、会阴护理。保持床单平整、干燥、柔软,防止压力性损伤。⑦避免诱因:告知病人家属甲状腺危象的诱因,并尽量帮助减少和避免诱因,如感染、精神刺激、创伤、用药不当。

（三）术前护理

1. 完善各项术前检查　除全面的体格检查和必要的实验室检查外，还包括：①颈部透视或摄片，了解气管有无受压或移位，检查气管壁有无软化。②详细检查心脏有无扩大、杂音或心律不齐等，并做心电图。③喉镜检查，确定声带功能。④测定基础代谢率，了解甲亢程度，选择手术时机。测定基础代谢率要在完全安静、空腹时进行。⑤检查神经肌肉的应激性是否增高，测定血钙、血磷的含量，了解甲状旁腺功能状态。

2. 药物准备　降低基础代谢率是术前准备的重要环节。通常可开始即用碘剂，2～3周后甲亢症状得到基本控制。其标准是：病人情绪稳定，睡眠好转，体重增加，脉率稳定在每分钟90次以下，脉压恢复正常，基础代谢率在＋20％以下，便可进行手术，常用的碘剂是复方碘化钾溶液，每日3次，口服，第1日每次3滴，第2日每次4滴，依此逐日每次增加1滴至每次16滴为止，然后维持此剂量。症状减轻不明显者可加用硫氧嘧啶类药物，但停药后仍需继续单独服用碘剂1～2周，再行手术。近年来，对于常规应用碘剂或合并应用硫氧嘧啶类药物不能耐受或不起作用的病例，主张与碘剂合用或单用普萘洛尔做术前准备，每6小时给药1次，每次20～40mg，口服，一般服用4～7日后脉率即降至正常水平。由于普萘洛尔半衰期不到8小时，故最末一次服用须在术前1～2小时，术后继续口服普萘洛尔4～7日。术前不用阿托品，以免引起心动过速。

3. 心理支持　消除病人的顾虑和恐惧心理，避免情绪激动。精神过度紧张或失眠者，适当应用镇静剂和安眠药，使病人情绪稳定。安排通风良好、安静的环境，指导病人减少活动，适当卧床休息，以免体力消耗；避免过多外来不良刺激。

4. 饮食护理　给予高热量、高蛋白质和富含维生素的食物，并给予足够的液体摄入，加强营养支持。禁用对中枢神经有兴奋作用的浓茶、咖啡等刺激性饮料。

5. 体位训练　术前教会病人头低肩高体位，可用软枕每日练习数次，使机体适应手术时体位的改变。

6. 眼睛保护　突眼者应注意保护眼睛，可戴黑眼罩，睡前用抗生素眼膏敷眼，以胶布闭合眼睑或油纱布遮盖，以避免角膜的过度暴露，防止角膜干燥受损，发生溃疡。

7. 戒烟　控制呼吸道感染，指导病人深呼吸、有效咳嗽的方法。

8. 术日晨准备　准备麻醉床时，床旁另备无菌手套拆线包及气管切开包。

（四）术后护理

1. 加强术后观察和护理

（1）体位：病人回病室后取平卧位，连接各种引流管道。血压平稳或全身麻醉清醒后病人采用半卧位，以利呼吸和引流切口内积血。在床上变换体位、起身、咳嗽时，指导病人保持头颈部的固定。

（2）病情观察：加强巡视，密切注意病人的呼吸、体温、脉搏、血压的变化，定时测量生命体征。

（3）保持呼吸道通畅：鼓励病人深呼吸、有效咳嗽，必要时行雾化吸入，帮助其及时排出痰液，保持呼吸道通畅，预防肺部并发症。

（4）切口的观察与护理：手术野常规放置橡皮片或引流管引流24～48小时，观察切口渗血情况，注意引流液的量、颜色，及时更换浸湿的敷料，估计并记录出血量，以便了解切口内出血情况和及时引流切口内积血，预防术后气管受压。

2.术后特殊药物的护理　甲亢病人术后继续服用复方碘化钾溶液,每日 3 次,每次 16 滴开始,逐日每次减少 1 滴。年轻病人术后常口服甲状腺制剂,每日 30~60mg,连服 6~12 个月,以抑制促甲状腺激素的分泌,对预防复发有一定的作用。

3.饮食与营养　术后清醒病人,即可给予少量温凉水,无呛咳、误咽等不适,可逐步给予便于吞咽的流质饮食,注意微温,不可过热,以免颈部血管扩张,加重创口渗血,以后逐步过渡到半流质饮食和软饭。甲状腺手术对胃肠道功能影响很小,只是在吞咽时,病人感觉疼痛不适。鼓励病人加强营养,促进愈合。

4.术后并发症的防治与护理

(1)术后呼吸困难和窒息:是术后危及生命的并发症,多发生于术后 48 小时内,表现为进行性呼吸困难、烦躁、发绀,甚至窒息,可有颈部肿胀、切口渗出鲜血等。常见原因:①切口内出血压迫气管,主要是手术时止血不完善,或因血管结扎线滑脱引起。②喉头水肿,主要是手术操作创伤所引起,也可由于气管插管引起。③气管塌陷,是由于气管壁长期受肿大的甲状腺压迫,发生软化,切除甲状腺体的大部分后,软化的气管壁失去支撑所致。④双侧喉返神经损伤,导致两侧声带麻痹,引起失声或严重的呼吸困难,甚至窒息。术后经常巡视、密切观察生命体征和伤口情况。对于血肿压迫或气管塌陷者立即配合床边抢救,及时剪开缝线,敞开伤口,迅速除去血肿,如呼吸仍无改善则行气管切开、吸氧;待病人情况好转,再送手术室做进一步止血处理。喉头水肿者应用大剂量激素,地塞米松 30mg 静脉滴入,呼吸困难无好转时可行环甲膜穿刺或气管切开。

(2)喉返神经损伤:主要是手术操作直接损伤引起,如切断、缝扎、挫夹或牵拉过度;少数由于血肿压迫或瘢痕组织的牵拉而发生。前者在术中立即出现症状,后者在术后数天才出现症状。切断、缝扎引起的是永久性损伤;挫夹、牵拉或血压肿迫所致的多为暂时性,经理疗后,一般 3~6 个月内可逐渐恢复。鼓励病人麻醉清醒后大声讲几句话,了解其发音情况,一侧喉返神经损伤,大都引起声音嘶哑,此种声嘶可由健侧声带过度向患侧内收而好转,护士应认真做好安慰解释工作。

(3)喉上神经损伤:多为结扎、切断甲状腺上动、静脉时,离开腺体上极较远,未加仔细分离,连同周围组织大束结扎时引起。若损伤外支,会使环甲肌瘫痪,引起声带松弛、音调降低;如损伤内支,则使喉部黏膜感觉丧失,病人失去喉部的反射性咳嗽,进食时特别是饮水时,容易发生误咽、呛咳。应注意病人饮水、进食情况,一般术后数日可恢复正常。

(4)手足抽搐:手术时甲状旁腺误被切除、挫伤或其血液供应受累,都可引起甲状旁腺功能低下,血钙浓度下降使神经、肌肉的应激性显著提高,引起手足抽搐。症状多在术后 1~2 日出现,多数病人症状轻而短暂,只有面部、唇或手足部的针刺感、麻木感或强直感,经过 2~3 周后,未受损伤的甲状旁腺增生肥大、代偿,症状便可消失。预防的关键在于切除甲状腺体时,必须保留腺体背面部分的完整。护理时适当限制肉类、乳品和蛋类等食品,因其含磷较高,影响钙的吸收。抽搐发作时,立即静脉注射 10%葡萄糖酸钙或氯化钙 10~20mL。症状轻者,指导其口服葡萄糖酸钙或乳酸钙;症状较重或长期不能恢复者,可加服维生素 D_3。口服二氢速固醇油剂效果更好。

(5)甲状腺危象:发病原理迄今不明,可能是甲亢时肾上腺皮质激素的合成、分泌和分解代谢加速,久之使肾上腺皮质功能减退,肾上腺皮质激素分泌不足,而手术创伤的应激可诱发危象,因此危象多发生于术前准备不够、甲亢症状未能很好控制者。临床表现为术后 12~36 小时内高热,脉快而弱(每分钟在 120 次以上),大汗,烦躁不安,谵妄,甚至昏迷,常伴有呕吐、腹泻。如处理不及时或不当,常很快死亡。使甲亢病人基础代谢率降至正常范围再施行手术是预防甲状腺危象的关键。对术后早期病人定期巡视,加强病情观察,一旦发生危象,立即配合治疗。①碘剂:口服复方碘化钾溶液 3～5mL,紧急时用 10％碘化钠 5～10mL 加入 10％葡萄糖 500mL 中静脉滴注。②氢化可的松:每日 200～400mg,分次静脉滴注。③利舍平 1～2mg,肌内注射;或普萘洛尔 5mg,加入葡萄糖溶液 100mL 中静脉滴注。④镇静剂:常用苯巴比妥钠,或冬眠合剂Ⅱ号半量肌内注射,6～8 小时 1 次。⑤降温:用退热药物、冬眠药物、物理降温等综合措施,尽量保持病人体温在 37℃左右。⑥静脉输入大量葡萄糖溶液。⑦吸氧,减轻组织的缺氧。⑧心力衰竭者,加用洋地黄制剂。⑨保持病室安静,避免强光、噪音的刺激。

(五)健康教育

(1)指导病人保持身心愉快,避免精神刺激和过度劳累。

(2)指导病人每日清晨卧床时自测脉搏,定期测量体重,脉搏减慢、体重增加是治疗有效的重要标志。

(3)告知病人有关甲亢的疾病、用药知识,指导病人学会自我护理。指导病人上衣领不宜过紧,避免压迫肿大的甲状腺,严禁用手挤压甲状腺,以免甲状腺激素分泌过多,加重病情。

(4)向病人解释长期服用药物的重要性,指导病人按时服药,定期到医院复查,如服用甲状腺药物者应每周查血常规 1 次,每隔 1～2 个月进行甲状腺功能测定。讲解使用甲状腺素抑制药的注意事项,如需定期检查甲状腺的大小、基础代谢率、体重、脉压、脉率,密切注意体温的变化,观察咽部有无感染,如出现高热、恶心、呕吐、腹泻、突眼加重等应及时就诊。

(5)妊娠期甲亢病人,在妊娠期间及产后,力争在对母亲及胎儿无影响的情况下,使甲状腺恢复正常。妊娠期不宜用放射性[131]I 和手术治疗,抗甲状腺药物的剂量也不宜过大,由于甲状腺药物可从乳汁分泌,产后如需继续服用,则不宜哺乳。

(胡琴)

第二节　单纯性甲状腺肿的护理

单纯性甲状腺肿又称"地方性甲状腺肿",主要是由于环境缺碘引起,初期表现为两侧甲状腺呈对称性、弥漫性肿大,逐渐可扪及多个或单个结节,较大的甲状腺肿可引起压迫症状,少数结节性甲状腺肿可继发功能亢进或恶变。

甲状腺肿(goiter)是指良性甲状腺上皮细胞增生肿大,可分非毒性(nontoxic)和毒性(toxic)甲状腺肿两类。非毒性甲状腺肿(nontoxic goiter)也称单纯性甲状腺肿(simple goiter),是指由多种原因引起的甲状腺功能正常的非炎症性、非肿瘤性甲状腺肿大,可分散发性、地方性和代偿性三种类型。散发性甲状腺肿(sporadic goiter)病人约占人群的 5％,女性发病率是男性的 3～5 倍。当人群单纯性甲状腺肿的患病率超过 10％时,称为地方性甲状腺肿(endemic goiter)。代偿性甲状腺肿(compensatory goiter)常继发于甲状腺次全切除术后、先天性单叶甲状腺缺失。甲状腺肿形成结节后,其甲状腺激素(TH)合成与分泌功能可正常("温"结节)、降低("冷"结节)或升高("热"结节)。"温"或"冷"结节又称为非毒性结节性甲状腺肿(nontoxic nodular goiter,NNG),"热"结节则称为毒性结节性甲状腺肿(toxic nodular goiter)。

一、病因及发病机制

1.缺碘或高碘　碘与甲状腺肿的患病率呈现 U 形曲线,即碘缺乏时,甲状腺肿的患病率增加,称之为"低碘性甲状腺肿(iodine‐deficiency goiter)";随着摄碘量的增加,甲状腺肿的患病率逐渐下降,达到 5% 以下(即 U 形曲线的底端);如果碘摄入量再继续增加,甲状腺肿的患病率则回升,这类甲状腺肿则为"高碘性甲状腺肿(iodine goiter)"。

(1)缺碘:缺碘是引起地方性甲状腺肿的主要原因,多见于远离海洋的高海拔地区,这些地区的土壤、水和食物中碘含量均较低,机体长期处于缺碘状态,使甲状腺肿大。此外,碘相对不足(生理性甲状腺肿),如在青春发育期、妊娠期、哺乳期,在寒冷、感染、创伤和精神刺激的状态下等,由于机体对甲状腺激素的需要量增加,可加重或诱发甲状腺肿。

(2)高碘:少见,可呈地方性或散发性分布。因常年饮用含高碘的水或长期服用含碘药物所致的甲状腺肿。

2.致甲状腺肿物质

(1)摄入致甲状腺肿食物过多:如甘蓝、萝卜、黄豆、白菜、木薯、小米等食物中均含有硫脲类致甲状腺肿物质,可引起甲状腺肿大。

(2)药物:如锂盐、钴盐、硫氰酸盐、过氯酸盐、硫脲类、磺胺类、对氨基水杨酸、保泰松、秋水仙碱等均含有抑制甲状腺激素合成的成分,可引起甲状腺肿。此类甲状腺肿多呈散发性。

3.先天性甲状腺激素合成障碍　合成甲状腺激素所需要的酶存在先天性缺陷时,可影响激素合成而引起甲状腺肿,是儿童甲状腺肿的常见原因。

二、临床表现

1.症状　主要表现为甲状腺肿大,显著肿大时可引起压迫症状。散发性甲状腺肿多见于女性,常在青春期、妊娠期、哺乳期及绝经期缓慢起病。地方性甲状腺肿早期除腺体肿大外一般无自觉症状,久病者腺体肿大显著,可大如婴儿头,下垂于颈下胸骨前。随着腺体增大或发生结节,可出现压迫症状:①气管受压,呼吸困难,气管狭窄、弯曲、变形、移位,伴或不伴支气管扩张、右心室肥大。②食管受压:吞咽困难。③喉返神经受压,嘶哑、痉挛性咳嗽、失声。④颈交感神经受压,同侧瞳孔扩大或 Horner 综合征。⑤静脉受压,晕厥、单侧头面部和上肢水肿,上臂举起时加重。在严重流行区,小儿甲状腺肿可伴有呆小症。

2.体征　主要为甲状腺肿大,腺体通常呈弥漫性Ⅰ、Ⅱ度肿大,两侧对称,表面光滑,质地较软,有韧性感,随吞咽上下移动,一般无震颤和血管杂音。久病者肿大的腺体可达Ⅲ度,可出现大小不等的结节,质坚硬,腺体外可见曲张的静脉,可有血管杂音。

3.并发症　自幼碘缺乏严重,可并发呆小症;碘摄入过多,可诱发高碘性甲状腺肿;少数结节性甲状腺肿,可继发甲亢、甲减或癌变。发生于单纯性甲状腺肿的结节,其癌变的可能性低,但伴下列情况之一时,癌变的可能性较大:①年龄在 20 岁以下或 60 岁以上。②头颈部放疗或甲状腺癌家族史。③生长迅速、质地坚硬的单结节。④周围组织受压或淋巴结肿大。⑤边缘不规则或伴钙化的"冷"结节。

三、治疗

单纯性甲状腺肿的治疗选择取决于病因和发展阶段。

1. **地方性甲状腺肿**　碘盐补充是最基本、最有效的治疗措施之一。1996 年起,我国立法推行普遍食盐碘化防治碘缺乏病,碘缺乏病得到了有效的控制。2011 年我国修改国家食盐加碘标准,将碘浓度从原来不低于 40mg/kg 修改为 $20\sim30$mg/kg,各地可以根据本地区的自然碘资源基础制定本地的食盐加碘浓度标准。也常用海藻、昆布、海螵蛸、夏枯草等中药补碘,使 MUI 控制在 $100\sim200\mu g/L$。补充碘不宜剂量过大,以防碘摄入过量(MUI$>300\mu g/L$)引起自身免疫性甲状腺炎和碘甲亢。

2. **散发性甲状腺肿**　有明确病因者应先去除病因。

(1)生理性甲状腺肿:无须治疗。

(2)碘缺乏:摄入碘化盐,多食含碘食物或通过中药补碘。

(3)摄入高碘或致甲状腺肿食物、药物过多:减少高碘食物摄入,停用此类药物。

3. **甲状腺素治疗**　年轻的单纯性甲状腺肿病人,甲状腺肿大明显,血清 TSH 水平多正常或稍增高,是使用 TH 治疗的指征,一般不宜手术治疗。补充甲状腺激素可反馈地抑制内源性促甲状腺素分泌,缓解甲状腺增生,使肿大的甲状腺或结节缩小或消失。首选左甲状腺素片(优甲乐)$50\sim150\mu g$,从小剂量 $50\mu g/d$ 开始,疗程 $3\sim6$ 个月,其剂量应以不使 TSH 浓度减低与不发生甲状腺毒症,而肿大的甲状腺有缩小为宜。停用优甲乐易复发甲状腺肿,可重复治疗。

4. **手术治疗**　一般而言,单纯性甲状腺肿不宜行外科手术治疗。手术治疗指征:①腺体过大,妨碍工作、生活,引起压迫症状,内科治疗无效。②存在甲亢或腺体内结节疑有癌变的可能。③结节性甲状腺肿,50 岁以上,TSH 常<0.5mU/L,使用 TH 来抑制 TSH 通常无效,不宜采用 TH 治疗,应建议病人择期手术治疗。一般采用甲状腺次全切除术,术后宜长期采用甲状腺素替代治疗。

四、护理评估

(一)健康史

评估病人的籍贯、发育史、用药治疗情况、家族史。

(二)身体评估

1. **相关因素**　评估病人是否长期食用含硫脲的萝卜、白菜或因治疗服用硫脲类药物。

2. **症状和体征**　评估病人甲状腺有无肿大,剧烈活动时有无气促感觉,有无声音嘶哑或吞咽困难。

(三)实验室及其他检查

1. **甲状腺功能检查**　血清 T_4、T_3 正常,T_4/T_3 的比值常增高。血清甲状腺球蛋白(Tg)水平增高,增高的程度与甲状腺肿的体积呈正相关。血清 TSH 水平一般正常。甲状腺摄^{131}I 率往往高于正常,但高峰时间很少提前出现,并可被 T_3 抑制。基础代谢率(BMR)一般正常,少数病人可偏低。早期的自身免疫甲状腺炎主要表现为甲状腺肿,长期可以没有甲状腺功能的改变或表现为亚临床甲状腺功能减低或(和)血清甲状腺自身抗体阳性。

2. **B超检查**　B超检查是确定甲状腺肿的主要检查方法,甲状腺呈弥漫性肿大,可见大小不一的结节。

3. **甲状腺核素扫描**　主要评估甲状腺的功能状态,早期可发现均匀性变化,晚期可发现有功能结节或无功能结节。

4.**活组织检查**　B超引导下的甲状腺细针穿刺活组织检查,有助于确定结节的病理类型,早期筛检甲状腺癌。

5.**过氯酸钾排泌试验**　有甲状腺激素合成酶缺陷者,此试验呈阳性反应。

6.**尿碘监测**　用于评估碘营养水平。尿碘中位数(MUI)100～200μg/L 是最适当的碘营养状态。学龄儿童的尿碘中位数反映地区的碘营养状态:MUI80～100μg/L 为轻度碘缺乏,MUI80～100μg/L 为中度碘缺乏,MUI 小于 50μg/L 为重度碘缺乏。

(四)社会-心理评估

评估病人的情绪及心理反应。

五、护理诊断

1.**身体形象紊乱**　与甲状腺肿大致颈部增粗有关。

2.**知识缺乏**:缺乏药物的使用及正确的饮食方法等知识。

3.**潜在并发症**:呆小症、甲亢、甲状腺癌等。

六、护理措施

(一)术前护理

(1)指导病人训练手术体位(头低、颈过伸位及垫高肩部)。

(2)病人于清晨、空腹、安静卧床时测量血压、脉搏,连续 3 天,计算基础代谢率,排除甲状腺功能亢进。

(3)根据医嘱术前晚及术晨给予镇静剂。

(4)床旁备好气管切开包及吸引装置。

(二)术后护理

1.**加强术后观察和护理**

(1)体位:术后取平卧位,待血压平稳或全身麻醉清醒后改半卧位,利于呼吸和引流。改变卧位、坐起和咳嗽时可用手固定颈部。

(2)饮食护理:术后清醒病人给予少量温凉开水,若无呛咳、误咽等不适,可给予微温流质,逐步过渡到半流质。

(3)病情观察:严密观察生命体征,注意颈部肿胀、渗血情况,及时更换敷料。

2.**并发症的观察及处理**

(1)呼吸困难和窒息:气管塌陷者应立即行气管切开或气管内插管;切口内出血压迫气管所致呼吸困难,应迅速拆开缝线,敞开伤口,清除血肿,结扎出血的血管;喉头水肿者遵医嘱立即应用大剂量激素,如地塞米松 30mg 静脉滴注,若呼吸困难无好转,可行环甲膜穿刺或气管切开,黏痰堵塞气道者应立即吸痰或行超声雾化吸入。

(2)喉返神经损伤:声音嘶哑为单侧喉返神经受压或损伤所致,经理疗、发音训练等处理后,一般在 3～6 个月内可逐渐恢复;双侧喉返神经损伤可引起失声,严重者发生呼吸困难甚至窒息。如发生窒息,应立即行气管切开,并做好气管切开护理。

(3)喉上神经损伤:外支神经损伤,可引起声带松弛和声调降低;内支神经损伤可引起进食,特别是饮水时发生误咽或呛咳,经理疗后可自行恢复。

(4)手足抽搐：若术中误切或挫伤甲状旁腺，可引起口唇及四肢发紧、麻木、手足刺痛、抽搐等甲状旁腺功能低下表现。应加强监测血钙浓度动态变化，抽搐发作时立即给予10%葡萄糖酸钙或氯化钙10～20mL缓慢静脉注射。

(三)健康指导

(1)指导病人少食含有硫脲的萝卜、白菜等，青春发育期、妊娠期或绝经期的妇女宜多食含碘丰富的食物如海带、紫菜等。

(2)20岁以下的弥漫性单纯甲状腺肿病人应遵医嘱给予小量甲状腺素，常用剂量为每次30～60mg，2次/日，3～6个月为一疗程。

(3)切口愈合后逐步练习颈部活动，促进颈部功能恢复。

(4)流行地区食用碘化盐，每10～20kg盐中均匀加入碘化钾或碘化钠1g。

（胡琴）

第三节　甲状腺癌的护理

甲状腺癌(thyroid carcinoma)是最常见的甲状腺恶性肿瘤，约占全身恶性肿瘤的1%。甲状腺癌在甲状腺疾病中的发生率为5%～10%，是近年来人类增长最快的实体肿瘤，每年增加4%～6%。甲状腺癌以女性发病较多，较多发生于青壮年。

一、病因及发病机制

确切病因尚不明确，目前认为主要与以下因素有关：①内分泌因素。②遗传因素及基因突变。③辐射因素。④甲状腺良性疾病恶变。⑤慢性炎症。⑥激素作用。

二、临床表现

乳头状癌和滤泡性腺癌的初期多无明显症状，前者有时可因颈淋巴结肿大而就医。随着病程进展，肿块逐渐增大，质硬，吞咽时肿块移动度降低。未分化癌上述症状发展迅速，并侵犯周围组织。晚期可产生声音嘶哑、呼吸困难、吞咽困难。颈交感神经受压可引起Horner综合征。颈丛浅支受侵犯时，病人可有耳、枕、肩等处疼痛。可有颈淋巴结转移及远处器官转移。

髓样癌除有颈部肿块外，由于癌肿产生5-羟色胺和降钙素，病人可出现腹泻、心悸、颜面潮红和血钙降低等症状。对合并家族史者，应注意多发性内分泌肿瘤综合征Ⅱ型(MEN-Ⅱ)的可能。

三、治疗

1.手术治疗　甲状腺癌的手术治疗包括甲状腺本身的手术，以及颈淋巴结清扫，常见手术方式有以下几种。

(1)腺叶次全切除术：仅适用于诊断为良性疾病，手术后病理诊断为孤立性乳头状微小癌。

(2)腺叶加峡部切除术：适用于肿瘤直径≤1.5cm，明确局限于一叶者。

(3)近全切除术：适用于肿瘤直径＞1.5cm，较广泛的一侧乳头状癌伴有颈淋巴结转移者。

(4)甲状腺全切除术：适用于高度侵袭性乳头状、滤泡状癌，明显多灶性，两侧颈淋巴结肿大，肿瘤侵犯周围颈部组织或有远处转移者。

(5)颈淋巴结清扫的手术：包括中央区颈淋巴结清扫、改良颈淋巴结清扫、传统颈淋巴结清扫。

2.**内分泌治疗**　甲状腺癌做次全或全切除者应终身服用甲状腺素片,以预防甲状腺功能减退及抑制 TSH。

3.**放射性核素治疗**　乳头状腺癌、滤泡状腺癌,术后应用^{131}I 治疗,适合于 45 岁以上病人、多发性癌灶、局部侵袭性肿瘤及存在远处转移者。

4.**放射外照射治疗**　主要用于未分化型甲状腺癌。

5.**化疗**　分化型甲状腺癌对化疗不敏感,不常规使用,仅用于甲状腺未分化癌及分期很晚的分化型甲状腺癌,在其他治疗方法无效时的辅助治疗。阿霉素、顺铂及紫杉酸类相对有效。

四、护理评估

1.**健康史**

(1)病人的性别、年龄。

(2)评估肿物生长速度。

(3)评估有无长期接触放射性物质,有无营养不良、感染及其他局部刺激因素等。

2.**身体评估**

评估生命体征,尤其是体温的变化。评估有无压迫症状,包括呼吸困难、吞咽困难、声音嘶哑、面部淤血、青紫、水肿、浅表静脉怒张等。

3.**实验室及其他检查**

(1)颈部 B 超检查:用来测定甲状腺肿物的大小及其与周围组织的关系。

(2)放射性核素扫描:多为冷结节或凉结节。

(3)CT/MRI 检查:能更清楚地定位病变范围及淋巴结转移灶。

(4)穿刺细胞学检查:用以明确甲状腺肿块的性质。

4.**心理-社会状况**　近期有无心理应激,如家庭生活、工作等方面。

五、护理诊断

1.**焦虑/恐惧**　与颈部肿块性质不明、环境改变、担心手术及预后有关。

2.**舒适的改变**　与术后伤口疼痛有关。

3.**清理呼吸道低效或无效**　与咽喉部及气管受刺激、分泌物增多及切口疼痛有关。

4.**潜在并发症**:出血、呼吸困难、窒息、喉返神经损伤、喉上神经损伤、手足抽搐。

5.**知识缺乏**:缺乏疾病和手术的相关知识。

六、护理措施

(一)术前护理

1.**心理护理**　做好病人的思想工作,解释手术的必要性。在情感上和生活上给予关怀和体贴,满足其合理需求,使病人以良好的心理状态迎接手术。

(1)指导病人掌握消除恐惧的方法,如听音乐、看书、散步、与室友谈心等。

(2)要让病人懂得生活的意义,为了事业和家庭去克服癌症带来的悲观、失望。要关心和照顾好病人,倾听他们的诉说,帮助他们克服恐惧和绝望的心理,树立战胜疾病的信心,保持身心愉快和健康,从而积极配合治疗,战胜癌症。

(3)医护人员应多关心、体贴病人，态度和蔼，给予精神安慰，避免精神刺激，耐心解释病情，说明病情与精神因素的关系，使病人能解除顾虑，密切配合治疗方案的执行。

2.饮食护理　给予高热量、高蛋白、高维生素、清淡、易消化的饮食，宜少食多餐，均衡进食。每日热量至少达到 3500kcal 以上，如多食鸡、鸭、淡水鱼、含纤维丰富的蔬菜，尽可能不食海产品。宜多饮牛奶、豆浆、各种果汁等饮料，但应禁饮浓茶或咖啡等刺激性饮料，以免病人过于兴奋，影响睡眠。

3.卧位指导　出现气管压迫症状的病人应采取半卧位，安静休息，保持呼吸道通畅。

4.病情观察　床旁备好气管切开包、气管内插管、吸引器、氧气等急救物品；出现局部突然肿胀、呼吸极度困难、脉搏增快等症状时，应考虑癌肿坏死、出血压迫气管，需及时通知医师，并立即做好救治准备。

5.术前健康指导

(1)指导病人深呼吸，学会有效咳嗽的方法。

(2)术前体位训练。术前 3 天让病人双肩垫高 20～30cm，仰头平卧 2 小时，每日 1～2 次，尽量使下颌、气管、胸骨处于同一水平线，以充分暴露手术视野。

(二)术后护理

1.体位　病人回病室后取平卧位，待其血压平稳或全身麻醉清醒后取高坡卧位，以利于呼吸和引流；指导病人保持头颈部于舒适体位，在改变卧位、起身和咳嗽时可用手固定颈部，以减少震动和保持舒适。

2.病情的观察　通过密切观察其生命体征、呼吸、发音和吞咽状况，及早发现甲状腺术后常见并发症，并及时通知医师配合抢救；常规在病床旁放置无菌气管切开包；颈部放置冰块，预防切口出血。

3.切口的护理

(1)观察伤口有无肿胀，以防止压迫气管产生呼吸困难。

(2)观察切口周围皮肤有无皮下积气、积液。

4.呼吸道护理　保持呼吸道通畅，行气管切开或气管插管者，应及时吸出气道痰液和血液，并严防管腔深部被痰或血块堵塞，妥善固定气管，防止脱出；发现皮下气肿、血肿，应及时报告医师；加强肺部理疗。

5.切口引流管的护理

(1)引流管保持负压状态，保证有效吸引。定时观察引流液的量及颜色、性状，有无漏气情况。

(2)一般情况下术后 24 小时内引流液量不超过 150mL，颜色由深红色逐渐转为淡红色。术后 24～48 小时引流液颜色由淡红逐渐转为淡黄色，引流量逐渐减少，全天量少于 15mL 即可拔管。引流管一般保留 3～4 天。

(3)如引流液为米汤样，则可能是乳糜瘘，应立即通知医师，予以局部加压包扎、禁食、预防感染等对症处理并延迟数日拔管。

(4)如引流液 24 小时内超过 200mL 或 1 小时内超过 10mL，说明有内出血，应通知医师行伤口加压包扎或打开伤口进行止血。

6.疼痛护理

(1)指导病人使用放松技术或自我催眠术，以减轻其对疼痛的敏感度。

（2）对无法忍受的病人给予镇痛药或镇痛泵镇痛。

7. 饮食护理　术后当日禁食，开始进食时，嘱病人饮温开水 50～80mL，无呛咳后方可给予温流质饮食。术后 2～3 天给予半流质，逐渐恢复饮食。对饮水有呛咳的病人指导其抬头进餐，弯腰低头吞咽，即可顺利进食进水。

8. 术后健康指导　为促进颈部功能恢复，术后病人在切口愈合后可逐渐进行颈部活动，直至出院后 3 个月。颈淋巴结清扫术者，因斜方肌不同程度受损，功能锻炼尤为重要；故在切口愈合后即应开始肩关节和颈部的功能锻炼，并随时保持患侧上肢高于健侧的体位，以防肩下垂。

（1）术后 48 小时内嘱病人避免过频活动或谈话，指导病人变换体位时保护颈部，弯曲、移动颈部时将手放于颈后支撑头部重量。

（2）术后 3 天（切口愈合后）指导病人缓慢进行颈部活动，防止切口粘连及瘢痕收缩。先指导病人慢慢练习点头、仰头，动作轻柔、小幅度左右旋转颈部。

（3）2 周后可做颈部全关节活动，如过伸、转动颈部及左右屈颈。

（4）甲状腺全切除者应遵医嘱坚持服用甲状腺素制剂，以预防肿瘤复发；术后需行放射治疗者应遵医嘱按时治疗。

（5）随访。教会病人颈部自行体检的方法；病人出院后需定期随访，复诊颈部、肺部和甲状腺功能等。若发现结节、肿块或异常应及时就诊。

（胡琴）

第四节　原发性甲状旁腺功能亢进症的护理

原发性甲状旁腺功能亢进症（primary hyperparathyroidism，PHPT）是由于甲状旁腺腺瘤、增生或癌变等病变引起的甲状旁腺激素合成、分泌过多，并作用于骨、肾、小肠而引起的钙、磷和骨代谢紊乱的一种全身性疾病，表现为骨吸收增加的骨骼病变、肾结石、高钙血症和低磷血症等。

甲状旁腺贴附于甲状腺侧叶背面，数目不定，一般为 4 枚，呈卵圆形或扁平形，每枚平均重量为 35～40mg。甲状旁腺分泌甲状旁腺激素（PTH），其主要靶器官为骨和肾，对肠道也有间接作用。PTH 的生理功能是调节体内钙的代谢并维持钙和磷的平衡，它促进破骨细胞的作用，使骨钙（磷酸钙）溶解释放入血，致血钙和血磷浓度升高。

原发性甲状旁腺功能亢进症在欧美多见，仅次于糖尿病和甲亢，占内分泌疾病的第三位。女性多于男性，比例为（2～4）∶1，发病率随着年龄的增加而明显增加，多见于绝经后女性，青春期之前极少见。

一、病因及发病机制

确切病因尚不明确，目前认为主要与以下因素有关：①遗传与基因。②头颈放射治疗。③酗酒。④药物，如噻嗪类利尿药、糖皮质激素、硫氧嘧啶、高血糖素等。

原发性甲状旁腺功能亢进症是由于甲状旁腺腺瘤、增生肥大或腺癌所引起的甲状旁腺激素分泌过多，其病因不明。

1. 甲状旁腺

（1）腺瘤：占 80％以上。腺瘤小者埋藏于正常腺体中，大者直径可达几厘米。腺瘤有完整的包膜,常有囊变、出血、坏死或钙化。瘤组织绝大多数属主细胞,也可由透明细胞组成,腺瘤内找不到残留的脂肪细胞。病变累及一个腺体者占 90%,多发性腺瘤少见。腺瘤亦可发生于胸纵隔、甲状腺内或食管后的异位甲状旁腺。

(2)增生肥大:近年来由主细胞增生所致的病例较前增多(约占 15%)。增生肥大时往往四个腺体均有累及,外形不规则,无包膜,腺体中一般无囊肿、出血和坏死等改变,细胞组织以大型水样透明细胞为主,间有脂肪细胞。由于增生区周围有组织的压缩,形成假包膜易误诊为腺瘤。

(3)癌肿:包膜、血管和周围组织有肿瘤细胞浸润、核分装、转移等。

2.骨骼　　主要病变为破骨或成骨细胞增多、骨质吸收,呈不同程度的骨质脱钙,结缔组织增生构成纤维性骨炎。严重时引起多房囊肿样病变及"棕色瘤",易发生病理性骨折及畸形。新生儿组织中钙化少见。以骨质吸收为主的骨骼病变属全身性。骨病分布以指骨、颅骨、下颌骨、脊椎和盆骨等处较为明显。此外,也可发生骨硬化等改变。

3.钙盐的异位沉积　　肾脏是排泄钙盐的重要器官,如排泄时尿浓缩及酸度等改变,常可发生多个尿结石。肾小管或间质组织中可发生钙盐沉积。此外,亦可在肺、胸膜、胃肠黏膜下血管内、皮肤、心肌等处发生钙盐沉积。

由于甲状旁腺激素分泌过多,钙自骨转运至血循环,引起血钙过高,同时肾小管对无机磷再吸收减少,尿磷排出增多,血磷降低。由于肿瘤的自主性,血钙过高不能抑制甲状旁腺,故血钙持续增高,如肾功能完好,尿钙排泄量随之增加而使血钙稍下降,但持续增多的甲状旁腺激素作用引起广泛骨质吸收脱钙等改变,骨基质分解、黏蛋白、羟脯氨酸等代谢产物自尿排泄增多,形成尿结石或肾钙盐沉着症,加以继发性感染等因素,肾功能常遭受严重损害。后期肾功能不全时,磷酸盐不能充分排出,血磷浓度反见回升,而血钙则可降低,又可刺激甲状腺分泌增多(瘤以外组织发生继发性功能亢进)。本病虽以破骨细胞动员为主,但成骨细胞活动亦有代偿性增加,故血清碱性磷酸酶每见增高。

二、临床表现

原发性甲状旁腺功能亢进症包括无症状型及症状型两类。无症状型病例可仅有骨质疏松等非特异性表现,约 50% 无症状型病人只表现为血清钙、磷异常和 PTH 升高,常在普查时因血钙增高而被确诊。"4S"(moans,groans,stones,bones,即悲叹、呻吟、结石、骨病)是本病的典型表现,包括复发性肾石病、消化性溃疡、精神改变及广泛的骨吸收。按其症状可分为三型。

1.Ⅰ型　　最为多见,以骨病为主,也称骨型,表现为骨量减少,骨质疏松,广泛的骨关节疼痛,伴明显的压痛,易发生病理性骨折。骨膜下骨质吸收是本病特点,最常见于颌骨、肋骨、锁骨外 1/3 端及长骨。

2.Ⅱ型　　以肾结石为主,故称肾型。原发性甲状旁腺功能亢进病人肾石病的发生率,国外为 57%～90%(国内为 41%～49%)。病人在长期高血钙后,逐渐发生氮质血症,影响肾功能。

3.Ⅲ型　　兼有上述两型的特点,表现为骨骼改变及尿路结石。其他症状可有消化性溃疡、腹胀、腹痛、神经精神症状、心血管病变、虚弱及关节痛。

三、治疗

1.一般治疗

(1)多饮水,限制食物中钙的摄入量。

(2)适当选用降钙素、磷酸盐降低血钙。

2.手术治疗

(1)甲状旁腺腺瘤:原则是切除腺瘤,对早期病例效果良好。病程长并有肾功能损害的病例,切除腺瘤后可终止甲状旁腺功能亢进的继续损害,但对已有肾功能损害,若属严重者,疗效较差。

(2)甲状旁腺增生:有两种手术方法。一是做甲状旁腺次全切除,即切除 1/2 枚腺体,保留 1/2 枚腺体;另一种方法是切除所有 4 枚甲状旁腺,同时做甲状旁腺自体移植,并冻存部分腺体,以备必要时应用。

(3)甲状旁腺癌:肿瘤及周围受侵组织的整块切除是甲状旁腺癌的最佳切除范围,包括甲状旁腺肿瘤加同侧甲状腺叶、气管和(或)受累食管壁,可疑或者肿大的同侧淋巴结也应一并切除。初次手术后甲状旁腺癌的复发率高达 49%～60%。当局部肿瘤再次复发时,再次手术仍然是首选。但是,多数情况下,再次手术依旧无法治愈,最终仍会复发,预后较差。

四、护理评估

(一)健康史

病人的年龄,有无家族史、颈部放射线接触史,有无骨折、泌尿系结石。

(二)实验室及其他检查

1.实验室检查

(1)血钙测定:是发现甲状旁腺功能亢进症的首要指标。

(2)甲状旁腺素测定:为确定甲状旁腺功能亢进症最可靠的证据。在甲状旁腺腺瘤病人,其分泌的甲状旁腺素常为正常值的数倍而非仅略有增加。

(3)尿中环腺苷酸测定:原发性甲状旁腺功能亢进症时,尿中环腺苷酸排出量明显增高,可反映甲状旁腺的活性,有助于诊断。

2.定位检查 应用 B 超、CT、MRI 或放射性核素做出定位检查。

五、护理诊断

1.焦虑/恐惧 与颈部肿块性质不明、环境改变、担心手术及预后有关。

2.清理呼吸道低效或无效 与咽喉部及气管受刺激、分泌物增多及切口疼痛有关。

3.舒适的改变 与术后伤口疼痛有关。

4.潜在并发症:出血、感染、呼吸困难和窒息、喉返神经损伤、喉上神经损伤、手足抽搐、胰腺炎、高钙血症。

5.知识缺乏:缺乏疾病和手术的相关知识。

六、护理措施

(一)术前护理措施

1.心理护理

(1)解释手术的必要性、手术方式、注意事项。

(2)鼓励病人表达自身感受。

(3)教会病人自我放松的方法。

(4)针对个体情况进行针对性心理护理。

(5)鼓励病人家属和朋友给予病人关心和支持。

(6)对精神过度紧张或失眠者,遵医嘱适当应用镇静剂或安眠药物,使其处于接受手术的最佳身心状态。

2.营养进食　富含蛋白质和维生素(尤其是维生素 B 族维生素 C)的清淡易消化食物,多吃蔬菜、水果,多饮水,适当限制高钙饮食。

3.病情观察及护理

(1)严密监测血钙情况,血钙较高者,遵医嘱用药将血钙控制在安全范围之内,并加强支持治疗,改善营养,纠正酸中毒。术前当病人血钙≥3.2mmol/L 应及时给予预防性治疗,给予低钙饮食(100g 内含钙量<100mg 的食品),如鸡、鸭、萝卜、大葱、马铃薯、西红柿、韭菜、瘦肉等,全日食物含钙量<150mg,忌牛奶、豆腐、排骨等。鼓励病人多饮水(>1500mL/d),并告知饮水的重要性,以促进尿钙排出,并可预防肾结石。

(2)预防骨折:由于血钙高易造成骨质疏松,嘱病人卧床休息,协助上、下床,避免坠床、摔伤、滑倒造成骨折,使用床挡,穿防滑鞋子,保持病房地面干燥。操作时动作轻柔,禁推、拖、拉等动作,避免因外力造成病人骨折。

(3)保持大便通畅:由于高血钙引起胃肠蠕动减慢,易出现腹胀、便秘。应鼓励病人多饮水、多吃香蕉等。必要时可予开塞露通便。

(4)高钙危象的观察和护理:病人在高热、精神刺激、脱水、服用过量钙剂和维生素 D 后易导致大量 PTH 入血,当血清钙>3.75mmol/L 时,可发生高钙危象。密切观察病人有无头痛、肌无力、恶心、呕吐、口渴、多尿,甚至低血压、嗜睡、昏迷等类似酮症高渗性昏迷症状,心律失常或心搏骤停。血清钙>3.75mmol/L,即使无症状或症状不明显,亦按高钙危象处理。遵医嘱静脉滴注生理盐水,每日补液量为 2000～3000mL,同时应用利尿剂,促进尿钙排出,但禁用双氢克脲噻(该药可引起血钙升高)。每日测定血清钙、钾,以防大量排尿导致低钾,观察有无低钾现象发生。遵医嘱用磷酸盐、降钙素、依地酸二钠等药物降低血钙浓度。注意补充钠、钾、镁盐。

4.术前常规准备

(1)协助完成相关术前检查:心电图、B 超、出凝血试验、喉镜等。

(2)术晨更换清洁病员服。

(3)术晨建立静脉通道。

(4)皮肤准备:彻底清洁手术区域皮肤,范围为上起唇下,下至乳头水平线,两侧至斜方肌前缘。男病人剃去胡须,女病人耳后长发若影响手术则可剪去。

(5)术晨与手术室人员进行病人、药物核对后,送入手术室。

(6)麻醉后置尿管。

(二)术后护理

1.术后护理常规

(1)全身麻醉术后护理常规:了解麻醉和手术方式、术中情况、切口和引流情况;持续低流量吸氧;持续心电监护;加床挡保护以防坠床,严密监测生命体征。

(2)伤口观察及护理:观察伤口有无渗血、渗液,若有,应及时通知医生并更换敷料;观察颈部体征,有无皮下积血、积液,有无颈部迅速肿胀、颈围明显增粗等。

（3）各管道观察及护理：输液管保持通畅，留置针妥善固定，注意观察穿刺部位皮肤；尿管按照尿管护理常规进行，一般术后第一日可拔除尿管，拔管后关注病人自行排尿情况；避免头颈部后仰，避免牵拉引流管；血浆引流管参照血浆引流管护理相关要求。

（4）疼痛护理：评估病人疼痛情况；有镇痛泵（PCA）病人，注意检查管道是否通畅，评价镇痛效果是否满意，观察病人有无不良反应，如恶心、呕吐等；遵医嘱给予镇痛药物；提供安静舒适的环境。

（5）饮食护理：术后6小时内禁食、禁饮，以防呕吐，术后6小时起可进少量温或凉流质，禁忌过热流质；术后第1天可进普食。

（6）麻醉护理：全身麻醉清醒前，去枕平卧位，头偏向一侧；全身麻醉清醒后手术当日，半卧位；术后第1日，以半卧位为主，增加床上运动，可在搀扶下适当下床沿床边活动；术后第2日，下床活动。

（7）颈部功能锻炼：手术后颈部适当制动，禁止颈部大幅度活动及头颈部后仰，可适当按摩颈部，防止颈部肌肉疲劳；伤口愈合后，可循序渐进做点头、仰头、伸展和左右旋转颈部，做"米"字形颈部全关节活动，每天练习，以防颈部肌肉僵硬、功能受限，直至出院后3个月。

（8）心理护理：讲解术后可能出现的情况及术后的注意事项，缓解病人紧张焦虑的情绪。做好人文关怀，鼓励病人；表达内心感受，鼓励病人间的相互沟通交流，增加战胜病魔的信心。

（9）基础护理：做好口腔护理、尿管护理、定时翻身、雾化、病人清洁等工作。

2. 引流管护理

（1）通畅：定时挤捏管道，使之保持通畅；勿折叠、扭曲、压迫管道；及时倾倒血性液，保持有效负压。

（2）固定：注意正确粘贴胶布，确保牢固；告知病人血浆引流管的重要性，切勿牵拉及自行拔出；若血浆引流管不慎脱出，切勿自行安置血浆引流管，应及时通知医生进行处理。

（3）观察并记录：观察引流液性状及量；正常情况下手术当天引流液为血性液，24小时量<200mL，以后颜色及量逐渐变淡、减少，若术后24小时后仍有新鲜血液流出，或短时间内引出较多鲜红色血液或伴有血凝块，应通知医生，给予止血药物，必要时再次手术止血；观察安置血浆引流管处伤口情况；观察病人颈部体征，有无增粗等。

（4）拔管：遵医嘱拔管。

3. 健康宣教

（1）饮食：进食富含蛋白质和维生素的清淡易消化食物，多吃蔬菜、水果，多饮水。

（2）活动：根据体力适当活动，注意安全，防止骨折。

（3）复查：术后定期门诊随访；术后3个月内每个月复查一次，3个月后每3个月复查一次，1年后每半年复查一次，3年后每1年复查一次。

（三）并发症的处理及护理

1. 出血

（1）观察：血浆引流管持续有新鲜血液流出，或短时间内引出较多鲜红色血液伴有血凝块；皮下有淤青、积血、颈部肿胀；伤口敷料持续有新鲜血液渗出。

（2）处理：保守治疗。用止血药保守治疗无效者应及时行再次手术。

2. 呼吸困难和窒息

（1）观察：进行性呼吸困难、烦躁、发绀，甚至发生窒息。

(2)处理:半卧位,保持呼吸道畅通,持续吸氧。术后 6 小时进食温凉流质饮食,协助及鼓励病人排痰和深呼吸,遵医嘱使用减轻呼吸道水肿的药物。

(3)急救准备:常规在病床旁放置无菌气管切开包和手套,以备急用,积极配合医生进行床旁急救。

3.喉上神经损伤

(1)观察:喉上神经外支损伤,引起声带松弛、音调降低;喉上神经内支损伤,进食特别是饮水时,容易误咽发生呛咳。

(2)处理:加强对该类病人在饮食过程中的观察和护理,并鼓励其多进食固体类食物,一般经理疗后可逐渐恢复。

4.喉返神经损伤

(1)观察:喉上神经损伤,引起声嘶;双侧喉返神经损伤,可导致失声,或严重的呼吸困难,甚至窒息。

(2)处理:一侧损伤可行理疗恢复,双侧损伤需做气管切开。

5.手足抽搐

(1)观察:多在术后 1～3 天出现。多数病人只有面部、唇部或手足部的针刺样麻木感或强直感,严重者可出现面肌和手足伴有疼痛的持续性痉挛,每天发作多次,每次持续 10～20 分钟或更长,严重者可发生喉和膈肌痉挛,引起窒息死亡。

(2)处理:加强 PTH 和血钙浓度的动态监测。饮食上适当限制肉类、乳品和蛋类等含磷较高食品的摄入,以免影响钙的吸收。指导病人口服补充钙剂;症状较重或长期不能恢复者,可加服维生素 D,以促进钙在肠道内的吸收。抽搐发作时,立即遵医嘱静脉注射 10% 葡萄糖酸钙或氯化钙 10～20mL。

6.伤口感染

(1)观察:伤口出现红、肿、热、痛,可有脓性分泌物或渗出液、异味或窦道,瘘管形成部分病人可有全身感染症状。

(2)处理:发现伤口感染时,需将伤口处缝线拆除,分开伤口,充分引流分泌物,去除坏死组织,并采用湿性愈合理念积极换药处理,促进伤口肉芽生长,加速伤口愈合。因感染伤口病程较长,给病人及家属带来较大的痛苦和经济负担,需加强心理护理和健康教育,使病人建立良好的依从性。

(胡琴)

甲状腺功能亢进的护理

一、案例介绍

1.一般资料 病人×××,女,41 岁,于 1 年前于我院体检发现甲状腺功能亢进症。期间偶有怕热、多汗,未诉多饮、多食,无心悸、手颤、声嘶,无突眼,无疼痛、无发热等不适。长期规律服用甲巯咪唑(具体不详),自诉症状控制可。已服用 2 周碘剂,现病人为进一步诊治来我院就诊,门诊拟以“甲状腺功能亢进症”收入我科。起病以来,病人精神、胃纳、睡眠好,大小便正常,近期体重未见明显异常。

2.病史

既往史:平时身体健康,否认高血压、糖尿病病史,否认其他重大疾病史,正常预防接种,否认结核病史,否认其他传染性病史,否认外伤史,2014年剖宫产手术史,否认药物、食物过敏史,否认输血史。

个人史:生于原籍,久住本地,高中文化,否认吸烟史,否认饮酒史。

婚育史:适龄结婚,育有1子。家庭关系和睦,配偶及子均体健。

家族史:否认家族中有家族性遗传病、肿瘤、精神病等病史。

3.医护过程

【入院体格检查】体温36℃,脉搏75次/分,呼吸18次/分,血压127/80mmHg。发育良好,体形正力型,营养良好,神志清醒,慢性肾病面容,体位自主。皮肤黏膜红润,皮温温暖,弹性良好,无皮疹,浅表淋巴结无肿大。颈软,无抵抗,气管左偏,双侧甲状腺叶Ⅱ°肿大,峡部增厚;左侧甲状腺可扪及一肿物,直径约2.5cm,右侧甲状腺可扪及一肿物,直径约4cm,甲状腺峡部可扪及一肿物,直径约5cm,均质韧,边界清,表面光滑,无压痛,未扪及震颤,可随吞咽上下移动;颈部淋巴结未触及肿大;双侧甲状腺未闻及血管杂音,双手闭目震颤试验(一)。

【辅助检查】完善三大常规、胸部X线、心电图、彩超、颈部CT等检查。

【诊断】明确诊断"双侧弥漫性甲状腺肿伴甲状腺功能亢进症"。

【治疗原则】给予充足术前准备,入院后第3日送手术室,全身麻醉下行"双侧甲状腺全切术+多功能神经肌肉监测术"。术后生命体征平稳,病人诉颈部轻度疼痛,无头晕、头痛,无手足麻木、抽搐,无声嘶,伤口敷料干洁,引流管引出少量淡红色液体。予雾化祛痰、镇痛、止血对症等治疗。嘱病人进食温凉饮食,注意休息和保暖。

二、护理

(一)治疗护理

1.用药护理

(1)常用抗甲状腺药物有两种,硫脲类和咪唑类。指导病人遵医嘱服药。手术前用硫脲类药做准备,一般不少于2个月。

(2)手术前服用碘剂,手术前加服复方碘溶液(卢戈氏液)1~2周。口服复方碘溶液的方法是:碘剂应在饭后把药液滴在饼干或面包片上吞服,或加水稀释,不可将碘剂直接口服。从3滴开始,每日3次,逐日每次增加1滴至16滴维持到手术日,或手术前2~3周,每日5~10滴。

(3)普萘洛尔:服用前一定要监测心率或脉率,小于60次/分时应停药。

2.术前护理　准确监测病人的基础代谢率,基础代谢率(%)=(脉率+脉压)-111,正常值为±10%。须清晨空腹、安静时测量,以便医生了解甲亢控制程度,选择手术时机。保持环境安静,避免嘈杂,减少不良刺激。

3.疼痛护理　观察记录病人的疼痛情况,遵医嘱使用止痛药物,正确用药并观察疗效及副作用。采取转移注意力的方法,如看电视、听音乐等,增加病人对疼痛的耐受力。

4.预防肺部感染护理　床边备氧气、负压吸引装置、气切包。保持呼吸道通畅,采取有利于呼吸的体位,指导深呼吸,鼓励病人多咳嗽排痰,必要时给予雾化吸入。术后病人清醒后床头摇高30°,或取半卧位,以利于呼吸、痰的咳出及渗出液引流通畅。鼓励病人早期下床活动,活动时注意保护头颈部。

(二)观察护理

术后并发症的观察与处理。

1.呼吸困难、窒息　观察呼吸频率、节律氧饱和度;痰性状、能否咳出;切口敷料及局部肿胀情况;发音、吞咽情况;伤口引流管的量、色、性状;低钙抽搐情况等。针对不同原因,报告医生予对症处理。

(1)出血、血肿压迫:立即拆开伤口,彻底止血,清除血肿。

(2)痰液堵塞:立即吸除喉腔及气管内痰液。

(3)喉头水肿:症状轻者使用激素治疗,严重者准备气管切开。

(4)气管塌陷、双侧喉返神经损伤或严重低钙抽搐致呼吸肌麻痹:应立即准备气管切开。

(5)损伤胸膜顶引起气胸:应予闭式胸膜腔引流。

2.出血　观察生命体征、切口敷料,伤口引流管的量、色、性质,尿量,皮温、血红蛋白等。必要时做好再次手术准备。

3.喉上神经及喉返神经损伤　术后立即评估病人发音情况,观察病人有无声音嘶哑、音调低钝及进食呛咳、误咽症状。喉上神经感觉支损伤引起误咽、饮水呛咳,喉上神经运动支损伤引音调减低;一侧喉返神经损伤引起声音嘶哑,双侧喉返神经损伤引起失声及严重的呼吸困难。

4.甲状腺危象　危象多发生在手术后12～36小时,表现为高热(T＞39℃)、脉速(P＞120次/分)、大汗、精神不安、躁动,甚至谵妄、昏迷,常伴有呕吐、腹泻。给予氧气吸入,物理降温(体温控制在38℃以下),普萘洛尔、糖皮质激素等药物治疗,同时避免不良刺激,保持病人安静。

5.低钙、抽搐　出现焦虑、肢端或口周麻木,严重时腕、足痉挛,呼吸肌麻痹等低钙症状时,按医嘱予静脉补钙,治疗,缓解症状,轻者也可口服钙尔奇D。

(三)生活护理

1.饮食护理　病人宜高热量、高蛋白质、富含维生素的饮食,多食用新鲜蔬菜、水果、豆类、奶类、精肉、蛋等,适当限制脂肪,禁食刺激性食物,禁烟、酒、浓茶、咖啡。术后6小时可先进温凉流质饮食,无特殊情况后进温凉半流质饮食,再逐渐过渡到软食、普食。

2.突眼的护理　对于眼裂不能闭合或患有结膜炎者给予以下护理。

(1)指导病人保护眼睛:外出戴深色眼镜,减少光线、灰尘和异物的侵害。

(2)睡前涂抗生素眼膏,用无菌纱布或眼罩覆盖双眼。

(3)指导病人减轻眼部症状的方法:经常以眼药水湿润眼睛,避免过度干燥;高枕卧位和限制钠盐摄入可减轻球后水肿,每日做眼球运动以锻炼眼肌,改善眼肌功能。

（4）定期眼科角膜检查：以防角膜溃疡造成失明。

（四）心理护理

护士接触病人应关心体贴，态度和蔼，避免刺激性语言，仔细耐心做好解释、疏导工作，说明手术目的、方法及术前、术中、术后注意事项，讲解疾病相关知识，做好病人心理护理，解除病人的焦虑、紧张情绪，使病人建立信赖感，配合治疗。

（五）健康教育

（1）劳逸结合，适当休息和活动。

（2）讲解术后继续服药的重要性、方法并督促执行，定期复查。

（3）合理控制自我情绪，保持心境平和、精神愉悦。

（4）拆线后逐渐进行颈部"米"字操锻炼，可防止瘢痕收缩。进行全身有规律的活动，有助于刺激残留甲状腺功能。清淡饮食，避免食用辣椒、生姜、酒等刺激性食物，不吸烟，不酗酒。

三、小结

甲亢病人的术前准备工作中，口服碘剂及基础代谢率的测定非常重要，如何正确地指导病人服用碘剂、准确地测量基础代谢率是医护人员必须严格掌握的内容。

参考文献

[1]李乐之,路潜.外科护理学[M].5版.北京:人民卫生出版社,2016.

[2]吴惠平,付方雪.现代临床护理常规[M].北京:人民卫生出版社,2018.

[3]席明霞,谭创.外科疾病护理常规[M].北京:科学技术文献出版社,2018.

[4]丁淑贞,吴冰.普通外科临床护理[M].北京:中国协和医科大学出版社,2016.

（胡琴）

 案例

胸骨后甲状腺肿压迫气管的护理

一、案例介绍

1.一般资料　病人×××，女，79岁，以"发现双侧颈前肿物6年，气促2年余"为主诉入院。病人于6年前无意中发现双侧颈前区无痛性肿物，可随吞咽上下移动，无疼痛、发热，无怕热、多汗，无多食、消瘦，无急躁、易怒、失眠，无突眼、手颤、声嘶。病人一直未予重视，无特殊处理，肿物逐渐增大。2年余前开始气促，平静时气喘，呼吸费力、喘息，平卧位及活动后明显，斜卧位、侧卧位呼吸困难可减轻，伴轻度吞咽困难。曾于×××省中医院、×××医院就诊，考虑有"甲状腺肿物、轻度阻塞性肺功能障碍；上气道梗阻，可变胸外型大气道阻塞"。现病人为进一步诊治来我院就诊，门诊拟"甲状腺肿物性质待查"收入我科。起病以来，病人无畏寒、发热,无咳嗽、咳痰,无尿频、尿急、尿痛,精神、胃纳、睡眠好,大小便正常,近期体重无明显改变。

2.病史

既往史:平时身体健康,否认高血压、糖尿病病史,否认其他重大疾病史,正常预防接种,否认结核病史,否认其他传染性病史,否认外伤史,否认手术史,否认药物、食物过敏史,否认输血史。

个人史:生于原籍,长期在原籍居住,居住地地方病无,否认疫水接触史,否认放射性物质、特殊化学毒物等接触史,否认冶游史,否认食生鱼史,无不良嗜好。

婚育史:适龄婚育。家庭关系和睦,配偶及子女均体健。

家族史:否认家族中有甲状腺恶性肿瘤病史,否认有家族性遗传病、肿瘤、精神病等病史。

3.医护过程

【入院体格检查】体温 36.1℃,脉搏 93 次/分,呼吸 20 次/分,血压 135/86mmHg。发育良好,营养一般,神志清醒,面容正常,体位自主。皮肤黏膜红润,皮温温暖,弹性良好,无皮疹,浅表淋巴结无肿大。颈软,无抵抗,气管右偏,双侧甲状腺叶Ⅲ°肿大,峡部增厚;左侧甲状腺可扪及一肿物,大小约 7cm×5cm×5cm,质韧,下极边界欠清,表面光滑,无压痛,未扪及震颤,可随吞咽上下移动;右侧甲状腺可扪及一肿物,大小约 5cm×4cm×3cm,质韧,边界尚清,表面光滑,无压痛,未扪及震颤,可随吞咽上下移动;颈部淋巴结未触及肿大;双侧甲状腺未闻及血管杂音,双手闭目震颤试验(一)。

【辅助检查】

外院甲状腺彩超:左叶中部结节(周边伴不规则钙化),TI-RADS4b类。余甲状腺结节 TI-RADS3 类。

心脏彩超:二尖瓣少量反流;三尖瓣少量反流;左室舒张功能减退。EF63%。

外院肺功能:轻度阻塞性肺功能障碍;上气道梗阻,可变胸外型大气道阻塞。

【治疗原则】入院后予完善相关检查,予吸氧、雾化化痰、口服复方碘溶液术前准备、调整血糖、密切监测病情。明确胸骨后甲状腺肿并气道受压、轻度阻塞性通气功能障碍,请全院大会诊后,送病人到手术室行"在 ECMO 支持下全身麻醉胸骨后甲状腺切除术＋气管切开造瘘术",术程顺利,术后转 ICU 监护,术后一日转回甲状腺外科继续治疗。病人术后生命体征平稳,神清,气管切开套管固定在位,颈部两侧各留置 1 条引流管,各引流出少量血性液体,颈部伤口敷料少许渗液,双肺呼吸音粗,双肺未闻及干湿性啰音,心律齐,未闻及病理性杂音,腹部平软,按压腹部无痛苦面容,肠鸣音正常,给予抑酸护胃、消肿、镇痛、化痰止咳、调控血糖、左甲状腺素钠替代治疗、对症等治疗,加强气道护理及伤口换药,密切监测病情。术后 3 天、6 天分别拔出左、右伤口引流管,伤口愈合良好,气管套管固定良好、通畅,生命体征平稳。嘱病人注意休息,防寒保暖,加强营养摄入。

二、护理措施

（一）术前护理

术前科室已成立了该病人的专项工作组，集医疗、临床护理、营养、心理护理、DVT预防一体，包括主任、护士长、高年资责任护士、营养专科护士，考虑到病人是潮汕人，听不懂普通话，专项工作组还特意安排了会讲潮汕话的护士入组。术前开始教病人做深呼吸、有效咳嗽、足部的踝泵运动穿弹力袜指导糖尿病饮食等，并于术前一天组织院内护理大会诊，针对该病人术中和术后可能发生的问题做了一系列的护理工作部署，会后由护理部主任组建院内的会诊群，以便跟进病人的术后恢复情况。

（二）术中护理

术中除了配合医生手术操作外，因考虑到病人手术时间长，手术室专门给病人使用了防压力性损伤专用手术床及术中保暖系统。在经过了长达7小时的手术时间后，病人的受压部位皮肤完好，皮温温暖。

（三）术后护理

病人手术当日转到ICU监护。术后第一天转回甲状腺外科，在从ICU转出前，甲状腺外科护理组长特意随主管医生去ICU查看病人情况，并为病人转回来后的各项工作做好充分的准备。病人转回时稍烦躁，有气管切开套管，颈部两条伤口引流管均引出少量淡红色液体，右锁骨下深静脉导管外接镇痛泵，双侧腹股沟ECMO管道已拔除，穿刺点予以弹力绷带加压包扎，尿管引出淡黄色尿液。因为病人有气管切开套管，气道护理成了术后护理工作的重中之重。在病人转回来之后，甲状腺外科护士长马上邀请神经外科、吞咽评估专科护士以及营养科医生进行床边会诊，进行详细的气道护理指导，并对病人进行吞咽功能的评估和饮食指导。

经过护理会诊和科室专项小组的共同研究，结合病人术后的病情，确定该病人术后的护理要点主要有以下几方面：①保持气道通畅。②预防出血和感染。③预防深静脉血栓和脱管。④保证营养摄入。⑤心理护理。

采取的具体措施有以下几方面。

（1）使用专用湿化装置持续加温湿化，定时雾化，床旁备好吸痰用物和呼吸囊；按需吸痰，观察痰液的颜色、性状、量，根据痰液情况调节湿化温度；每日两次行口腔护理和气切护理，严格执行各项无菌操作。

（2）观察记录引流液的颜色、性状、量，注意颈部伤口及腹股沟穿刺点有无渗血、渗液、血肿；因病人行ECMO治疗需要使用抗凝剂，还需观察病人有无皮下出血点、淤斑、血肿、血尿等情况发生。

（3）指导病人床上翻身及四肢活动，病情允许时尽早下床活动；做好管道的观察与妥善固定，告知病人各管道的作用及重要性，预防脱管。

（4）由专科营养护士负责饮食宣教，术后可进食黏稠度比较高的食物，如黏稠的麦片粥、面条、专用营养蛋白粉等，进食时摇高床头45°～60°，尽量降低误吸的风险；宜少食多餐，术后第一日可进食6～7次，每次50mL左右，每一口的量为黏稠食物每一口10mL以下，全流质饮食每一口5mL以下；评估病人进食过程顺利，进食后无腹痛、腹胀等不适，可逐渐增量过渡到软食。

(5)病人刚转科回来时较烦躁,指导家属握住其双手并给予语言安抚后,病人情绪逐渐平稳下来,解除所有约束后病人能配合治疗和护理。因病人有气管切开套管,暂时不方便言语交流,为其提供写字板,指导家属采用有效的沟通交流方式,嘱24小时留陪护,做每一项操作前(特别是吸痰)告知病人可能出现的不适,取得病人同意和配合后再进行。

(6)术后其他并发症的观察

①呼吸困难和窒息:是术后最危险的并发症,多发生在术后48小时内,表现为进行性呼吸困难、烦躁、发绀,甚至窒息等,可有颈部肿胀,切口渗血等。②喉返神经损伤:一侧喉返神经损伤可导致声音嘶哑,双侧损伤可失声或呼吸困难。③喉上神经损伤:喉上神经外支损伤,出现声调降低;内支损伤,可出现饮水呛咳。④甲状旁腺损伤:被误伤时,出现低血钙,多在术后1~3天出现面部、唇部或手部的针刺样麻木感或强直感,甚至出现手足抽搐,2~3周症状可消失。严密监测病人病情,一旦发现异常情况,及时报告医生处理,并如实记录。

(四)健康教育

(1)注意保暖,防止上呼吸道感染,吸烟病人术前2周禁烟,以预防术后肺部并发症。

(2)指导病人练习手术时的头颈过伸体位。

(3)指导术后早期下床活动时注意保护头颈部,指导练习颈部活动,促进功能恢复。拆线后逐渐进行颈部前后左右活动("米"字操),可防止瘢痕收缩。进行全身有规律的活动,有助于刺激残留甲状腺功能。清淡饮食,避免食用辣椒、生姜、酒等刺激性食物,不吸烟,不酗酒。

(4)遵医嘱口服甲状腺素片,注意定期复查血象、甲状腺功能。

(5)指导病人了解甲状腺功能减退的临床表现,门诊随访。

三、小结

对于巨大甲状腺肿压迫气道的病人,围术期保持呼吸道通畅尤为重要,术后如何做好气道护理是护理人员的护理重点。

参考文献

[1]丁淑贞.普通外科临床护理[M].北京:中国协和医科大学出版社,2016.
[2]李乐之.外科护理学[M].北京:人民卫生出版社,2012.

(胡琴)

甲状腺癌的护理

一、案例介绍

1.一般资料　病人×××,女,35岁,于1个月前现颈前区肿物,不伴吞咽哽咽感、压迫感,无疼痛、发热,无怕热、多汗,无多食、消瘦,无心悸、胸闷、气促,无急躁、易怒、失眠，无突眼、手颤、声嘶等不适。我院甲状腺动静态显像＋局部断层显像提示：左侧结节性甲状腺肿，结节为"冷结节"。甲状腺彩超提示："甲状腺多发结节；考虑结节性甲状腺肿可能性大，右叶结节 ACRTI－RADS4 类。建议进一步检查。"甲状腺穿刺病理报告提示："右侧甲状腺结节符合甲状腺乳头状癌"。现病人为进一步诊治来我院就诊，门诊拟"右侧甲状腺乳头状癌"收入我科。起病以来，病人无畏寒、发热，无咳嗽、咳痰，无尿频、尿急、尿痛，精神、胃纳、睡眠好，大小便正常，近期体重无明显改变。

2. 病史

既往史：平时身体健康，否认高血压、心脏病、糖尿病、脑血管疾病史，预防接种随当地进行，否认手术、外伤、输血史，否认食物、药物过敏史。

个人史：生于原籍，久住本地，高中学生，否认吸烟史，否认饮酒史。

婚育史：已婚已育，1 儿 1 女，配偶身体健康，家庭和睦。

家族史：母亲有"甲状腺良性肿瘤"病史，阿姨及舅舅有甲亢病史，否认家族中有传染病及遗传倾向的疾病。

3. 医护过程

【入院体格检查】体温 36℃，脉搏 74 次/分，呼吸 19 次/分，血压 103/62mmHg。发育良好，体形正力型，营养良好，神志清醒，面容正常，体位自主。皮肤黏膜红润，皮温温暖，弹性良好，无皮疹，浅表淋巴结无肿大。颈软，无抵抗，气管居中，左侧甲状腺叶Ⅱ°肿大，峡部无增厚；左侧甲状腺可扪及一肿物，大小约 3.5cm，质韧，边界清，表面光滑，无压痛，未扪及震颤，可随吞咽上下移动；双侧颈部淋巴结未触及肿大；双侧甲状腺未闻及血管杂音，双手闭目震颤试验(一)。

【治疗原则】完善术前检查及准备，于入院后第 4 日送手术室全身麻醉下行"甲状腺癌根治联合胸骨劈开上纵隔清扫术＋颈淋巴清扫＋双侧喉返神经探查＋神经肌肉功能监测＋左上甲状旁腺移植术＋甲状舌骨囊肿切除术"，术后转ICU进一步监护治疗，术后第 1 日病情稳定转回甲状腺外科继续治疗，持续心电监护、2 升/分钟吸氧，留置胃管、尿管，颈部伤口引流管 2 条(左侧引出较多血性液、右侧无液体引出)，纵隔引流管 1 条引出少量淡红色液，右侧腹股沟深静脉导管固定通畅。转回时病人声音嘶哑，精神尚可，生命体征平稳，骶尾部皮肤潮红。转回后予拔除胃管、尿管，已排尿，进食流质饮食后无呛咳、无吞咽困难，无呕吐不适。嘱病人注意休息，避免受凉，进食温凉饮食。

二、护理措施

(一)治疗护理

1. 用药护理　遵医嘱给药，协助病人服药到口，左甲状腺素片指导病人晨起空腹服用，同时服用其他药物时最好间隔两小时以上。

2. 疼痛护理　按三阶梯止痛原则遵医嘱使用止痛药物，指导病人家属正确用药并观察疗效及副作用，针对不良反应及时采取有效的措施。采取转移注意力的方法，如看电视、听音乐等，增加病人对疼痛的耐受度。在医生的指导下进行止痛治疗，不能擅自调整止痛药的剂量。

3. 保持呼吸道通畅　开胸术后注意胸部固定，勿做扩胸及抬手臂运动，预防肺压缩,注意有无反常呼吸,指导病人深呼吸,采取有利于呼吸的体位,保持呼吸道通畅。纵隔引流要保持通畅,预防胸腔积液。鼓励病人多咳嗽排痰,必要时给予雾化吸入。床边备气管切开包。

(二)观察护理

严密观察神志和生命体征(体温、脉搏、呼吸、血压),以及各种术后并发症的情况。

1.呼吸困难和窒息

(1)术后严密观察生命体征变化,血压平稳、麻醉清醒后取半卧位。

(2)观察颈部是否迅速增大,切口敷料有无渗血,保持颈部引流管通畅。

(3)帮助病人翻身、咳痰,减少探视,少说话以减少出血的发生。

2.切口出血　密切观察切口及引流情况,保持引流通畅,记录引流液的量、颜色和性状。一旦出现颈部迅速肿大或引流液在短时间内出现较多血液,应及时报告医生,并配合处理。

3.喉返神经、喉上神经损伤

(1)保持呼吸道通畅,严密观察呼吸节律、频率,避免发生呼吸困难和窒息等情况。

(2)床旁备好气管切开包、吸痰设备和急救药品以备急用。

(3)若为喉返神经损伤,单侧可导致声音嘶哑,双侧损伤可导致失声或呼吸困难,可以应用促神经恢复药、针灸、理疗等,一侧损伤可由对侧代偿,6个月后发音可好转。

(4)若为喉上神经损伤,外支损伤时病人出现声音低调,内支损伤时可出现饮水呛咳,要协助病人坐起进食或进半固体饮食,一般理疗后可恢复。

4.甲状旁腺损伤/手足抽搐

(1)定时巡视病房,观察病人有无不适。

(2)饮食适当控制,限制含磷较高的食物,如牛奶、瘦肉等,以减少对钙的吸收,给予高钙低磷的食物,如绿叶蔬菜、豆腐等。症状轻者服用维生素 D_3 和钙片;抽搐发作时,立即遵医嘱静脉滴注葡萄糖酸钙。

5.乳糜漏　应立即局部加压包扎,持续负压吸引,以排出引流液、促使淋巴管闭塞,并补充蛋白质和维生素以促进愈合。

(三)生活护理

1.饮食护理　选用高热量、高蛋白质和富含维生素的饮食,以利切口愈合和维持机体代谢需求。由流质向半流质、软食、普食逐步过渡。

2.皮肤护理　卧床期间指导病人床上翻身及四肢活动,保持床单位及全身皮肤干洁,受压潮红部位皮肤给予外喷赛肤润。病情许可的情况下尽早下床活动。

3.基础护理　加强基础护理(如口腔护理、会阴抹洗、床上擦浴)。

(四)心理护理

与病人及家属多沟通,随时关注病人的心理状态,帮助其树立战胜疾病的信心,指导家属保持乐观的态度去照顾病人。

（五）健康教育

嘱病人避免着凉，劳逸结合，适当休息和活动。合理控制自我情绪，保持心境平和、精神愉悦。指导术后下床活动时注意保护头颈部，指导练习颈部活动，促进功能恢复。指导声音嘶哑者做发音训练。拆线后逐渐进行颈部"米"字操锻炼，可防止瘢痕收缩。遵医嘱服药，定期复查。

三、小结

手术切除是甲状腺癌的基本治疗方法，术后的内分泌治疗或放射治疗也非常重要，应指导病人遵医嘱服药、治疗，定期复查，做好中长期随访。

参考文献

[1]丁淑贞.普通外科临床护理[M].北京：中国协和医科大学出版社，2016.
[2]李乐之.外科护理学[M].北京：人民卫生出版社，2012.

（胡琴）

★案例

甲状旁腺功能亢进症的护理

一、案例介绍

1.一般资料　病人×××，女，72岁，10余天前无明显诱因下出现右侧胸背痛，呈持续性隐痛不适，1周前至外院门诊就诊，查血钙升高（具体数值不详），遂入院诊治，住院期间测血钙波动于3.28～3.34mmol/L、全段甲状旁腺激素772.00pg/mL，诊断为"甲状旁腺功能亢进症、高钙血症、慢性肾脏病3期、结节性甲状腺肿、胸椎骨折（胸8～11椎体陈旧性骨折）"，予降钙、止痛等治疗后症状无明显好转，遂出院，为求进一步诊治至我院门诊就诊，拟"甲状旁腺功能亢进症"收入我科。近1年来病人有反复双小腿搐搦，伴全身骨痛不适，间断感到上腹隐痛不适，无反酸、嗳气，无恶心、呕吐，无腹泻，无黑便、便血，无肢体水肿。起病以来，无意识障碍，无头晕、头痛，无视物障碍，无畏寒、发热，无鼻塞、流涕、咽痛，无咳嗽、咳痰、气促，无口干、多饮、多尿，无怕热、多汗、手抖、易怒，无易饥、多食、消瘦，无尿频、尿急、尿痛，无肉眼血尿、泡沫尿，精神、胃纳尚可，睡眠一般，大小便无明显异常。近期体重无明显变化。

2.病史

既往史：否认"高血压、糖尿病"病史，否认"心脏病"病史，否认其他重大疾病史，正常预防接种，否认结核病史，否认其他传染性病史，否认外伤史，既往50余年前曾因"甲亢"于我院行"甲状腺部分切除术"（具体不详）。多年前曾因"翼状胬肉"于当地医院行手术治疗（具体不详）。6年余前曾因"胆囊结石"于当地医院行手术治疗（具体不详），否认药物过敏史，否认食物过敏史，否认输血史。

个人史：生于原籍，久住本地，初中学历，否认吸烟史，否认饮酒史。

婚育史：已婚、已育，育有 2 子 1 女，1 子 1 女有"甲亢"病史。

家族史：否认家族成员"糖尿病、原发性高血压、心脏病、恶性肿瘤、癫痫"病史及精神病、遗传病、传染病史。

3.医护过程

【入院体格检查】体温 36℃，脉搏 80 次/分，呼吸 19 次/分，血压 142/87mmHg。发育正常，营养中等，体形中等，神志清楚，对答切题，自主体位，查体合作。

【治疗原则】5 月 22 日拟"甲状旁腺功能亢进症"入住神经内分泌科，病人诉疲倦乏力，胸骨及肋骨、臀部轻至中度疼痛，夜间双下肢搐搦，间感剑突下隐痛，复查电解质六项：氯 115mmol/L，钙 3.07mmol/L。尿检测全套：葡萄糖＋－，尿蛋白2＋，潜血＋－。降钙素＜0.5pg/mL。甲状旁腺素 1330.26pg/mL，总 25 - 羟基维生素 D10.55ng/mL。5 月 25 日入院后予"护胃、利尿、调节钙磷排泄、抑制骨质吸收"等治疗，病人胸骨及肋骨、臀部疼痛情况逐渐好转，无疲乏，无双下肢搐搦，无剑突下隐痛，6 月 2 日复查电解质六项：氯 112mmol/L，钙 1.25mmol/L。考虑转至甲状腺外科行择期手术治疗。转入后，给予完善相关检查，免疫三项、乙肝五项、肝肾功能、凝血功能、甲状腺功能、电子喉镜、气管软化试验、CT 颈部＋胸部等检查，病人无畏寒、发热，钙 3.41mmol/L，肌酐 127.8μmol/L。颈部 CT：右侧甲状腺下方囊实性占位，结合病史，考虑甲状旁腺肿瘤可能性大，未除外甲状旁腺癌。完善术前准备，于 6 月 4 日送手术室全身麻醉下行"右侧甲状旁腺瘤切除术＋右侧喉返神经探查术＋多功能神经肌肉监测术"，术后病人生命体征平稳，伤口敷料干洁，发音清，无头面部及四肢麻木抽搐。注意复查电解质，给予止血、止痛、雾化祛痰等对症支持治疗，密切观察病情变化。嘱病人注意防寒保暖，营养饮食，规律作息。术后第 3 天，血钙 2.25mmol/L，甲状旁腺素 11.68pg/mL。术后第 5 日病人生命体征平稳，颈部切口敷料干洁，对合良好，无红肿，无渗出，予以出院。

二、护理措施

(一)治疗护理

1.用药护理

(1)术后遵医嘱给予病人口服补钙和静脉补钙，指导病人正确服用钙剂，静脉输注钙剂时速度宜慢，以免引起血压过低或心律失常，预防局部渗漏。

(2)使用利尿剂的病人，评估病人用药后尿量，并详细记录病人 24 小时的出入量，每日监测体重。

2.骨科疾病的护理　告知病人防止骨折发生，禁做剧烈运动，不可提重物，上下床和上厕所时动作要轻缓，外出检查要坐轮椅，由专人陪护。指导病人做颈部过伸运动(因手术常采用颈后过伸体位,提前锻炼可防止术后颈后伸引起颈部骨折),即取仰卧位用枕垫高背,头向后仰,每日练习 2~4 次,并维持体位 1~2 小时,此锻炼还可防止术后头痛。

3.疼痛护理　观察记录病人疼痛情况,遵医嘱使用止痛药物,正确用药并观察疗效及副作用,针对不良反应及时采取有效的措施。采取转移注意力的方法,如看电视、听轻音乐等,增加病人对疼痛的耐受度。

4.肺部感染护理　保持呼吸道通畅,采取有利于呼吸的体位,鼓励病人多咳嗽排痰,必要时给予雾化吸入。做好痰液的细菌培养。嘱病人保持良好的心情,大便通畅。

(二)观察护理

1.严密观察病情变化　监测生命体征(体温、脉搏、呼吸、血压),全身麻醉术后平卧 6 小时,头偏向一侧,病情平稳可半卧位。床边备气管切开包,观察伤口敷料有无渗血、渗液,有引流管者保持引流管通畅,避免受压折叠,观察引流液的颜色、性质、量。鼓励病人深呼吸,按需给予氧气。

指导病人保护颈部伤口:避免术后颈部弯曲或过伸;避免快速的头部运动;起立时用手支持头部。

2.术后并发症的预防及护理　可能发生术后出血、呼吸困难甚至窒息,喉上、喉返神经损伤,手足抽搐,肺部感染等。观察病人有无语音嘶哑、饮水有无呛咳、呼吸困难等症状。

(1)低钙抽搐:出现手足麻木及抽搐,严重时可出现喉-支气管痉挛发生窒息,多在术后 1~3 天发生,需静脉补钙,床旁备气管切开包、吸痰器等抢救用物,监测血钙、补钙量及效果,详细记录,一般术后 2 周左右甲状旁腺功能开始恢复正常。术后卧床 3 天,限制病人活动量,防止出现病理性骨折。下床活动时有专人陪护,防止发生跌倒。

(2)肺部并发症的护理:鼓励其咳嗽,协助排痰,每日定时雾化、拍背,做好口腔护理,保持室内空气流通。

(三)生活护理

1.饮食护理　术前应进食低钙食物,如鸡、鸭、萝卜、马铃薯,尽量避免兔肉、豆类、奶制品。鼓励多喝橘汁、梅汁;术后指导病人进食温热、高钙、低磷饮食。牛奶应该作为日常补钙的主要食品。其他奶类制品如酸奶、奶酪、奶片,都是良好的钙来源。海带、虾皮、豆制品、动物骨头等含钙量高。含磷低的食物有藕粉、粉条、白菜、甘蓝、蛋清、芹菜、菠菜、西红柿、瓜类、甘蔗等。通过限制蛋白质的摄入也可达到低磷的目的;也可以通过改变烹调方法来降低食物中的磷,如在烹调鱼和瘦肉时,用水煮一下捞出再炒,能够降低鱼、肉的含磷量。

2.皮肤护理　由于钙、磷代谢异常,部分病人可能会出现皮肤瘙痒,嘱其勿抓挠皮肤,给予温水擦拭,适量使用润肤露,保持皮肤干洁。

（四）心理护理

向病人讲解术后可能的并发症，如声音嘶哑、手足麻木、抽搐，以及骨骼系统症状恢复需要时间，并及时与病人沟通病情好转的信息，鼓励病人消除恐惧、顾虑的情绪。

（五）健康教育

（1）指导病人保持情绪稳定，放松心情，注意休息，鼓励家属与病人建立良好的家庭关系，以减轻病人的精神压力。

（2）病人持续服用钙剂至血钙恢复正常且无明显的关节疼痛，夜间体内的钙含量最低，钙剂宜睡前服用，并配合维生素 D 以促进钙的吸收，定期来院监测血钙。

（3）3～6 个月需做 X 线检查以了解骨质情况，每半年测一次骨密度。泌尿系小结石可通过多饮水排出，适当运动，如散步、料理家务。随着骨痛症状的减轻，可增加运动量，促进骨骼系统的恢复，一般术后 6～12 个月骨痛明显减轻，1～2 年后可恢复正常活动，但 1～2 年内仍易发生骨折，应告知病人活动时提高警惕，定期复查。

三、小结

甲状旁腺功能亢进症病人术前血钙高，术后血钙低，在围术期护理中，监测血钙变化、做好预防发生骨折、预防跌倒尤为重要。

参考文献

［1］丁淑贞.普通外科临床护理［M］.北京：中国协和医科大学出版社，2016.
［2］李乐之，路潜.外科护理学［M］.5 版.北京：人民卫生出版社，2016.
［3］吴惠平，付方雪.现代临床护理常规［M］.北京：人民卫生出版社，2018.

（胡琴）

第六章

乳腺疾病护理

成年妇女乳房是两个半球形的性征器官,位于胸大肌浅面,约在第 2 和第 6 肋骨水平的浅筋膜浅、深层之间,外上方形成乳腺腋尾部伸向腋窝。乳头位于乳房的中心,周围的色素沉着区称为乳晕。乳腺有 15～20 个腺叶,每一腺叶分成很多腺小叶,腺小叶由小乳管和腺泡组成,是乳腺的基本单位,每一腺叶有其单独的乳管。乳腺是许多内分泌腺体的靶器官,其生理活动受腺垂体、卵巢及肾上腺皮质等分泌的激素的影响。

第一节　乳腺癌的护理

乳腺癌是女性最常见的恶性肿瘤之一。在我国占全身各种恶性肿瘤的 7%～10%,并呈逐年上升趋势。部分大城市报告乳腺癌已跃居女性恶性肿瘤首位。

一、病因及发病机制

确切病因尚不明确,目前认为主要与以下因素有关。①内分泌激素因素:乳腺是多种内分泌激素(如雌激素、孕激素及泌乳素等)的靶器官,其中雌酮及雌二醇与乳腺癌的发病密切相关。②月经、婚育、哺乳因素:月经初潮年龄早、绝经年龄晚、未生育、初次足月产的年龄大于 35 岁及未正常哺乳等均会增加乳腺癌的危险性。③遗传因素:一级亲属中有乳腺癌病史者,其发病风险是普通人群的 2～3 倍。④乳房良性疾病史:尚有争论。⑤营养过剩、肥胖、高脂肪饮食会增加乳腺癌的发病机会。⑥环境因素、生活方式与精神心理因素与乳腺癌的发病有一定关系。

二、临床表现

1.**乳房肿块**　早期为乳腺无痛性、单发小肿块,多发于外上象限,质硬,表面不光滑,边界不清;晚期可出现肿块固定、卫星结节、铠甲胸及皮肤破溃。

2.**乳房外形改变**　可出现局部隆起、酒窝征、橘皮样改变,乳头扁平、回缩及内陷等。

3.**乳头溢液**　有 5%～10% 的乳腺癌病人伴有乳头溢液,有 1% 的乳腺癌以乳头溢液为唯一的临床症状。

4.**腋窝淋巴结肿大**　腋窝肿大淋巴结质硬、无痛,可被推动,随着病情的进展,肿大淋巴结的数目增多,并融合成团,甚至与皮肤或深部组织粘连。

5.**乳腺癌晚期**　可转移至肺、骨、肝,并出现相应的症状。

6.**特殊癌表现**　炎性乳腺癌多见于年轻女性,特点是皮肤发红、水肿、增厚、粗糙、表面温度升高等炎症样表现,发展迅速,恶性程度高,预后差;乳头湿疹样癌表现为乳头、乳晕的皮肤变粗糙、糜烂,如湿疹样,发展慢,恶性程度低,预后较好。

三、治疗

本病治疗原则为手术治疗为主,辅以化学药物、放射、内分泌、生物治疗手段等综合治疗措施。

1.**手术治疗**　手术方式包括保留乳房的乳腺癌切除术、乳腺癌改良根治术、乳腺癌根治术、全乳房切除术、前哨淋巴结活检术及腋窝淋巴结清扫术、乳房同期或延期重建术。

2.**化学药物治疗**　乳腺癌是实体肿瘤中应用化疗最有效的肿瘤之一,化疗在整个治疗中有重要地位,分为术前新辅助化疗和术后辅助化疗。

3.**内分泌治疗**　凡乳腺癌细胞中雌激素受体(ER)、孕激素受体(PR)阳性者,对内分泌治疗有效。常用药物包括他莫昔芬和芳香化酶抑制剂。

4.**放射治疗**　放射治疗是乳腺癌局部治疗的手段之一。放疗指征包括保留乳房的乳腺癌手术后;病理报告证实有腋中或腋上淋巴结转移者;阳性淋巴结占淋巴结总数 1/2 以上或有 4 个以上淋巴结阳性者;病理证实胸骨旁淋巴结阳性者;原发灶位于乳房中央或内侧而行根治术后,尤其是腋淋巴结阳性者。

5.**生物治疗**　通过转基因技术制备的曲妥珠单抗对 HER2 过度表达的乳腺癌病人有一定效果,可降低乳腺癌的复发率。

四、护理评估

1.**病史**　是否有遗传因素、放射性照射史、激素水平、机体免疫功能、心理状态等。

2.**身体评估**

对局部乳房形态和乳房肿块进行评估;评估全身肿瘤的转移状况及营养;评估患侧上肢功能情况。

3.**心理-社会评估**　评估心理状态及社会支持系统:病人有无恐惧、焦虑、抑郁等。

五、护理诊断

1.**焦虑/恐惧**　与病人对癌症的恐惧、形体的改变及担心预后有关。

2.**舒适的改变**　与疼痛及引流管刺激有关。

3.**潜在并发症**:出血、患侧上肢水肿、皮下积血和积液、皮瓣坏死等。

4.**自我形象紊乱**　与手术切除乳房或术后乳房外形受损有关。

5.**知识缺乏**:与缺乏疾病诊治和康复的知识。

六、护理措施

(一)术前护理

1.心理护理及健康教育

(1)解释手术的重要性、必要性、手术方式及注意事项。

(2)介绍乳腺癌疾病术后有较好的预后,增强病人的信心。

(3)介绍术后形体改变的修饰知识。

(4)鼓励病人表达自身感受。

(5)教会病人自我放松的方法。

(6)针对个体情况进行针对性心理护理。

(7)鼓励病人家属和朋友给予病人关心和支持。

2.术前常规准备

(1)协助完善相关术前检查:心电图、超声、胸部 X 线片、出凝血常规等。

(2)遵医嘱准备术中用药。

(3)术前更换清洁病员服。

(4)皮肤准备:彻底清洁手术区域皮肤,特别是乳头和腋窝部;关于剃毛问题,现在主张如不影响手术可不剃毛,如需剃毛,应尽量离手术时间近,选用对皮肤损伤小的方法。

(5)术前建立静脉通道。

(6)术前与手术室人员进行病人、药物核对后,送入手术室。

(7)麻醉后安置保留尿管。

(二)术后护理措施

1.引流管护理

(1)固定:①告知病人血浆管的重要性,切勿自行拔出和牵拉。②若血浆管不慎脱出,应立即通知医生进行处理。

(2)通畅:①保持持续有效的负压吸引。②勿折叠、扭曲、压迫管道。③每日及时倾倒引流液。

(3)观察并记录:①观察引流液性状及量,正常情况下手术当天引流液为血性液体,24 小时量在 50~200mL,以后颜色及量逐渐变淡、减少。②若单位时间内有较多新鲜血液流出,应通知医生,给予止血、加压包扎等。③必要时再次手术止血。④观察伤口渗血、渗液情况,观察有无皮下积血、积液和皮瓣坏死的发生。

(4)拔管:引流液为淡黄色,连续 3 日每日引流量少于 10~15mL,且创面与皮肤紧贴,即可考虑拔管,若拔管后出现皮下积液,可在严格消毒后给予抽出并局部加压包扎或重新置管。

2.患侧上肢功能锻炼

(1)伤口拆线前(术后 2~3 周前):活动手指、腕部及前臂,可做伸指、握拳、屈腕、屈肘、伸臂活动。进行患侧上肢从远端到近端的气压治疗,以促进血液和淋巴液回流,预防患侧上肢的水肿。此期禁忌做肩关节上抬、外展活动。

（2）伤口拆线后（术后 3 周后）：在前期的基础上进行患侧肩关节的全面活动，如进行手指爬墙、梳头，滑轮运动及甩绳运动等。注意应循序渐进，逐渐增加活动量。时间宜每日 3～4 次，每次 20～30 分钟。目的是预防病人上肢水肿和肩关节活动受限。

（三）化学治疗护理措施

1. **输液护理**　根据药物合理选择输液途径，最好采用 PICC 或中心静脉输液，并做好静脉通道的维护。

2. **用药护理**　规范用药，减少药物对局部组织的刺激，有效预防静脉炎发生。观察局部反应，一旦化疗药物外渗，应停止输液，及时有效处理，严防皮下组织坏死。

3. **胃肠道反应的护理**　食欲缺乏、恶心、呕吐是化疗最常见的胃肠道反应，应遵医嘱应用止吐药，并指导进食清淡、易消化饮食，少食多餐，多饮水，必要时静脉补充营养物质。

4. **口腔护理**　应指导病人保持口腔清洁卫生，饭后勤漱口，每天刷牙 2～3 次。如果出现口腔溃疡，应每天用淡盐水或漱口液漱口数次。

5. **骨髓抑制的护理**　骨髓抑制是化疗过程中最常见的不良反应，因此在化疗期间要注意病人血常规变化，防止感染；应密切观察白细胞的变化，正确使用升白药，若白细胞 $<1\times10^3/L$，应实行保护性隔离。

6. **心脏毒性反应的护理**　阿霉素及紫杉醇类药物对心脏有毒性反应，用药期间应严格注意心律及脉率变化，必要时可行心电监护，发现问题及时处理。

7. **脱发的护理**　化疗药物在治疗肿瘤的同时往往对头发的毛囊有损害作用，药物剂量越大，脱发越严重。化疗前做好健康教育，告知病人脱发是暂时的，化疗后会自动长出来，让病人有心理准备。发生脱发时要注意保护头部，避免日晒，并建议其戴假发或帽子，以消除不良心理刺激。

（四）放射治疗护理措施

1. **皮肤护理**　放疗前应协助病人做好个人清洁卫生，穿清洁、柔软、宽松棉质内衣，避免放疗区域皮肤摩擦受压，避免用刺激性强的洗浴液，不可用过热的水洗浴。照射野区域不可涂抹化学油膏，粘贴胶布，如有皮肤红、胀、痒、疼痛，嘱病人勿用手抓挠或乱涂药物，应遵医嘱用药，有效地控制皮肤反应，减轻病人的痛苦和精神负担。

2. **饮食护理**　部分病人在放疗过程中会出现消化系统不良反应，因此要合理调整饮食，避免单一饮食，保持营养均衡，同时还要保证机体得到充足的水分。

3. **骨髓抑制的护理**　放疗病人也会出现骨髓抑制的不良反应，因此在放疗期间也要注意病人血常规变化，防止感染。

（五）乳腺癌病人心理护理

乳腺癌是危害女性健康常见的一种恶性肿瘤疾病，具有发病率高、颇具侵袭性、病程进展缓慢等特点。乳腺癌手术治疗破坏形体美观和术后化疗的毒不良反应，往往会造成病人生理和心理双重功能障碍。其心理问题的产生与乳腺癌的确诊期、手术期、放化疗期、康复期的各个重要影响因素密切相关，护理人员应针对病人的不同心理特征，做好心理护理，减轻或消除病人的心理压力，增强其治疗疾病的信心，提高配合治疗的主动性，达到最佳治疗效果，改善病人生活质量。

（胡琴）

第二节　乳腺囊性增生病的护理

乳腺囊性增生病是女性多发病，常见于中年妇女，其发病率约占育龄期妇女的 50%，很少发生在绝经后的妇女，是乳腺组织的良性增生，以乳腺小叶、小管及末梢导管扩张而形成囊肿为主要特征，同时伴有乳腺管或乳腺上皮增生。

一、病因

本病的发生多与内分泌失调有关：①体内雌激素、孕激素的比例失调，使乳腺实质增生过度和复旧不全。②部分乳腺实质成分中女性激素受体内质和量异常，使乳腺各部分的增生程度不同。

二、临床表现

1. **乳房胀痛**　呈周期性，与月经周期有关，表现为月经前疼痛加重，月经来潮后减轻或消失，有时整个月经周期都有疼痛。

2. **乳房肿块**　查体发现一侧或双侧乳腺有弥漫性增厚，可局限于乳腺的一部分。肿块呈颗粒状、结节或片状，大小不一，质韧而不硬。肿块在月经前增大，月经后变小。

3. **乳头溢液**　少数病人可有乳头溢液，呈黄绿色或血性，偶为无色浆液。

三、治疗

治疗要点主要是观察、随访和对症治疗。

1. **非手术治疗**　主要是观察和药物治疗。观察期间可用中医中药调理，或口服乳康片、乳癖消、小金丸等；抗雌激素治疗仅在症状严重时采用，可口服他莫西芬。由于本病有恶变可能，应嘱病人每隔 2～3 个月到医院复查，有对侧乳腺癌或有乳腺癌家族史者应密切随访。

2. **手术治疗**　若肿块周围乳腺组织局灶性增生明显、形成孤立肿块，或超声、X 线摄片发现局部有沙粒样钙化灶者，应尽早手术切除肿块并做病理学检查。

四、护理诊断

1. **舒适的改变**　与内分泌失调致乳腺实质过度增生引起疼痛有关。

2. **知识缺乏**：缺乏疾病诊治的相关知识。

五、护理评估

(一)健康史

乳腺囊性增生症的发病年龄一般开始于 30～34 岁,40～49 岁为发病高峰青年女性少见,绝经后发病率迅速下降。其发病率在成年妇女为 5%～9%。本病发病原因不明,一般认为其发生与卵巢功能失调,雌激素作用活跃、过度刺激,雌激素水平升高与黄体酮比例失调,导致乳腺上皮增生,乳管囊性扩张,乳管围纤维组织增生,而形成大不等的肿块,故又称为囊性小叶增生症或乳腺增生症。

(二)身体评估

1.**周期性乳房胀痛**　乳腺增生主要以乳房周期性疼痛为特征,常见为单侧或双侧乳房胀痛或触痛。病程为 2 个月至数年不等,月经来潮前发生或加重,月经过后疼痛消失或减轻,胀痛程度不一,重者可影响工作和生活。必须注意的是,乳痛的周期性虽是本病的典型表现,但缺乏此特征者并不能否定病变的存在。

2.**乳房肿块**　在一侧或双侧触及腺体增厚或结节大小不等、质韧不硬、分界不清、多有触痛的结节性肿块,可被推动,与皮肤和深部组织无粘连。少数有轻压痛,偶有乳头溢液。以外上象限多见;且大小、质地亦常随月经呈周期性变化,月经前期肿块增大,质地较硬,月经后肿块缩小,质韧而不硬。腋窝淋巴结不肿大。应重点评估病人的乳房胀痛和乳内肿块,其特点是部分病人有周期性。同时评估病人乳房外形是否正常、有无乳头溢液等表现。

(三)辅助检查

(1)乳腺 X 线摄片。

(2)乳腺超声。

(3)乳管镜检查。

(4)乳腺肿块针吸细胞学检查或活体组织检查。

六、护理措施

1.**缓解疼痛**

(1)心理护理:解释乳房疼痛的原因,消除病人的思想顾虑,保持心情舒畅。

(2)正确使用乳罩:用宽松乳罩托起乳房,宜使用棉质、宽松的乳罩。

(3)按医嘱服用中药调理及对症治疗药物。

2.**提供疾病的相关知识**

(1)告知病人乳腺囊性增生病的病因及治疗方法。

(2)定期复查和做乳房自我检查,发现病情变化及时就诊。

(胡琴)

第三节　乳腺导管内乳头状瘤的护理

乳腺导管内乳头状瘤是发生于乳管上皮的良性肿瘤,约占乳腺良性肿瘤的 1/5。本病以经产妇多见,尤以 40~50 岁者多发,年幼及高龄病人罕见,偶可见于男性。本病常以不明原因的乳头溢液为首发症状,伴有肿块。其包块一般较小,带有蒂柄并生长有绒毛突入乳管腔,富含壁薄血管,因此极易发生出血。恶变率为 6%~8%。

一、病因及发病机制

本病病因尚未明确,一般认为与卵巢功能紊乱有关。孕激素水平低下,雌激素水平过高,是造成乳管上皮局限性乳头状生长的重要因素之一。根据其病灶的多少及发生的部位,可将其分为单发性大乳管内乳头状瘤和多发性中、小乳管内乳头状瘤两种。前者源于大乳管近乳头的壶腹部(输乳窦),约占病例的 75%,多为单发,位于乳晕区,恶变较少见;后者源于乳腺的末梢导管,常为多发,位于乳腺的周围区域,较易发生恶变,尤其对源于乳腺小乳管的乳头状瘤尤应警惕。

二、临床表现

本病常因乳头溢液污染内衣而引起注意,70% 以上的病人以乳头持续性或间歇性溢液为主要症状,多发生于单侧乳头的单个输乳孔,亦可见于双侧乳头。溢液多为血性、浆液性或浆液血性,亦可呈暗棕色或黄色。多数病例不伴疼痛,若瘤体或血块堵塞乳腺导管,则可产生疼痛和肿块。随着积液、积血的排出,肿块会一度变小,疼痛也会得到不同程度的缓解。

乳管内乳头状瘤的瘤体较小,多数情况下不易触及,偶有较大的肿块。大乳管内乳头瘤位于乳晕区,直径约数毫米不等,呈圆形结节状或条索状,质地较软,可推动。轻压常可见乳头溢出血性或咖啡样液体,经溢液的输乳管口常可找到病变乳管。少有病人自己发现,其肿块多在体检时被检出。多发性乳头状瘤的肿块多位于乳腺的边缘区域,边界不清,质地不均,乳头溢液的症状相对较少。

三、治疗

乳腺导管内乳头状瘤属良性肿瘤,但有恶变可能,应尽早行手术治疗。术前应行乳导管造影检查,以明确病变的性质及定位。对不能触及结节者,应循序轻压乳晕周围,根据溢液的输乳管口,找到病变乳管,插入细探针,也可注射亚甲蓝,沿探针或亚甲蓝显色部位做放射状切口,切开乳管,找到肿瘤,连同病变乳管及邻近组织一并切除。术后常规进行切片病理检查。年龄在 50 岁以上者,造影显示为多发的乳腺导管内乳头状瘤,或经病理检查发现有导管上皮增生活跃甚至上皮不典型增生改变者,应行乳腺单纯切除,以防发生恶变。若病理检查证实有恶变须立即行乳腺根治术。

四、辅助检查

乳管内乳头状瘤行乳腺导管造影是常用的、较准确的检查方法。钼靶造影 X 线摄片常显示导管突然中断,断端呈光滑杯口状,近侧导管显示明显扩张,有时为圆形或卵圆形充盈缺损。溢液涂片细胞学检查有助于排除乳腺癌,但存在较高的假阴性率。近年来应用于临床的乳腺导管镜检查,既可明确病变部位,还可以明确病变的性质。

五、护理诊断

1.**焦虑**　与乳头溢液、缺乏相关疾病知识有关。

2.**舒适的改变**　与伤口疼痛有关。

3.**潜在并发症**：伤口出血。

六、护理措施

1.**术前护理**

(1)提供疾病的相关知识,减轻病人的焦虑。告知病人乳头溢液的原因、手术治疗的必要性,解除病人的思想顾虑。

(2)术前常规准备同急性乳腺炎。

2.**术后护理**

(1)外科术后护理常规:同急性乳腺炎。

(2)伤口出血的观察及护理:观察伤口是否在短时间内有渗出,引流管流出较多颜色鲜红的液体。如有,给予更换敷料、加厚包扎、用止血药等措施;如无效者,应及时再次手术止血。

3.**健康教育**

(1)保持愉快心情。

(2)遵医嘱定期复查、随访,一般每年一次。

(3)每月进行乳房自查,发现有异常及时就诊。

（胡琴）

 案例

乳腺癌化疗病人的人文关怀护理

一、案例介绍

1.**一般资料**　病人×××,女,45 岁,以"左乳术后 4 月余,发热 6 小时"为主诉入院。病人于 2021 年 5 月 27 日因左乳肿物在我科住院行左乳肿物切除术,术中冰冻:左乳腺浸润性乳腺癌,遂行左腋窝前哨淋巴结探查活检术＋左乳房切除术,术后病理:"左乳肿物"浸润性导管癌,Ⅲ级。免疫组化:ER(－),PR(－),C－erbB－2(3＋),Ki－67(约 50％＋)。病理分期:左乳浸润性导管癌($pT_2N_0M_0$Ⅱa 期)。病人术后恢复良好,并已按"AC×4－T×4"方案完成 4 周期辅助化疗。今日下午病人自觉发热伴咽部不适,到我院门诊就诊,复查血常规:白细胞总数 $0.95×10^9$/L,血红蛋白 88g/L。现为进一步诊治,急诊拟"重度骨髓抑制伴发热"收入我科。本次起病以来,病人无腹痛,无腹胀,伴间或头晕,无寒战,无胸闷、心悸,无胸痛、咯血,无咳嗽、咳痰,无关节疼痛,精神、胃纳、睡眠可,大、小便正常,近期体重无明显改变。

2.**病史**

既往史:否认高血压、糖尿病病史,否认其他重大疾病史,正常预防接种,否认结核病史,否认其他传染性疾病史,否认外伤史,2021 年 5 月 27 日行左乳腺肿物切除术,术中冰冻提示:左乳腺浸润性乳腺癌,遂行左腋窝前哨淋巴结活检术+左乳房切除术。否认药物、食物过敏史,否认输血史。

个人史:出生并长期居住在原籍。否认近期有家庭或办公室等小范围内出现 2 例及以上发热和或呼吸道症状的病例;否认近期内有发热、咳嗽、鼻塞、流涕、咽痛、乏力、腹泻、呕吐等症状。否认烟酒嗜好。无接触化学药品及刺激性气体史。无冶游史。

婚育史:已婚、已育,育有 2 女,家人体健。

家族史:父母、兄弟、姐妹、子女健康,家族中无类似疾病史,否认家族中有传染病及遗传倾向的疾病。

3.医护过程

【入院体格检查】体温 38.1℃,脉搏 91 次/分,呼吸 19 次/分,血压 118/80mmHg。发育正常,营养中等,自动体位,神志清楚。全身皮肤、黏膜无黄染,无皮下出血点及淤斑。全身未触及肿大浅表淋巴结。右上肢留置 PICC。

【辅助检查】给予急抽血复查,血常规急诊:白细胞总数 $0.67×10^9$/L,淋巴细胞百分比 73.1%,单核细胞百分比 16.4%,嗜碱性粒细胞百分比 1.5%,中性粒细胞百分比7.5%,淋巴细胞总数 $0.49×10^9$/L,嗜酸细胞绝对值$0.01×10^9$/L,中性粒细胞总数$0.05×10^9$/L,中性粒与淋巴细胞比值 0.10,血液红细胞总数 $2.70×10^{12}$/L,血红蛋白 90g/L,血细胞比容 0.248,血小板 $90×10^9$/L。

【治疗原则】考虑病人出现危急值的原因:化疗后骨髓抑制,给予单间隔离,按医嘱给予预防感染、升白细胞、增强免疫、对症治疗,并密切观察病情变化。第 2 日复查血常规:白细胞总数 $0.62×10^9$/L,淋巴细胞百分比67.7%,中性粒细胞百分比 9.7%,血红蛋白 80g/L,血小板 $75×10^9$/L。第 3 日复查血常规:白细胞总数 $1.78×10^9$/L,淋巴细胞百分比 34.3%,中性粒细胞百分比 37.6%,血液红细胞总数 $2.52×10^{12}$/L,血红蛋白 81g/L,血小板 $76×10^9$/L。第 4 日复查血常规:白细胞总数 $8.05×10^9$/L,淋巴细胞百分比 24.3%,中性粒细胞百分比 66.4%,血液红细胞总数 $3.52×10^{12}$/L,血红蛋白 84g/L,血小板 $116×10^9$/L。嘱病人注意休息,避免受凉,保持病室通风,保持口腔清洁。

二、护理措施

(一)治疗护理

1.用药护理　升白细胞药物的不良反应主要是肌肉、骨骼疼痛,也可能会出现食欲缺乏的现象,因此应注意观察病人有无出现疼痛及进食情况,还需定期复查血常规。

2.高热护理　降低体温,常采用的有物理降温,如冰袋、冰敷、冰枕等,若腋表温度>38.5℃时,遵医嘱给予药物降温,30 分钟后复测体温。嘱病人多饮水,注意汗出更衣,保持皮肤及衣物干洁,增强病人舒适度。

3.感染护理　询问病人有无咳嗽、咳痰,遵医嘱使用抗生素,并注意观察有无口腔溃疡,用漱口液漱口,保持口腔清洁。嘱病人保持良好的心情,保持大小便通畅。对病人实施保护性隔离,尽量安排单间病房,接触病人前后注意做好手卫生,各项无菌操作严格按无菌原则执行。

（二）观察护理

严密观察神志和生命体征（体温、脉搏、呼吸、血压），以及血常规情况。勤巡视，预防发生跌倒。

（三）生活护理

1. 饮食护理　指导病人饮食清淡，摄取优质蛋白质（如鸡蛋、牛奶、新鲜蔬果）等；摄取有补血功效的食物，如动物肝脏、绿叶菜、黑豆等。饮食以软食为主，少食刺多的鱼和排骨，防止鱼刺和骨碎划伤口腔黏膜导致出血。胃口不佳时，可以少食多餐。

2. 皮肤护理　病人反复发热，出汗多，精神佳时，适当沐浴；卧床期间，协助病人擦身更衣，注意保持全身皮肤干洁。

（四）人文关怀护理

人文关怀护理是"以人为本"的护理文化，医护人员不能简单地只关注"病人的病"，而是要看到"患病的人"。护理人员不仅要从医生的角度关心病人的病情、康复问题，还要从"人文关怀"的角度给予病人人格、尊严、生活追求等方面的全方位照顾，为病人创造健康、人性化的康复环境。

1. 语言关怀　向病人热情介绍自己，以病人喜欢的方式称呼她和家属，用温和的语气与病人沟通，注重目光交流。多一个微笑，多一句问候，会让病人备感温暖。

2. 心理关怀　富有同理心，关心病人，多与病人沟通，设身处地为她着想，鼓励病人树立战胜疾病的信心，协助家属以积极的态度照顾病人，及时掌握病人心理变化。

3. 细节关怀　勤巡视病人，及时满足病人的生活需要。把每一样护理工作做到细处，比如：责任护士去查房时，指导病人保持口腔清洁，询问、查看病人口腔有没有溃疡时，病人自述没有溃疡，但是牙龈有轻微红肿。再进一步询问病人："刷牙有用软毛牙刷吗？"病人说："是，用软毛牙刷。"再进一步询问病人刷牙时有没有出现牙龈出血，是如何刷牙的等问题，经过进一步的沟通了解到，原来病人刷牙的方法不对，责任护士马上现场指导病人如何正确的刷牙。

（五）健康教育

嘱病人避免着凉，注意多休息。出院后外出佩戴好口罩，尽量不去人流密集的地方。居室保持清洁通风。定期返院复查。

三、小结

癌症病人相对普通病人心理较脆弱，更需要医护人员的人文关怀。在治疗、护理病人的过程中，哪怕只是一个亲切的称呼、一个鼓励的眼神、一句简短的问候，都会给病人带来莫大的温暖。

参考文献

[1]王仲照.乳腺癌病人护理与家庭照顾[M].北京:中国协和医科大学出版社,2016.

[2]仰曙芬.护理沟通技巧[M].北京:人民卫生出版社,2011.

（胡琴）

乳腺癌姑息治疗患者的护理

一、案例介绍

1.一般资料　病人×××，女，56岁，以"发现右乳肿物半年余"为主诉入院。病人半年余前无明显诱因发现右侧乳腺一肿物，约鹌鹑蛋大小，无明显疼痛，乳头无溢血、溢液，当时未予重视，未至医院检查。肿物持续存在并迅速增大，局部皮肤破溃，伴少量渗血、渗液，现为求诊治来我院就诊，门诊拟"右侧乳腺肿物性质待查"收入我科。自起病以来，病人诉声音嘶哑，偶有咳嗽、咳痰，无畏寒、发热，无恶心、呕吐，无胸闷、心慌、气促，精神、睡眠、胃纳一般，大小便正常，体重近期无明显变化。

2.病史

既往史：平时身体状况一般，家属诉病人有"精神分裂症"病史，于当地精神病院就诊，规律药物治疗；否认原发性高血压史，否认其他重大疾病史。正常预防接种。否认"结核"病史，否认"乙肝""伤寒"及其他传染性疾病史。否认外伤史。否认药物、食物过敏史，否认输血史。

个人史：出生并长期居住在原籍。否认近期内有发热、咳嗽、鼻塞、流涕、咽痛、乏力、腹泻、呕吐等症状。否认烟酒嗜好。无接触化学药品及刺激性气体史。无冶游史。

婚育史：已婚、已育，育有1子，配偶、儿子身体健康。

家族史：父母、兄弟、姐妹、子女健康，家族中无类似疾病史，否认家族中有传染病及遗传倾向的疾病。

3.医护过程

【入院体格检查】体温36.5℃，脉搏136次/分，呼吸20次/分，血压123/75mmHg。发育正常，营养中等，自动体位，神志清楚。面色苍白，四肢乏力。双侧乳房不对称，右乳明显增大，左乳发育正常，双侧乳头无溢液、凹陷，右乳外上象限皮肤见有橘皮样改变，左乳未见橘皮样改变，双侧乳房皮肤色泽正常，无红、肿、热，右乳外上象限可见一巨大肿物，大小约20cm×15cm，形状呈菜花样，触及肿物边界不清、质韧、活动度差，与胸壁无明显粘连，肿物局部破溃伴少量渗血、渗液。其余双侧乳腺组织扪及条索、结节状增粗，无明显压痛，未扪及明显肿物。双侧腋窝及双侧锁骨上窝未触及肿大淋巴结。

【辅助检查】5月13日入院后予以完善相关检查。

血常规：血红蛋白56g/L，血小板764×10⁹/L。

右乳肿物活检：考虑为乳腺化生性癌（伴有肉瘤样间质的癌，主要为肉瘤样间质成分）。

胸肺部CT平扫：①右乳巨大占位，右侧腋窝肿大淋巴结，考虑恶性肿瘤病变，侵犯邻近胸壁，右侧第3～5肋骨受侵；左乳散在结节，转移未排除，结合临床，建议进一步检查。②右肺中叶少许纤维灶。③双肺散在结节，建议6个月复查。

PET-CT:右乳巨大占位,代谢增高,考虑恶性肿瘤病变,病灶侵犯临近胸壁;右侧腋窝多发淋巴结,代谢增高,考虑多发淋巴结转移可能性大。5月14日出现发热伴咳嗽、咳痰,体温38.4℃。

【初步诊断】病人基本诊断为右侧乳腺化生性癌,合并重度贫血、低蛋白血症、营养不良、感染等情况。

【治疗原则】请肿瘤科、感染性疾病科、临床药学科、血液内科、营养科等相关科室会诊,建议予以改善贫血、营养支持、抗感染、对症支持治疗,遂予以多次输注去白细胞悬浮红细胞、白蛋白、免疫球蛋白等处理。6月1日复查血常规:白细胞总数 $14.85 \times 10^9/L$,血红蛋白 89g/L,血小板 $750 \times 10^9/L$;肝功能:总蛋白48.4g/L,白蛋白20.5g/L,白/球比值0.7。入院完善相关检查未见明显化疗禁忌证,6月2日至6月3日行AI方案姑息化疗,具体用药"多柔比星脂质体40mgd1＋异环磷酰胺针1.2gd1～d2",过程顺利。嘱病人注意休息,避免受凉,清淡营养饮食。

二、护理措施

(一)治疗护理

1.用药护理

(1)使用抗生素时注意观察有无不良反应,如皮疹、荨麻疹等情况。该病人使用抗生素的时间较长,除了严格按医嘱准确用药,还需注意有无发生菌群失调、真菌感染的情况,观察病人口腔黏膜是否完整。

(2)输注白蛋白、免疫球蛋白时,一定要严格控制输注速度,不宜过快,监测病人生命体征,注意有无发生不良反应。

(3)输注化疗药物前,遵医嘱给予抗过敏药物、护胃止呕药,尽量经中心静脉导管输注化疗药物,输注过程中予以输液泵控制输液速度,预防药物外渗,监测生命体征,密切巡查病人是否出现不良反应。

(4)该病人规律服用抗精神病类药物,注意观察病人意识情况及药物不良反应,24小时留家属陪护。

2.高热护理　降低体温,常采用的有物理降温,如冰袋、冰敷等,若腋表温度＞38.5℃时遵医嘱给予药物降温,30分钟后复测体温。保持病室通风,汗出及时更衣。

3.输血护理　采集交叉配血标本、取血、输血前后严格执行双人查对制度,输血过程密切巡视病人、监测生命体征、控制输血速度,注意观察病人是否发生输血不良反应。

4.抗感染护理

(1)遵医嘱使用抗生素。右侧乳腺皮肤破损处有渗液,及时做好伤口换药处理,严格无菌操作,保持创口清洁。注意评估、记录渗液的颜色、气味及量。用软枕适当垫高患处,防止长期受压。指导病人勿抓挠患处,严防扩大破溃范围。

(2)病人咳嗽、咳痰,指导其正确有效的咳痰方式,咳痰后及时漱口,必要时予雾化吸入,指导其做深呼吸运动。

(二)观察护理

1.病情观察　严密观察神志和生命体征(体温、脉搏、呼吸、血压),以及各种炎性指标、右侧乳腺肿物破损处渗液情况,观察感染预防及控制的情况。

2.安全护理　病人有精神分裂症病史,需加强巡视病人,保持室内环境安静,观察病情变化,防止病人突然出现紧张性兴奋危害他人安全,同时避免病人无目的地毁坏物品及设施,也要防止病人自伤。病人有肢体乏力,注意预防跌倒。

(三)生活护理

1.饮食护理　指导家属制作色、香、味符合病人口味的食物,给予高蛋白、高维生素、高热量饮食,如蛋类、瘦肉、胡萝卜、西红柿、新鲜蔬菜和水果等。

2.个人卫生护理　协助病人完成个人卫生的护理,帮助病人洗脸、梳头、定期更衣、擦浴,必要时做口腔护理。

(四)心理护理

建立良好的护患关系,加强病人对护理人员的信任;创造舒适安静的治疗环境,教会病人采用放松疗法。多关心病人,鼓励病人乐观面对疾病,帮助家属积极照顾病人。

(五)健康教育

嘱病人避免着凉,注意多休息。出院后注意保持创面的清洁,切不可用手挤压或者搔抓。遵医嘱按时复诊。

三、小结

对于乳腺癌姑息治疗的病人,除对症支持治疗之外,我们应努力提高病人的生活质量,给予人文关怀,平时多对病人做一些精神上的安慰和心理上的开导。

参考文献

[1]李乐之,路潜.外科护理学[M].5版.北京:人民卫生出版社,2016.

[2]吴惠平,付方雪.现代临床护理常规[M].北京:人民卫生出版社,2018.

[3]席明霞,谭创.外科疾病护理常规[M].北京:科学技术文献出版社,2018.

[4]丁淑贞,吴冰.普通外科临床护理[M].北京:中国协和医科大学出版社,2016.

(胡琴)

📑★案例

乳腺癌的护理(假体置入联合补片重建)

一、案例介绍

1.一般资料　病人×××,女,46岁,以"确诊右乳导管内癌3天"为主诉入院。病人6月10日在我科行右乳肿物切除术,术后病理报告:右乳腺导管内癌(中级别核),伴导管内坏死。今再入院拟进一步手术,门诊拟"右乳导管内癌"收入本科。病人近期精神、胃纳、睡眠好,无发热、畏寒,无头晕、头痛,无恶心、呕吐,无咳嗽、咳痰,无胸闷、胸痛,无心悸、气促,无腹胀、腹痛,无关节疼痛,大小便正常,近期体重无明显改变。

2.病史

既往史:否认高血压、心脏病、糖尿病、脑血管疾病史,预防接种随当地进行,否认手术、外伤、输血史,否认食物、药物过敏史。

个人史:生于原籍,久住本地,初中学历,否认吸烟史,否认饮酒史。

婚育史:已婚、已育,育1子,配偶及子身体健康。

家族史:父母体健,有一姐,体健。否认有家族性遗传病、精神病及传染病史。

3.医护过程

【入院体格检查】体温 36.5℃,脉搏 84 次/分,呼吸 17 次/分,血压 113/67mmHg。发育正常,营养中等。自主体位,神志清楚。全身皮肤、黏膜无黄染,无皮下出血点及淤斑。双侧乳房对称,发育正常,右乳外象限可见一长约 1cm 的术后伤口,愈合良好,无红肿、流脓。双侧乳头无溢液、凹陷,未见有橘皮样改变,皮肤色泽正常,无红、肿、热,双侧乳腺组织扪及条索、结节状增粗,无明显压痛,未扪及明显肿物。双侧腋窝及双侧锁骨上窝未触及肿大淋巴结。

【治疗原则】　入院后完善相关检查和术前准备,于 6 月 20 日送手术室在全身麻醉下行右侧单纯乳房切除术(保留乳头、乳晕)＋前哨淋巴结活检术＋一期假体置入术联合补片重建术。术程顺利,留置有右胸骨旁、假体内侧、假体外侧引流管,伤口加压包扎。术后予止血、止痛、消肿、对症等治疗,观察伤口敷料及引流液情况,指导患侧上肢适当制动,早期下床活动。6 月 24 日拔除胸骨旁引流管,6 月 27 日拔除假体外侧引流管,28 日拔出假体内侧引流管。6 月 29 日带药出院,嘱注意休息,补充营养,患肢功能锻炼。遵医嘱服药,定期返院换药复诊。

二、护理措施

(一)治疗护理

1.用药护理　内分泌治疗中的他莫昔芬可降低乳腺癌术后复发及转移,指导病人坚持遵医嘱服药,不可擅自停药。若出现食欲缺乏、外阴瘙痒、不规则子宫出血等严重不良反应,要及时就诊。

2.疼痛护理　指教病人进行自我疼痛评分,观察、记录病人的疼痛情况,采取转移注意力的方法,如看电视、听音乐等,增加病人对疼痛的耐受力。注意胸带加压包扎伤口的松紧度是否合适,协助病人取舒适体位,避免碰撞、牵拉病人。遵医嘱使用止痛药物,正确用药并观察疗效及副作用。

3.伤口护理

(1)维持伤口的有效包扎,胸部与弹力绷带加压包扎,松紧度以能容纳一手指、维持正常血运、不影响呼吸为宜。胸带加压包扎一般维持 7~10 天,包扎期间告知病人不可自行松解。

(2)密切观察伤口外敷料是否有渗血、渗液,如有异常及时报告医生处理,换药时严格无菌操作。

(3)注意观察、记录引流液的颜色、性状、量的变化,并做好记录;妥善固定引流管,防止脱出、受压、扭曲,保持有效引流,促进伤口愈合。

4.患侧上肢护理

(1)避免损伤:术后勿在患侧上肢测血压、抽血、注射、输液或皮下注射;指导病人自我保护患侧上肢,避免过度负重和外伤。

(2)保护患侧上肢:平卧时用软枕垫高患肢10°～15°,肘关节轻度屈曲;半卧时屈肘90°放于胸腹部;下床活动时用吊带托扶,需他人扶持时只能扶健侧;上下床时不可用患侧肢体支撑身体坐起或躺下;避免患侧上肢下垂过久。

(二)观察护理

严密观察生命体征变化,观察伤口敷料渗血、渗液情况及引流液情况,并予以记录,有异常情况及时报告医生。还应注意观察患肢远端血液循环,若出现手指发麻、皮肤发绀、皮温下降、动脉搏动不能触及,提示腋窝部血管受压,应及时调整胸带的松紧度。

(三)生活护理

1.饮食护理　指导病人进食高热量、高维生素、高蛋白质、低脂肪饮食,避免辛辣刺激的食物。

2.皮肤护理　病人术后卧床期间,协助病人完成个人卫生,如洗脸、刷牙、床上擦浴等,保持全身皮肤干洁。术后伤口予以胸带加压包扎,注意倾听病人主诉,观察胸背部及腋下皮肤是否有瘙痒、受压、起水疱等情况发生。

3.患侧上肢功能锻炼　术后24小时内可活动手指和腕部;术后1～3日可协助病人做屈肘、伸臂锻炼;术后4～7日指导病人用患侧手洗脸、刷牙、进食等,并以患侧手触摸健侧肩部耳朵;术后1～2周开始做肩关节活动,以肩部为中心前后摆臂,循序渐进地进行抬高患侧上肢、手指爬墙、梳头等锻炼。具体锻炼情况要根据病人的实际情况而定。

(四)心理护理

病人面对恶性肿瘤对生命的威胁、不确定的疾病预后、假体植入术后对重建的乳房产生排斥、婚姻生活可能会受影响等问题,容易产生焦虑、恐惧等心理反应,多了解与关心病人,鼓励病人表达对疾病和手术的顾虑可担心,有针对性地进行心理护理。请接受过类似手术并痊愈者现身说法,帮助病人建立战胜疾病的信心。对已婚病人,同时对其配偶进行心理辅导,鼓励其关心、支持病人,共同对抗疾病。

(五)健康教育

嘱病人避免着凉,注意多休息。出院后注意保持伤口的清洁干燥,继续进行患侧上肢功能锻炼,避免患侧上肢搬动或提拉过重物品。遵医嘱服药,注意避孕。定期进行乳房自我检查,定期乳腺科复诊。假体植入术后可能出现假体破裂、渗漏、包膜挛缩、假体移位等情况,讲解预防这些并发症发生的相关注意事项。指导病人弹力绷带解除后穿戴合适胸衣,防止假体移位,以保证术后对称效果。拆线后自行按摩胸部,预防包膜挛缩,不要用力揉搓、挤压、碰撞假体,避免假体破裂移位。

三、小结

单纯乳房假体植入术之后,最重要的注意事项是避免剧烈的撞击。但是如果这种假体的植入是基于乳腺癌手术就与单纯丰胸的假体植入不一样,区别在于医护人员需要提高警惕,要注意乳腺癌是有机会复发的,所以要指导病人严格按照医嘱规范地进行复查,密切地随访,一旦有复发、转移的迹象,能尽早被发现和处理。

参考文献

[1]李乐之,路潜.外科护理学[M].5版.北京:人民卫生出版社,2016.

[2]吴惠平,付方雪.现代临床护理常规[M].北京:人民卫生出版社,2018.

[3]席明霞,谭创.外科疾病护理常规[M].北京:科学技术文献出版社,2018.

[4]丁淑贞,吴冰.普通外科临床护理[M].北京:中国协和医科大学出版社,2016.

[5]王仲照.乳腺癌病人护理与家庭照顾[M].北京:中国协和医科大学出版社,2016.

（胡琴）

📋★案例

乳腺导管内乳头状瘤的护理(乳腺良性肿瘤合并糖尿病)

一、案例介绍

1.一般资料　病人×××,女,39岁,以"发现乳腺肿物4个月"为主诉入院。病人于4个月前两癌筛查行乳腺彩超检查示:右乳符合BI-RADS4a级;左乳符合BI-RADS3级。平素有乳房胀痛不适,双乳头溢液,淡黄色,无溢血,未予处理。10余天前出现右乳头溢血,曾到本院门诊就诊,行彩超检查示:①符合乳腺增生声像。②双乳腺低回声区:乳腺增生结节与透声差的囊肿相鉴别,符合BI-RADS3类。建议定期复查或进一步检查。③右乳腺低回声区,可见少许血肱,符合BI-RADS4a类,建议进一步检查。④双侧腋窝未见明显异常肿大淋巴结。门诊医师建议手术治疗。病人因个人原因未行手术。今再次本院门诊就诊,要求入院进一步诊治,门诊拟"乳腺肿物待查"收入本科。病人近期精神、胃纳好,睡眠欠佳,无发热、畏寒,无头晕、头痛,无恶心、呕吐,无咳嗽、咳痰,无胸闷、胸痛,无心悸、气促,无腹胀、腹痛,无关节疼痛,大小便正常,近期体重无明显改变。

2.病史

既往史：自诉血糖偏高，否认高血压、心脏病史，否认其他重大疾病史，正常预防接种，否认结核病史，否认其他传染性疾病史，否认外伤史，否认手术史，否认药物过敏史，否认食物过敏史，否认输血史。

个人史：原籍生长，未到过血吸虫流行区，无烟酒嗜好，亦无接触化学药品及刺激性气体史，无冶游史。

婚育史：已婚、已育，育有 1 子 1 女，配偶、子女身体健康。

家族史：否认有家族性遗传病、精神病及传染病史。

3.医护过程

【入院体格检查】体温 36.8℃，脉搏 87 次/分，呼吸 18 次/分，血压 102/64mmHg。发育正常，营养中等。自主体位，神志清楚。全身皮肤、黏膜无黄染，无皮下出血点及淤斑。双侧乳房对称，发育正常，双侧乳头凹陷，未见有橘皮样变，皮肤色泽正常，无红、肿、热，右乳多孔溢液，挤压右乳内上象限出现褐色溢液，左乳多孔溢液，淡黄色清亮溢液，双侧乳腺组织扪及条索、结节状增粗，无明显压痛，未扪及明显肿物。双侧腋窝及双侧锁骨上窝未触及肿大淋巴结。

【辅助检查】入院后完善相关检查。

实验室检查：异常指标包括糖化血红蛋白 12.2%，血清葡萄糖15.87mmol/L。

双侧乳腺 MRI 平扫＋增强 CT：①右乳内上象限不规则占位，局部与扩张导管相通，考虑乳腺癌可能性大，符合 BI-RADSⅣc 级，请结合临床。②右乳内下象限结节灶，考虑 BI-RADSⅢ级，请结合临床。③双侧乳腺增生，考虑BI-RADSⅡ级，建议随访复查。

【初步诊断】乳腺导管内乳头状瘤。内分泌科会诊后意见：考虑合并糖尿病，建议予以胰岛素泵调控血糖。

【治疗原则】遵会诊意见予胰岛素泵控制血糖的同时，继续完善术前检查，对症支持治疗。四天时间里病人血糖控制良好，做好术前准备，无手术禁忌证，送病人到手术室在全身麻醉下行"双乳区段切除术"，术中冰冻病理：左乳外上象限肿物"纤维囊性乳腺病伴导管内乳头状瘤，伴局部导管上皮增生不除外非典型增生可能"，术后免疫组化结果：(左乳外上象限肿物)纤维囊性乳腺病伴导管内乳头状瘤，(右乳上象限)符合纤维囊性乳腺病伴多发导管内乳头状瘤。术后病人生命体征平稳，予止血、止痛、调控血糖、对症等治疗，观察伤口渗血情况，患肢适当制动。术后第 7 天病人伤口恢复良好，血糖控制良好(已停用胰岛素泵，改用口服降糖药)，病情稳定，予以带药出院。嘱病人注意休息，防寒保暖，患肢适当制动，避免牵拉、触碰、损伤伤口。给予病人糖尿病饮食，监测血糖。定期内分泌科、乳腺外科门诊复诊。

二、护理措施

(一)治疗护理

1.用药护理　降糖药物最主要的副作用是低血糖，应密切监测病人的血糖变化,根据血糖情况调节药物剂量;告知病人低血糖的表现,如果出现类似低血糖反应马上告知医护人员,床边备好一些饼干、糖果类食物。

2.疼痛护理　指导病人进行自我疼痛评分,观察、记录病人的疼痛情况,采取转移注意力的方法(如看电视、听音乐等),增加病人对疼痛的耐受力。注意胸带加压包扎伤口的松紧度是否合适,协助病人取舒适体位。遵医嘱使用止痛药物,正确用药并观察疗效及副作用。

(二)观察护理

1.病情观察　严密观察神志和生命体征(体温、脉搏、呼吸、血压),以及伤口敷料情况。出血是该病人术后可能发生的主要并发症,伤口需适度加压包扎(以不影响病人呼吸为宜),注意观察伤口敷料是否有渗血、渗液,指导病人适当制动患肢,上下床时勿用上肢支撑身体,应由他人协助摇动床头来完成,勿牵拉、触碰、损伤伤口。

2.特殊仪器观察　胰岛素泵不是一种常规使用的仪器,首先需请专科护士进行使用培训,保证所有护士都能正确使用胰岛素泵,掌握各种报警原因并能正确处理。密切观察胰岛素泵植入部位是否有疼痛、瘙痒、红肿、针头脱出等异常情况,告知病人胰岛素泵出现报警时马上报告医护人员,送病人去核磁共振室、CT 室、PET 室、高压氧舱、手术室前必须分离胰岛素泵。

(三)生活护理

1.饮食护理　指导病人糖尿病饮食,控制血糖的同时保持营养平衡。可请糖尿病专科护士会诊为病人制定餐单,既保证病人每日所需热量,又能控制血糖。饮食主要原则是:主食定量,粗细搭配;常吃鱼禽、蛋类和适量畜肉,不吃腌制、烧烤类肉制品;每天补充奶类、豆类;多吃蔬菜;根据血糖情况适量吃水果;控制油脂类和盐的摄入;足量饮水,不饮酒。此外,烹调方法也很重要,指导家属尽量采用炖、清蒸、烩、凉拌、煮、煲等方式为病人准备饮食,这样不但营养成分损失少,不增加脂肪,还清淡爽口,容易消化吸收。

2.皮肤护理　病人术前双乳头有渗液,指导病人使用无菌纱块托垫,纱块渗湿及时更换,预防感染。术后伤口给予胸带加压包扎,注意倾听病人主诉,观察胸背部及腋下皮肤是否有瘙痒、受压、起水疱等情况发生。

(四)心理护理

病人因在术前对肿瘤及手术的恐惧、担心身体形象改变而产生焦虑情绪。建立良好的护患关系,创造安静舒适的治疗环境,教会病人采用放松疗法;认真做好术前宣教,向病人及家属解释手术的重要性和必要性,取得病人的配合,鼓励病人及家属积极正确地面对疾病。

(五)健康教育

嘱病人避免着凉,注意多休息。出院后坚持糖尿病饮食,监测血糖。患肢适当制动,避免牵拉、触碰、损伤伤口。定期行内分泌科、乳腺外科门诊复诊。

三、小结

对于患有糖尿病的择期手术病人,围术期的血糖控制非常重要,如何更好地协助病人管理好血糖是我们围术期的重要工作。

参考文献

[1]李乐之,路潜.外科护理学[M].5版.北京:人民卫生出版社,2016.

[2]吴惠平,付方雪.现代临床护理常规[M].北京:人民卫生出版社,2018.

[3]席明霞,谭创.外科疾病护理常规[M].北京:科学技术文献出版社,2018.

[4]丁淑贞,吴冰.普通外科临床护理[M].北京:中国协和医科大学出版社,2016.

(胡琴)

第七章

外周血管疾病护理

第一节　单纯性下肢静脉曲张的护理

下肢静脉曲张是指下肢浅表静脉的伸长、迂曲、扩张、蜿蜒成团状的现象,是外科的常见病,多见于从事长期站立的职业工作者、久坐少动或体力活动强度高者。

一、病因及发病机制

下肢静脉瓣膜起着血液向心回流的单向限制作用。静脉中瓣膜的破坏使倒流的血液对静脉壁产生巨大的压力,即可引起静脉相对薄弱的部分膨胀。长期站立、重体力劳动、妊娠、慢性咳嗽、长期便秘等可使静脉内压力增高,进一步加剧血液对瓣膜的冲击力和对静脉壁的压力,导致静脉曲张。

二、临床表现

患肢常感酸、沉、胀痛、易疲劳、乏力;患肢浅静脉隆起、扩张、变曲,甚至迂曲或呈团块状,站立时更明显;在踝部、足背可出现轻微的水肿,严重者小腿下段亦可有轻度水肿。

并发症包括:①皮肤的营养变化,皮肤变薄,脱屑,瘙痒,色素沉着,湿疹样皮炎和溃疡形成。②血栓性浅静脉炎,曲张静脉处疼痛,呈现红肿硬结节和条索状物,有压痛。③出血,由于外伤或曲张静脉或小静脉自发性破裂,引起急性出血。④继发感染,由于病人抵抗力减弱,容易发生继发感染。

三、治疗

(一)非手术治疗

采用带有阶梯压力的弹力袜促使静脉血液回流,并配合药物治疗,具有提高静脉张力、改善静脉功能、抗渗透作用。采用注射硬化剂的治疗方法,将硬化剂注入曲张静脉后引起炎症反应使之闭塞,适用于手术后残留曲张静脉的治疗。非手术治疗仅能延缓病变进程,减轻临床症状。适应证:①病变程度较轻,无明显症状者。②妊娠期妇女。③全身情况不佳,不能耐受手术者。④年龄大,不愿手术者。

(二)手术治疗

确诊为单纯性静脉曲张,凡有较明显的症状和体征者均应行手术治疗。传统的高位结扎剥脱术手术效果较理想。目前下肢静脉曲张的手术治疗正由传统手术逐渐向微创手术过渡，如静脉腔内激光治疗、静脉腔内射频治疗、曲张静脉微创刨吸术等，不同的微创手术有其优势，但也存在不同程度的局限性。术后应行弹力绷带加压包扎 2 周，然后改穿弹力袜半年以上。

四、护理评估

(一)病史

评估患病人是否存在长期站立工作、重体力劳动、慢性咳嗽、便秘等诱发因素。

(二)身体评估

明确下肢瓣膜功能及深静脉通畅情况。注意评估局部皮肤损伤情况及病人自理能力。

(三)实验室及其他检查

1. **大隐静脉瓣膜功能试验**　嘱病人平卧，抬高患肢，使曲张静脉血液排空，在大腿上 1/3 处扎止血带以阻断大隐静脉，然后让病人站立，观察患肢静脉充盈情况。若在未放开止血带前 30 秒内出现浅静脉曲张，提示交通支瓣膜功能不全；若在放开止血带后出现自上而下的静脉逆向充盈，则提示大隐静脉入股静脉处瓣膜功能不全。

2. **下肢深静脉通畅试验**　病人站立，待下肢曲张静脉充分充盈后，在大腿上 1/3 处扎止血带，以阻断大隐静脉回流，嘱病人连续用力伸屈膝关节 20～30 次。如静脉曲张明显减轻，则提示深静脉通畅；反之，如在活动后浅静脉曲张更加明显，甚至有胀痛，则说明深静脉不通畅。

3. **多普勒超声检查**　能观察静脉瓣膜关闭情况及有无逆向血流，且确定静脉血反流的部位和程度。

4. **下肢静脉造影检查**　能准确观察深静脉是否通畅、瓣膜功能情况，并判断病变性质。

(四)心理-社会状况

1. **心理状况**　多数病人对自己的疾病会产生不同程度的心理反应，产生焦虑和恐惧的主要原因是：①下肢静脉曲张影响生活和工作。②慢性溃疡经久不愈。③担心手术有无风险和并发症。④担心术后是否复发。

2. **家庭社会状况**　了解亲属对病人的关心程度，病人家庭的经济状况及对医疗费用的承受能力。

五、护理诊断

1. **活动无耐力**　与静脉曲张有关。

2. **皮肤完整性受损**　与下肢皮肤营养障碍有关。

3. **知识缺乏**：缺乏有关本病预防和治疗的知识。

4. **潜在并发症**：术前可能出现皮炎、慢性溃疡、血栓性静脉炎、曲张静脉破裂出血等；术后可能出现感染、下肢水肿、深静脉血栓形成等。

六、护理措施

(一)心理护理

由于病程长、慢性溃疡经久不愈及担心预后,病人常会产生恐惧、焦虑的情绪,应为病人提供安静舒适的环境,多与病人交流,讲解有关疾病的知识,帮助病人树立战胜疾病的信心。

(二)非手术治疗病人的护理

1.**一般护理**　指导病人养成良好的排便习惯,保持大小便通畅。嘱病人避免长时间站立或行走。患肢肿胀时,应卧床休息,抬高患肢(与床面成30°)。告知病人活动时穿弹力袜或使用弹力绷带,以减轻患肢症状。

2.**并发症的护理**

(1)小腿慢性溃疡:保持局部清洁卫生,可用等渗盐水湿敷创面或患处用1∶5000的高锰酸钾溶液浸泡,每天2~3次。应用抗生素治疗。

(2)血栓性静脉炎:局部热敷、理疗、抗凝治疗及应用抗生素,禁忌局部按压。

(3)出血:抬高患肢,局部加压包扎,必要时手术止血。

(三)手术治疗病人的护理

1.**手术前护理**　①做好手术区皮肤准备,范围包括整个患肢、会阴部及腹股沟区。②患肢水肿者,术前数日抬高患肢,以利于减轻水肿。③有小腿溃疡者,应积极治疗。

2.**手术后护理**　①卧床期间应抬高患肢(与床面成30°),指导病人做足背伸屈运动,以促进下肢静脉血液回流。鼓励病人早期下床活动,预防下肢深静脉血栓形成。②保持伤口敷料整洁、干燥,如有切口渗血应及时更换敷料。③术后应用弹力绷带加压包扎,松紧度应合适,以不妨碍关节活动、能扪及足背动脉搏动和保持足部正常皮肤温度为宜,术后3天适当放松,一般需维持2周。④预防感染,遵医嘱使用抗生素。

(四)健康教育

(1)避免长时间站立和行走,休息时尽量抬高患肢。

(2)保持大小便通畅,积极治疗慢性咳嗽等,避免腹内压增高。

(3)术后应继续穿弹力袜或使用弹力绷带包扎1~3个月。

(胡琴)

第二节　血栓闭塞性脉管炎的护理

血栓闭塞性脉管炎简称脉管炎,又称 Burger 病,是一种累及周围血管的慢性、节段性、炎症性、进行性和周期性发作的闭塞性疾病,主要发生在下肢血管。本病多见于我国北方长期吸烟的男性青壮年。

一、病因及发病机制

本病的确切病因尚不清楚,可能是多种因素综合作用的结果。相关因素有吸烟、寒冷、外伤、潮湿、营养不良、感染、内分泌紊乱及免疫功能紊乱等。主动或被动吸烟是参与本病发生和发展的重要环节。病理变化是血管壁全层非化脓性炎症改变,节段性病变血管之间可有内膜正常的管壁。病变部位有淋巴细胞、内皮细胞或纤维细胞增生,偶见巨细胞。病变后期血栓机化,毛细血管再生,动脉周围广泛纤维化,包绕静脉、神经而形成纤维索条。侧支循环逐渐建立,但不足以代偿,因而神经、肌肉和骨骼等均可出现缺血性改变。

二、临床表现

临床表现主要由炎症性动脉阻塞后,血流减少,肢体缺血引起。本病进展缓慢,常呈周期性发作。临床表现主要有皮肤苍白或发绀,皮肤温度降低,感觉异常,患肢疼痛,局部营养障碍,游走性浅静脉炎,动脉搏动减弱或消失,局部溃疡或坏疽等。

临床上按缺血程度,脉管炎可分为三期。

1.局部缺血期　病变早期,患肢皮温低、麻木、发凉、苍白,足背动脉搏动减弱,间歇性跛行,可发生游走性浅静脉炎。

2.营养障碍期　持续性静息痛,夜间抱膝而坐,难以入眠,足背脉搏动消失,出现营养障碍、皮肤干燥、脱屑、肌萎缩、趾(指)甲增厚等。

3.组织坏死期　患肢肿胀明显,患趾(指)出现溃疡、坏疽、持续疼痛,并有高热、畏寒等表现。

三、治疗

(一)一般治疗

病人应严格戒烟,避免寒冷、潮湿和外伤。适当保暖,但不能热疗,以免增加组织耗氧量。疼痛严重者可用止痛剂。患肢应进行适度锻炼,有利于建立侧支循环。

(二)药物治疗

1.血管扩张药　能扩张血管,解除血管痉挛。常用药物有妥拉唑啉 25mg,口服,每日3 次;或 25mg,肌内注射,每日 2 次。盐酸罂粟碱 30mg,口服或静脉滴注。烟酸 5mg,口服,每日 3 次。

2.前列腺素 E_1　有扩张血管和抑制血小板凝集作用,能缓解疼痛,改善供血。剂量为 100～200μg,溶于 5% 葡萄糖溶液 500mL 中静脉滴注,每日 1 次,2 周为一疗程。

3.硫酸镁溶液　能有效扩张血管,剂量为 2.5% 硫酸镁溶液 100mL 静脉滴注,每日 1 次,15 天为一个疗程,间隔 2 周进行第二疗程。

4.低分子右旋糖酐　可降低血液黏滞度,改善微循环,抑制血小板凝集。常用剂量为500mL 静脉滴注,每日 1 次,使用 10～15 天,隔 7 天可重复使用。

5.抗生素　合并溃疡感染者,可使用广谱抗生素。

(三)高压氧疗法

高压氧疗法可以提高血氧含量,增加血氧弥散,改善组织缺氧而促进创面愈合。每日 1 次,每次 3～4 小时,10 次为一个疗程。

（四）手术治疗

通过手术增加肢体血供,重建血流通道,改善组织缺氧。

1. 腰交感神经切除术　用于局部缺血期和营养障碍期,腘动脉远侧有病变者。

2. 旁路转流术　用于主干动脉节段性闭塞,病变近侧和远侧仍有通畅的动脉通道者。

3. 血栓内膜剥脱术　用于短段的动脉阻塞者。

4. 大网膜移植术　用于动脉广泛性闭塞者。

（五）创面处理

对干性坏疽,创面消毒后包扎,保持创面干燥,预防继发感染;对湿性坏疽,应去除坏死组织,创面湿敷,行抗感染治疗。坏死组织与正常组织界线清楚时可行截肢术。

四、护理评估

（一）病史

评估病人年龄、性别,有无发病的相关因素包括寒冷、潮湿、长期吸烟、外伤、感染、自身免疫功能异常及男性激素失调等。

（二）身体状况

评估患肢温度、感觉、疼痛、色泽,评估动脉搏动及有无肿胀情况。

（三）实验室及其他检查

1. 一般检查　①测定跛行时间和跛行距离。②皮温测定:测量双侧肢体相对应部位皮肤温度,如果相差2℃以上,则皮温降低的一侧提示供血不足。③肢体抬高试验:患肢出现疼痛、麻木、皮肤苍白或蜡黄色,提示有严重供血不足。

2. 肢体血流图　可了解患肢有无血流减少及减少的程度。

3. 多普勒超声检查　可了解病变的部位和程度。

4. DSA　可确定病变的部位、程度、范围及有无侧支循环建立等。

（四）心理-社会状况

1. 心理状况　病人对患肢反复出现的疼痛、肢端的溃疡和坏疽等,产生不同程度的心理反应,对本病的治疗及预后产生怀疑,出现焦虑、恐惧情绪。

2. 家庭社会状况　家庭及社会能否给予足够的关心和支持;病人是否了解预防本病的有关知识;家庭的经济状况及对医疗费用的承受能力。

五、护理诊断

1. 焦虑、恐惧　与患肢疼痛、久治不愈有关。

2. 疼痛　与患肢(趾)缺血、缺氧、组织坏死有关。

3. 皮肤完整性受损　与患肢供血不足、局部营养障碍有关。

4. 潜在性并发症:感染、溃疡及坏疽。

5. 知识缺乏:缺乏本病的预防及锻炼方面的知识。

六、护理措施

(一)心理护理

做好解释工作,消除病人紧张、焦虑情绪,讲解有关疾病的知识,帮助病人树立战胜疾病的信心,密切配合治疗和护理。

(二)一般护理

注意患肢保暖,但局部不能加温。保持患肢干燥、清洁,防止外伤,有足癣者应积极治疗。对已出现干性坏疽的部位,应保持干燥,消毒、包扎,每天换药;对继发感染者,积极处理创面,遵医嘱应用有效抗生素。病人在休息或睡眠时采取头高脚低位,以利于血液灌注至下肢。避免长时间保持同一姿势(久站或久坐)不变,坐时避免将一条腿搁在另一条腿膝盖上,以防止腘动、静脉受压,阻碍血流。

(三)疼痛护理

早期应用低分子右旋糖酐、血管扩张剂、中药等药物;中、晚期遵医嘱应用镇痛药物,必要时可给予神经阻滞麻醉止痛。

(四)手术前护理

充分做好术前准备,如皮肤的准备、病人心理的准备等。

(五)手术后护理

1.**一般护理**　静脉重建术者卧床制动 1 周,且患肢抬高 30°;动脉重建术者卧床制动 2 周,患肢平放。在制动期间,鼓励病人常做足背伸屈活动,以利于静脉回流。

2.**病情观察**　密切观察病人生命体征。注意伤口有无渗血及感染。观察患肢的皮温、肤色、动脉搏动的强弱及有无感觉异常,并做好记录。

3.**防止感染**　术后遵医嘱应用抗生素,如发现伤口有红、肿、热、痛,应及早理疗,或遵医嘱行其他处理。

(六)健康教育

(1)防寒、防潮,戒烟。

(2)指导病人进行 Buerger 运动,促进侧支循环建立。具体方法:病人平卧,患肢抬高 45°,维持 1～2 分钟,然后坐起,患肢下垂床边 2～5 分钟,并做足部旋转、伸屈运动 10 次,最后将患肢放平休息 2 分钟。每次重复练习 5 遍,每日练习 3～4 次。

(3)避免长时间维持同一姿势,如久站、久坐等。

(范本芳)

第三节　深静脉血栓形成的护理

深静脉血栓形成(deep venous thrombosis, DVT)是指血液在深静脉内不正常地凝结、阻塞管腔,导致静脉回流障碍。全身主干静脉均可发病,以下肢静脉多见,又以左下肢最为多见,男性略多于女性。欧美国家发病率高于我国,但我国人口基数较大,每年新发病人数仍较多。本病若未予及时治疗,将造成程度不一的慢性深静脉功能不全,影响病人的生活和工作,甚至致残。

一、病因及发病机制

静脉壁损伤、血流缓慢和血液高凝状态是导致深静脉血栓形成的三大因素,但在上述三种因素中,任何一个单一因素往往都不足以致病,常常是两个以上因素综合作用的结果,其中血液高凝状态是最重要的因素。

1.**静脉壁损伤**　可因内膜下层及胶原裸露而启动内源性凝血系统,导致血栓形成。

2.**血流缓慢**　主要见于长期卧床、手术及肢体制动的病人。

3.**血液高凝状态**　主要见于妊娠、产后、术后、创伤、肿瘤、长期服用避孕药等情况,可由于血小板数增高、凝血因子含量增加、抗凝血因子活性降低,造成血管内异常凝结而形成血栓。

4.**恶性肿瘤及其他病史**　据报道,19%～30%的 DVT 病人并存恶性肿瘤,在普外科手术中,高达 29%的恶性肿瘤病人并发 DVT。恶性肿瘤病人发生 DVT 的机制是多源性的,因90%的肿瘤病人凝血机制异常,可能是肿瘤释放的物质直接或间接地激活了凝血酶原系统致凝血机制异常。既往有静脉血栓形成史者,DVT 发病率为无既往史者的 5 倍。

5.**其他**　女性、高龄、吸烟、糖尿病、肥胖、小腿水肿、尿毒症、下肢静脉曲张、心功能不全者等均易发生 DVT。

二、临床表现

因血栓形成的部位不同,临床表现各异,主要表现为血栓静脉远端回流障碍的症状,出现患肢疼痛、肿胀、浅静脉曲张、皮肤颜色改变、水疱,并可有全身症状如发热、休克等。

1.**上肢深静脉血栓形成**

(1)腋静脉血栓:主要表现为前臂和手部肿胀、疼痛,手指活动受限。

(2)腋-锁骨下静脉血栓:整个上肢肿胀,伴有上臂、肩部、锁骨上和患侧前胸壁等部位的浅静脉扩张。上肢下垂时,症状加重。

2.**上、下腔静脉血栓形成**

(1)上腔静脉血栓:在上肢静脉回流障碍的临床表现基础上,还有面颈部和眼睑肿胀、球结膜充血水肿;颈部、胸壁和肩部浅静脉扩张;常伴有头痛、头胀及其他精神系统和原发疾病的症状。常见于纵隔器官或肺的恶性肿瘤。

(2)下腔静脉血栓:表现为双下肢深静脉回流障碍和躯干的浅静脉扩张。主要是下肢深静脉血栓向上蔓延所致。

3.**下肢深静脉血栓形成**　最常见,根据血栓发生的部位、病程及临床分型不同而有不同的临床表现。

(1)中央型:血栓发生于髂股静脉,左侧多于右侧。表现为起病急骤,患侧髂窝、股三角区有疼痛和压痛,浅静脉扩张,下肢肿胀明显,皮温及体温均升高。

(2)周围型:包括股静脉及小腿深静脉血栓形成。前者主要表现为大腿肿痛而下肢肿胀不严重;后者的特点为突然出现小腿剧痛,患足不能着地和踏平,行走时症状加重,小腿肿胀且有深压痛。Homans 征阳性。

(3)混合型:为全下肢深静脉血栓形成,主要表现为全下肢明显肿胀、剧痛、苍白(股白肿)和压痛,常有体温升高和脉率加速;任何形式的活动都可使疼痛加重。若病情进一步发展,肢体极度肿胀压迫下肢动脉并出现动脉痉挛,从而导致下肢血供障碍,足背和胫后动脉搏动消失,进而足背和小腿出现水疱,皮肤温度明显降低并呈青紫色(股青肿);若处理不及时,可发生静脉性坏疽。

三、治疗

治疗包括非手术治疗和手术治疗取栓两类。急性期以血栓消融为主,中晚期则以减轻下肢静脉淤血和改善生活质量为主。

1.非手术治疗 包括一般处理、溶栓、抗凝和祛聚治疗。

(1)一般处理:卧床休息,抬高患肢,适当使用利尿剂,以减轻肢体肿胀。

(2)祛聚治疗:使用祛聚药物如阿司匹林、右旋糖酐、双嘧达莫、丹参等,能扩充血容量,降低血黏度,防治血小板聚集。

(3)溶栓治疗:链激酶、尿激酶、组织型纤溶酶原激活剂等,能激活血浆中的纤溶酶原成为纤溶酶,使血栓中的纤维蛋白裂解,达到溶解血栓的目的。

(4)抗凝治疗:普通肝素或低分子肝素,降低机体血凝功能,预防血栓形成。

2.手术治疗 常用于下肢深静脉,尤其髂股静脉血栓形成不超过 48 小时者。对已出现股青肿征象者,即使病情较长,亦应行手术取栓以挽救肢体。手术采用 Fogarty 导管取栓,术后辅以抗凝、祛聚疗法,防止再发。

四、护理评估

保守治疗病人的护理评估如下。

(一)病史

了解病人的年龄、性别、婚姻和职业。评估病人有无血栓形成的诱因,包括病人近期有无外伤、手术、妊娠分娩、感染史;评估病人有无长期卧床、输液史、服用避孕药及肢体固定等,有无肿瘤或出血性疾病。

(二)身体评估

1.局部

(1)腘动脉搏动和足背动脉搏动是否正常:评估动脉搏动时应注意患侧与健侧对称部位的对比,若出现动脉搏动减弱或消失,提示动脉供血不足。

(2)下肢皮肤颜色:淡红、紫色,还是红色。

(3)Homans 征:当足背伸按压腓肠肌时出现疼痛为阳性,以"＋"表示;无疼痛为阴性,以"－"表示。

(4)疼痛评估:使用疼痛强度评估工具,如视觉模拟法、五指法等。

(5)肿胀程度评估:Ⅰ度肿胀,皮纹变浅;Ⅱ度肿胀,皮纹消失;Ⅲ度肿胀,出现水疱。

(6)皮肤温度:评估动脉搏动和皮肤温度时应注意患侧与健侧对称部位的对比,若出现动脉搏动减弱或消失、皮肤温度降低,提示动脉供血不足。

(7)主观感觉麻痹:有或无。

(8)测量小腿周径:小腿周径是指小腿最粗部位的周长。

(9)局部伤口情况:局部伤口有无红、肿、压痛等感染征象。

2.全身

(1)评估病人是否伴有头痛、头胀等其他症状。

(2)溶栓及抗凝治疗期间有无出血倾向:如皮下出血点,鼻、牙龈出血,穿刺点和伤口渗血,血尿和黑便等。

(三)心理-社会评估

(1)了解突发的下肢剧烈胀痛和肿胀有无引起病人的焦虑与恐惧。

(2)了解病人及家属对预防本病发生的有关知识的了解程度。

(四)实验室及其他检查

1.心电图　心率(律)是否有改变;心电图 ST 段是否有洋地黄作用样改变;反映左、右心室肥厚的电压是否有改变。

2.电解质　心力衰竭可引起电解质紊乱,常发生于心力衰竭治疗过程中,尤其多见于多次或长期应用利尿剂后,其中低血钾和失盐性低钠综合征最为多见,所以需要结合出入量与生化检查结果综合做动态的分析。

五、护理诊断

1.疼痛　与深静脉回流障碍或手术创伤有关。

2.知识缺乏:缺乏预防本病发生的知识。

3.潜在并发症:出血、血栓再形成。

六、护理措施

(一)缓解疼痛

1.加强皮肤护理　皮肤温度反映末梢循环情况,静脉栓塞的组织缺血、缺氧,皮肤温度逐渐由暖变冷,以肢端为重,并出现青紫斑花。此时应采取保暖措施,防止肢体过凉引起血管痉挛,从而加重疼痛,可采用室温保暖,使温度保持 20～22℃,受累肢体用 50％硫酸镁液湿热敷,温度38～40℃,以缓解血管痉挛,有利于侧支循环建立,起到减轻疼痛与促进炎性反应吸收的效果。

2.密切观察病情

(1)治疗DVT的关键是早期诊断、早期治疗。DVT早期症状隐匿,表现不明显,较易被忽视,一旦确诊,多伴有严重并发症。因此,护士要经常深入病房,密切观察病人下肢的颜色,按压局部,感觉其紧张度及温度,对高危人群认真观察,对比双下肢肤色、温度、肿胀程度及感觉,必要时测量双下肢同一平面的周径,发现异常及时报告医生,才能提高对DVT的早期诊断率。

(2)对已经出现DVT的病人,应严密观察全身情况,监测生命体征,注意神志、呼吸,如出现胸闷、胸痛、咳嗽、心悸、呼吸困难、高热、烦躁不安、进行性血压下降,要高度怀疑重要脏器栓塞。每小时1次观察患肢皮肤色泽、温度、肿胀变化,每2小时测量大腿中下1/3处及小腿肿胀处肢体周径,并与健侧比较,观察栓塞进展程度,做好记录。

3.体位与活动　对已出现DVT症状的病人,血栓形成后1～2周内应卧床,抬高患肢20°～30°,膝关节屈曲15°,以促进血液回流。注意患肢保暖,室温保持在25℃左右。患肢可穿弹力袜或用弹力绷带包扎,不能过紧,不得按压或做剧烈运动,以免造成栓子脱落。

4.早期活动　抬高下肢,早期活动,促进静脉血液回流。鼓励病人深呼吸及咳嗽。对有多种DVT高危因素或高凝状态的病人,最有效的预防方法是增加活动量,鼓励病人早期下床活动。床上活动时避免用力或动作过大,禁止患肢按压,避免用力排便,以防血栓脱落致肺栓塞。待肢体肿胀基本消退(与健侧相应部位肢体周径＜0.5cm,患肢柔软)后,方可重新开始轻微活动。由于患肢血液循环差,受压后易引起压力性损伤,应加强基础护理,可用厚约10cm的软枕垫于患肢下。术后24小时就应开始做下肢抬高训练,不能下床者,应鼓励并督促病人在床上主动屈伸下肢做跖屈和背屈运动,内、外翻运动,足踝的环转运动。不能活动者,由护士或家属被动按压下肢腿部比目鱼肌和腓肠肌。

5.心理护理　下肢静脉栓塞突发的下肢剧烈疼痛和肿胀易使病人产生恐惧和焦虑心理,病人会担心手术已失败,出现烦躁、失望,对治疗、手术产生疑问,心理压力重,护士要做好解释、安抚工作,给予心理支持和安慰,帮助病人和家属了解疾病治疗的进展,分析致病的原因、治疗方法,以及可能出现的并发症,消除其顾虑,取得其配合并接受治疗。

6.有效止痛　疼痛剧烈或术后切口疼痛的病人,可遵医嘱给予有效止痛措施,如口服镇痛药物、间断肌内注射哌替啶或术后应用镇痛泵等。

7.非药物性措施　指导病人分散注意力,如听音乐、默念数字等。

(二)加强相关知识的宣教

1.做好健康教育　对有高血压、高血脂、高龄、吸烟、糖尿病、肥胖、小腿水肿、尿毒症、下肢静脉曲张、心功能不全、凝血机制异常等需手术的高危病人加强评估,做好高危人群宣教。高危人群如果没有预防措施,患小腿DVT的概率为40%～80%,下肢近侧DVT的概率为10%～

20％,致命性 PE 的概率为 1％～5％。护理人员应对 DVT 加以重视,加强评估,做好高危人群的宣教。

(1)术前护士对病人及其家属加强卫生宣教,讲解手术后发生 DVT 的病因、危险因素及后果,使病人提高警惕性,配合护士做好自我防护。

(2)讲解 DVT 常见的症状,告知病人,如有不适,及时告诉医生、护士。

(3)劝其戒烟,避免高胆固醇饮食,给予低脂、富含纤维素饮食,多饮水,保持大便通畅。

(4)讲解术后早期活动的重要性,指导病人正确的活动方法。

2. 饮食护理　向病人及其家属讲解食物与疾病的关系,主要保证食物中充分的水分和营养。避免高胆固醇饮食,给予高蛋白、高纤维、高维生素、易消化饮食,保障营养的充分补充。避免大便干燥、秘结,如病人已发生大便秘结,可服用缓泻剂处理。避免用力排便致使腹压增加,影响下肢静脉回流。多喝果汁和水,使血液黏稠度降低,增加血流速度,从而预防 DVT 的形成。

(三)并发症的预防和处理

1. 预防出血　药物预防即用肝素、华法林等抗凝药物降低血液黏滞性,预防血栓形成。低分子量肝素(LMWH)由于其抗凝作用强、很少引起出血、不需监测凝血酶原时间等优点,在预防 DVT 上取得了较好的效果。常用方法为 LMWH0.4mL 腹壁皮下注射,1 次/天,连续 7 天。在应用 LMWH 时,应注射在腹壁前外侧,左右交替。对 DVT 高危病人,口服阿司匹林也可预防 DVT 的发生。在应用肝素时应同时监测凝血酶原时间,有严重肝肾功能不全者不能用。LMWH 应用时要注意观察有无变态反应。

(1)观察抗凝状况。①肝素:若测得凝血时间为 20～25 分钟,应请示医生调整用药剂量。②香豆素类药物:用药期间应每日测定凝血酶原时间,测定结果应控制在正常值的 20％～30％。

(2)观察出血倾向:在抗凝治疗时要严密观察有无全身性出血倾向和切口渗血情况,做好记录。

(3)紧急处理出血:若因肝素、香豆素类药物用量过多引起凝血时间延长或出血,应及时报告医生并协助处理,包括暂停或减量使用药物,必要时给予鱼精蛋白拮抗或静脉注射维生素 K_1,必要时输新鲜血。

(4)机械预防:包括间歇或持续小腿气动压迫、分级压力袜(GCS)、使用弹力绷带等。气动压迫是通过对套在肢体末端的袖套充气和放气来促进血液流动和深静脉血回流至心脏。分级压力袜是通过外部压力作用于静脉管壁来增加血液流速和促进血液回流,它能提供不同程度的外部压力(踝部可达 100％,小腿中部 70％,大腿中部 40％)。在普外科手术中,单独采用分级压力袜,血栓的发生率为 21％;如分级压力袜和小剂量肝素联合应用,则发生率降为 4％。许多学者认为,联合应用分级压力袜和低分子量肝素的效果最佳。

2. 预防血栓再形成

(1)卧床休息:急性期病人应绝对卧床休息 10～14 天,床上活动时避免动作幅度过大;禁止按压患肢,以防血栓脱落和导致其他部位的栓塞。

(2)肺栓塞:肺栓塞最常见的栓子来自下肢深静脉,约占95%。肺栓塞实际上是DVT的并发症,严重者可造成猝死,大多数肺栓塞临床表现轻微,产生明显症状和体征时,又缺乏特异性,易与其他导致心肺功能异常的疾病混淆。注意观察高危人群肺栓塞的三联征表现:咯血、剧烈胸痛、呼吸困难等。若病人出现以上情况,提示可能发生肺栓塞,应给予紧急支持性护理,立即嘱病人平卧,避免做深呼吸、咳嗽、剧烈翻动,同时立即鼻导管或面罩吸氧,急性呼吸窘迫病人可给予气管插管或机械通气。遵医嘱静脉输液以维持和升高血压。尽量安慰病人,减轻病人的恐惧。如无溶栓禁忌证,立即给予溶栓联合抗凝治疗。

(四)抗凝及溶栓治疗的护理

1.抗凝　抗凝治疗可防止血栓发展和复发,并可溶解已存在的血栓。常用的抗凝药物为普通肝素及华法林。治疗过程中常见不良反应是出血,应用时注意有无出血倾向,特别注意观察胃肠道、颅内、鼻腔、牙龈、皮下有无异常出血,有无血尿等,如有可及时调整或减少抗凝及溶栓药物剂量。加强凝血功能监测,用药过程中需定期复查APTT,使病人APTT延长至正常值的1.5~2.5倍,这样既能有效抗凝,也能使出血并发症的危险降至最低。

2.溶栓　常用的溶栓药物是尿激酶,溶栓护理包括以下几点。

(1)疗效观察:用药后每2小时观察患肢色泽、温度、感觉和脉搏强度。注意有无消肿起皱,每日定时用皮尺精确测量并与健侧肢体对照,对病情加剧者,应立即向医生汇报。

(2)并发症观察:最常见的并发症为出血,多为牙龈出血、注射部位出血、泌尿系统或消化道出血及手术切口的血肿和出血。用药后需严密观察出血倾向,每周查凝血酶原时间2次。

(3)溶栓后不宜过早下床活动,患肢不能过冷过热,以免部分溶解的血栓脱落,造成肺栓塞。

(4)加强宣教:应注意增强病人的自我预防意识,如刷牙时动作轻柔,防止跌伤,避免抠鼻,注意在饮食中添加蔬菜,防止便秘引起痔出血。

(五)手术疗法的护理

下肢深静脉栓塞可用手术治疗,尤其是髂股静脉血栓形成不超过48小时者,术前做好常规准备外,还应全面了解年老体弱病人心、脑、肺、肝、肾等重要器官功能,了解出、凝血系统的功能状态。实践证明,静脉取栓术加溶栓抗凝支持治疗效果优于非手术治疗。术后患肢用弹力绷带包扎并抬高,注意观察患肢远端的动脉搏动、血运、皮肤温度及肿胀消退情况。

(六)就诊指标

病人如突然出现下肢剧烈胀痛、浅静脉曲张伴有发热等,应警惕下肢深静脉血栓形成的可能,及时就诊。

(胡琴)

📑★案例

DVT(产后)的护理

一、案例介绍

1.一般资料　病人×××,女,31 岁,以"左下肢肿胀、疼痛 2 天"为主诉入院。病人于2天前无明显诱因出现左下肢肿胀、疼痛,疼痛呈持续性,疼痛程度中等,以左大腿疼痛明显,无发热、畏寒,无恶心、呕吐,无胸闷、心悸、气促等不适。未予重视,左下肢肿胀疼痛逐渐加重,遂今日到本院门诊就诊,行彩色多普勒超声检查示:①左侧股总静脉及大隐静脉近心段血栓形成。②左侧股浅静脉、股深静脉、腘静脉及胫前胫后静脉血流淤积。③左侧下肢大动脉未见明显异常。现为进一步诊治,门诊拟"左下肢深静脉血栓形成"收入我科。起病以来,精神、胃纳、睡眠一般,无头晕、头痛,无咳嗽、咳痰,无胸闷、气促,无腹胀、腹痛等不适,大小便正常,近期体重无明显变化。

2.病史

既往史:否认心脏病、原发性高血压、糖尿病、肾病等病史,否认麻疹、结核、伤寒、肝炎等传染病史,否认外伤史,否认输血及血制品史,否认血液透析史,自诉对"沙星类"过敏,否认食物过敏史,预防接种史不详。

个人史:生于原籍,久住本地,初中学历,否认吸烟史,否认饮酒史。

婚育史:已婚、已育,育 1 子 1 女,均顺产,近期于半个月前顺产第二胎,产后恶露少,家人均体健。

家族史:父母体健,1 哥 1 姐,体健。家族中无类似疾病发生,否认家族遗传史。

3.医护过程

【入院体格检查】体温 36.6℃,脉搏 90 次/分,呼吸 20 次/分,血压 99/70mmHg。发育良好,体形正力型,营养良好,神志清醒,面容正常,体位自主。皮肤黏膜红润,皮温温暖,弹性良好,无皮疹,浅表淋巴结无肿大。左下肢髌骨上10cm 大腿周径 50cm,髌骨下 10cm 小腿周径 38cm;右下肢髌骨上 10cm 大腿周径 45cm,髌骨下 10cm 小腿周径 34cm;产后半个月,少量淡黄色恶露。

【辅助检查】入院后完善相关检查。

血型 B 型,Rh(D)血型阳性(+)。

血常规:白细胞 $10.6×10^9$/L,中性粒细胞百分比 66.4%,血红蛋白 104g/L,CPR26.53mg/L。总胆固醇 6.67mmol/L,低密度脂蛋白胆固醇 3.94mmol/L。

尿常规:白细胞脂酶 250Leu/μL,潜血 10/μL,尿白细胞 165/μL。

凝血六项:纤维蛋白降解产物14.88μg/mL,D-二聚体3.76μg/mL。

胸部X线检查:心、肺、膈未见明确异常。

心电图:正常。

彩色多普勒超声检查:①产后子宫,内膜回声欠均,请结合临床。②双肾、膀胱、胆、脾、胰未见明显异常。心内结构未见异常。

其他检查:电解质六项、胆红素三项、肾功能七项、乙肝五项、免疫三项等未见明显异常。

【治疗原则】 入院后给予止痛、低分子肝素抗凝、消肿、对症等治疗。9月12日在局部麻醉下行"左侧腘静脉穿刺置管溶栓术(CDT)",手术过程顺利,术后予尿激酶溶栓、消肿、降脂、对症等治疗。妥善固定溶栓导管,根据病人凝血功能指标调整尿激酶溶栓剂量。于9月17日在局部麻醉下行"左侧腘静脉造影+置管溶栓术(CDT)",造影提示深静脉血栓较前减少。经治疗后病人左下肢肿胀明显减轻,无明显下肢疼痛,继续溶栓治疗。9月25日复查左下肢血管造影,提示左下肢深静脉血栓较前明显减少,左下肢髌骨上10cm大腿周径46cm,髌骨下10cm小腿周径34.5cm;右下肢髌骨上10cm大腿周径45cm,髌骨下10cm小腿周径34cm;复查凝血功能:D-二聚体1.95μg/mL;血常规示:HGB109g/L。予拔除溶栓导管,继续予抗凝、消肿、对症等处理。9月27日病人要求出院,予以带药出院。嘱继续口服利伐沙班抗凝治疗,观察出血倾向,左下肢穿着弹力袜,定期复查左下肢血管彩超、凝血功能等。注意休息,低脂饮食。

二、护理措施

(一)治疗护理

1.用药护理　遵医嘱使用抗凝、祛聚、抗感染治疗,掌握正确的皮下注射抗凝药技巧,用药期间注意避免碰撞和跌倒,用软毛刷刷牙,观察有无出血倾向,如皮下出血点、淤斑、牙龈出血、鼻出血、血尿、黑便等。

2.疼痛护理　观察记录病人的疼痛情况,遵医嘱使用止痛药物,正确用药并观察疗效及副作用。采取转移注意力的方法,如看电视、听音乐等,增加病人对疼痛的耐受力。妥善固定溶栓导管,预防牵拉、受压,预防脱管和增加病人舒适度。

3.预防感染护理　监测体温及血象变化,注意观察病人的恶露情况及穿刺点有无渗血、渗液。遵医嘱使用抗感染药物,各项无菌操作严格按无菌原则执行。

(二)观察护理

1.病情监测

(1)严密观察神志和生命体征(体温、脉搏、呼吸、血压)。

(2)注意下肢肿痛情况、有无皮肤色泽改变及发亮,足背动脉搏动情况及双下肢周径变化等。

（3）注意病人有无腹痛、阴道异常流血或流液等异常情况出现。

2．并发症的观察

（1）出血：是抗凝、溶栓治疗最严重的并发症。因此，在应用抗凝药物期间，观察病人有无牙龈、消化道或泌尿道出血等抗凝过度的现象，发现异常立即通知医生，并遵医嘱予以鱼精蛋白或维生素 K_1 治疗。

（2）肺栓塞：若病人出现胸痛、呼吸困难、血压下降等异常情况，提示可能发生肺栓塞，立即嘱病人平卧，避免深呼吸、咳嗽及剧烈翻动，同时给予高流量氧气吸入，并报告医生，配合抢救。

（三）生活护理

1．饮食护理　给予低脂、富含纤维素的饮食，以保持大便通畅，减少因大便困难引起的腹压增加，影响下肢静脉回流。禁烟、禁酒。

2．卧位护理　保守治疗期间卧床休息，床上活动时避免动作幅度过大，禁止热敷、按摩患肢、理疗及做剧烈运动，避免用力排便及咳嗽，以免造成栓子脱落，并发肺栓塞。患肢抬高于心脏平面 20～30cm 处。术后需继续抬高患肢，膝关节微屈，防止患肢过度活动，腘窝下垫软枕，行足背伸屈运动。

3．个人卫生护理　卧床期间，协助病人进行床上擦浴，保持全身皮肤干洁，汗湿及时更衣；保持会阴部清洁，大小便后及时清洗会阴部，恶露多时及时更换卫生用品。

（四）心理护理

深静脉血栓形成病人一般病程较长，肢体活动受限，治疗时间较长；加上病人担心新生儿在家能否被照顾好的问题，病人容易出现烦躁、焦虑的情况。应多与病人沟通，向病人介绍疾病的治疗方案及疾病的相关知识，告知其注意事项，保持心情愉悦，告知治愈的成功案例，以使病人增强信心，消除顾虑，配合治疗。另请家属经常拍摄一些新生儿的照片、视频给病人观看，消除其紧张的情绪。

（五）健康教育

（1）严格按医嘱使用抗凝药物，用药期间观察大小便颜色、皮肤黏膜情况，每周重复检查 1 次血常规及出、凝血时间。避免久站及体力劳动，左下肢穿着弹力袜，卧床时仍需抬高患肢。

（2）定期复查左下肢血管彩超、凝血功能等。如有不适，及时就诊。

（3）指导病人增强自我防护意识，防止跌碰伤、摔伤，刷牙时使用软毛牙刷，动作轻柔，不要抠鼻，减少黏膜受损。

三、小结

产妇坐月子期间，卧床休养时间长，活动少，进补浓汤、禽肉类的高脂肪食物较多，很容易诱发下肢深静脉血栓。一旦发生血栓需要住院治疗时，不能照顾和陪伴新生儿,容易产生焦虑。因此,对于产妇的饮食宣教和心理护理尤为重要。

参考文献

[1]李乐之,路潜.外科护理学[M].5版.北京:人民卫生出版社,2016.

[2]吴惠平,付方雪.现代临床护理常规[M].北京:人民卫生出版社,2018.

[3]席明霞,谭创.外科疾病护理常规[M].北京:科学技术文献出版社,2018.

[4]丁淑贞,吴冰.普通外科临床护理[M].北京:中国协和医科大学出版社,2016.

(胡琴)

 案例

DVT(孕期)的护理

一、案例介绍

1.一般资料

病人×××,女,34 岁。病人于 2 天前无明显诱因出现左下肢肿胀、疼痛不适,以左髌骨上 2 横指至左下肢距小腿关节为主,无法站立行走,需旁人搀扶,局部无红肿,病人未予重视,未做任何处理。1 天前左下肢肿痛症状加重,遂至我院产科 VIP 门诊诊治,我院单侧下肢 A+V 超声:①符合左侧股总静脉血栓形成声像。②左侧股浅静脉、股深静脉、腘静脉及胫前胫后静脉血流缓慢。③左侧下肢大动脉未见明显异常,建议病人住院治疗。病人因个人原因暂未入院,未予特殊治疗。现病人为进一步治疗来我院急诊就诊,拟"左下肢深静脉血栓形成"收入我科。近期病人间有恶心、呕吐,无发热、寒战,无心悸、胸闷、气促,无咳嗽、咳痰,无腹痛,四肢无抽搐,精神、睡眠尚好,胃纳欠佳,大小便未见异常,体重无明显改变。

2.病史

既往史:平素体健,否认高血压、心脏病、糖尿病、脑血管疾病史,预防接种随当地进行,否认手术、外伤、输血史,否认食物、药物过敏史。

个人史:生于原籍,久住本地,初中学历,否认吸烟史,否认饮酒史。

婚育史:已婚、已育,孕 3 产 2,2007、2017 年先后顺产 2 子,现孕 11 周余,家人体健。

家族史:父母、兄弟、姐妹、子女健康,家族中无类似疾病史,否认家族中有传染病及遗传倾向的疾病。

3.医护过程

【入院体格检查】体温 36.8℃,脉搏 89 次/分,呼吸 19 次/分,血压 119/78mmHg。发育正常,营养中等,自动体位,神志清楚。全身皮肤、黏膜无黄染,无皮下出血点及淤斑。全身未触及肿大浅表淋巴结。左下肢髌骨上 10cm 大腿周径 46cm,髌骨下 10cm 小腿周径 34cm,距小腿关节上 5cm 小腿周径 21.5cm;右下肢髌骨上 10cm 大腿周径 39cm,髌骨下 10cm 小腿周径 29.5cm,距小腿关节上 5cm 小腿周径 19.5cm;双下肢足背动脉搏动可触及。左下肢皮温稍高。

【辅助检查】入院后完善相关检查。

髂总-髂外静脉:符合左侧髂外静脉血栓形成声像。

彩色多普勒超声检查＋NT 检查(孕 11～14 周):①符合宫内孕 12 周,活胎。②颈项部透明层厚度1.2mm。

凝血六项:D-二聚体 7.01μg/mL,纤维蛋白降解产物 39.54μg/mL。

肝功能:谷草转氨酶 7U/L,总蛋白 61g/L,白蛋白 35g/L。

其他检查:电解质六项、肾功能、免疫三项、血常规、乙肝五项等未见明显异常。

【治疗原则】病人深静脉血栓形成,有保胎意愿,入院后给予那屈肝素钙抗凝、抬高患肢、卧床休息等对症支持治疗。经治疗 1 周后,病人左下肢大腿周径 40cm,小腿周径 30cm,右下肢大腿周径 39cm,小腿周径 29cm;左下肢无明显肿痛,无感觉异常。复查彩超左下肢静脉:左侧下肢深静脉血栓形成。凝血六项:纤维蛋白原 4.03g/L,D-二聚体2.84μg/mL,纤维蛋白降解产物 10.68μg/mL,血常规未见明显异常。病人要求出院,予办理出院。嘱病人出院后门诊继续行肝素抗凝治疗,并定期复查凝血及下肢静脉彩色多普勒超声检查。

二、护理措施

(一)治疗护理

1.用药护理　遵医嘱使用抗凝、抗血小板、抗感染治疗,掌握正确的皮下注射抗凝药技巧,用药期间注意观察有无出血倾向,如皮下出血点、淤斑、牙龈出血、鼻出血、血尿、黑便等。

2.疼痛护理　急性期嘱病人卧床休息,观察和记录疼痛情况,抬高患肢。采取转移注意力的方法,如看电视、听音乐等,增加病人对疼痛的耐受力。遵医嘱使用止痛药物,正确用药并观察疗效及副作用,针对不良反应及时采取有效的措施。

(二)观察护理

1.病情监测

(1)严密观察病人神志和生命体征(体温、脉搏、呼吸、血压)。

(2)注意下肢肿痛情况、有无皮肤色泽改变及发亮,足背动脉搏动情况及双下肢周径变化等。

(3)注意病人有无腹痛、阴道流血或流液等异常情况出现。

2.并发症的观察

(1)出血:是抗凝、溶栓治疗最严重的并发症。因此,在应用抗凝药物期间,观察病人有无牙龈、消化道或泌尿道出血等抗凝过度的现象,发现异常立即通知医生,并遵医嘱予以鱼精蛋白或维生素 K_1 治疗。

(2)肺栓塞:若病人出现胸痛、呼吸困难、血压下降等异常情况,提示可能发生肺栓塞,立即嘱病人平卧,避免深呼吸、咳嗽及剧烈翻动,同时给予高流量氧气吸入,并报告医生,配合抢救。

(三)生活护理

1.饮食护理　宜进食低脂、富含纤维素的食物,多饮水,以保持大便通畅。禁烟、禁酒。

2.卧位护理　卧床休息,床上活动时避免动作幅度过大,禁止热敷、按摩患肢、理疗及做剧烈运动,避免用力排便及咳嗽,以免造成栓子脱落,并发肺栓塞。患肢抬高于心脏平面20～30cm处。

(四)心理护理

深静脉血栓形成病人一般病程较长,肢体活动受限,因害怕影响胎儿发育而产生紧张、恐惧心理。向病人介绍疾病的治疗方案及疾病的相关知识,告知其注意事项,保持心情愉悦,消除病人紧张、恐惧的心理,告知治愈的成功案例,以使病人增强信心,消除顾虑,配合治疗。

(五)健康教育

(1)严格按医嘱使用抗凝药物,用药期间观察大小便颜色、皮肤黏膜情况,每周重复检查1次血常规及出、凝血时间。避免久站及体力劳动,卧床时仍需抬高患肢。

(2)指导病人增强自我防护意识,防止跌碰伤、摔伤,刷牙时使用软毛牙刷,动作轻柔,不要抠鼻,减少黏膜受损。

三、小结

治疗妊娠病人的下肢深静脉血栓,必须考虑尽量减少对母体和胎儿的影响,用药谨慎,遵医嘱正确用药,观察用药后的效果及不良反应尤为重要。

参考文献

[1]李乐之,路潜.外科护理学[M].5版.北京:人民卫生出版社,2016.

[2]吴惠平,付方雪.现代临床护理常规[M].北京:人民卫生出版社,2018.

[3]席明霞,谭创.外科疾病护理常规[M].北京:科学技术文献出版社,2018.

[4]丁淑贞,吴冰.普通外科临床护理[M].北京:中国协和医科大学出版社,2016.

(胡琴)

第三部分

护理技术与管理

第八章

护 理 基 础 技 术

第一节　清洁、消毒、灭菌技术

一、定义

1.**清洁**　清洁(cleaning)是用清洁剂和清水去除物体表面的污垢及部分微生物的方法,常用于地面、墙壁、家具、餐具等的处理或消毒、灭菌前的准备。

2.**消毒**　消毒(disinfection)是用物理或化学的方法杀灭芽孢以外的病原微生物的方法。消毒的作用是有限的,它只能将有害微生物的数量减少到无害的程度。

3.**灭菌**　灭菌(sterilization)是用物理或化学的方法杀灭所有微生物(包括芽孢)的过程。经过灭菌处理后的物品称无菌物品。

二、清洁法

清洁法是将物品用清水冲洗,再用肥皂水或洗洁精等刷洗,除去物品上的有机物,最后用清水冲净。如物品上有碘酊污渍,可用乙醇擦拭;甲基紫污渍用乙醇或草酸擦拭;陈旧血渍用过氧化氢溶液擦拭后洗净;高锰酸钾污渍用维生素 C 溶液洗涤或用 $0.2\%\sim0.5\%$ 过氧乙酸溶液浸泡后清洗。

三、物理消毒灭菌法

物理消毒灭菌是利用热力和辐射等物理作用,使微生物的蛋白质和酶变性或凝固,以达到消毒灭菌的目的。

(一)热力消毒灭菌法

利用热力使微生物的蛋白质凝固变性,细胞膜发生改变,酶失去活性,以达到消毒灭菌的目的。热力消毒灭菌法分干热法和湿热法,前者由空气导热,传热慢;后者由于空气和水蒸气的共同作用,导热快,穿透力强。同时,由于蒸汽具有潜热,且蒸汽在凝结成水的过程中体积突然缩小多倍,使局部产生负压,大大增加其穿透力,使物品的深部也达到消毒灭菌所需的温度。所以,湿热消毒灭菌的效果比干热消毒灭菌的效果要好。

1.**干热法**

(1)干烤法:将物品放进特制的烤箱内,通电后进行灭菌,其热力的传播与穿透主要靠空气对流和介质的传导,灭菌效果可靠。干烤法适用于耐高温(高温下不变质、不损坏、不蒸发)但不耐湿的物品,常用于玻璃、搪瓷、金属器械、油脂及各种粉剂等的灭菌。灭菌条件为 160℃持续 2 小时;170℃持续 1 小时;180℃持续 30 分钟。干烤灭菌的温度和时间也可根据不同的物品和箱型来定。

使用干烤法时应注意:①灭菌的物品干烤前应洗净,以防附着在表面的污物炭化。②玻璃器皿干烤前应洗净并完全干燥,灭菌时勿与烤箱底、壁直接接触。灭菌后温度降到 40℃以下再开箱,防止炸裂。③物品包装不可过大,安放的物品不能超过烤箱高度的 2/3,物品间应留有空隙,粉剂和油脂的厚度不得超过 1.3cm。④温度高于 170℃时,有机物会被炭化,故有机物品灭菌时,温度不可过高。

(2)燃烧法:是一种简单、迅速、彻底的灭菌方法。①焚烧法:直接在焚烧炉内焚毁,适用于污染的废弃物、病理标本、特殊感染的敷料、动物尸体等的灭菌。②火焰烧灼法:实验室用的试管或烧瓶可用火焰烧灼法灭菌。当开启或关闭塞子时,须在火焰上烧灼试管(瓶)口和塞子,来回旋转 2～3 次,避免污染。③乙醇燃烧法:搪瓷类物品和急用金属器械时可用此法,如坐浴盆,先将盆洗净擦干,再倒入 95%的乙醇,点燃后慢慢转动容器,使其内面全部被火焰烧到,烧至熄灭。使用燃烧法时应注意:①保证安全,须远离易燃易爆物品,如氧气等。②燃烧乙醇时,不可在火焰未灭时添加乙醇,以免引起意外。③贵重器械或锐利刀剪禁用此法灭菌,以免锋刃变钝或器械被破坏。

2.湿热法

(1)煮沸消毒法:是一种经济、方便的消毒灭菌法,效果也比较可靠。将水煮沸至 100℃,保持 5～10 分钟达到消毒效果,1～2 小时达到灭菌目的。在水中加入 1%～2%碳酸氢钠,沸点可达 105℃,除增强杀菌作用外,还有去污防锈作用。水的沸点受气压影响,海拔高的地区气压低,水的沸点也低,应适当延长煮沸时间。海拔每增高 300m,应延长煮沸时间 2 分钟。煮沸消毒法适用于耐热、耐高温的物品,如金属、搪瓷、玻璃、橡胶类物品等。

(2)流通蒸汽消毒法:在常压下用 100℃左右的蒸汽消毒,从产生蒸汽后开始计时,15～30 分钟即可达到消毒效果,常用于食具、便器的消毒。

(3)低温蒸汽消毒法:将蒸汽输入预先抽空的压力蒸汽灭菌器内,将温度控制在 73～80℃,持续 10～15 分钟。此法可杀灭大多数致病微生物,用于不耐高热的器材,如内镜、塑料制品等的消毒。

(4)压力蒸汽灭菌法:是热力消毒灭菌中效果最为可靠、临床使用范围最广的一种灭菌方法。此法主要用于耐高温、耐高压、耐潮湿的医疗器械和物品的灭菌,如各类器械、敷料、搪瓷、橡胶、玻璃制品及溶液等。不能用于凡士林等油脂和粉剂的消毒。其根据排放冷空气的方式和程度不同,分为下排气式压力蒸汽灭菌器和真空压力蒸汽灭菌器。下排气式压力蒸汽灭菌器包括手提式高压蒸汽灭菌器和卧式高压蒸汽灭菌器。真空压力蒸汽灭菌器又根据一次或多次抽真空的不同,分为预真空和脉动真空两种,后者排除空气更彻底,效果更可靠。

(二)光照消毒法

光照消毒法又称辐射消毒法,主要利用紫外线的杀菌作用,使菌体蛋白光解、变性而导致细菌死亡。紫外线对杆菌的杀菌力强,对球菌较弱,真菌更弱;对生长期细菌敏感,对芽孢敏感性差。

1.日光暴晒法 日光由于其有热、干燥和紫外线的作用,有一定的杀菌力。日光暴晒法常用于床垫、毛毯、衣服、书籍等物品的消毒。将物品放在阳光下暴晒 6 小时,并定时翻动,使物品表面各处均受到日光照射。

2.紫外线灯管消毒法 紫外线灯管是人工制造的低压汞石英灯管,将汞装入石英灯管内,通电后,汞气化放电形成紫外线。经 5～7 分钟后,受紫外线照射的氧气电离产生臭氧,增强了杀菌效果。紫外线根据波长可分为 A 波、B 波、C 波和真空紫外线。消毒使用的是 C 波紫外线,其波长范围是 200～275nm,杀菌作用最强的波段是 250～270nm。

注意事项:①使用过程中应保持紫外线灯管的清洁,一般每 2 周用乙醇棉球清洁 1 次,发现灯管表面有灰尘、油污时,应随时擦拭。②紫外线对人的眼睛和皮肤均有损伤作用,使用时不得直接照射人的眼睛或皮肤。照射时人应离开房间,必要时戴防护镜,肢体用被单遮盖。③由于紫外线的穿透力差,消毒物品时应将物品摊开或挂起,并定时翻动。④消毒时间须从灯亮 5～7 分钟后开始计时。关灯后,待灯管冷却 3～4 分钟再开灯或移动灯管,防止损坏。⑤消毒室内空气时,室内应保持清洁干燥,减少尘埃和水雾,温度低于 20℃或高于 40℃,或相对湿度＞60％时均应延长消毒时间。⑥为保证消毒效果,应每隔 3～6 个月检测灯管照射强度,灯管强度低于 $70\mu W/cm^2$ 时,应予以更换。也可建立使用时间登记卡,使用时间超过 1000 小时,应予以更换。⑦定期进行空气培养,以检测消毒效果。

3. 臭氧灭菌灯消毒法　灭菌灯内装有臭氧发生管,在电场作用下,将空气中的氧气转换成高纯臭氧。臭氧以其强大的氧化作用杀菌。臭氧灭菌灯主要用于空气、医院污水、诊疗用水、物品表面等的消毒。臭氧对人体有害,消毒结束后 30 分钟人员方可进入。

（三）电离辐射灭菌法

电离辐射灭菌是应用 γ 射线或电子加速器产生的高能电子束进行辐射灭菌。由于此法在常温下进行,又称冷灭菌。该法灭菌彻底,无污染、无残毒,适用于不耐热的生物制品、塑料制品的消毒;并且穿透力强,不受任何包装材料的限制,适用于大批量连续生产线使用,节约能源,成本低。但该法灭菌需要 48～72 小时,对物品有一定损害;并且设备要求高,要有经过专门训练的人员操作。

在使用过程中应注意:①氧气与金属离子对 γ 射线杀菌有促进作用,故消毒不宜在无氧条件下进行。②射线对人体有伤害,物品必须使用机械传送。③湿度越高,杀菌效果越好,故消毒环境应保持一定湿度。

（四）微波消毒灭菌法

微波是频率高、波长短的电磁波。在电磁波的高频交流电场中,物品中的极性分子发生极化,高速运动,并且频繁改变方向,互相摩擦,使温度迅速升高,达到消毒灭菌作用。该法常用于食品及餐具的处理、药品及耐热非金属材料器械的消毒灭菌。

（五）过滤除菌

通过三级空气滤过器,选用合理的气流方式,除掉空气中 0.5～5μm 的尘埃,达到洁净空气的目的。

四、化学消毒灭菌法

化学消毒灭菌法利用化学药物渗入细菌体内,使菌体蛋白凝固、变性,干扰细菌酶的活性,抑制细菌代谢和生长,或破坏细胞膜的结构,改变其渗透性,干扰其生理功能等,从而达到消毒灭菌的作用。

（一）化学消毒灭菌剂的使用原则

(1)根据物品的性能及病原体的特性,选择合适的消毒剂。

(2)严格掌握消毒剂的有效浓度、消毒时间和使用方法。消毒剂应定期监测、调整浓度,易挥发的应加盖。

(3)被消毒物品要洗净、擦干,打开轴节和套盖,浸没在消毒液中。

(4)浸泡消毒后的物品,使用前用0.9%氯化钠溶液冲净;气体消毒后的物品,应待气体散发后再使用,以免药物刺激人体组织。

(二)化学消毒剂的分类

1.高效消毒剂　高效消毒剂能杀灭各种细菌(包括芽孢)、真菌、病毒,达到无菌要求的消毒剂又称灭菌剂,如戊二醛、环氧乙烷、过氧乙酸、甲醛。

2.中效消毒剂　中效消毒剂是能杀灭细菌芽孢以外的各种微生物的消毒剂,如含氯制剂、碘等。

3.低效消毒剂　低效消毒剂是只能杀死细菌繁殖体的消毒剂,如苯扎溴铵。

(三)化学消毒灭菌方法

1.浸泡法　浸泡法是将物品浸没于消毒溶液中,在标准的浓度与时间内达到消毒灭菌作用的方法。浸泡法常用于耐湿而不耐热的物品、器械的消毒灭菌,如锐利器械、内镜的消毒。

2.喷雾法　喷雾法是用喷雾器将化学消毒剂均匀喷洒于空气或物体表面进行消毒的方法,常用于地面、墙壁等的消毒。

3.擦拭法　擦拭法是用消毒剂擦拭物品表面或进行皮肤消毒的方法,如用含氯消毒剂擦拭桌、椅、墙壁,用2%碘酊和70%乙醇进行皮肤消毒等。宜选用易溶于水、渗透性强、无显著刺激性的消毒剂。

4.熏蒸法　熏蒸法是利用消毒剂所产生的气体进行消毒的方法,常用于室内物品、空气,以及不耐湿、不耐高温的物品的消毒。

(1)空气消毒:计算好消毒剂的用量,密闭门窗,将消毒剂加热或加氧化剂熏蒸,按规定时间开门窗通风换气。

(2)物品消毒:常用甲醛熏蒸柜。将被消毒物品分开摊放或挂起,调节消毒柜内温湿度,使温度达54±2℃,相对湿度达70%~90%,按消毒100mg/L、灭菌500mg/L计算甲醛用量,加热使其产生甲醛气体(或加等量高锰酸钾氧化),密闭消毒柜,作用3小时以上,消毒完毕,可蒸发25%氨水去除甲醛气味。

5.环氧乙烷气体密闭消毒　其是利用气体灭菌剂在密闭容器内进行灭菌的方法。环氧乙烷气体杀菌力强,杀菌谱广,可杀灭各种微生物,属灭菌剂。环氧乙烷在低温下为无色液体,沸点10.8℃,在常温常压下为无色气体,易燃、易爆,在空气中浓度超过3%即有爆炸危险。气体穿透力强,可穿透玻璃、聚乙烯或聚氯乙烯薄膜。大多数不宜用一般方法灭菌的物品均可用环氧乙烷气体消毒和灭菌,如电子仪器、光学仪器、医疗器械、书籍、文件、皮毛、化纤、木制品、橡胶制品、内镜、透析器和一次性使用的诊疗用品。

五、医院清洁、消毒、灭菌工作

医院清洁、消毒、灭菌工作是指根据一定的规范、原则对医院环境、各类用品、病人分泌物及排泄物等进行消毒处理的过程,其目的是尽最大可能地减少医院内感染的发生。

(一)医院用品的危险性分类

医院用品的危险性是指物品污染后对人体造成危害的程度,通常根据其危害程度和与人体接触部位的不同分为三类。

1. 高度危险性物品 这类物品是穿过皮肤、黏膜而进入无菌的组织或器官内部的器械,或与破损的组织、皮肤、黏膜密切接触的器材和用品,如手术器械、注射器、血液和血液制品、透析器、脏器移植物等。

2. 中度危险性物品 物品仅和皮肤、黏膜接触,不进入无菌组织内,如温度计、压舌板、呼吸机管道、喉镜等。

3. 低度危险性物品 这类物品不进入人体组织、不接触黏膜,仅直接或间接地和健康无损的皮肤接触。这类物品如果没有足够数量的病原微生物污染,一般并无危害,如口罩、衣被、毛巾、血压计袖带等。

(二)消毒、灭菌的方法

1. 灭菌法 灭菌法是可以杀灭一切微生物以达到绝对无菌的方法。属于此类方法的有:热力消毒灭菌法、电离辐射灭菌法、微波消毒灭菌法、等离子体灭菌法等物理灭菌法,以及用甲醛、戊二醛、环氧乙烷、过氧乙酸等高效灭菌剂进行灭菌的方法。

2. 高效消毒法 高效消毒法能杀灭一切细菌繁殖体(包括结核分枝杆菌)、病毒、真菌及其芽孢和绝大多数细菌芽孢的消毒方法。属于此类方法的有:热力消毒灭菌法、微波消毒灭菌法、光照消毒法,以及使用含氯消毒剂、过氧乙酸、过氧化氢等进行灭菌的方法。

3. 中效消毒法 中效消毒法是可以杀灭和清除细菌芽孢以外的各种病原微生物的消毒方法,包括使用碘伏、乙醇和季铵类消毒剂等进行消毒的方法。

4. 低效消毒法 低效消毒法只能杀灭细菌繁殖体(结核分枝杆菌除外)和亲脂病毒,包括通风换气、冲洗等除菌法和中草药、氯己定、金属离子消毒剂等化学消毒方法。

(三)医院选择消毒、灭菌方法的原则

医院清洁、消毒、灭菌工作应严格遵守消毒程序。凡是接触过病人的器械和物品均应先预消毒,再清洗,然后按以下方法进行合理的消毒或灭菌。

1. 根据医院用品的危险性选择消毒、灭菌的方法

(1)高度危险性物品,必须选用灭菌法以杀灭一切微生物。

(2)中度危险性物品,一般情况下达到消毒即可,可选择中效消毒法或高效消毒法。

(3)低度危险性物品,一般可用低效消毒法或只做清洁处理。存在病原微生物污染时,必须针对所污染的病原微生物的种类选择有效的消毒方法。

2. 根据污染微生物的种类、危险性选择消毒、灭菌的方法

(1)对受到芽孢和抵抗力强、危险程度大的病毒污染的物品,选用灭菌法或高效消毒法。

(2)对受到致病性细菌、真菌、亲水性病毒、螺旋体、支原体、衣原体污染的物品,选用中效以上的消毒法。

(3)对受到一般细菌和亲脂性病毒污染的物品,可选用中效或低效消毒法。

(4)消毒物品存在较多有机物或微生物污染特别严重时,应加大消毒剂的剂量并延长消毒时间。

3. 根据消毒物品的性质选择消毒、灭菌的方法

根据消毒物品的性质选择消毒、灭菌的方法,既要保护消毒物品不被破坏,又要使消毒方法易于发挥作用。

(1)耐热、耐湿物品和器材:应首选压力蒸汽灭菌法;耐高温的玻璃器材、油脂和粉剂可选

用干热灭菌法。

(2)怕热、忌湿和贵重物品:可选择甲醛或环氧乙烷气体消毒、灭菌。

(3)金属器械的浸泡灭菌:应选择腐蚀性小的灭菌剂。

(4)物品表面消毒:应考虑物品表面性质,光滑表面可选择紫外线消毒或化学消毒剂擦拭,多孔材料表面可选择喷雾消毒法。

(四)医院日常的清洁、消毒、灭菌

1.医院环境消毒 医院环境常被病人、隐性感染者或带菌者排出的病原微生物污染而成为感染的媒介。因此,医院环境的清洁与消毒是控制医院感染的基础。医院环境要清洁,应消灭低洼积水、蚊蝇滋生地,清除垃圾,做到无灰尘、无蛛网、无蚊蝇,窗台干净,环境和物品表面的消毒符合规范。

(1)环境空气消毒:①Ⅰ类环境包括层流洁净手术室和层流洁净病房,采用层流通风法使空气净化。②Ⅱ类环境包括普通手术室、产房、婴儿室、早产儿室、普通保护性隔离室、供应中心无菌区、烧伤病房、监护室等,采用循环风紫外线空气消毒器或静电吸附式空气消毒器进行空气消毒。③Ⅲ类环境包括儿科病房、妇产科检查室、注射室、换药室、供应中心清洁区、急诊室、化验室、各类普通病房和诊疗室等,除可采用Ⅱ类环境中的空气消毒方法外,还可应用臭氧、紫外线灯管消毒法,以及化学消毒剂熏蒸或喷雾、中草药空气消毒剂喷雾等空气消毒方法。④Ⅳ类环境包括传染病病房,可采用Ⅱ类和Ⅲ类环境中的空气消毒方法。

(2)环境表面消毒:①地面:如无明显污染,可用湿式清扫以清除地面的污秽和部分微生物;如被病原微生物污染,应用消毒液拖洗或喷洒地面。②墙面:通常不需要常规消毒;如被病原微生物污染,可用化学消毒剂喷洒或擦拭。③各类物品表面:如病床、床头柜、桌子、凳子、病历夹、门把手、水龙头、门窗、便池等一般用清洁湿抹布或蘸取消毒液的抹布进行常规擦拭;如被病原微生物污染,可用化学消毒剂喷洒或擦拭,还可用紫外线灯管照射消毒。

2.预防性和疫源性消毒

(1)预防性消毒:在未发现明显感染源的情况下,为预防感染的发生,对可能被病原微生物污染的环境、物品等进行消毒,并对粪便和污染物进行无害化处理。

(2)疫源性消毒:在有感染源或曾经存在病原微生物污染的情况下,为预防感染传播和扩散而进行的消毒,包括随时消毒和终末消毒。①随时消毒是直接在病人或带菌者周围进行。随时杀灭或清除由感染源排出的病原微生物,应根据病情做到"三分开""六消毒",即分居室、分饮食、分生活用具;消毒分泌物或排泄物、消毒生活用具、消毒双手、消毒衣服和床单、消毒病人居室、消毒生活用水和污物;陪护人员应加强防护。②终末消毒是指感染源已离开疫源地,杀灭其遗留下来的病原微生物。应根据消毒对象及其污染情况选择适宜的消毒方法。消毒人员应做好充分的准备工作并加强自我防护。

3.被服类消毒 各科病人用过的被服可集中送到被服室经环氧乙烷灭菌后,再送洗衣房清洗、备用。如无条件成立环氧乙烷灭菌间,可根据不同的物品采用不同的消毒方法。①棉织品如病人的床单、病员服等,一般洗涤后高温消毒。②毯子、棉胎、枕芯、床垫可用日光暴晒或紫外线消毒。③感染病人的被服应与普通病人的被服分开清洗和消毒。④工作人员的工作服及值班室被服应与病人的被服分开清洗和消毒。另外,还应注意加强对工作人员的防护,以及衣被的收集袋、接送车、洗衣机、洗衣房、被服室等的消毒。

4.皮肤和黏膜的消毒 皮肤和黏膜是人体的防御屏障,其表面有一定数量的微生物,其中有一些是致病性微生物或条件致病菌。对皮肤和黏膜进行消毒时应注意：①医务人员应加强手的清洗、消毒，以有效避免交叉感染。②病人皮肤、黏膜的消毒应根据不同的部位、病原微生物污染的情况选择相应的消毒剂。一般皮肤消毒用 2% 碘酊涂擦，待干后用 75% 乙醇脱碘，或用 0.5% 碘伏涂擦。

5. 器械物品的清洁、消毒、灭菌　医疗器械及其他物品是导致医院感染的重要途径之一，必须根据医院不同种类危险性用品的消毒、灭菌原则进行妥善的清洁、消毒和灭菌。

6. 医院污物、污水的处理　根据 WHO 的规定，医院废弃物主要分为：生活废弃物、病理性废弃物、放射性废弃物、化学性废弃物、各种感染性废弃物、创伤性废弃物、药剂废弃物、爆炸性废弃物。为防止医院感染的发生，医院废弃物应严格管理，根据废弃物的种类实施不同的收集处理办法，感染性废弃物应遵守密闭灭菌方法和消毒—清洗—消毒灭菌的程序。

医院污水可能含有各种病原微生物和有害物质，如不加强管理，将会造成环境污染和社会公害。医院污水包括医疗污水、生活污水和地面雨水，医院应建立集中污水处理系统，并遵照相关规定按污水种类分开排放。

（刘业娟）

第二节　无菌技术

一、定义

1. 无菌技术　无菌技术（aseptic technique）是指在执行医疗、护理操作过程中，防止一切微生物侵入人体和防止无菌物品、无菌区被污染的操作技术。

2. 无菌区　无菌区（aseptic area）指经过灭菌处理未被污染的区域。

3. 非无菌区　非无菌区（non‑aseptic area）指未经过灭菌处理，或虽经灭菌处理但又被污染的区域。

4. 无菌物品　无菌物品（aseptic supply）指经过物理或化学方法灭菌后保持无菌状态的物品。

二、操作原则

1. 环境清洁　进行无菌技术操作前 30 分钟，停止清扫工作，减少走动，防止尘埃飞扬。

2. 工作人员要求　修剪指甲、洗手、戴好口罩、帽子。必要时穿无菌衣、戴无菌手套。

3. 物品保管　无菌物品和非无菌物品应分别放置，并有明显标志。无菌物品必须存放在无菌容器或无菌包内，不可暴露在空气中，无菌包或无菌容器外要注明物品名称、灭菌日期，物品按有效期先后顺序摆放。

4. 操作时要求　工作人员面向无菌区，用无菌持物钳取无菌物品，手臂须保持在腰部水平或治疗台以上，注意不可跨越无菌区。操作时不可面向无菌区讲话、咳嗽、打喷嚏。无菌物品怀疑被污染时，应予以更换。

5. 一物一人　一份无菌物品仅供一位病人使用，防止交叉感染。

三、无菌技术基本操作法

（一）目的

保持无菌物品及无菌区不被污染，防止病原微生物侵入或传播给他人。

(二)评估

1.**操作项目及目的**　进行护理操作及各种诊疗技术等。

2.**操作环境**　操作区域是否整洁、宽敞、安全;操作台是否清洁、干燥、平坦。

3.**无菌物品**　无菌物品存放是否合理,无菌包或容器外标签是否清楚、有无过期。

(三)计划

1.**无菌持物钳**　常用的无菌持物钳有三叉钳、卵圆钳、长镊子、短镊子四种。无菌持物钳浸泡在大口有盖容器内,容器深度与钳长度比例合适,消毒液面浸没轴节以上 2～3cm 或镊子长度的 1/2,每个容器只能放置一把无菌持物钳。

2.**无菌容器**　常用的无菌容器有无菌盒、罐、盘及贮槽等。无菌容器内盛治疗碗、棉球、纱布等。

3.**无菌包**　无菌包内包无菌治疗巾、敷料、器械等。

4.**其他**　无菌溶液、启瓶器、弯盘、无菌橡胶手套、治疗盘、签字笔。

(四)实施

1.**无菌持物钳的使用**　无菌持物钳用于取用和传递无菌物品。

(1)操作方法:①洗手,戴口罩,备齐用物。打开浸泡无菌持物钳的容器盖,操作者手固定在持物钳的上 1/3 部分,使钳端闭合,垂直取出。在容器上方滴尽消毒液。②使用无菌持物钳时,始终保持钳端向下,且持物钳只能在操作者的胸、腹部水平移动,不可过高或过低。③使用后,应闭合钳端垂直放入容器内,然后打开钳端浸泡消毒备用。

(2)注意事项:①无菌持物钳只能用于夹取无菌物品,不能用于夹取油纱布或换药。②使用无菌持物钳时,钳端不可高举,手不可触及无菌持物钳的浸泡部分。③无菌持物钳使用后应立即放回容器内,不得在空气中暴露过久。④如到远处夹取物品,应将持物钳放入容器内一同搬移。⑤无菌持物钳一经污染或疑有污染时,不得再放回容器内,应重新消毒。⑥无菌持物钳和存放容器要定期消毒。浸泡保存时,一般病房可 7 天更换 1 次浸泡液,使用频率高的要缩短更换周期,甚至每天 1 次。另有干燥法保存,4～8 小时更换 1 次。

2.**无菌容器的使用**　无菌容器是指用于盛放无菌物品并保持其无菌状态的容器。

(1)操作方法:①护士着装整洁,洗手,戴口罩,备齐用物。查对无菌物品名称及灭菌有效期。②取物时,打开无菌容器盖,平移离开容器,内面向上置于稳妥处或拿在手中。用无菌持物钳从容器中取出无菌物品。取毕,立即将容器盖严。

(2)注意事项:①夹取无菌容器内的物品时,无菌持物钳及无菌物品不可触及容器的边缘。②取出无菌物品后应立即将容器盖盖严,避免容器内物品在空气中暴露过久,造成污染。③手持或移动无菌容器(如治疗碗)时,应托住底部,手不可触及无菌容器内边缘。④从无菌容器内取出的无菌物品,虽未使用,也不得再放回无菌容器内。

3.**无菌包的使用**　无菌包是指用无菌包布包裹无菌物品,使无菌物品保持无菌状态。

(1)操作方法:①护士着装整洁,洗手,戴口罩,备齐用物。②包无菌包:将清洁、干燥物品放于包布中央,用包布一角盖住物品,左右两角先后盖上并将角尖向外翻折,盖上最后一角后以"+"字形扎妥,或用化学指示胶带贴妥。玻璃物品应先用棉垫包裹再包扎。消毒后成为无菌包。③开无菌包:检查无菌包的名称、灭菌有效期及无菌指示胶带;查看无菌包有无破损及潮湿等不能使用的情况。将无菌包放在清洁、干燥、平坦处,解开系带,先打开无菌包外角,再揭开左右两角,最后打开内角。用无菌持物钳取出所需物品,放在事先准备的无菌区内。如果包内用物一次用不完,则按原折痕包起扎好,并注明开包日期及时间。如需要一次将包内物品全部取出,可将无菌包托在手上打开,另一只手抓住包布四角,稳妥地将包内物品放入事先准备的无菌区内,将包布折叠放妥。

(2)注意事项:①无菌包包布通常选择质厚、致密、未脱脂的棉布制成。②无菌包的有效期为 7 天,过期或受潮应重新灭菌。③开无菌包时应选择清洁、干燥处。④无菌包若横向包扎,表示此包已开过,所剩物品未受潮湿、未被污染的情况下有效期为 24 小时。

4. 无菌溶液取用法　操作方法:①护士着装整洁,洗手,戴口罩,备齐用物。②取无菌溶液瓶,擦净瓶身外灰尘,检查无菌溶液的名称及有效期,瓶盖有无松动,瓶体及瓶底有无裂痕,查看无菌溶液有无沉淀、混浊、絮状物、变色等不能使用的情况。③用启瓶器撬开瓶盖,使瓶签朝向掌心,倒出少量无菌溶液冲洗瓶口后,再由原处倒出无菌溶液至无菌容器中。④倒毕,消毒并盖好瓶塞,在瓶签上注明开瓶日期及时间。

5. 铺无菌盘　通过铺无菌治疗巾,形成一无菌区,放置无菌物品,供治疗、护理用。

(1)操作方法:①护士着装整洁,洗手,戴口罩,备齐用物。②取出无菌治疗巾包,检查无菌包名称、包装是否完整及灭菌有效期。包内治疗巾的折叠分纵折法和横折法。纵折法为将治疗巾纵折两次,再横折两次,开口边向外。横折法为将治疗巾横折后纵折,再重复一次。③铺无菌盘,分为单层底铺法和双层底铺法。单层底铺法为双手捏住上层外面两角将其双折平铺于治疗盘上,将上层扇行折叠至对侧,开口向外。放入无菌物品后,上层盖上,上下层边缘对齐。开口处向上翻折 2 次,两侧边缘分别向下折 1 次,露出治疗盘边缘。双层底铺法为双手捏住治疗巾一边外面两角,轻轻抖开,从远到近三折成双层底。上面呈扇形折叠,开口向外。放入无菌物品后,拉平扇形折叠层,盖于物品上。边缘对齐。

(2)注意事项:①操作时,非无菌物品和身体应与无菌盘保持适当的距离,身体部位不可跨越无菌区。②铺治疗盘时手不可触及治疗巾的内面。③无菌盘应保持干燥,避免潮湿污染。④已铺好的无菌盘应尽早使用,保留时间不得超过 4 小时。

6. 无菌手套的使用　在有些医疗护理操作时为确保无菌,操作者须戴无菌手套。另外,在接触病人的体液和血液时应戴手套,以加强自我保护。

(1)操作方法:①护士着装整洁,洗手,剪指甲,备齐操作用物。②核对手套号码、灭菌有效日期及包装是否完整。手套袋平放于清洁、干燥的桌面上打开。③戴手套:有分次提取法和一次提取法。分次提取法为一手掀开手套袋开口处,另一只手捏住手套反折部分(手套内面)取出手套,对准五指戴上;未戴手套的手掀起另一只袋口,再以戴好手套的手指插入另一只手套的反折内面(手套外面),取出手套,同法戴好。一次性提取法为两手同时掀开手套袋开口处,分别捏住两只手套的反折部分,取出手套;将两手套五指对准,先戴一只手,再以戴好手套的手指插入另一只手套的反折内面,同法戴好。④双手调整手套位置,将手套的翻边扣套在工作服衣袖的外面。⑤操作毕,一手捏住另一手套的腕部外面,翻转脱下,再以脱下手套的手伸入另一只手套内口,将其往下翻转脱下。⑥将用过的手套放入医用垃圾袋内处理。

(2)注意事项:①未戴手套的手不可接触无菌手套的外面,已戴手套的手不可触及未戴手套的手及手套内面。②戴手套后,手臂不可下垂,应保持在腰以上、肩以下范围内活动。③如发现手套破损或不慎被污染,应立即更换。

(五)评价

(1)取用无菌持物钳时钳端闭合,未触及溶液面以上部分及容器口边缘。使用过程中保持钳端向下,未触及非无菌区。使用完毕立即放回容器内,并将钳端打开。

(2)用无菌持物钳取物时,钳及物品未触及容器口边缘,手未触及无菌容器盖的内面及边缘。

(3)打开无菌包时系带妥善处理,未到处拖扫;关包时系带横向缠绕。开包、关包时手未触及包布内面,核准灭菌日期,注明开包日期和时间。

(4)取用无菌溶液时手未触及瓶口及瓶内面。倾倒溶液时,瓶签未浸湿,液体未溅到桌面。

(5)铺无菌盘时,无菌巾位置恰当,放入无菌物品后,上下两层边缘能对齐,所用物品取出方便。夹取、放置无菌物品时,手臂未跨越无菌区,无菌巾内面未受到污染。

(6)戴无菌手套后,在操作过程中无菌物品和无菌区未被污染。操作始终在腰部以上、视线以内进行。

(刘业娟)

第三节　隔离技术

隔离是将传染病病人、高度易感者安置在指定的地点和特殊环境中,暂时避免和周围人群接触。对前者采取传染病隔离,防止传染病病原体向外传播;对后者采取保护性隔离,保护高度易感人群免受感染。

一、隔离区域的设置和划分

(一)隔离区域的设置

传染病隔离区域与市区或普通病区应保持一定的距离(相邻病房大楼相距30m,侧面防护距离为10m),远离食堂、水源、学校等公共场所。隔离区域入口处应有工作人员更衣、换鞋的过渡区,并备有足够的隔离衣、口罩、帽子、手套、洗手设备等,还应有单独的接诊室、观察室、卫生处置室、化验室、消毒和污物处置等设施。

隔离单位的设置有两种。一种是以病人为单位进行隔离,每位病人有独立的环境和用具,与其他病人及不同病种间进行隔离。另一种是以病房为单位进行隔离,同一疾病病人安置在同一病房内。但病原体不同者,应分房收治。凡未能确诊或发生混合感染及烈性传染病者,应住单间隔离室。

(二)隔离区域的划分

整个传染病区按病人所接触的环境分为清洁区、半污染区和污染区,以便执行隔离技术。

1.**清洁区**　凡未和病人直接接触、未被病原微生物污染的区域为清洁区,如更衣室、配餐室、库房、值班室等工作人员使用的场所为清洁区。

2.**半污染区**　凡有可能被病原微生物污染的地方为半污染区,如消毒室、病区的内走廊和化验室等。

3.**污染区**　凡和病人接触、被病原微生物污染的地方为污染区,如病房、厕所、浴室。

二、隔离原则

(一)一般消毒隔离

(1)根据隔离种类,在每个隔离单位前挂隔离标志。门口设置消毒擦鞋垫,洗手、消毒手的设备,隔离衣悬挂架等。

(2)工作人员进入隔离单位须戴口罩、帽子,穿隔离衣。穿隔离衣前,备齐所用物品,不易消毒的物品放入塑料袋内避污。穿隔离衣后,只能在规定范围活动。一切操作严格按照隔离规程。医务人员每接触一位病人或污染物品后必须消毒双手。

(3)病人接触过的物品或落地的物品应视为污染,消毒后方可给他人使用;病人的衣物、稿件、钱币等经熏蒸消毒后才能交给家人带回;病人的排泄物、分泌物、呕吐物须经消毒后方可排放;需要送出病区处理的物品,放置于污物袋内,袋外应有明显标记。

(4)病房每天进行空气消毒,可用紫外线照射或用消毒液喷雾消毒;每天晨间护理后,用消毒液擦拭床旁桌、椅等物品。

(5)严格执行陪伴和探视制度。必须陪伴和探视时,应向病人及探视者做健康教育及解释工作,使他们遵守隔离要求和制度。

(6)了解病人的心理情况,满足病人的心理需要,尽力解除病人因隔离而产生的孤独、自卑等心理反应。

(7)经医生开出医嘱后,方可解除隔离。

(二)终末消毒处理

终末消毒处理是对转科、出院或死亡病人及其所住病房、所用用物和医疗器械等进行的消毒处理。

1.**病人的终末处理**　病人转科或出院前应洗澡,换清洁衣服。个人用物须消毒后方能带出。若病人死亡,用消毒液擦拭尸体,必要时用消毒棉球填塞口、鼻、耳、肛门等孔道,伤口处更换敷料,然后用一次性尸单包裹尸体,送太平间。

2.**隔离单位的终末处理**　关闭门窗,打开床旁桌,摊开棉被,竖起床垫,用消毒液熏蒸或用紫外线照射;然后打开门窗,用消毒液擦拭家具、地面;体温计用消毒液浸泡,血压计及听诊器放熏箱消毒;被服类放入标有"隔离"字样的污物袋,消毒处理后再清洗。床垫、棉胎和枕芯还可用日光暴晒处理。

三、隔离技术基本操作法

(一)目的

保护病人和工作人员,避免互相传播,减少感染和交叉感染的发生。

(二)评估

(1)病人病情、临床表现、治疗及护理情况。

(2)病人目前采取的隔离种类、隔离措施。

(3)病人心理状况及合作程度,如病人接受隔离措施后是否惧怕或感到自卑,能否遵照隔离原则并与护士合作。

(4)病人及其家属对所患疾病的防治知识、消毒隔离知识的了解程度及掌握情况。

(三)计划

(1)治疗盘:内盛已消毒的手刷,10%肥皂液,清洁干燥小毛巾,避污纸,盛放用过的刷子、小毛巾、避污纸的容器。无洗手设备时,另备消毒液和清水各1盆。

(2)隔离衣1件。

（四）实施

1.**口罩、帽子的使用**　口罩保护病人和工作人员,避免互相传染,并防止飞沫污染无菌物品或清洁食物;帽子防止工作人员的头发被污染或头发、头屑散落。

（1）操作方法:①洗净双手,戴帽子,将头发全部塞入帽子中。②取出清洁口罩,戴好,使口罩罩住口鼻。③口罩不用时应及时取下并将污染面向内折叠,放入胸前小口袋或小塑料袋内。一次性口罩取下后弃于污物桶内。

（2）注意事项:①帽子、口罩应勤换洗,保持清洁。②戴上口罩后不可用污染的手触摸口罩。③口罩潮湿或每次接触严密隔离病人后应立即更换口罩;一次性口罩使用时间不应超过4小时。

2.**手的清洁与消毒**　医务人员在执行各种操作前,应用肥皂液、流动水冲洗双手;在进行各种操作后,应进行手的卫生消毒,以避免感染和交叉感染,避免污染清洁或无菌物品。

（1）手的清洁操作方法:①取下手表,卷袖过肘。湿润双手后,取肥皂液或洗手液涂抹在手上。②按"七步洗手法"洗手:掌心相对,手指并拢相互摩擦;手心对手背沿指缝相互搓擦,交换进行;掌心相对,双手交叉沿指缝相互摩擦;一手握另一手大拇指旋转搓擦,交替进行;弯曲各手指关节,在另一手掌心旋转搓擦,交替进行;指尖在掌心中转动搓洗,交替进行;揉搓手腕,双手交换进行。③流动水冲净,用纸巾擦干或用干手机吹干双手。

（2）手的清洁注意事项:①洗手时避免用手接触水龙头。②洗手时避免将衣服溅湿或碰触水池。

（3）手的消毒操作方法:①涂擦消毒法,用消毒剂依次涂擦双手,方法为手掌对手掌、手背对手掌、指尖对手掌、两手指缝相对互擦,每一步骤来回3次,然后用小毛巾自上而下擦干双手或用干手机吹干。②刷手法,卷袖过肘,调节合适水流及水温,浸湿双手。用刷子蘸肥皂水,按前臂、腕部、手背、手掌、手指、指缝、指甲顺序彻底刷洗。刷30分钟,用流水冲净,使污水从前臂流向指尖;换刷另一只手,反复2次（共刷2分钟）。用小毛巾自上而下擦干双手,或用干手机吹干。将双手浸泡于消毒液中,用小毛巾或手刷反复擦洗2分钟,再用清水冲洗,毛巾擦干。

（4）手的消毒注意事项:①涂擦消毒法选用消毒剂的要求:作用快、不损伤皮肤、不引起变态反应。②手刷应每天消毒。③刷手的范围应超过被污染的范围,流水洗手时,腕部要低于肘部,使污水从前臂流向指尖,勿使水流入衣袖中。④操作中应保持水龙头清洁,刷手时勿近水池,以免隔离衣污染水池或水溅到身上。⑤浸泡消毒时消毒液要浸没肘部及以下,擦洗时间一定要足够。

3.**避污纸的使用**　避污纸即清洁纸片。在病房内准备避污纸及污物桶,用避污纸垫着拿取物品或做简单操作,保持双手或物品不被污染,以省略消毒手续。例如,可以用清洁的手拿污染的物品、开关电灯等;或用污染的手拿取清洁的物品。取避污纸要从页面抓取,不可掀页撕取,以保持清洁。避污纸用后弃于污物桶内,定时焚烧。

4.**穿、脱隔离衣**　保护工作人员和病人,防止交叉感染。

（1）穿、脱隔离衣操作方法（图8-1、图8-2）。①工作人员衣、帽穿戴整齐,取下手表,卷袖过肘。②手持衣领取下隔离衣,将隔离衣污染面向外,露出肩袖内口,使清洁面朝向自己。③一手持衣领,另一手伸入袖内,举起手臂,将衣袖穿上,换手持衣领,同法穿好另一只袖子。

④两手持衣领,由前向后理顺领边,扣上领扣,再扣好袖口或系袖带。⑤从腰部自一侧衣缝向下约5cm处将隔离衣后身向前拉,见到衣边则捏住,再依法将另一边捏住。两手在背后将边缘对齐,向一侧折叠,按住折叠处,将腰带在背后交叉,至前面打结。⑥必要时戴手套。⑦脱隔离衣时,先解开腰带,在前面打一活结。⑧解开袖口,在肘部将部分衣袖塞入工作衣袖内。⑨按手的清洁和消毒法刷洗双手。⑩解开领口。⑪脱下衣袖:一手伸入另一侧袖口内,拉下衣袖过手(遮住手),再用衣袖遮住的手在外面拉下另一衣袖,两手在袖内使袖子对齐,双臂逐渐退出。⑫双手持衣领,将隔离衣两边对齐,挂在衣钩上;不再穿的隔离衣,脱下后清洁面向外,卷好投入污物袋中。

(2)注意事项:①隔离衣的长短要合适,须全部遮盖工作服;如有破损,应补好后再穿。隔离衣应每天更换,若潮湿或严重污染应立即更换。②手不能触及隔离衣的污染面,系领子时污染的袖口不可触及衣领、面部和帽子。③穿好隔离衣后,双臂保持在腰部以上,视线范围内。不得进入清洁区,避免接触清洁物品。④隔离衣挂在半污染区,清洁面向外;挂在污染区则污染面向外。

(五)评价

(1)戴口罩、帽子方法正确。口罩不戴时未悬挂在胸前。保持口罩、帽子的清洁和干燥并定时更换。

(2)刷手时未污染干净的刷子、水龙头、洗手液;刷洗有序、全面,隔离衣未溅湿,也未污染水池。

(3)所穿隔离衣长短合适。扣领扣时衣袖未污染面、颈部。后侧边缘对齐,折叠处不松散,衣领始终未被污染。

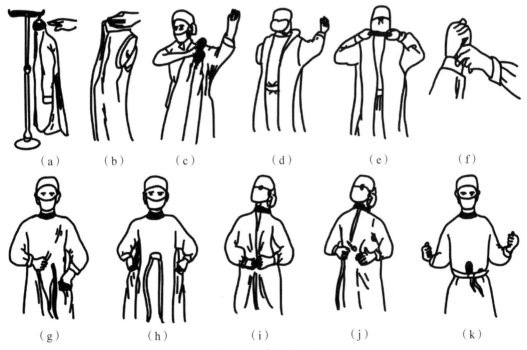

图 8-1　穿隔离衣法

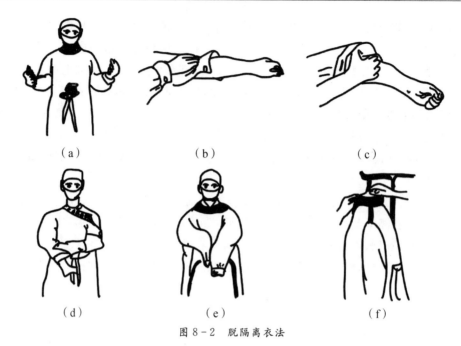

<figure>（a）　　　　　　　　（b）　　　　　　　　（c）

（d）　　　　　　　　（e）　　　　　　　　（f）

图 8-2　脱隔离衣法</figure>

（六）其他注意事项

（1）隔离衣只限在规定区域内穿、脱，穿隔离衣后只限在规定区域内进行操作活动。

（2）护理不同种隔离病人不能共穿一件隔离衣。

（3）隔离衣应每日更换，若有潮湿或污染，应立即更换。

四、基于传播途径的隔离与预防

不同感染性疾病有不同的传播途径，一种疾病也可能同时有多重传播途径。在标准预防的基础上，还需根据疾病的传播途径采取相应的隔离与预防措施。

（一）接触传播的隔离与预防

需要接触隔离的有肠道感染、多重耐药菌感染、皮肤感染的病人。

1.病人的隔离　限制活动范围，减少转运。

2.医务人员的防护

（1）戴手套：接触病人的血液、体液、分泌物、排泄物等物质时，应戴手套；离开隔离室前、接触污染物品后，应摘除手套，再进行洗手和（或）手消毒。手上有伤口时应戴双层手套。

（2）穿、脱隔离衣或防护服：进入隔离室从事可能污染工作服的操作时，应穿隔离衣。接触甲类传染病应按要求穿、脱防护服。

（二）空气传播的隔离与预防

1.病人的隔离　限制病人的活动范围在呼吸道传染病病区内，医院无条件收治时，应尽快转送至有条件的医疗机构进行收治；病情容许时，病人应戴外科口罩并定期更换；严格空气消毒。

2.医务人员的防护　当进入确诊或可疑传染病病人房间时，应戴帽子、医用防护口罩；进行可能产生喷溅的诊疗操作时，应戴防护镜或防护面罩，穿防护服；当接触病人及其血液、体液、分泌物、排泄物等物质时应戴手套。

(三)飞沫传播的隔离与预防

需要隔离的飞沫传播疾病有百日咳、白喉、流行性感冒、病毒性腮腺炎、流行性脑脊髓膜炎等。

1.病人的隔离　应限制病人的活动范围,减少转运;病情容许时应戴外科口罩;病人之间、病人与探视者之间相隔距离在 1m 以上,探视者应戴外科口罩;加强通风或进行空气消毒。

2.医务人员的防护　与病人近距离(1m 以内)接触时,应戴帽子、医用防护口罩;进行可能产生喷溅的诊疗操作时,应戴防护镜或防护面罩,穿防护服;当接触病人及其血液、体液、分泌物、排泄物等物质时应戴手套。

(四)其他传播途径疾病的隔离与预防

其他传播途径疾病应根据疾病的特性,采取相应的隔离与防护措施。

附

医务人员防护用品选用原则及穿、脱流程

区域(人员)		个人防护用品类别							
		医用外科口罩	医用防护口罩	工作帽	手套	隔离衣	防护服	护目镜/防护面屏	鞋套/靴套
医院入口		+	−	±	−	−	−	−	−
预检分诊		+	−	±	±	±	−	−	−
引导病人去发热门诊人员		+	−	±	±	±	−	−	−
常规筛查核酸检测标本采样人员		−	+	+	+	+	−	−	−
有流行病学史或疑似病人核酸检测标本采样人员		−	+	+	+	±	±	+	±
门急诊窗口(非侵入性操作)		+	−	±	−	−	−	−	−
门急诊窗口(侵入性操作,如采血)		+	−	+	+	−	−	±	−
门诊	病人佩戴口罩	+	−	−	−	−	−	−	−
	病人需摘除口罩或有血液、体液暴露	+	±	+	+	−	−	±	±
病区①	普通病区	+	−	±	±	−	−	−	±
	过渡病区(室)	+	±	+	+	±	±	±	±
	确诊病例定点收治隔离病区	−	+	+	+	+	+	+	+
手术室	常规手术	+	−	+	+	−	−	±	±
	急诊、新冠肺炎疑似病人或确诊病人手术	−	+	+	+	−	+	+	+

区域（人员）		个人防护用品类别							
		医用外科口罩	医用防护口罩	工作帽	手套	隔离衣	防护服	护目镜/防护面屏	鞋套/靴套
发热门诊	诊室	－	＋	＋	＋	±	±	±	＋
	检查	－	＋	＋	＋	±	±	±	＋
	留观病室	－	＋	＋	＋	－	＋	±	＋
新冠PCR实验室		－	＋	＋	＋	±	±	＋	±
新冠肺炎疑似病人或确诊病人转运		－	＋	＋	＋	±	±	＋	±
行政部门		＋	－	－	－	－	－	－	－

注：（1）"＋"指需采取的防护措施。

（2）"±"指根据工作需要可采取的防护措施；隔离衣和防护服同时为"±"，应二选一。

（3）医用外科口罩和医用防护口罩不同时佩戴；防护服和隔离衣不同时穿戴；防护服如已有靴套则不需另外加穿。

（4）餐饮配送、标本运送、医疗废物处理等人员防护按所在区域的要求选用。

（5）为新冠肺炎疑似病人或确诊病人实施气管切开、气管插管时，可根据情况加用正压头套或全面防护型呼吸防护器。

（6）①普通病区可选项取决于病人是否摘除口罩或有血液、体液暴露。

（刘业娟）

第九章

门诊护理

第一节　门诊实用举止礼仪

举止(manner)是人们在活动或交往中表现出的各种姿态,也称为举动、动作、仪态。

一、表情礼仪

无论多么漂亮的五官、多么精致的妆容,倘若没有生动的表情,也会让人觉得乏味。作为一名优雅的护士,学会在日常生活与工作中,适当、得体、正确地运用面部表情,不仅会给他人留下美好的印象,而且也会促进生活和工作中各项事情的顺利进行,给自己带来更多的快乐和收获。

(一)表情的分类

人的表情主要有三种,即面部表情、语言声调表情和身体姿态表情。一般来说,表情指的就是面部表情。这个世界上不同种族、不同国籍的人,有一点是共同的,那就是喜、怒、哀、乐等复杂、丰富的面部表情。因此,面部表情通常被看做是人类灵魂的一面镜子。

(二)表情的意义

在人际交往中,表情传递的感情信息要比语言巧妙得多,表情能够真实直接地反映人们的思想、情感及其心理活动变化。

(三)表情礼仪

表情礼仪主要包括眼神、笑容、面容三个方面的礼仪。日常生活中,要学会理解他人的表情,正确把握自己的表情,能够真诚、友善、轻松、自如地运用表情。

1.眼神　眼神是一种极富有表现力的"体态语言",能够最明显、最自然、最贴切地显示一个人的心理活动。人们借助眼神可以传递出各种信息。在用眼神注视对方时应把握好以下几点。

(1)注视的时间:在人际交往过程中,倾听者应适当地注视发言者。注视时间的长短,能够间接体现出对对方话题感兴趣的程度和内心隐含的情感体验。

(2)注视的部位:注视他人的部位,不仅能够表明态度,也能反映出交往双方的关系。一般与人交谈时,不应注视对方的头顶、大腿、手部或视若无物。对异性通常不应注视肩部以下,尤其是不能注视其胸部、裆部和腿部。根据注视部位的不同,将注视分为关注型注视、公务型注视、社交型注视、亲密型注视和随意型注视。

（3）选择合适的角度：注视别人时，目光的角度，即目光从眼睛里发出的方向，表示与交往对象的亲疏远近程度。常见的角度有以下四种。①平视：也称正视，即视线呈水平状态，主要用于与身份、地位平等的人进行交往。②侧视：平视的一种特殊情况，即位于交往对象的一侧，面向并平视对方。若不面向对方，则称为斜视，为失礼之举。③仰视：指抬眼向上注视他人，以此表示尊重、敬畏对方。④俯视：指向下注视他人，可表示对晚辈宽容、怜爱之情，也可表示对他人的歧视和蔑视。

护士在临床护理工作中，以上四种角度均会使用到，面对住院病人，运用俯视时应注意与其他身体语言同时使用，避免在病人心中造成被轻视的感觉，从而影响护患关系的良好发展和各项工作的顺利进行。

（4）准确运用不同的注视方式：在护理工作过程中，在与病人、病人家属或其他医务人员交往时，禁忌使用藐视、斜视、无视等方式，直视是较为常用的注视方式。当面对多人时，要注意将直视、凝视及环视结合使用，不要过于专注于某个人，以免给其他人造成不被尊重、被忽略的不良感受。

（5）眼神的变化：在人际交往过程中，目光、视线、眼神都是时刻变化的，主要表现为眼皮的开合、瞳孔的变化、眼球的转动及视线的交流。

良好的交际目光应是自然、和谐、亲切的，并随着情景的变化不断变化。如果对对方的讲话感兴趣，就要用柔和、友善的目光正视对方的眼睛；如果想要中断自己的谈话，可以有意识地将目光稍微转向他处。当对方说了幼稚或错误的话显得紧张和害羞时，不要马上转移自己的视线，相反，要继续用柔和、理解的目光注视对方，否则，会被别人误解为嘲笑他。当双方缄默不语时，不要再长时间看着对方，以免气氛变得更加尴尬；当谈得投入时，不要东张西望，目光散漫，否则别人会认为你已听得厌烦。

2. 笑容

（1）笑的含义：笑是眼、眉、嘴和颜面动作的集合，能够有效地表达人的内心感情。笑容作为人际交往中的润滑剂，可以消除彼此间的陌生感，打破交往障碍，为沟通与交际创造有利的氛围。微笑体现了对交流对象的真诚、友善；同时，面带微笑地工作也是自信、敬业的表现。

（2）笑的种类。①含笑：不出声，不露齿，只是面带笑意，表示接受对方，待人友善，其适用范围比较广泛。②微笑：唇部向上移动，略呈弧形，但牙齿不外露，表示自信、充实、会意、友好，其适用的范围最广。③轻笑：嘴巴微微张开一些，上齿显露在外（通常6～8颗），不发出声响，表示欣喜、愉快，多用于会见亲友、向熟人打招呼等情况。④浅笑：笑时抿嘴，下唇大多被含于牙齿之中，多见于年轻女性表示害羞之时。⑤大笑：嘴巴大张，露出上下齿，甚至显露后舌，口中发出"哈哈哈"的笑声，多表示高兴万分的情绪。⑥狂笑：是程度最高、最深的笑，通常手舞足蹈、前仰后合，一般不太多见。

（3）微笑的运用：在人的各种笑容中，微笑最常见，用途也最广。微笑是礼貌待人的基本要求。在护理工作岗位中，面对闷闷不乐的人，尤其是面对护理对象和家属时，护士的笑容就像穿透云层的阳光，照亮他们的生活，温暖他们的内心。

微笑时应注意：自然大方，发自内心；笑容应与自己的举止、谈吐有很好的呼应，做到表里如一，笑容得体，气质优雅；笑时应确保眉、眼、鼻、口、齿、面部肌肉和声音表现协调，无任何做作之态。所以，平时应多注意进行微笑的技术训练，使自己充满阳光，时刻释放正能量。可通过如下方法进行训练。①阳光思绪练习法:在平静的状态下,回忆甜蜜的过去或展望美好灿烂的未来,使笑肌收缩,嘴巴两端做出微笑的口型。②字母"e"法:口中发英文字母"e"音,进行微笑练习。③咬筷子练习法:训练时应面对镜子,用门牙轻轻地咬住木筷子,嘴角对准木筷子,两边都要翘起,并对着镜子观察连接嘴唇两端的线是否与木筷子在同一水平线上。保持这个状态10秒钟,轻轻地拔出木筷子,维持这种状态。除了要注意口型外,不要忘记眼睛的"笑容"训练,可以在笑得令自己最满意的时候,将眼睛以下部位用纸板或书遮挡,观察自己"双眼含笑"时的状态,并时常进行练习、强化。

3.**面容**　面容是眼神、笑容与眉毛、嘴巴、鼻子、耳朵、下颌一起,互相协调配合,显示出的面部综合表情。每个部分既可以独立地显示表情,又可以相互组合,表达特定的含义。

护理工作过程中,目光应柔和,双眼略睁大,眉头自然舒展,面带微笑,一定要注意面部各部位表情的配合,使面容从整体上体现出内心深处的真诚、坦然、亲切、自然,令他人感到与你交往十分轻松愉悦。

二、优雅的手势

护士在护理工作过程中,不仅要技术精湛、敬业奉献,还要具有优美文雅的举止,这样才能得到护理对象的信赖,更好地开展工作,成为护理对象心中的职业天使。

(一)护士基本的手势

1.**双手垂放**　双手垂放是最基本的手姿,做法有以下两种。

(1)双手自然下垂,掌心向内,或相握于腹前。

(2)双手伸直下垂,掌心向内,分别贴放于大腿的两侧,此种姿态多用于站立时。

2.**背手**　背手是一种具有显示权威和镇定自我双重作用的常见手势,常用于站立、行走时。具体做法是双臂后伸,双手在身后相握,掌心向外,昂首挺胸。

3.**挥手**　挥手多用于向对方致意,是人们在社交场合表达敬意、友好和问候的一种方式。做法是屈肘,掌心朝向对方,轻轻摆动一下。

4.**握手**　握手时,距离受礼者约一步,目光注视对方,微笑致意,上身稍向前倾,双足立正,伸出洁净的右手,四指并拢,拇指张开,手掌与地面垂直,先问候,再微欠身以约两千克的力量与受礼者握手,持续时间一般为1~3秒,以表示谦虚与尊重。

应该注意的是,如果戴手套应该脱掉,避免失礼;男士和女士握手时,应轻握女士手指部分,时间以1秒左右为原则;和女士、长者、领导、主人握手时,应该由他们先伸手,因为握手的主动权在他们。

恰当准确地握手,既可以向对方表现出自己的真诚与自信,也是接受别人和赢得信任的良好契机。

5.**鼓掌**　鼓掌是用于表示欢迎、祝贺、欢送、鼓励、支持他人的一种手势,多用于会议、演出、比赛或迎接贵宾。其标准的动作是:面带微笑,抬起两臂,以右手除拇指外的其他四指轻拍左手中部。此时,节奏要平稳,频率要一致。至于掌声大小,则与气氛相协调为好。双手齐胸表示诚意与尊重。必要时应起身站立。通常情况下,不要对他人"鼓倒掌",即不要以掌声讽刺、嘲弄、反对、拒绝、驱赶别人,也不要在鼓掌时伴以尖锐吼叫、吹口哨甚至跺脚起哄,这样会破坏鼓掌的本来意义。

6.**指示** 指示手势主要是用于引导宾客或为护理对象指示方向。其具体做法是：指示者向前伸出左手或右手抬高到一定的高度，掌心向上，拇指微张，其余四指并拢，以肘关节为轴，朝一定方向伸手指引，遇到上下楼梯或拐弯、路面不平处应口头告知并用手示意。例如："请随我下楼""请这边进电梯""请当心脚下"等，以示谦虚、真诚的服务礼节。

7.**夸奖** 夸奖这种手势主要用于表扬和赞美他人。其具体做法是：伸出右手，翘起拇指，指尖与指腹面向被表扬者，其余四指成攥拳状。不应将右手拇指竖起来，反向指向其他人，因为这意味着自大或对别人的蔑视；也不可用拇指自指鼻尖，因为此种手势有高傲自大、不可一世之意。

（二）禁忌手势

1.**易被误解的手势** 易被误解的手势有两种：一种是因个人习惯而不被他人理解的通用手势；另一种是因文化背景不同而被赋予不同含义的手势。如"V"字形手势，几乎在全球都被理解为"胜利、成功"的意思，但是在英国，如果伸出此手势，并且手掌和手指向着自己的脸，则有对人侮辱之意，应慎用。

2.**不卫生的手势** 公共场所在他人面前抓搔头皮、掏耳朵、擦眼睛里的分泌物、抠鼻孔、剔牙齿、抓痒痒、摸脚丫等手势，均极不卫生，自然也是非常不礼貌的举止。

3.**不稳重的手势** 在公众面前，双手乱动、乱摸、乱放，或是折衣角、咬指甲、抬胳膊、拢头发等手势，均属于不稳重的手势，在他人面前，尤其是正式场合，面对尊者和长者时，更应当禁止。

4.**失敬于人的手势** 掌心向下挥动手臂，勾动食指或除拇指外的其他四指招呼别人，用手指指点他人等都是失敬于人的手势。

三、正确的站姿

站姿（stands）又称立姿，指的是人在站立时所呈现的姿态，是人的最基本姿势，是一切优美的姿态的基础。正确、适宜的站姿可以使人减轻疲劳，给人以挺拔端庄、自信大方、轻松愉悦、蓬勃向上的感觉。人们常用"站如松"形容男子站姿美，"亭亭玉立"展示护士挺拔俊秀和有涵养的职业美。

（一）护士正确的站姿

护理人员在工作中应始终保持规范健康、礼貌谦虚、充满朝气的优雅站姿。站立时，应当双眼平视前方，下颌微收，挺胸收腹，双臂自然下垂。其基本要领如下。

挺：站立时身体各部位要尽量舒展挺拔，做到头端、颈直、肩平、身正、背挺，表情自然，精神饱满。

直：站立时躯干尽量与地面保持垂直，注意收颌、挺胸、收腹、夹腿、提臀。

高：站立时身体的重心要尽量提高，即昂首、提气、直腰、绷腿。

稳：主要体现在脚和腿上，两腿绷直，膝盖放松，重心稳。脚的位置可以有以下几种表现形式："V"字站姿，即双脚的根部并拢，两脚张开 45°～60°，使身体重心穿过脊柱，落在两腿正中。"丁"字站姿，即两脚中间间隔 1～2 个拳头宽，前脚轻轻着地，重心全部放在后脚上，站的时候看上去有点像字母"T"。"Ⅱ"即平行式站姿,双脚平行地站在地上。

站姿是否自然、得体、优雅,除躯干部分要符合基本要求外,手的摆放位置也很重要。一般而言,手的摆放可以有以下几种:

(1)双手垂握于下腹部。双臂基本垂直,双手几乎平展,一手叠于另一手上,并轻握另一手四指指尖,被握之手的指尖不能超出上手的外侧缘。

(2)双手相握于中腹部。双臂略弯曲,双手四指相勾、轻握,置于中腹部。

(3)一臂垂于体侧,一手置于腹侧。一臂自然放松垂于体侧,手掌放松、自然弯曲,另一臂自然放松、屈曲并置于体侧,手轻握成半拳,置于腹侧,前不过身体正中线。

男士在站立时,双腿平行,双脚微分开,与肩同宽或略窄。全身直立,昂首挺胸,双眼平视前方,双肩放松并稍向后展。双臂伸直并自然下垂,双手贴放于大腿外侧,或背在身后贴于臀部。

（二）护士禁忌站姿

1. 全身不够端庄　古人用"站如松"来形容对人的站立姿势的要求和规范,强调站立时身体要端正,忌头歪、肩斜、臂曲、手乱放、胸凹、腹凸、背弓起、臀撅、膝屈、重心不稳或双手插在口袋里,懒洋洋地倚靠在墙上或椅子等支撑物上。这些动作往往给人一种敷衍、轻蔑、漫不经心、懒散懈怠的感觉。

2. 手脚随意乱动　人在站立时,双脚应当规矩,不可随意乱动,下意识地做些小动作,尤其与人交谈时,切忌脚尖乱点乱划,双脚踢来踢去,蹦蹦跳跳;也不可玩弄衣服、医疗器械、咬手指甲,蹭痒痒等。这些动作不但显得随便、拘谨、不大方,还给人以缺乏信心和经验的感觉。

3. 双腿开立过大　与人交谈中站立过久,可采用丁字步、前后步、双脚适当左右分开进行调整,但出于美观与文明等方面原因,切忌双腿又开过大,女性更应注意避免。

4. 表现自由散漫　站立久了,若条件允许,可以坐下休息。站立着与人交谈时,避免随意扶、拉、倚、靠、趴、蹬、跨、踩、寻找支撑身体的物件而显得无精打采、漫不经心,给对方以自由散漫的感觉,影响护士形象。

（三）护士站姿训练

训练要领:头正,目视前方,下颌微收,两肩平而放松,挺胸,收腹,两臂自然下垂,手指并拢,紧贴裤缝,收臀并膝,使重心落在两腿中间,姿态挺拔向上,美观大方,面部表情谦和,精神状态饱满。

站立时的脚位:背靠墙自然站立好,尽量使枕、肩、臀及足跟均能与墙壁紧密接触,腰距离墙壁以一拳为宜,保持这种姿势站立 10 分钟左右,如此反复强化,直至站姿正确。也可以身高相近的两人为一组,背靠背紧贴对方,头顶中央分别放几本书,练习头与躯干的平衡,坚持站姿,保持书不掉落。

站姿训练时,切忌无精打采、东倒西歪或下意识地做小动作,如两手玩弄衣角、摸头发、咬手指甲、两肩高低不平、两臂交叉置于胸前等,这样不但显得拘谨,给人以缺乏自信和经验的感觉,而且也有失仪表的庄重。

四、稳重的坐姿

坐姿(sitting)是人在就座之后所呈现出的姿势,它是一种静态的姿势。在与人交往或是长时间的交谈中,坐姿是人们采用最多的姿势。护士工作时的坐姿端庄,不仅给人以文雅、稳重、冷静、沉着的感觉,而且能展现自我良好的气质和文化涵养。

(一)基本坐姿

正确的坐姿,一般要兼顾到角度、深浅、舒展等三方面的问题。角度,是人在取坐位后上身与大腿、大腿与小腿、小腿与地面形成的角度。角度不同,坐姿大不相同。深浅,是指坐下时臀部与座位所接触面积的多少。以此而言,坐有深坐、浅坐之分。护士在和护理对象交谈时,一般采取浅坐姿态。舒展,是指入座后手、腿、脚的舒张和活动程度。

1. **角度**　头正微抬,下颌微收,目视前方,上身挺直,手心朝下;挺胸立腰,双肩平正放松;上身与大腿、大腿与小腿均成直角。此种姿势即称为正坐。正坐时,双手掌心向下,叠放于大腿之上,或是放在身前的桌面上,或以其一左一右,扶住座位两侧的扶手。

2. **深浅**　出席较为正式的场合,或有长者在座时,通常不应坐满座位,更不能身体靠着座位的背部,通常以臀部占据座位 1/2～2/3 的位置即可,此为浅坐。

3. **舒展**　当面对尊长或异性而无屏障时,双腿应并拢。男士就座后双腿可张开一些,但不应宽于其肩。女士就座后双脚平行并拢,特别是在身着短裙时,务必要并拢大腿,面对护理对象时更应该这样。

护士的基本坐姿主要有以下几种。

(1)坐位"丁"字步。

(2)脚尖点放式坐姿。

(3)小叠步正脚位坐姿。

(4)平行步侧坐位和平行步正坐位坐姿。

(5)双腿叠放平行式坐姿。

(二)坐定后的姿势

坐定后可以根据座位的高低调整坐姿。坐时必须做到上体挺直、头正、眼平视、上身与小腿成直角,双膝并拢,男士两腿可略分开,但不应比肩宽;女士着短裙时,两腿必须并拢。两腿若斜放时,与地面构成 45° 为最佳。如果条件许可,双脚可前后放,但不能勾脚尖。正坐时,两手心应朝下,放平大腿之上,或者扶住座位扶手。总之,坐定的姿势以自然舒展、端庄优雅为宜。

(三)入座与离座

入座也称就座,即从走向座位直到坐下这一过程,是坐姿的前奏,也是坐的重要组成部分。入座由一系列过程构成,而社交礼仪对其中的各个主要环节均有规定。入座应注意的几个问题如下。

1. **注意顺序**　在特定的场合,如果与他人一起入座,则入座时一定要讲究先后顺序,合乎礼仪要求。主要有两种情况:一是优先尊长,即请长者、尊者首先入座;二是同时入座,主要适用于平辈之间或与亲友、同事之间。无论出席任何场合,抢先入座都是失礼的表现。

2. **讲究方位**　不论是从正面、侧面还是从背面走向座位,通常都讲究从左侧一方走向自己的座位,离开时也从左侧离开,这种说法简称为"左进左出",此原则在出席正式场合时一定要遵守。

3.**落座无声**　入座时,切勿争抢及喧哗。在入座的整个过程中,不管是移动座位还是放下身体,都不应发出异响,以免影响他人。不慌不忙,悄无声息,这本身就是有教养的体现。

4.**入座得法**　入座时,应转身背对座位。如距座位较远,可将右脚后移半步,待腿部接触座位边缘时轻轻坐下。着裙装的女士入座时,通常应先用双手摆平裙摆,再缓缓坐下。

5.**离座谨慎**　要离开座位时,为尊重他人,以示自己的礼貌,离座前要先有所表示。离座时要缓慢,不宜跳起,惊吓他人,同时谨慎身边物品,避免弄出声响,起身站稳后方可离开。

(四)禁忌坐姿

护士的坐姿随时都要表现出优雅的服务意识,避免出现与礼仪要求相悖的倦怠和散漫。

1.**头部**　坐稳后仰,头靠在椅背上,或低头注视地面,左顾右盼,或闭目养神,或摇头晃脑。

2.**躯干部**　坐稳后躯干过于前倾、后仰或歪向一侧,甚至趴在桌上。

3.**手部**　落座后,双手端臂或双手抱于脑后,手部动作过多,双手摸摸碰碰、敲敲打打,双手夹于两膝之间,将肘部支撑在桌上,甚至当众掏耳屎、剪指甲等。

4.**腿部**　落座后,双腿敞开过大,在长者或他人面前高跷二郎腿,反复抖动不止;两腿笔直伸开,骑坐在座位上,或把腿架在其他高处。

5.**脚部**　落座后,将脚抬得过高,以脚尖指向他人,或使对方看到自己鞋底,摇荡、抖动不止,将脚跷到自己或他人的座位上,以脚踩踏其他物体,甚至当众脱鞋、袜等。

五、美观的蹲姿

蹲姿(squat)指下蹲的姿势,简称为蹲姿。蹲姿属于静态立姿的一种特殊情况,多用于护士于低处取放或拾捡物品、帮助别人及照顾自己等情况。文雅美观的蹲姿可以充分体现出护士较好的个人品质和职业素养。

(一)护士基本蹲姿

下蹲的基本要求:以省力、美观为原则,左手整理服装,侧身缓缓下蹲。双脚一前一后,两腿紧靠下蹲,左脚在前,全脚着地,小腿与地面呈90°,右脚在后,前脚掌着地,脚跟抬起,右膝以低于左膝为宜,臀部务必向下,切忌向后方或向上方撅起,以正确的蹲姿拾捡或取放物品。注意护士服下缘不能接触地面,下蹲前应一手将平护士服裙摆,双肩平衡外展,双手叠放于左侧大腿前 1/3 处。护士下蹲操作要诀:左脚在前,右脚稍后,双脚靠紧,臀部下蹲。

(二)护士禁忌蹲姿

在公共场所下蹲有以下四条禁忌。

(1)禁忌面对他人蹲下,更不可低头弯背朝向护理对象,这样会使他人不便。

(2)禁忌背对他人蹲下,切忌弯腰撅臀朝向护理对象,这种做法对他人不够尊重。

(3)禁忌下蹲时双腿平行分开,如同上洗手间,女士还有曝光底裤的可能,也显示出不文雅、不尊重。

(4)禁忌下蹲时低头、弯背或弯上身、翘起臀部,特别是女性在穿短裙时,这种姿势十分不雅观。

六、轻盈的走姿

走姿(walking)是指人在行走过程中所形成的动态姿势,是站姿的延续,是有目共睹的动态美。良好的行姿可展示护理人员优雅、干练的精神风貌。走姿的重点在行进中的脚步上,因此,走姿有时也称作步态。对走姿的要求是"行如风",即护士在工作岗位上走起路来要像风一样步态轻盈、稳健、洒脱、匀速,给人以轻巧、美观、柔和、飘逸之感,显示护士的端庄、优雅、健美与朝气。

(一)护士标准走姿

保持头正颈直,昂首挺胸,双眼平视,双肩平稳,两臂自然摆动,身体重心自然前移,大腿带动小腿,步伐匀速有序,直线前进,全身协调,姿态优美。

标准的走姿是以正确的站姿为基础,并且要尽量兼顾以下六个方面。

(1)全身伸直,昂首挺胸:在行走的过程中,要始终面朝前方,双眼平视,头部端正,胸部挺起,背部、膝部要避免弯曲,使双脚行走呈现一条直线的完美轨迹。

(2)起步前倾,重心在前:起步行走时,身体应稍向前倾,身体的重心应落在反复交替移动的前面那只脚的脚掌之上,这样身体会随之向前移动。要注意的是,当前脚落地后脚离地时膝盖一定要伸直,踏下脚时再稍松弛,并立刻使重心前移。

(3)脚尖前伸,步幅适中:行走时,向前伸出的那只脚应保持脚尖向前,不要向内或向外,同时还应保持步幅大小适中。步幅,主要是指行进中一步的长度。通常步幅应为一脚之长,即行走时前脚脚跟与后脚脚尖两者相距为一脚长。

(4)双肩平衡,两臂摆动:行进时,双肩、双臂都不可过于僵硬呆板。双肩应当平稳,避免摇晃。两臂则应自然,一前一后有节奏地摆动。摆动时,手腕要进行配合,掌心要向内,手掌向下伸直。摆动的幅度,以30°左右为佳,不要双手横摆,更不要同向摆动。

(5)直线前进,自始至终:行进时,双脚行走的轨迹,大体上应当为一条直线。同时要克服身体在行进中左右摇摆,并使腰部至脚部始终都保持以直线的形状移动。

(6)全身协调,匀速前进:行走时,大体上在某一阶段中速度要均匀、有节奏感。另外,全身各部分的举止要相互协调、配合,表现得轻松、自然。

(二)护士禁忌走姿

护士在工作岗位行走时应避免出现含胸、驼背、凸腹,这样容易给人没有自信的感觉。

1.忌瞻前顾后 禁忌在行走时左顾右盼,或是反复回头注视身后。另外,行走时还应避免身体过分摇晃。

2.忌声响过大 行走时应步态轻盈稳重,不应重步而行、慌张急迫,即便有紧急抢救或病房传出呼唤时,也不可慌乱奔跑、声响过大,应轻盈机敏地加快步速,方能展现出职业护士工作紧张有序、忙而不乱,从而增加护理对象的安全感。

3.忌八字步态 在行走时,若两脚尖向内伸构成内八字步或向外伸构成外八字步都很不雅观,应禁忌。

4.忌形体不正 行走时不应左右晃动,身体重心不稳。忌歪头甩手、弯腰驼背、耸肩夹臂、扭腰撅臀、屈膝弯腿。

(三)行走中的礼仪

人们往往会在不同场所中展现走姿,在不同情况下,既要遵守礼仪要求,也要针对具体情况具体对待。适度的行进速度可很好地体现走路时的良好姿态,过快,会给人匆忙、不稳重的心理暗示;过慢,又会给人以拖沓、懒散的感觉。过快或过慢都无法保持良好的姿态。护士在工作岗位上的走姿应轻盈、敏捷,给人以轻巧、美观、干练之感,彰显出护士的端庄、文静、优雅和朝气。因此,要求护士在日常工作时行走节奏快慢适当,给人一种矫健、轻快、从容不迫的动态美。

1.**抢救行姿** 一般情况下,男士的步速为 100~110 步/分钟为宜,女士的步速以 110~120 步/分钟为佳。但在抢救病人、处理急症等情况下,通常需要快速行进,争取时间,挽救生命。如果护士、医生都在病区内跑起来,势必会制造紧张气氛,影响病人;另外,又在无意之间传递出护士或医生不成熟或不稳重的信息,容易使病人及家属产生不信赖的感觉。所以,最好的方式是采用"快行步"以达到"跑"的目的。"快行步"的步速应达到每分钟 140 步左右,而要达到这个速度,步幅应该减小,保持上身平稳,全身配合轻盈、灵敏,给人以轻巧、美观、柔和之感,显示护士端庄、典雅、温柔、成熟的内在之美。

2.**漫步** 漫步又称散步,它是一种休息方式,其表现形式是随意行走,一般不受时间、地点、速度等条件限制,但应当避免的是在人多拥挤的道路上漫步,避免造成对他人的妨碍或对自己安全的影响。

3.**上下楼梯**

(1)单行单走:上下楼梯时,都应该单行单走,不宜多人并排而行。

(2)右上右下:上下楼梯时,都应靠右侧行走,即应右上右下,将自己左侧的通道留出,以方便有紧急事务者快速通过。

(3)带路在前:上下楼梯时,如果为别人带路,应走在前,不应位居被引导者之后。

(4)注意安全:上下楼梯时,最好避免与人交谈或浏览手机,因为大家都要留心脚下,注意安全;亦不要站在楼梯上或楼梯转角处与人进行深谈而妨碍他人通过。

(5)避免闪失:与长者、异性一起下楼梯时,若阶梯过陡,应主动走在前面,以防身后之人出现闪失。

(6)谨防碰撞:上下楼梯时,不仅要注意阶梯,还要注意与身前、身后之人保持一定距离,以防碰撞受伤。

除此之外,还要注意上下楼梯时的姿势、速度。不管自己的事情有多急迫,在上下楼梯时都不应推挤他人,或是坐在楼梯扶手上快速滑下。上下楼梯时快速奔跑也是欠妥当、有失礼仪的。

4.**进出电梯**

(1)注意安全:当电梯门关闭时,不要用力扒门,或是强行挤入。当电梯超载报警时,不要心存侥幸,硬挤进去。当电梯在升降中因故暂停时要耐心等候,不可冒险攀爬而出。

(2)注意出入顺序:在与不相识者同乘电梯时,进入电梯要讲先来后到,出来时则应由外向里依次而出。与熟人同乘电梯,尤其与长者、女士、客人一起时,一般视电梯类别而定:有人管理的电梯,应主动后进后出;无人管理的电梯,则应先进后出,目的是控制电梯,主动服务于人。另外,当乘坐自动扶梯时,按照国际礼仪惯例,应站立于右侧,留出左侧作为紧急通道。

5.**通过走廊** 许多房间往往由长短、宽窄不等的走廊连接在一起。走廊虽有室内走廊与露天走廊之分,但行路礼仪却基本相近。

(1)单排行进,主动行于右侧,这样即使有人从对面走来也互不相扰。

（2）若是在仅容一人通过的走廊上与对面来人相遇，则应面向墙壁，侧身相让，请对方先通过。若对方先这样做了，则应向其表示真诚感谢。

（3）缓步轻行，悄然无声。一般来说，走廊多与房间连接，切勿快步奔走，同时也要避免大声喧哗。

（4）循序而行。不要为了走捷径、图省事、找刺激而去跨越某些室外走廊的栏杆，或行于其上。

（刘业娟）

第二节 预检分诊

分诊是根据病人的主要症状和体征，区分病情的轻重缓急及隶属专科，进行初步诊断，安排救治的过程。其重点是病情分诊和学科分诊。

分诊的意义在于：

（1）安排就诊顺序，优先处理危急症，提高抢救成功率。

（2）提高门诊工作效率，减少病人等待时间，增加病人对门诊工作满意度。

（3）有效控制门诊就诊人数，维护门诊室内秩序。

一、分诊护士工作要求

（1）端庄，衣着整洁，精神饱满，工作热情周到。

（2）熟练掌握各种急症的临床表现。

（3）具有与病人和家属交流的技巧。

（4）具有快速评估、快速诊断或下决定的能力。

（5）礼貌、机智、有主见，有控制现场和解决问题的能力。

（6）有监督和指挥的能力，具有与各部门沟通的技巧。

（7）熟悉医院的政策和规章制度，能够解答病人和家属的询问。

二、岗位职责

分诊护士的岗位职责如图 9-1 所示。

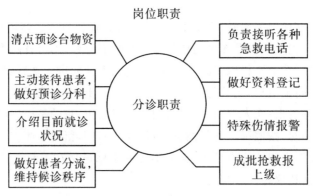

图 9-1 岗位职责

三、分诊技巧

分诊技巧包括"一问二看三检查四分诊"。首要关注病人的意识状态、呼吸情况、心血管状况等,主要评估病人有无生命危险。

1.问　灵活运用问诊技巧(诱导问诊)。问诊要有针对性、目的性,应简短、重点突出,昏迷病人要详细询问现病史、既往史。

2.看　在问诊的同时,细致观察病人的神态、面容、皮肤等,神志不清的病人要查看病人的瞳孔。

3.检查　对腹痛病人做腹部体查,对头痛、头晕、心悸等病人及年长者测量生命体征,测指尖血糖等。

4.分诊　将病人的主、客观资料综合分析,确定病人的病情分类和分科,一类立即送抢救室进行医学处置,二类送抢救室进行医学处置或诊室优先就诊。

四、分诊的种类

1.院前分诊　管理和指挥是关键。

2.灾难分诊　医疗救护队现场系统分诊转运医院。

3.院内分诊　到达医院后所做的评估与处理。

五、门诊病人分类法

1.二分类法

(1)紧急:可安排在抢救室。

(2)非紧急:可安排在门急诊的各科诊断室。

2.三分类法

(1)危急:危及生命的急症送抢救室。

(2)重急:各类急重症送诊断室优先接诊。

(3)非紧急:诊断室。

3.四分类法

(1)Ⅰ类:①有生命危险需要立即抢救。②呼吸、心搏骤停,重度休克,大出血。③严重呼吸窘迫或呼吸道阻塞。④急性大面积心肌梗死。⑤严重心律失常。

(2)Ⅱ类:①非立即危及生命,优先就诊。②胸痛怀疑心肌梗死、高热(体温>40℃)。③高血糖、急性剧烈腹痛。

(3)Ⅲ类:①病情稳定,但仍需在3~6小时内治疗者。②轻度腹痛、轻度外伤。

(4)Ⅳ类:①病情稳定,非紧急的就诊者。②伤风感冒、皮疹、便秘、皮肤擦伤。

六、分诊的护理程序——评估

1.分诊问诊　主诉、伴随症状、有关的既往病史、服药史、过敏史。注意:问诊应该简短、重点突出,语气要表现出同情和关怀。

2.身体评估　生命体征、损伤部位、疼痛的部位及性质等。注意:身体评估与问诊同时进行,身体评估必须是快速、简明、有重点的身体检查。

3. 危重病人的评估

(1)呼吸状况:有呼吸困难,立即开始清理和保持呼吸道通畅的措施,吸氧,准备呼吸支持设备。

(2)心血管状况:有无休克体征或休克的早期表现,有无胸痛或心绞痛的症状。

(3)意识状态:当开始评估病人时,应该评估精神和意识状态。

(刘业娟)

第三节　发热门诊

一、发热门诊设置原则

(1)合理规划:医院发热门诊的设置应纳入医院总体建设规划,合理安排功能布局。医院要在相对独立的区域规范设置发热门诊和留观室。

(2)科学分区:发热门诊内部应严格设置防护分区,严格区分人流、物流的清洁与污染路线,采取安全隔离措施,严防交叉感染和污染。

二、发热门诊设置要求

1. **发热门诊选址**　应设置在医院内独立区域,设有醒目的标志,具备独立出入口,与普通门(急)诊相隔离,与其他建筑、公共场所保持适当间距。

医院门口和门诊大厅要设立醒目的发热门诊标志,其内容要包括接诊范围、方位、行走线路及注意事项等。院区内应有引导病人到达发热门诊的明确指示标志。

2. **发热门诊布局**　发热门诊内应设置"三区两通道",区分污染区、潜在污染区和清洁区,各分区之间有物理隔断,相互无交叉;设置病人专用出入口、医务人员专用通道,以及清洁物品和污染物品的出入口,各区和通道出入口应设有醒目标识;发热门诊空调通风系统做到独立设置。

(1)污染区:污染区分为主要功能区和辅助功能区。主要功能区包括候诊区、诊室、留观室、护士站、治疗室、输液观察室等。

(2)辅助功能区:包括预检分诊区(台)、挂号、收费、药房、检验、放射、辅助功能检查室、标本采集室、卫生间、污物保洁和医疗废物暂存间等。

(3)候诊区:应独立设置,尽可能宽敞,面积应能满足传染病防控需要。三级医院应可容纳不少于30人同时候诊,二级医院应可容纳不少于20人候诊。发热门诊病人入口处有预留空间,用于搭建临时候诊区,以满足疫情防控所需。候诊区要保持良好通风,必要时可加装机械通风装置。

诊室应为单人诊室,并至少设有1间备用诊室。诊室应尽可能宽敞,至少可以摆放一张工作台、一张诊查床、流动水洗手设施,并安装独立电话保持联系。

建议三级医院留观室不少于15间,二级医院留观室不少于10间,设置发热门诊的乡镇卫生院也应设置留观室。留观室应按单人单间收治病人。

（4）潜在污染区：主要包括污染防护用品的脱卸区，可设置消毒物资储备库房或治疗准备室。

（5）清洁区：主要包括工作人员办公室、值班室、清洁库房、防护服穿着区、医务人员专用更衣室、浴室、卫生间等。清洁区要设置独立出入口，并根据医务人员数量合理设置区域面积。

三、设施设备配备

1. 医疗设备、设施

（1）基础类设备：应配置病床、转运平车、护理车、仪器车、治疗车、抢救车、输液车、污物车、氧气设备、负压吸引设备等。

（2）抢救及生命支持类设备：应配置输液泵、注射泵（配置工作站）、电子血压计、电子体温计、血糖仪、手持脉搏血氧饱和度测定仪、心电监护仪（配置工作站）、心电图机、除颤仪、无创呼吸机、心肺复苏仪等。可配置有创呼吸机、雾化泵、负压担架。

2. 检验类设备　应配置全自动生化分析仪、全自动血细胞分析仪、全自动尿液分析仪、全自动尿沉渣分析仪、全自动粪便分析仪、血气分析仪、生物安全柜等。可配置全自动血凝分析仪、特定蛋白分析仪。

3. 放射类设备　有条件的医疗机构可设置 CT。

4. 药房设备　有条件的医疗机构可配置 24 小时自动化药房。

5. 辅助设备　电脑、监控、电话通信设备、无线传输设备、自助挂号缴费机和污洗设备等。

6. 通风排风及空调设施　业务用房保持所有外窗可开启，保持室内空气流通，同时应具备机械通风设施。通风不良的，可通过不同方向的排风扇组织气流方向从清洁区—潜在污染区—污染区。空调系统应独立设置，设中央空调系统的，各区应独立设置。当空调通风系统为全空气系统时，应当关闭回风阀，采用全新风方式运行。

7. 消毒隔离设备、设施　所有功能空间均应设手卫生设施，洗手设施应使用非手触式洗手装置。应配置空气或气溶胶消毒设施和其他有效的清洁消毒措施，配置应包括但不限于全自动雾化空气消毒机、过氧化氢消毒机、紫外线灯/车或医用空气消毒机。

8. 信息化设备　具备与医院信息管理系统互联互通的局域网设备、电子化病历系统、非接触式挂号和收费设备、可连接互联网的设备、可视对讲系统等。

四、人员配置

1. 医疗人员　发热门诊应配备具有呼吸道传染病或感染性疾病诊疗经验的医务人员，并根据每日就诊人次、病种等合理配备医师，疫情期间可根据实际诊疗量增配医师数量。发热门诊医师应熟练掌握相关疾病特点、诊断标准、鉴别诊断要点、治疗原则、医院感染控制、消毒隔离、个人防护和传染病报告要求等。

2. 护理人员　在发热门诊工作的护士应具备一定临床经验，掌握相关疾病护理要点、传染病分诊、各项护理操作、医院感染控制、消毒隔离、个人防护等。发热门诊应根据病人数量及隔离床位数量配备相应数量的护理人员，疫情期间根据实际病人数量酌情增加护士数量。

3. 人员培训　所有在发热门诊工作的医务人员需经过传染病相关法律法规、传染病诊疗知识和医院感染预防与控制相关培训，经穿脱防护用品、手卫生、医用防护口罩适合试验等知识和技能考核合格后上岗。

五、发热门诊管理

1. 测温、询问流行病学史　发热门诊应当安排经验丰富的医务人员,指导病人测量体温、询问流行病学史及症状等,将病人合理、有序地分诊至不同的就诊区域(或诊室),并指导病人及陪同人员正确佩戴口罩。

2. 首诊医师负责制　发热门诊应 24 小时接诊,并严格落实首诊负责制,医生不得推诿病人。要对所有就诊病人询问症状、体征和流行病学史,为所有病人进行血常规、新冠病毒核酸检测,必要时还要进行新冠病毒抗体检测和胸部 CT 检查。

3. 发热病人闭环管理　发热门诊就诊病人采取全封闭就诊流程,原则上挂号、就诊、交费、检验、辅助检查、取药、输液等诊疗活动全部在该区域完成。

发热门诊未设检验室的,病人标本采集后应立即密封处理、做好标识志,第一时间通知专人密封运送至检验科。如病人需前往发热门诊以外区域检查,应当严格遵循"距离最短、接触人员最少、专人防护陪同"的原则,不与普通病人混乘电梯,检查室单人使用,接诊医务人员做好防护,病人所处环境做好消毒。

接诊医生发现可疑病例须立即向医院主管部门报告,医院主管部门接到报告应立即组织院内专家组会诊,按相关要求进行登记、隔离、报告,不得擅自允许病人自行离院或转院。隔离留观病房若不能满足临床诊疗需要时,需另外设置隔离留观病区。

疑似和确诊病例应尽快转送至定点医院救治。

4. 环境和空气消毒　实时或定时对环境和空气进行清洁消毒,并建立终末清洁消毒登记本或电子登记表,登记内容包括:空气、地面、物体表面及使用过的医疗用品等消毒方式及持续时间、医疗废物及污染衣物处理等。发热门诊区域的医疗设备、物体表面、布草、地面、空气及空调通风系统的消毒和医疗废物的处置,并有相应的工作记录。

5. 污水排放和医疗废物管理　与生活垃圾的分类、收集、存放与处置应符合医疗废物管理制度规定,包括符合《医疗废物管理条例》《医疗卫生机构医疗废物管理办法》《医疗废物专用包装袋、容器和警示标志标准》《医疗废物分类目录》等相关法规及标准的要求。

六、医务人员个人防护要求

(1)医务人员应当遵循医院相关制度要求,严格执行标准预防及手卫生规范。

(2)科室应配备符合标准、数量充足(至少可供 1 周使用)、方便的个人防护装备。

(3)医务人员应当按照标准预防原则,根据疾病的传播途径和医疗操作可能感染的风险选用适当的个人防护装备。日常接诊时戴工作帽,穿工作服、一次性隔离衣,戴医用防护口罩。如接触血液、体液、分泌物或排泄物时,加戴乳胶手套。在采集病人咽拭子标本、吸痰、气管插管等可能发生气溶胶和引起分泌物喷溅操作时,穿一次性隔离衣或医用防护服,戴医用手套、医用防护口罩、护目镜/防护面屏等,必要时可选用动力送风过滤式呼吸器。

(4)进出发热门诊和隔离病房,要严格按照要求正确穿、脱个人防护装备。在穿、脱防护服及戴医用防护口罩等个人防护用品时,应有专人监督或二人一组互相监督,避免交叉感染。

(5)疫情期间,发热门诊工作人员应做好健康监测,每天测量体温。若出现咳嗽、发热等身体不适症状时,及时向单位主管部门报告。

(刘业娟)

深圳市第三人民医院接触传染病高风险工作人员管理规范

为进一步做好我院新冠病毒的预防与控制工作,严防疫情在医疗机构内反弹,最大限度降低感染发生,参照国家卫健委办公厅《关于印发医疗机构新冠病毒感染预防与控制技术指南(第二版)的通知》(国卫办医函〔2021〕169号)及《广东省新冠肺炎防控指挥办医疗救治组关于印发医疗机构新冠肺炎院感防控指引》(第二版)的通知(粤卫医函〔2020〕132号)文件要求,结合我院实际情况,现就新冠接触高风险工作人员的管理规范如下。

一、新冠接触高风险工作人员范畴

1. 隔离病区　指收治新冠相关患者的病区,目前包括应急院区的东一区、东二区、东三区。

2. 接触新冠高风险工作人员　指在工作中会直接接触新冠患者或其体液、血液、分泌物等的人员,包括:隔离病区工作的医生、护士、护工、保洁员、保安、参与新冠患者核酸检验、实验研究、放射、超声检查人员等。

二、接触新冠高风险工作人员工作管理要求

1. 严格准入　凡进行接触新冠高风险的工作人员需完成2剂疫苗接种。进行接触新冠高风险工作前需经院感科、隔离病区及归属科室专项培训,考核合格后上岗。医生由医务科,护士由护理部,后勤保障人员由总务科负责,培训考核记录建立台账。院感科定期进行督导。

2. 进行接触新冠高风险工作期间,严格遵守岗位职责和院感相关操作规程,不得参加院本部日常出诊工作。

3. 接触新冠高风险工作人员所在科室建立健康管理台账,每天进行2次体温监测,每3天一次核酸检测,发现异常情况立即上报。

三、接触新冠高风险工作人员生活管理要求

1. 集中居住管理　医院已安排接触新冠高风险工作人员集中居住、专车接送。往返集中居住地与工作区域途中不允许下车,集中居住期间禁止回家。应急院区集中居住点及院外集中居住点分别设立组长一名,负责住宿人员管理,每日清点人数并上报。

2. 接送管理　接送专车由院办管理,车辆、司机及乘车人员建立登记表,司机及乘坐的工作人员按日常防护要求戴外科口罩,做好手卫生。

3. 接送车辆消毒　每天2次,用500mg/L的含氯消毒剂进行物表(含座椅)擦拭,30分钟后再用清水擦拭1遍,由总务科落实并建立台账或登记表。

4. 轮转管理　接触新冠高风险工作人员如需回到院本部普通科室,需完成14天隔离,并在隔离的第1、第7、第14天完成核酸检测,阴性后方可返岗。

深圳市第三人民医院医院感染管理科
2021年6月2日
(刘业娟)

第十章

介入护理

第一节 冠状动脉粥样硬化性心脏病介入治疗的护理

一、选择性冠状动脉造影术的护理

冠状动脉造影术(coronary angiography，CAG)即向冠状动脉内注入造影剂成像,利用减影技术显示冠状动脉,能较明确地揭示冠状动脉的解剖畸形及其阻塞性病变的位置、程度与范围,目前仍作为冠心病诊断的"金标准"。临床上 CAG 可分为非选择性 CAG 和选择性 CAG。非选择性 CAG 即将造影剂高压注入左心室或主动脉根部,使造影剂随血流同时进入左、右冠状动脉,左、右冠状动脉同时显影,但它常常难以提供清晰的冠状动脉影像。而选择性 CAG 克服了此缺点,能够对冠状动脉解剖情况提供较满意效果,目前临床上已被广泛采用。

(一)适应证和禁忌证

1.适应证

(1)不典型心绞痛,或原因不明的胸痛为明确诊断者。

(2)内科治疗无效,活动能力受限(Ⅲ、Ⅳ级)的稳定型心绞痛为了手术者。

(3)不稳定型心绞痛而无心律失常、严重高血压等其他原因,为了手术需了解冠状动脉病变性质者。

(4)梗死前综合征准备紧急 PTCA 或冠状动脉旁路移植手术(CABG)者,可做急诊冠状动脉造影。

(5)陈旧性心肌梗死并发室壁瘤准备手术切除者。

(6)PTCA 或 CABG 后仍有心绞痛症状,需了解冠状动脉残余狭窄情况或移植血管通畅程度者。

(7)急性心肌梗死准备做冠状动脉内给药溶栓治疗或准备做 PTCA 者,术前了解冠状动脉病变情况。

(8)急性心肌梗死合并心源性休克,在主动脉内气囊泵反搏支持下行冠状动脉造影,以便紧急冠状动脉搭桥者。

(9)年龄 40 岁以上、瓣膜置换术前,需了解是否有冠状动脉病变者。

2.禁忌证

(1)各种急性感染期。

(2)严重心律失常及严重的高血压未加控制者。

(3)电解质紊乱,洋地黄中毒。

(4)有出血倾向者,现有出血疾病者或正在抗凝治疗者。

(5)造影剂过敏者。

(6)其他脏器功能衰竭者或严重营养不良,难以忍受者。

(7)严重肝、肾功能不全。

(8)活动性心肌炎。

(二)术前护理

(1)术前宣教:向病人及家属介绍冠心病的概念,冠状动脉造影术的目的、意义、手术方法、手术环境。介绍咳嗽的目的,教病人练习床上排便。请手术成功的病人亲自介绍体会,使病人了解手术的必要性、安全性及注意事项。同时,根据病人提出的问题和引起焦虑的原因进行有针对性的心理疏导,以减轻其心理压力,满足其心理需求,以便手术顺利进行。

(2)详细询问过敏史:包括食物、药物和碘过敏史,麻疹和支气管哮喘病史等。

(3)检查双侧股动脉和足背动脉搏动情况。

(4)做碘过敏试验,行凝血酶原时间、肝功能、电解质等检查,停用活血及影响造影结果的药物。

(5)完善各种检查,了解各脏器的功能。

(6)双侧腹股沟、会阴部备皮。

(7)训练病人深呼吸、憋气和咳嗽动作。

(8)指导病人床上排便。

(9)手术日清晨禁食、禁水(药物除外),术前 30 分钟排空膀胱。

(三)术后护理

1.心理护理 冠状动脉造影术后,由于病人肢体制动时间、卧床时间均较长,容易使病人产生不舒适感,护理人员应加强沟通,做好健康教育,缓解病人的紧张心理。

2.并发症的观察与护理

(1)心律失常:常见有心动过缓、P-R 间期传导延长、房室传导阻滞、多发性室性期前收缩,严重者可发生室性心动过速和室颤。大多是因为造影剂影响,可经病人用力咳嗽后缓解,个别严重者可静脉注射阿托品,若仍不能恢复则应立即用临时人工起搏器。心律失常也可因导管堵塞冠脉口造成急性缺血,一旦发生,立即将导管撤出,进行胸外按压并立即进行电除颤。

(2)心肌梗死:①导管或造影剂刺激冠脉痉挛。②导管损伤冠脉口引起内膜撕裂甚至血管急性闭塞。③栓塞:可为血栓栓塞或气体栓塞,多由导管头带入或因排气不当,将气泡注入冠脉内。

护理上应注意:应术前肝素化;所有连接管道应严格排除所有气泡,导管操作务必轻柔,尽量减少不必要的动作;严密监测动脉压力和心电图变化。如果心肌梗死发生在术中,应尽快明确原因,给予硝酸甘油或硝苯地平治疗以解除冠脉痉挛,冠脉内溶栓治疗或急诊介入性治疗、冠脉旁路移植术等。

(3)栓塞并发症:栓子来自导管或导丝表面形成的血栓、因操作不慎所致脱落的动脉粥样斑块、注入气泡,可造成脑血管栓塞、肾动脉或肠系膜动脉栓塞、下肢动脉栓塞。一旦发生应积极治疗,包括应用血管扩张药和溶栓治疗等。

(4)死亡:因冠脉造影而致死的人数,随经验积累和设备改进已明显降低。

(5)造影剂反应：①皮肤反应，皮肤潮红、苍白、出汗、荨麻疹、血管神经性水肿等。②神经系统，头痛、头晕、肌肉抽搐、失明、失语、偏瘫、大小便失禁等，严重者可昏迷。③呼吸系统，打喷嚏、咳嗽、呼吸困难、气喘发作、喉头痉挛和水肿等，严重者呼吸暂停。④肾脏反应，腰痛、少尿、无尿、血尿、蛋白尿、肾功能不全等。⑤心血管系统，心动过缓、心动过速、严重室性心律失常、低血压、急性肺水肿、休克、心脏骤停。一旦出现变态反应，应立即给予氢化可的松、肾上腺素、氨茶碱、多巴胺等药治疗。

(6)穿刺局部并发症：主要有血肿形成、动脉内膜撕裂、穿孔、动静脉瘘等，可通过注意操作规程避免。

(7)其他并发症：导管打结或断裂、感染等。

(8)预防拔除股动脉鞘管时可能发生的心律失常、低血压或休克及冠脉痉挛：严格抗凝治疗后，股动脉伤口止血难度很大。拔管后须立即压迫止血，但若用力过度，或双侧伤口同时按压，右冠脉病变，可致迷走神经反射性心动过缓，使回心血量减少而发生休克。伤口剧痛，可使心率增快，或发生冠脉痉挛，故须根据病情，备好抗心律失常、升压、解痉、扩血管的药物，必要时备尿激酶。护理方法：①采用分段减压方法压迫止血。②按压伤口力度以能触摸到足背动脉搏动为准。③两侧股动脉伤口时，严禁同时拔管、按压。④紧张、伤口剧痛的病人，必须使病人身心放松，同时在伤口处皮下注射利多卡因 50～100mg。

3.**预防感染**　病人术后常规口服消炎药治疗，术后至少连用 3～5 天，监测体温，每日 4 次，连测 3 天，正常后停测。

4.**一般护理**　病人术后改为一级护理，告知病人绝对卧床 24 小时、肢体制动 12 小时，沙袋压迫 6～8 小时。术后 30 分钟即可进食、饮水，并嘱病人多饮水，以利造影剂排空。30 分钟测血压 1 次，连测 6 次，平稳后停测，观察伤口有无渗血、渗液，观察足背动脉搏动情况。协助病人生活护理，嘱病人如有胸闷等不适，及时告知医护人员。

(四)健康教育

(1)预防冠心病的危险因素：指导病人戒烟、酒，避免情绪紧张、激动，注意饮食，降低体重，积极控制高血糖、高血压及高脂血症等危险因素。

(2)定时门诊复查，如有不适及时到医院就诊。

(3)向病人介绍该病的常识，嘱病人坚持服药，定期回院复查，遵医生指导用药，忌随意停药、换服药物。指导病人自制一张个人健康联系卡，与硝酸甘油(或速效救心丸)一起随身携带，联系卡注明：姓名、年龄、病史、家人联系电话、经治医院的联系电话及医生，卡上还可附上简单的急救要领。

(4)嘱病人进食清淡并富含维生素、优质蛋白质及纤维素的食物，进食不宜过快过饱，可少食多餐。饮食不宜过咸，限制甜食及高脂饮食，并应忌烟酒。

二、经皮腔内冠状动脉成形术的护理

经皮腔内冠状动脉成形术(percutaneous transluminal coronary angioplasty，PTCA)又称冠状动脉球囊成形术，它是指运用一种高分子物质制造的双腔球囊，在导引系统的辅助下被送至冠状动脉的狭窄部位，加压充盈球囊，借助于球囊扩张的机械性挤压作用使血管壁结构重构、内腔扩大的一种介入性治疗技术。通过治疗，原冠状动脉狭窄部位被扩张，血流增加，原缺血部位的血液循环改善,从而达到治疗效果。其治疗效果较药物治疗可靠且理想,又比心外科冠状动脉旁路移植术简便且痛苦小,是当今冠心病的主要治疗技术之一。

(一)适应证和禁忌证

1.临床适应证

(1)不稳定型心绞痛。

(2)变异型心绞痛。

(3)急性心肌梗死(溶栓治疗后或急诊 PTCA)。

(4)高危性 PTCA,即左室功能明显受损病人(LVEF<30%)。

(5)冠脉搭桥术后心绞痛。

(6)高龄心绞痛病人(≥75 岁)。

2.血管适应证

(1)多支血管病变。

(2)冠脉搭桥术后的血管桥(包括大隐静脉桥和内乳动脉桥)及被搭桥后的冠状动脉本身病变。

(3)被保护的左主干病变。

3.病变适应证 血管远端、管状长节段(>10mm)、偏心性、钙化、不规则、位于血管分叉处、一支多处病变、病变部位成角度(>45°)、新近完全阻塞(<3 个月)、冠脉口病变、有溃疡或血栓形成的病变等。

4.禁忌证

(1)长期心绞痛(>2 年)为僵硬或钙化性冠状动脉病变,长度大于 20mm 者。

(2)冠状动脉血管扭曲,走行弯曲过大者。

(3)冠状动脉左主干狭窄或高度偏心性狭窄,或冠状动脉远端狭窄或血管完全闭塞者。

(4)病变累及主要分支点,扩张时粥样斑块可能被压入邻近分支血管而引起阻塞者。

(5)左心室明显肥厚或扩大及左心室功能明显减退者。

(6)狭窄大于 50%而临床症状不明显者。

(7)无冠状动脉搭桥条件或病人拒绝做冠状动脉旁路移植术者。

(二)术前护理

(1)请医师详尽说明过程,解除疑虑后请病人和家属填写同意书。

(2)强调有心悸、胸闷等任何不适应立即通知医师。

(3)术前晚及术日晨口服阿司匹林 300mg,波立维 300mg,继续服用硝酸酯类和钙离子通道阻滞药,当日停服 β 受体阻滞药。

(4)做青霉素皮肤过敏试验及造影剂静注过敏试验。

(5)术前禁食 6 小时,穿刺部位常规皮肤准备。

(6)病人进心导管室前保持一条静脉通道。

(三)术后护理

(1)持续心电监护 24 小时,严密观察心率、血压、心律等生命体征,注意有无心绞痛发作,心电图有无缺血性变化、心肌梗死、重症心律失常等并发症的出现。

(2)因术前禁食、过度紧张、失眠、造影剂的高渗作用,应用血管扩张药等因素,故术后易发生低血压。一旦发生应快速输入生理盐水,一般多可恢复。

(3)密切观察穿刺局部渗血情况和血肿形成,监测足背动脉搏动情况。

(4)静脉持续滴注硝酸甘油,口服钙通道阻滞药,以预防冠状动脉痉挛。

(5)抗凝的护理:病人术后给予抗凝药以预防术后血栓形成和栓塞,进而导致血管闭塞和急性心肌梗死等并发症。术后以每小时 1000U 肝素持续静脉滴注,并根据凝血时间或部分凝血活酶时间(PTT)来调整肝素用药,持续 24 小时后停用,改为低分子肝素注射液皮下注射,2 次/天,并严密观察全身及穿刺局部的出血情况。

(6)抗血小板制剂:常规用阿司匹林 150mg/d,以减少血小板聚集作用。

(7)常规用抗生素 3 天,以预防感染。

(8)动静脉穿刺套管的处理:稳定型心绞痛病人术后肝素静脉滴注 4~6 小时,停药后 1 小时拔除鞘管;不稳定型心绞痛、急性心肌梗死、术前冠脉内有血栓、术中有血栓形成或内膜撕裂和急性闭塞等并发症处理成功者,完全阻塞病变、多支血管 PTCA 和长节段病变等复杂病变的 PTCA 者,术后给肝素 24 小时或更长时间,停药 1 小时后拔除鞘管。有些病人在拔除鞘管时因疼痛刺激迷走神经,张力增高而致心动过缓和血压降低、恶心、呕吐等,拔管前可在鞘管周围皮下注射少量麻醉剂,并备用阿托品。

(9)术后 48 小时如无任何并发症发生,可鼓励病人下床活动。

(10)并发症的护理。①急性血管闭塞:急性血管闭塞是最严重也最常见的并发症,多发生在术中或术后短时间内,也可发生在术后 24 小时甚至更长时间以后。急性血管闭塞是冠脉痉挛、血栓形成,或内膜撕裂伴血栓形成的结果,一旦发生即给予硝酸甘油、肝素、溶栓治疗,或重新行 PTCA 治疗,严重者需进行紧急外科冠状动脉旁路移植术。②边支闭塞:常因球囊充盈时将从狭窄处或其附近发出的边支闭塞。若该支很小,常无临床症状,可不进行特殊处理;若该边支较大,需立即送入导丝并用球囊扩张边支口。③冠脉栓塞:常见为血栓栓塞,在扩张有血栓存在的病变时,尤其是机化血栓,血栓碎片或小栓子可附在球囊上,在球囊退出过程中,栓子被血流冲入血管远端或其他冠脉及分支。④冠脉穿孔或破裂:常因导丝操作不当而造成穿孔或因球囊过大、加压过高或过快而造成血管破裂,可导致心包积血和心脏压塞,需立即行冠状动脉旁路移植术,并处理破裂处。⑤左室壁穿孔和心包积血:常因放置右心室起搏导管加上术中应用大剂量肝素所致,若出现心脏压塞需立即行外科手术。⑥室性心动过速或室颤:在 PTCA 过程中,发生率为 2%,更多发生于急性心肌梗死的 PTCA,用低渗造影剂可减少其发生率。

(四)健康教育

(1)合理膳食,饮食以低脂、低胆固醇为主,不食维生素 K 含量高的食物,如浓茶、菠菜、包心菜、动物肝脏等,避免影响抗凝药疗效。

(2)告知病人术后仍需确保长期正规的内科治疗,坚持服药。

(3)强调定期复查,门诊随访。

(4)预防冠心病的危险因素:指导病人戒烟、酒,避免情绪紧张、激动,注意饮食、降低体重,积极控制高血糖、高血压及高脂血症等危险因素。

(5)鼓励病人每日做适量运动,锻炼身体,增强抵抗力。

(6)保持愉快心情,当院外出现不适(如胸痛、出血等)时立刻就诊。

三、冠状动脉脉内支架安置术的护理

急性闭塞和再狭窄是经皮腔内冠状动脉成形术尚待解决的两大问题,冠状动脉脉内支架安置术是应此问世的另一种介入治疗手段。它是目前唯一能通过导管输送到血管内起支撑作用的技术,能解除冠状动脉狭窄和闭塞,防止血管塌陷及夹层形成,保持血流通畅,具有手术简便、疗效确切、创伤小等优点。

(一)适应证和禁忌证

1.适应证

(1)PTCA 并发动脉夹层瘤、严重内膜撕裂、急性闭塞或濒临闭塞者。

(2)预防 PTCA 后再狭窄。

2.禁忌证

(1)出血性疾病和出血倾向者。

(2)血管直径≤2.5mm 者。

(3)冠状动脉开口和近端有较明显的动脉粥样硬化斑块,妨碍导引导管较深插入者。

(4)病变部位有大量未经治疗的血栓存在者。

(5)血管远端血流明显减慢者。

(二)术前护理

(1)心理护理:由于病人对支架安置术不了解,易产生恐惧心理,根据病人的年龄、文化程度、经济水平、心理状态等具体情况进行评估,制定个体化的教育计划,因人施教。通过简明易懂的语言讲解辅以发放宣传资料,请手术成功的病人介绍亲身体会等方式加深病人的感观认识,使其了解手术的必要性、方法、过程、注意事项及安全性,从而解除焦虑、紧张、恐惧心理,让病人减轻压力、建立信心、积极配合。

(2)术前晚及当日晨口服阿司匹林 300mg,波立维 300mg,继续服用硝酸酯类和钙离子通道阻滞药,当日停服 β 受体阻滞药。

(3)做青霉素皮肤过敏试验及造影剂静注过敏试验,签订手术知情同意书。

(4)做好各项常规检查,训练床上排便和深吸气-闭气动作,以利术中取得清晰图像。

(5)术前禁食 6 小时,穿刺部位常规皮肤准备,前往导管室前排空膀胱。

(6)病人进心导管室前保持一条静脉通道。

(三)术后护理

1.CCU 监护 持续心电、血压监测 24 小时,严密心电监测心律、心率、血压及尿量、心电图变化,监测凝血酶原时间(Pr),严密观察有无心绞痛复发、股动脉伤口出血、足背动脉搏动。

2.支架内血栓的预防和监护

(1)严格抗凝治疗:支架安置术最重要的并发症是急性和亚急性血栓形成。术后注意合理的抗凝治疗。凡术中未经高压球囊扩张或高压球囊扩张支架未达到理想造影结果者、高凝状态者、安置多个支架者,需严密监测 PT,加强抗凝治疗。有效抗凝指标是:术后 24 小时 PT 要达到并维持在 24 秒。护理中要给病人应用阿司匹林+波立维+肝素等药联合抗凝,其中肝素应用是否合理最关键。术后以每小时 1000U 肝素持续静脉滴注,并根据凝血时间或部分凝血

活酶时间(PTT)来调整肝素用药,持续24小时后停用,改为低分子肝素注射液皮下注射,2次/天,并严密观察全身及穿刺局部的出血情况。

(2)术后急性或亚急性支架血栓形成:一般发生在安置支架后24小时内及2周内。此阶段病人情绪紧张是导致冠脉痉挛的常见诱因。持续剧烈的冠脉痉挛可导致支架内血小板聚集、血栓形成或血管闭塞,因此,要注重手术前后的健康教育及心理护理。如术前采取讲解、放录像、发放资料,请手术成功的病人介绍亲身体会等方式,使病人了解手术的必要性、方法、过程、注意事项及安全性;告诉病人,术后住CCU可获安全保障。严密监护心绞痛及ST-T变化。心绞痛复发,预示支架血栓形成或冠脉急性再闭塞,须高度重视。要严密观察心电监护,经常询问病人有无胸闷、胸痛、出汗、心慌等。一旦病人出现上述症状或感不适,立即采取必要措施并向医生汇报病情,必要时行溶栓治疗,做好紧急PTCA或冠状动脉旁路移植术的各项准备。

3.伤口出血的预防及护理

(1)术后肝素静滴4～6小时,停药后1小时拔除鞘管。

(2)伤口包扎宜采用绷带"8"字法:拔管后手压伤口0.5～1小时,用绷带"8"字法固定24～72小时。

(3)延长卧床时间:要求病人拔管8小时内手术肢体完全制动,绝对平卧24小时,48小时内仍卧床休息,48小时后可坐在床边活动,72小时后再下床,可有效地降低出血的发生率。

4.低血压的防治及护理

(1)预防血容量不足,合理用药。手术后极易发生低血压,考虑与病人紧张、禁食、禁水、术中失血、术中及术后应用血管扩张药、钙通道阻滞药及镁极化液有关,采取如下措施:①针对病人紧张的原因,进行心理护理。②术前禁食4小时。③回病房后立即暂停输入血管扩张药。④术后0.5小时恢复进食。⑤24小时内至少保证2条静脉通道,及时补足血容量,再应用血管扩张药。

(2)术前低血压不能纠正或休克者,术中、术后给予主动脉球囊反搏。

(3)选用股动脉留置鞘管加压补液,能迅速有效纠正低血容量状态。

(4)严密监测血压、心率、尿量,观察有无伤口出血。对于高血压、高龄、极低心功能病人,须认真对照其基础血压及脉压,综合分析整体状况,准确判断早期低血压。术后1.5～3小时,恶心常为低血压或休克先兆,小便后亦有休克发生。对不明原因的低血压,排除血容量不足外,如病人心电图无明显变化,要检查有无腹膜后出血(左、右耻骨区疼痛),穿刺部位内出血(如肿胀、变色、脉搏消失),冠状动脉破裂或穿孔(心脏压塞症状)。有出血并发症时,立即调整抗凝药剂量并处理。

5.饮食护理　术后0.5小时恢复饮食,可进食低盐、低脂、低胆固醇、易消化饮食,勿进食冷牛奶、鸡蛋等以避免引起肠胀气。给病人饮水500～800mL,促进排尿,以利于造影剂的排出。

(四)健康教育

1.制动和活动　术后肢体制动6小时,即不可立起、弯曲,可适当稍向患侧翻身40°左右,减轻长时间卧床给病人带来的腰酸背痛等不适;协助女病人排尿时,注意放置便盆,避免用力而诱发穿刺部位出血或血肿;对于年老体弱者,为避免因压迫力大、时间长引起下肢静脉回流差,易引起血栓,建议 10 小时后进行床上下肢活动比较安全,且能有效防止下肢静脉血栓的形成。康复运动训练可以增加冠脉血流,维持冠脉通畅,一旦病情稳定,鼓励病人下地活动,并每天适当运动,能预防支架局部血栓形成。

2.抗凝治疗教育

(1)由于支架是一种金属异物,血液中的血小板和纤维蛋白质易在支架处沉积,形成血栓。为了防止支架内血栓形成,除了术中常规用肝素外,术后必须行全身肝素化治疗,因此向病人详细讲解抗凝治疗的必要性和危险性,以及出血的症状和体征,如有无皮下出血,静脉注射穿刺针眼有无淤斑,有无牙龈出血、血尿、黑粪,女性病人注意有无月经量过多、经期过长,如果病人需要看牙病时应向医生说明自己在接受抗凝治疗。

(2)按时服用抗凝药物,阿司匹林 300mg,1 次/天,服用 1 个月后改为 100mg,1 次/天;波立维 75mg,1 次/天,服用 9～12 个月。指导病人了解用药的注意事项,定时复查凝血酶原时间。

3.定时门诊复查　半年内每个月复查 1 次,半年后每 3～6 个月复查 1 次,以便及时调整药物用量,及时发现并发症,及时处理。

4.预防冠心病的危险因素　指导病人戒烟、酒,避免情绪紧张,激动,注意饮食,降低体重,积极控制高血糖、高血压及高脂血症等危险因素。减慢冠脉粥样硬化,对支架安置术的效果是非常有益的。

(李伟鹤)

第二节　颅内动脉瘤介入治疗的护理

颅内动脉瘤是由于局部血管异常改变产生的脑血管瘤样突起。其主要症状多由出血引起,部分因瘤体压迫、动脉痉挛及栓塞造成。动脉瘤破裂出血常致病人残疾或死亡,幸存者仍可再次出血。颅内动脉瘤占脑血管意外的第三位,仅次于脑血栓和高血压出血,占自发性蛛网膜下腔出血的 34%～50%,发病高峰年龄为 40～60 岁。

动脉瘤按其大小分为:小动脉瘤,直径≤0.5cm;一般动脉瘤,直径≥0.5cm 且<1.5cm;大型动脉瘤,直径≥1.5cm 且<2.5cm;巨型动脉瘤,直径≥2.5cm。按形态大致分为囊状(包括球形、葫芦形、漏斗形)、梭形及壁间动脉瘤三种,囊状者占颅内动脉瘤的 95%,梭形者占 4%。

一、适应证和禁忌证

1.适应证

(1)几乎所有的动脉瘤都可采用血管内介入治疗,特别是高龄病人,合并心、肝、肾等严重疾病的病人,以及其他不适合外科治疗者。椎基底动脉系统动脉瘤应首选血管内介入治疗。

(2)宽颈动脉瘤、梭形动脉瘤或夹层动脉瘤,可采用再塑形技术或支架放置技术治疗。

(3)瘤体与瘤颈比>1.5,小动脉瘤(<15mm)最适合血管内介入治疗。

2.禁忌证

(1)病人临床状况极差(Hunt&Hess 分级为Ⅳ或Ⅴ级)。

(2)凝血障碍或对肝素有不良反应者。

(3)对造影剂有过敏史者。

二、术前护理

1. **心理护理**　做好解释工作,以消除病人紧张恐惧心理。介入治疗费用高,病人对手术不了解,担心治疗效果不佳而产生心理压力,护士应耐心、细致地介绍这种治疗方法的优点、目的,告知病人操作程序及术前、术后注意事项,讲明动脉瘤再出血的危险性及手术的重要性。让康复病人现身说法,减轻其对手术的恐惧感,树立战胜疾病的信心,争取在最佳时机接受介入治疗。此外,由于疾病的特殊性,对家属应详细说明手术目的、结果及可能发生的危险,以取得家属对疾病的了解和对手术选择的同意。

2. **避免一切诱发动脉瘤破裂的因素**

(1)镇静:使病人处于安静环境中,绝对卧床休息,尽量减少活动,同时做好病人及家属的思想工作,谢绝探视,避免嘈杂及各种导致情绪激动的因素,有条件的病人住单人房,可适当应用镇静药。

(2)镇咳:预防感冒引发的喷嚏、咳嗽。

(3)通便:宜食用含纤维素多、易消化的食物,给予口服缓泻药,叮嘱病人不可用力排便。

(4)保持血压平稳:血压持续升高或突然升高,有动脉瘤破裂可能,故应严密监测血压。应用扩张血管药物尼莫地平 1～1.5mg/h 静脉泵入,以减少颅内血管痉挛。

3. **术前排尿训练**　接受介入治疗的病人,术后常因平卧位和肢体制动所致排尿姿势的改变、担心穿刺处出血、不习惯在他人在场的环境下排便等多种因素,造成不同程度的排尿困难、尿潴留。在术前平卧位和一侧肢体制动的情况下进行排尿训练是预防术后排尿困难的有效护理手段。

4. **术前准备**　术前 3 天完成病人必要的各项检查,需行血管内支架辅助弹簧圈栓塞动脉瘤的病人开始给予口服肠溶阿司匹林 300mg/d,1 次/天,噻氯匹定 250mg/d,1 次/天,术晨仍需服用抗血小板药物。术前 1 天充分清洁手术野皮肤及备皮。做好青霉素、碘过敏试验,配血、备血。术前晚禁食 8 小时,保证睡眠,记录术前血压、肢体肌力及足背动脉搏动情况,以备术后对照。

三、术中配合

(1)协助摆平卧位,臀部垫高,双下肢略外展外旋,暴露并注意保暖;接心电监护,观察心率、血压状况并通知医师;建立静脉通道;准备台上冲洗用的肝素化生理盐水。

(2)准备消毒液;协助铺单;准备加压输注装置,排气;协助准备射线防护板;准备局部麻醉药;准备动脉穿刺鞘、造影导管、导丝。

(3)准备 75％乙醇再次消毒皮肤;根据需要协助调整病人体位。

(4)按体重给予肝素(经静脉或经动脉),首次剂量按每千克体重 23mg,以后减半量。每隔 1 小时给药,监测 ACT 维持在 250～300 秒。

(5)按时给予肝素,保证加压输注装置输注正常;观察病人一般情况变化,协助处理病人需求;根据需要递送单弯、猪尾巴造影导管及泥鳅导丝;及时添加造影剂;根据需要安放定标钢珠;准备氧气、吸痰装置、输液泵;接术中用尼莫地平输液;准备导尿包;台上添加造影剂。

(6)诱导完成后协助导尿,注意保证手术区无菌。

(7)保证水沸腾并有稳定蒸汽产生;递送导引导管、微导管、微导丝及栓塞材料,协助微导管塑形。

(8)即时按时给予肝素,保证加压输注装置输注正常;保证术中液体平稳输注;根据需要递送可能需要更换的导管、导丝,递送栓塞材料、支架或球囊等辅助材料;及时添加造影剂。

(9)准备鱼精蛋白,必要时中和肝素(1mg肝素:1mg鱼精蛋白)。

(10)全身麻醉苏醒期护理时应防止病人过分躁动而导致坠床等。

(11)加压包扎,护送至监护病房。

四、术后护理

1.一般护理 每小时监测体温、脉搏、呼吸、血压、瞳孔变化1次并详细记录。维持血压在120~130/80~90mmHg,以增加脑灌注,防止脑组织缺血、缺氧。用关心的语言告知病人不用担心大、小便问题,并为病人创造一个舒适安静的环境。

2.脑血管痉挛、脑梗死的观察 脑血管痉挛是蛛网膜下腔出血及介入治疗的常见并发症之一。除术中选择合适导管、轻柔操作外,术后应密切观察有无头痛、恶心、呕吐、张口困难、肢体活动障碍等神经系统症状。文献报道电解可脱性铂金弹簧圈(GDC)栓塞治疗相关的血栓栓塞并发症发生率为10%左右,严重者可因脑动脉闭塞、脑组织缺血而死亡。术后密切观察意识、瞳孔、语言及四肢活动情况,早期发现脑梗死症状,及时治疗。

3.药物治疗的观察与护理 为减轻及预防术后并发症,术后常采用抗凝、解痉等药物治疗。使用药物时需注意如下内容。

(1)术后采用尼莫地平静脉输入,以有效缓解脑血管痉挛,改善脑缺血。但此药可引起血压明显下降,用药过程中一定要严格掌握用量及滴速。常规用量为10mg静脉输入,3次/天,在输液过程中应用微泵控制每分钟输入速度及流速。一般采用三通管或Y形留置针与其他液体同时输入,输液过程中每小时测量血压、脉搏、呼吸1次,并注意有无面色潮红、血压下降、心动过速等临床表现。输液结束后再次测量血压,与基础血压及使用中血压对比,以判断使用尼莫地平后血压是否改变及改变程度,为医师用药提供可靠数据。

(2)术后应用抗凝药物,预防血管内血栓形成。速避凝是一种低分子肝素钙,抗凝快速持久,可用于GDC栓塞术后继续抗凝治疗。常规用量为0.4mL皮下注射,每12小时应用1次,3天后改用小剂量肠溶阿司匹林,每次300mg,1次/天,餐后服,口服3~6个月。在抗凝、抗血小板治疗期间,严密观察有无出血倾向,如病人的大小便颜色、皮肤黏膜有无出血点和淤斑等。各种穿刺或注射后局部压迫止血时间要大于5分钟。

4.穿刺部位观察及护理 局部给予弹力绷带加压包扎4~6小时,绝对卧床24小时。严密观察穿刺部位局部有无渗血、肿胀。因术中反复穿刺,全身肝素化,穿刺点易出血及形成皮下血肿。术后穿刺侧血管壁损伤、肢体制动、血流缓慢等可导致血栓形成,故应密切观察穿刺侧足背动脉搏动有无减弱或消失,皮肤颜色是否苍白,皮肤温度是否正常,下肢有无疼痛及感觉障碍,并与对侧肢体进行比较。应加强巡视,认真观察穿刺肢体的情况。如果出现肢端苍白,小腿剧烈疼痛,麻木,皮肤温度下降,则提示有股动脉血栓可能,应及时报告医师采取措施。同时应嘱病人经常轻微活动非穿刺侧肢体,尤其对于年龄较大的病人,以防深静脉血栓形成。

5.**疼痛护理**　病人严格卧床 24 小时,穿刺肢体处于伸直、制动、平卧位,若感觉全身酸痛、背痛难忍,给予平卧,或向患侧翻身 60°,或向健侧翻身 20°~30°,交替更换体位,保持髋关节伸直,小腿可弯曲,健侧下肢自由屈伸,并随时按摩受压部位,以减轻病人痛苦。

6.**避免肾功能损伤**　介入治疗时术中造影剂用量较大,病人回病房麻醉清醒后,应鼓励其多饮水,促进造影剂从肾排泄,以免引起肾功能损害。经股动脉途径时,因术侧下肢制动需卧床 24~72 小时,病人往往怕多排尿而不愿意多饮水,怕大便而不愿进食,从而导致血容量不足而造成不良的后果。

五、健康教育

(1)告知病人避免导致再出血的诱发因素,高血压病人应特别注意气候变化,规律服药,将血压控制在适当水平,切忌血压忽高忽低。一旦发现异常应及时就诊。

(2)控制不良情绪,保持心态平稳,避免情绪波动。避免进食刺激性食物,保持大便通畅,半年内避免参加剧烈运动及危险性工作。

(3)按医嘱继续服用抗凝药物,专科门诊随访。3~6 个月后复查 DSA。

(范本芳)

第三节　脑梗死溶栓治疗介入治疗的护理

急性脑梗死是常见的脑血管疾病,缺血中心区的脑组织在几分钟内就出现坏死、不可逆损伤。避免脑梗死形成或减少缺血脑组织坏死,改善脑梗死预后,有两个基本途径:①改善缺血脑组织供血。②保护缺血脑组织,避免遭受代谢毒物的进一步损害。现有的各种治疗只能挽救缺血半暗带的脑组织,避免缺血脑组织出现坏死的唯一方法是使闭塞的脑血管尽早再通,恢复血液循环,使缺血脑组织重新得到血供。现在,由于神经影像学的发展,新一代溶栓药物的研制,通过脑血管的介入性再通技术,极大地缩短了脑缺血的时间,最大限度地保护并恢复脑组织的正常功能。

一、适应证和禁忌证

1.适应证

(1)年龄<80 岁。

(2)无意识障碍,基底动脉血栓由于预后极差,即使昏迷较深也非禁忌。

(3)脑 CT 排除颅内出血,且无明显的、与神经系统功能缺损相对应的低密度影。

(4)发病 6 小时内进行,但若为进展性卒中,可延长至 12 小时。

(5)病人或家属签字同意。

2.相对禁忌证

(1)年龄>80 岁。

(2)近 6 个月脑梗死,胃肠或泌尿生殖系统出血。

(3)近 3 个月急性心肌梗死,亚急性细菌性心内膜炎,急性心包炎及严重心力衰竭。

(4)近 6 周有外科手术、分娩、器官活检及躯体严重外伤。

(5)败血症性血栓性脉管炎,糖尿病性出血性视网膜炎,以及严重肝、肾功能不全。

(6)孕妇。

(7)应用抗凝药可能干扰检查和治疗。

(8)溶栓治疗前收缩压>24.0kPa,或舒张压>14.7kPa。

3.绝对禁忌证

(1)单纯感觉障碍或共济失调。

(2)临床症状出现明显改善。

(3)活动性内出血。

(4)出血体质或出血性疾病。

(5)颅内动脉瘤、动静脉畸形、颅内肿瘤及可疑蛛网膜下腔出血。

(6)脑出血史。

(7)近2个月有颅内或脊柱手术外伤史。

(8)治疗前收缩压>26.7kPa,或舒张压>16.0kPa。

二、术前护理

(1)心理护理:病人因突然失语、肢体偏瘫及担心疾病的预后而致情绪紧张、焦虑,护士应热情接待病人,向其讲解溶栓治疗的目的、方法、过程及注意事项,消除病人紧张、恐惧心理,使其积极配合治疗。

(2)术前行血常规、出凝血时间、凝血酶原时间、心电图等检查,排除溶栓禁忌证。

(3)评估中枢神经系统功能,监测意识、瞳孔和肢体运动、感觉、反射、体温、脉搏、呼吸、血压,为制订护理措施提供依据。

(4)迅速完成各项术前准备工作,如腹股沟备皮,准备溶栓药物,药物过敏试验,术前4小时禁食、禁饮等。

三、术中配合

(1)协助摆平卧位,臀部垫高,双下肢略外展、外旋,暴露并注意保暖;接心电监护,观察心率、血压状况并通知医师;建立静脉通道;准备台上冲洗用的肝素化生理盐水。

(2)准备消毒液;协助铺单;准备加压输注装置;协助准备射线防护板;准备局部麻醉药;准备动脉穿刺鞘、造影导管、导丝。

(3)准备75%乙醇再次消毒皮肤;根据需要协助调整病人体位。

(4)按体重给予肝素(经静脉或经动脉)。

(5)按时给予肝素,保证加压输注装置输注正常;观察病人一般情况变化,协助处理病人需求;根据需要递送单弯导管、泥鳅导丝;及时添加造影剂;根据需要安放定标钢珠。

(6)烧水;准备氧气、吸痰装置、输液泵;接术中用尼莫地平输液;准备导尿包;台上添加造影剂。

(7)诱导完成后协助导尿,注意保证手术区无菌。

(8)保证水沸腾并有稳定蒸汽产生;递送导引导管、微导管、微导丝及栓塞材料;协助微导管塑形。

(9)准备溶栓药物,尿激酶(UK)或组织型纤溶酶原激活剂(rt-PA)。

四、术后护理

1. 一般护理

(1)严密监测意识、瞳孔、呼吸、血压、心率、血氧饱和度变化及肌力、语言恢复情况,随时记录,以便掌握其动态变化。

(2)术后病人需留置导管,取平卧位,穿刺侧肢体制动,置管部位的关节禁止过度屈曲和过度活动。病人卧床期间,被动按摩制动肢体,3 次/天,20～30 分钟/次,以缓解肌肉疲劳,促进血液循环,减少下肢静脉血栓形成。

(3)观察穿刺侧足背动脉搏动及皮肤色泽情况。如术侧足背动脉搏动较对侧明显减弱或病人自述下肢疼痛,皮肤颜色发绀,提示可能下肢栓塞,应分析原因,及时处理。若为穿刺点加压包扎过度导致动脉血运不良,松开加压包扎绷带后症状可缓解。

(4)为防止出血,治疗期间尽量避免各种创伤性操作,集中采血,减少静脉穿刺的次数,穿刺后局部压迫时间不少于 5 分钟。

2. 留置溶栓导管的护理

(1)防止穿刺点出血及留置导管部位出现皮下血肿:由于使用溶栓药物,病人处于高度抗凝状态,加上术中反复穿刺或术后卧位、活动不当,病人容易出现穿刺点出血或皮下血肿,尤其是老年人、高血压病人。所以,术后要认真观察穿刺部位有无渗血、肿胀,指导病人采取合理卧位,导管拔除后局部加压包扎 24 小时。

(2)预防感染:由于术后要留置溶栓导管,致使导管留置时间较长。导管留置期间,引出部皮肤每日用 0.5％碘伏消毒并更换敷料,防止局部感染和导管菌血症发生。与三通阀连接时,注意无菌操作,24 小时更换 1 次输液装置,同时观察体温变化。置管期间,病人可有轻微低热,无须特殊处理。

3. 并发症的预防

动脉溶栓最主要的并发症是闭塞血管再通后梗死处血流再灌注和脑出血。再灌注主要表现为意识障碍、偏瘫、剧烈头痛、呕吐等颅内高压症状,术后 24 小时严密监测生命体征,尤其是血压变化,给予 20％甘露醇脱水降压。密切观察病人的意识、瞳孔、呼吸、血压变化、肢体活动;记录 24 小时出入量;取头高卧位;按时应用脱水药物,保证脱水效果。

并发脑出血可能与下列因素有关:①引发纤溶亢进和凝血障碍。②缺血引起血管壁受损,在恢复血供后由于通透性高而血液渗出。③血流再灌注后可能因反射而使灌注压增高。如出现头痛突然加重或意识障碍加深,脉搏慢而有力,呼吸深而慢,血压升高,肢体活动障碍,首先考虑颅内出血。应立即与医师联系,行 CT 检查,快速处理,如急症手术清除血肿。护理上密切观察病情,详细记录。

五、健康教育

(1)告知病人注意休息,避免劳累,保持良好的心态,避免情绪激动。

(2)出院后遵医嘱继续口服阿司匹林,指导病人按时服药,说明抗凝的重要性,教会病人自我观察有无出血倾向,如出现牙龈出血、皮肤发绀、大小便颜色变红等及时就诊。

(3)3 个月后复查,了解血管再通情况。

(范本芳)

第四节　肺癌介入治疗的护理

原发性支气管肺癌,简称肺癌(lung cancer),是当前最常见的恶性肿瘤之一。近20年来,我国的肺癌发病率以每年11％的速度递增,病死率增幅达1185％。手术切除为治疗肺癌的首选。但因其起病隐匿,病人对肺癌的早期症状缺乏足够的重视,使相当部分病人(约80％)丧失了手术切除的时机,因此,综合治疗就成为其主要的治疗方法,其中包括放疗、化疗、免疫疗法、介入疗法、微波治疗和热疗等,其中介入疗法、微波治疗和热疗以其创伤小、不良反应少、见效快、疗效肯定而显示出特有的优势。

一、肺癌血管内介入治疗

肺癌的血管内介入治疗主要是指经支气管动脉灌注抗癌药物。为提高肺癌的化疗效果,早在20世纪60年代,Boijsen等报道了选择性支气管动脉插管灌注抗癌药物治疗不能手术的肺癌的方法,至20世纪70年代,随丝裂霉素(MMC)、阿霉素(ADM)、顺铂(CDDP)等新一代抗癌药物的研制成功,本疗法得到了新生,并取得了较好的效果。支气管动脉药物灌注和(或)栓塞治疗可缓解病人症状,提高生活质量,延长生存期,为无手术指征的晚期肺癌病人提供了新的治疗方法和希望,近期有效率在80％以上,疗效明显优于单纯放射治疗和全身化疗。

(一)适应证和禁忌证

1. 适应证

(1)各种类型的肺癌,以中、晚期不能手术者为主。

(2)有外科手术禁忌证或拒绝手术者。

(3)作为手术切除前的局部化疗,以提高手术的成功率,降低转移发生率和复发率。

(4)手术切除后预防性治疗,以降低复发率。

(5)手术切除后胸内复发或转移者。

2. 禁忌证

(1)恶病质或有心、肺、肝、肾衰竭。

(2)有高热、感染迹象及白细胞计数少于$(3\sim4)\times10^9$/L者。

(3)有严重出血倾向和碘过敏等血管造影禁忌者。

(4)支气管动脉与脊髓动脉共干或吻合交通者为相对禁忌证。

(二)术前护理

1. 病情告知　根据病人的心理承受能力和家属的意见,综合考虑是否告知病人病情真实情况。可在恰当的时机应用恰当的语言将诊断告知病人,以缩短病人期待诊断的焦虑期,引导病人面对现实,正确认识和对待疾病。对于不愿或害怕知道诊断的病人,应协同家属采取保护性措施,合理隐瞒,以防病人精神崩溃,影响治疗。

2. 术前准备　按血管性介入术前护理常规。检查血常规、出凝血时间、肝肾功能、心电图。术前4小时禁食,2小时禁水。根据化疗方案,准备化疗药物及其他药物,如利多卡因、肝素、生理盐水、地塞米松等。

3. 术前体位训练　向病人讲述卧位的重要性,手术采取平卧位,造影时病人必须保持体位,否则影响成像的清晰度,术后穿刺侧肢体一般应伸直制动24小时。术前1天练习床上排便,避免进行增加腹压的动作,如咳嗽、排便时用手按压伤口,以减少伤口疼痛、破裂等并发症。

4.心理护理 对病人的心理护理应体现在介入治疗的全过程中,病人的心理状态对治疗的效果有直接的影响,应根据病情、年龄、性格等多种因素把病人区分为不同的心理反应类型,从而更准确地掌握病人的心理状态,并以此作为采取心理护理对策的依据。治疗前首先向病人及家属详细介绍血管内介入治疗技术,讲解手术过程、注意事项及诊疗效果,用成功病例鼓励病人,以减轻或消除其紧张情绪,增强承受能力和战胜疾病的信心,积极配合治疗。

5.保持呼吸道通畅,改善呼吸状况

(1)创造安静舒适的病室环境,使其保持心情舒畅。

(2)注意休息,减少活动,以减少耗氧量,必要时给予氧气吸入。

(3)对胸腔积液者,若呼吸急促,取半卧位或坐位,并给予氧气吸入。

(4)若有咯血者应告诉病人咯血时不能屏气,应轻轻将气管内的积血咯出,以免血液引流不畅形成血块,导致窒息。

(三)术中配合

(1)建立静脉通路,连接多功能心电监护仪,密切观察病人生命体征。

(2)倾倒消毒液(安尔碘),协助铺单。

(3)递导管鞘、导管及导丝。

(4)倾倒造影剂,协助高压针筒抽取造影剂,并予造影药物配制及递送。

(5)协助包扎伤口,并用"8"字形加压包扎动脉穿刺点,放置沙袋于穿刺处。

(四)术后护理

1.一般护理 术毕拔管后加压止血10~15分钟,松手不出血后盖上5~8层纱布,十字交叉弹性绷带包扎病人穿刺侧,嘱病人平卧,绝对卧床休息12~24小时,穿刺侧肢体制动24小时。重点观察穿刺部位敷料是否清洁、干燥,穿刺侧肢体足背动脉搏动情况,足部皮肤的颜色和温度。穿刺侧动脉搏动减弱或消失,皮肤变白或温度下降,说明供血功能障碍,应告知医师,及时检查、诊断和治疗。要求病人避免增高腹压的动作,如咳嗽时双手按压动脉穿刺部位,以缓冲动脉压力,防止血栓脱落。

2.监测生命体征 监测生命体征24小时,注意病人有无胸闷、胸痛、咳嗽等反应,必要时给予氧气吸入。

3.预防感染 遵医嘱静脉滴注抗生素3天。

4.饮食护理 针对化疗药物导致的恶心、呕吐、食欲缺乏,除应用镇吐药物外,还应注意保持病室安静,空气流通,提供良好的进餐环境,关怀、安慰病人。合理饮食,可进食高蛋白、高热量、易消化的清淡饮食,少量多餐,维持机体的正氮平衡。

5.口腔护理 每日2次,饭后和呕吐后协助病人漱口,保持口腔清洁,以减少口腔炎的发生。

6.并发症的观察和处理

(1)血肿:穿刺术后24小时内如发现足背动脉不能扪及,提示可能发生血肿,应立即用消毒纱布压迫穿刺部位上方1.5cm处,同时行止血处理,报告医师。出血停止3天后局部进行热湿敷、理疗,以促进血肿的吸收。对于较大血肿,可在血肿内注射透明质酸酶1500~3000U,以减轻疼痛,促进血肿吸收;如出现神经压迫症状或血肿继续增大者,应手术清除血肿或止血。

(2)胃肠道反应:术中灌注的化疗药物均可引起不同程度的消化道症状,一般于术前30分钟静脉推注长效镇吐药(如恩丹西酮8mg或欧必停3mg),对恶心、呕吐剧烈者,可于术后遵医嘱追加,并进行静脉补充液体;同时加强基础护理,及时更换污衣物,以及在生活上给予病人必要的帮助。

(3)脊髓损伤:是支气管动脉化疗栓塞最严重的并发症。约5%的脊髓动脉分支来源于支气管动脉或与支气管动脉交通,当导管插入上述动脉时,如将高浓度具有神经毒性的造影剂或抗癌药物、栓塞剂经导管注入,就有可能损伤脊髓或引起脊髓根动脉水肿。表现症状有背痛、肢体麻木无力和下肢感觉异常、尿潴留,甚至截瘫。经治疗大多数能在数天至数月内逐渐恢复,少数成为不可逆性损伤。

预防护理措施:①尽量用非离子造影剂,推注造影剂时宜低浓度、小剂量、低流量。②化疗药物应充分稀释,以免造成不必要的损伤。③一旦发生脊髓损伤,可静脉滴注低分子右旋糖酐、地塞米松、甘露醇等药物或用等渗盐水置换脑脊髓,以减轻脊髓的缺血、水肿。

(4)大咯血、咳痰:由于介入治疗后肿块坏死,可能出现大咯血,大量排出脓痰,这时要防止窒息,应备好吸引器等急救设备和药物。

7.其他　遵医嘱静脉补充液体和电解质,鼓励病人多饮水,促进造影剂排泄和缓解药物毒性作用。

(五)健康教育

同TACE术后健康教育。

二、肺癌射频治疗及护理

作为一种热疗技术,射频消融(RFA)近几年已经广泛应用于实体肿瘤(如肝癌、肺癌、肾癌等)的治疗。RFA在动物肺肿瘤的实验研究始于1995年,正式应用于肺癌临床治疗实践的报道在2000年。文献报道射频消融术后肺癌临床病理学特点为肺癌组织中均见大片凝固性坏死,部分表现为多灶性点状坏死,伴有液化空洞,坏死病灶中央及边缘可见散在癌细胞核固缩、核碎裂,坏死灶边缘残留的癌细胞部分呈空泡变性及嗜酸性变,邻近的正常肺组织血管扩张、充血,但无明显炎症反应。从病理学上证实,射频消融对肺癌细胞具有明显的杀伤力,能抑制肿瘤组织的血管生成。目前结果表明,该治疗方法近期疗效比较满意。

(一)适应证和禁忌证

1.适应证

(1)病人不愿开胸手术,因各种原因不能手术和年老体弱不宜手术的周围型肺癌。

(2)有多个病灶(2～3个)的转移性周围型肺癌。

(3)肺癌已有远处转移的病人,射频能将肺癌原发灶消灭后,转移部位再行放疗,能达到良好的治疗效果。

2.禁忌证　严重的器质性心脏病或未经控制的高血压,严重的呼吸功能损害,未纠正的重度贫血或凝血功能障碍、肝肾功能明显减低、置入心脏起搏器者等。

(二)术前护理

1.病情告知　同肺癌血管内介入治疗护理。

2.术前检查　常规进行心电图检查,完成血、尿、粪常规,肝、肾功能,凝血检查,合并有其他疾病者术前要给予有效控制,术前禁食8小时,术前30分钟肌内注射苯巴比妥、镇痛药(如哌替啶）。

3. **病人准备** CT引导下射频治疗过程中,治疗部位可出现灼热或疼痛感及刺激性咳嗽,同时由于呼吸可影响穿刺方向、深度的准确性。因此术前应训练病人掌握正确有效的呼吸运动,进行屏气及固定体位耐力的训练,指导咳嗽、排痰的方法,以尽量缩短手术时间及减少并发症的发生。

4. **心理护理** 射频治疗肺癌是一项新技术,病人对治疗过程、治疗反应及效果不了解,存在疑虑、恐惧和紧张等心理。为此,我们应向病人解释该项治疗的原理、方法、效果及成功的病例,使病人能积极地配合治疗。

(三)术中配合

依据肿瘤的大小,选择合适的射频针,根据肿瘤位置不同协助病人取指导位,嘱病人全身放松,力求使其感觉舒适,连接心电监护仪,根据病灶的大小选择电极板的数量及排列方式,在病人两臀部外上方或两大腿外侧平坦处放置电极板,使之平整牢固的紧贴于皮肤表面,以避免皮肤被灼伤,连接射频发生器及冷却泵,一次射频治疗时间为12~15分钟。术中密切观察生命体征变化,嘱病人保持术中体位,及时了解治疗过程中病人的反应,避免不良刺激,保持病人情绪稳定,确保手术顺利进行。

(四)术后护理

采用直视下,胸腔镜下射频治疗的病人按胸外科术后护理常规,以下仅介绍经皮肺穿刺射频治疗的护理。

1. **支持护理** 术后卧床休息,保持穿刺部位切口清洁,敷料干燥无渗血,密切观察生命体征变化,密切观察病人有无不适,以便随时发现病情变化而及时处理。由于射频治疗中的高温作用,病人出汗较多,有明显疲乏感,因此术后注意保暖,适量补液并进行饮食指导,鼓励病人进高热量、高蛋白、高维生素饮食,提高机体抵抗力,以利于疾病的恢复。加强病室环境管理,保持病室安静、清洁、空气流通,地面与空间定时消毒,给病人创造一个舒适的生活空间。

2. **并发症的观察与护理**

(1)气胸、胸腔积液:是最常见的并发症,发生率一般为20%,若病人主诉胸闷、呼吸困难,立即报告医师做相应处理,多数不需要特殊处理而自行吸收,中等量至大量气胸可胸穿抽气或放置胸腔闭式引流,保持引流通畅,密切观察水封瓶水柱波动及气体排出情况,准确记录胸腔引流液的质和量,更换引流瓶时要注意无菌操作。病人取半坐卧位,鼓励病人做适当的深呼吸和咳嗽,以加速胸腔内气体排出,清除气道分泌物,促进肺复张,一般2~3天多可吸收,多数病人治疗后都有少量至中等量的胸腔积液,与胸膜受刺激有关,多可自行吸收。

(2)发热:术后病人多有发热,大多为低热,肿瘤病灶较大者,术后发热较高,但一般不超过39℃,鼓励病人多饮水并给予静脉补充液体,同时给予物理降温。1周左右可恢复正常,其原因为炎症坏死、吸收所致。

(3)胸痛:当肿瘤邻近胸壁,病人在术中会出现疼痛,主要与壁胸膜受刺激有关,遵医嘱给予镇痛药对症处理。

(4)咳嗽、咯血:与治疗刺激支气管有关,指导病人正确的咳嗽方法,告知有效咳嗽的必要性,并做间断深呼吸、吹气球,既有利于增加肺活量,清除分泌物,又可防止肺不张。术后病人可咯出少量粉红色黏液性物质,此为液化的坏死肺组织,个别病人咯出少量新鲜血。对咯血病人要密切观察生命体征,保持呼吸道通畅,安慰病人情绪,及时按医嘱给予止血药,观察和记录咯血的质和量,观察用药效果。

(5)皮肤灼伤:多为电极板与皮肤接触不良引起局部皮肤烫伤,多为浅二度,故术中要注意观察阻抗上升情况及注意检查电极板是否粘贴牢固等情况。对烧伤的皮肤可按照常规外科换药处理。

(五)健康教育

(1)宣传吸烟对健康的危害,提倡不吸烟或戒烟,在医院内提倡"无烟医院",并注意避免被动吸烟,劝诫病人及家属为了自己与家人的健康应戒烟。

(2)改善工作和生活环境,防止空气污染,影响身体健康。

(3)提高保健意识,对肺癌高危人群要定期进行体检,早发现、早治疗。

(4)指导病人加强营养,给予高热量、高蛋白、高维生素饮食,如鱼类、蛋类、肉类、奶制品,新鲜蔬菜、水果等,少量多餐。

(5)合理安排休息,保持乐观的情绪,适当户外活动,加强锻炼,增强机体抵抗力,但应避免劳累。

(6)告知病人预防感冒的方法和注意事项,防止受寒,若有呼吸道感染的早期征象,应及时就医。

(7)掌握控制疼痛的方法或技巧,对疼痛敏感者除及时给予镇痛药外,还可以指导病人采用改变体位、分散注意力、局部按摩等方法缓解疼痛。

(8)定期复查,出现异常情况及时就诊。

(范本芳)

第五节　肝癌介入治疗的护理

一、肝癌肝动脉灌注及栓塞术的护理

肝癌选择性肝动脉内灌注及栓塞术是将导管选择性或超选择性插入到肿瘤供血动脉内,经导管以适当的速度注入抗肿瘤药或栓塞剂,使动脉闭塞,引起肿瘤组织的缺血坏死、肿瘤的缩小或消失。其包括肝动脉插管化疗栓塞(TACE)、肝动脉插管化疗灌注(TAI)。

(一)适应证与禁忌证

1.适应证

(1)不能手术切除的肝癌。

(2)瘤体过大,手术切除前行栓塞使瘤体缩小。

(3)手术未能完全切除或术后复发,不宜再次手术者。

(4)肝癌破裂出血不宜行手术切除者。

2.禁忌证

(1)白细胞<3×10^9/L。

(2)严重的肝肾功能不全;严重的出血倾向;碘过敏;严重的高血压。

(3)心脏病及糖尿病未得到有效控制的病人。

(4)肝癌时严重黄疸、门静脉主干完全栓塞、严重腹腔积液。

(5)肝肿瘤体积超过全肝体积的70%。

(二)术前护理

1.健康评估　对病人基本情况进行评估,如年龄、性别、饮食、职业、居住环境、饮食习惯、吸烟史、既往史,有无家族史、乙型病毒性肝炎病史等。评估病人有无乏力、纳差、消瘦、黄疸、腹痛、腹胀、腹泻,有无消化道出血等现象。

2.术前检查　协助病人完成三大常规(血常规、尿常规、大便常规)检查、肝功能、肾功能、凝血功能、输血前四项(乙肝五项、丙肝、艾滋病、梅毒抗体)检查、甲胎蛋白、心电图、X线、腹部超声及 CT 检查等。

3.心理护理　介绍介入治疗的基本方法、原理、治疗的基本过程及术后可能出现的不良反应,缓解焦虑紧张情绪,争取病人的配合。

4.饮食指导　宜进食高蛋白、高热量、高维生素、低脂肪、低盐、易消化的饮食。

5.术前准备　术前 1 天训练床上排便。根据医嘱备好术中用药及影像资料。术前沐浴,更换手术衣。

(三)术中配合

(1)协助病人平卧于操作台上,建立静脉通道,连接心电监护,暴露穿刺区域,协助消毒,铺巾。

(2)协助术者穿手术衣、戴无菌手套。

(3)协助将备好的导管、导丝等用生理盐水冲洗 2 遍,检查导管是否通畅,表面是否光滑、导丝是否打折,以免损伤血管内膜。

(4)遵医嘱静脉注射地塞米松 5～10mg,提高神经组织对化疗药物的耐受性。

(5)根据要求配制栓塞用化疗栓塞乳剂,做到现配现用,术中间断注入肝素防止血栓。

(6)术中严密观察病人生命体征和询问病人反应,遵医嘱准确及时给药,做好各种记录,防止治疗过程中可能出现的意外。

(7)术毕穿刺点局部压迫 15～20 分钟后加压包扎。

(四)术后护理

1.床旁交接　手术室护士将病人用平车送至病房,与病区护士交接术中情况,病历资料及护理记录。病区护士查腹股沟处伤口敷料有无渗湿,绷带松紧是否适宜,伤口周围皮下有无血肿、青紫。

2.术后处置

(1)体位:术毕穿刺点局部用沙袋(0.5kg)加压 6 小时,术侧下肢伸直并制动 12 小时,卧床休息 24 小时。观察穿刺点有无渗血和血肿,有活动性渗血时应重新包扎。告知病人术侧足踝和非术侧下肢可正常活动。

(2)准备便器,无呕吐等现象则鼓励病人多饮水促进造影剂排出,每天液体摄入量不少于2000～2500mL,并观察小便颜色及量。

(3)每 6 小时监测体温、脉搏、呼吸、血压 1 次。

3.病情观察与对症处理

(1)穿刺部位出血、血肿形成或动脉栓塞:6 小时内每 30～60 分钟观察穿刺点局部有无渗血、血肿形成等现象,观察对比双侧下肢皮温、色泽、感觉、足背动脉搏动情况。因大腿内侧皮下组织疏松,渗血或血肿易向内侧发展,故观察时特别要注意大腿根部靠内靠下的部位有无淤青,并用手指轻压看是否有硬肿。发现异常及时告知医生处理。

(2)胃肠道反应的护理:鼓励病人进食易消化的清淡、高热量、高维生素食物,对于恶心厌食者应选择其喜爱食物以增进食欲。病人呕吐时将头偏向一侧,以免误吸引起呛咳和窒息。观察呕吐物的性质、颜色和量,并做好记录。密切观察有无消化道出血先兆。呕吐严重者,给予禁食并静脉补液。

(3)发热的护理:发热是机体对坏死肿瘤组织的重吸收,一般在38.5℃以内。在发热过程中,保持室内空气新鲜,温湿度适宜;减少陪护探视,防止病菌带入以避免交叉感染的发生。出汗过多时,鼓励病人多饮水,及时更换衣裤和床单,注意保暖,保持皮肤干洁。

(4)腹痛的护理:TACE术后造成肿瘤缺血缺氧坏死,局部组织炎症性水肿,肝包膜紧张度增加引起疼痛。对于疼痛耐受性差的病人,可采取癌症病人二阶梯止痛治疗。护士应多巡视病房,多与病人交谈或采取其他方式分散其注意力,以缓解和减轻疼痛。同时要密切观察疼痛的部位、性质、程度,并注意和其他疼痛相区分,必要时及时报告值班医生并给予及时处理。

以上(2)、(3)、(4)为各种动脉化疗栓塞术后的常见不良反应,统称为栓塞后综合征。一般持续3~7天,应提前告知病人并予以预防性干预,以缓解病人紧张、不信任、焦虑的心理。

(5)肝功能的损害:遵医嘱予以护肝治疗3~5天。观察病人的面色、巩膜及尿液有无黄染。

(6)骨髓抑制的护理:①定期查血常规,了解各项指标。②遵医嘱予以升白细胞治疗。③保持口腔卫生,给予温盐水含漱。④预防感冒。

(7)尿潴留的护理:①心理护理,消除病人紧张情绪。②提供隐蔽的排尿环境。③调整排尿的体位和姿势。④热敷、按摩腹部。⑤诱导排尿,例如听流水声等。⑥遵医嘱药物治疗。经上述处理仍不能解除尿潴留时,可采用导尿术。

(五)出院指导

1.休息与锻炼　注意休息,避免劳累。进行适当锻炼,避免剧烈活动,保持生活规律,减轻肝脏负担。

2.饮食指导　合理营养,预防并发症。进易消化饮食,少量多餐,禁食生硬、油炸食物及过热食物。防止进食过饱加重肝脏负担,防止生硬食物的机械刺激引起上消化道出血等并发症。

3.心理指导　保持乐观稳定的情绪,面对现实,避免情绪激动,积极配合治疗。

4.专科自我护理　保持大便通畅,避免用力排便;避免快速下蹲动作,避免重力撞击肝区,防止肝破裂发生。

5.定期复查　遵医嘱服用护肝药,避免使用对肝功能有损伤的药物,定期复查肝功能。

二、肝癌射频消融术的护理

射频消融术是治疗中晚期肝癌的一种新型手段,对无法手术切除及多发性肝癌治疗效果显著。其原理是将射频电子针经皮肝穿刺进入瘤体,利用电磁波热效应使肿瘤组织升温震荡发热,最高可达120℃,从而达到彻底消灭肿瘤活性的目的,具有创伤小、疗效好、并发症少、恢复快等优点。

(一)适应证与禁忌证

1.适应证　不能手术切除或不能耐受手术或拒绝接受手术的肝癌病人,4个以下的肿瘤,其中最大肿瘤直径<6cm或6个以下直径<3cm肿瘤,单发>6cm的肿瘤也可用这项技术治疗,但完全消融的机会减少。

2.禁忌证 严重的全身衰竭,活动性感染或不可纠正的凝血功能障碍。

(二)术前护理

1.健康评估 对病人基本情况进行评估,如年龄、性别、饮食、职业、居住环境、饮食习惯、吸烟史、既往史,有无家族史、乙型病毒性肝炎病史等。评估病人有无乏力、纳差、消瘦、黄疸、腹痛、腹胀、腹泻,有无消化道出血等现象。

2.术前检查 协助病人完成三大常规、肝功能、肾功能、凝血功能、输血前四项、甲胎蛋白、心电图、X线片、腹部超声及CT检查等。

3.心理护理 对病人及家属详细介绍RFA的治疗原理、手术过程、术中配合要点和术后注意事项。减轻病人对手术的焦虑恐惧心理。鼓励家属陪伴,耐心倾听病人诉说,了解病人的心理顾虑,及时给予疏导,鼓励他们树立坚强意志。向病人介绍治疗成功的病例,以此来增加病人对介入治疗的信心,取得病人的信任,以最好的状态来配合手术。此外,还需因人而异,注意执行保护性医疗制度。

4.休息与饮食 嘱病人保证充足的睡眠和休息,以减少糖原分解,降低身体热量消耗,维护肝功能。增加营养、提高耐力,饮食要以高糖、高热量、高维生素、易于消化为原则。注意补充B族维生素、维生素C及维生素E。

5.术前准备 术前1天指导病人进行均匀慢速呼吸和呼气后屏气训练。备好手术用物、抢救物品和药品。嘱病人术前6小时禁食、禁饮,入手术室前排空膀胱。

(三)术中配合

1.体位 通常病人取仰卧位,右手置于枕后,左手自然平放于身侧。嘱病人不能随意改变体位,保持平静呼吸。粘贴分散电极,一般对称粘贴于病人双侧大腿外侧肌肉发达部位,确保粘贴完整、牢固,以免皮肤灼伤,并嘱病人如有电极粘贴处疼痛要及时告知医护人员。

2.术中配合 术前15分钟予以肌内注射哌替啶50mg,以缓解术中疼痛。开通静脉通道,予吸氧、心电监护,密切观察病人神志、心律、心率、血压、呼吸和血氧的变化。关注病人的表情,适时询问病人的感受,鼓励、安慰病人,及时给予帮助。根据病人的治疗反应,按医嘱调整射频功率、能量、温度,准确记录。

3.特殊情况的处理

(1)呕吐:如病人出现恶心、呕吐,应立即协助病人将头偏向一侧,及时清除呕吐物,予以温开水漱口,并遵医嘱使用止呕药。

(2)血管迷走-迷走反射:病人如出现心率减慢、血压下降、出冷汗的表现,应及时提醒医生,暂停治疗。心率低于60次/分时,遵医嘱给予阿托品0.5mg静脉注射,加快输液速度,血压下降严重时应静脉滴注升压药物。待生命体征恢复正常后再继续治疗。

(3)皮肤灼伤:常见于皮肤分散电极粘贴处,多由病人术中出汗,分散电极松动所致,也可见于皮肤穿刺点附近,因导引针与射频电极针活性端接触,导致导引针穿刺点周围皮肤灼伤。因此术中应注意观察病人穿刺点局部皮肤变化,及时提醒医生将导引针适时回撤。病人如出现灼热和疼痛感应及时查看和处理,可用冷生理盐水局部降温。射频针与皮肤接触部位也可以用湿纱布保护。

(四)术后护理

1.床旁交接 手术室护士与病区护士交接病人生命体征及电极区皮肤有无烫伤,穿刺点有无渗血,术中用药的情况。

2.术后处置 嘱病人卧床休息,禁食 6 小时,穿刺处用腹带加压包扎,并注意观察有无渗液、渗血,予心电监护,密切观察血压、心率等生命体征。因治疗过程中高温作业,病人出汗多,消耗大,术后 6 小时应多饮水,进高热量、高维生素、富含优质蛋白、易消化的饮食。

3.病情观察与对症处理

(1)疼痛:治疗后肿瘤组织坏死、病灶周围组织反应性水肿及肝被膜张力增加都可以引起病人肝区胀痛。一般持续 3～5 天,其程度与肿瘤大小、位置深浅、治疗强度及时间、病人的耐受程度等有关。护士应密切观察病人的腹部体征,评估疼痛的性质及程度,协助病人采取舒适的体位,指导病人放松技巧,遵医嘱使用镇痛药。

(2)发热:射频消融治疗使肿瘤组织发生凝固性坏死,而坏死组织是内源性致热源,吸收后可使病人体温升高,所以术后发热常见。一般持续 3～7 天,体温 37.5～38.5℃。术后应注意监测体温,告知病人发热的原理,鼓励其多饮水,适当地予物理降温或药物降温;若体温持续 2天超过 39℃,应遵医嘱复查血常规和腹部 B 超,注意有无肝脓肿、腹膜炎等感染,如有发生,应积极配合予以抗感染、降温等治疗。

(3)出血:肝癌合并肝硬化的病人通常凝血功能差,另外,位于肝表面的肿瘤因穿刺进针处组织薄弱,不易自行止血,所以 RFA 术后可能出现腹腔出血。护士应注意观察病人穿刺点有无渗血或血肿,有无心率加快、脉搏细速、血压下降,甚至烦躁不安、脸色苍白等失血表现,还应注意病人有无腹肌紧张、腹部压痛及反跳痛,警惕腹腔内出血的发生。发现异常情况,应及时通知医生进行处理。病人术后应卧床休息 2～3 天,不宜过早下床活动。

(4)肝功能损害:RFA 治疗后坏死肿瘤组织的吸收加重了肝细胞的负担,可引起不同程度的肝功能损害,多表现为转氨酶升高和黄疸指数升高,严重者可出现腹腔积液或肝性脑病。所以预防肝功能损害的治疗和护理很重要。可以从以下几个方面进行预防:①术后常规吸氧1～2 天,以促进肝细胞的修复。②增加营养,进食高热量、高维生素、富含优质蛋白、易消化的饮食。③鼓励病人多饮水,遵医嘱使用利尿药,以促进代谢产物的排泄。④遵医嘱应用护肝药物。⑤保持大便通畅,防止便秘,以避免血氨增高。另外,注意观察病人皮肤巩膜黄疸情况、腹腔积液消涨情况,排尿、排便情况,及时了解各项生化检查结果。

(五)出院指导

(1)休息与锻炼指导病人注意休息,避免劳累。在病情和体力允许的情况下适量活动,但切忌过度运动。

(2)饮食指导加强营养,宜富含优质蛋白、高热量、高维生素、清淡易消化饮食。如瘦肉、蛋白、鱼肉、新鲜蔬菜、水果等,避免辛辣刺激和过硬食物。忌食烟熏、腌制食品。

(3)心理指导保持情绪稳定,心情舒畅,树立积极、乐观的心态,正确面对现实。

(4)定期复查每月进行一次超声检查及血清酶谱学检查,3～6 个月复查 CT,以了解肝功能变化及病情情况;按医嘱定期来院接受治疗,同时遵医嘱口服护肝药物。

三、肝癌氩氦刀冷冻治疗术的护理

氩氦刀冷冻治疗方式有:经皮穿刺,在 B 超或 CT 引导下,皮肤局部麻醉(简称局部麻醉)后经皮肤麻醉点将氩氦刀准确穿刺至肿瘤部位进行冷冻治疗;经腔镜治疗,在腔镜引导下治疗;术中配合治疗,外科手术中,直视下将氩氦刀插进肿瘤进行冷冻治疗。

(一)适应证与禁忌证

1.适应证

(1)病人一般情况较好,无明显心、肺、肾、脑等重要脏器器质病变,功能状况良好;肝功能正常或仅有轻度损害,肝功能分级属 ChildA 级。

(2)单个或 3 个以内的肿瘤,肿瘤直径<5cm;肝切除术后近期复发的肝癌,不适宜其他治疗者;经导管动脉化疗栓塞术(TACE)术后单个或多个肿瘤缩小到直径<5cm,肿瘤数目在 3 个以内而不宜行手术治疗者;经导管动脉栓塞术(TAE)疗效不显著而肿瘤直径<5cm,肿瘤数目在 3 个以内者;肿瘤直径>5cm 的大肝癌多刀组合冷冻与 TACE 或局部放疗相结合仍能取得良好效果。

2.禁忌证

(1)全身衰退,体质差,无法频繁憋气,呼吸不配合者。

(2)肝功能异常,黄疸,心肺功能较差,无法耐受手术者。

(3)神志不清和精神障碍者。

(4)出血倾向。

(5)局部病变体积大或全身多发转移,预计生存期少于 3 个月。

(6)磁共振检查禁忌,如眼球内金属异物者。

(二)术前护理

1.健康评估 对病人基本情况进行评估,如年龄、性别、饮食、职业、居住环境、饮食习惯、吸烟史、既往史,有无家族史、乙型病毒性肝炎病史等。评估病人有无乏力、纳差、消瘦、黄疸、腹痛、腹胀、腹泻,有无消化道出血等现象。

2.术前检查 协助病人完成三大常规、肝功能、肾功能、凝血功能、输血前四项、甲胎蛋白、心电图、X 线片、腹部超声及 CT 检查等。

3.病情观察与对症处理 监测生命体征,观察病人有无黄疸、恶心呕吐、腹痛、腹胀等不适。遵医嘱给予护肝营养支持,对症治疗,以改善肝功能及凝血机制,增加肝功能储备。纠正病人低蛋白血症,营养不良,水、电解质紊乱等。禁用对肝脏有损害的药物。

4.心理指导、饮食指导、健康教育 体贴病人,善于疏导,进行相关知识的宣教,并介绍该技术治疗过程中可能出现身体不适、需配合的内容,以减轻病人顾虑。鼓励病人进食高纤维、高糖类食物,适量蛋白质和低脂的饮食。

5.术前准备 术前禁饮禁食 4 小时。

(三)术中配合

(1)手术器材及药品准备,氩氦微创靶向手术系统 1 套,B 超或 CT 引导系统,无菌小手术包(内含孔巾、巾钳、治疗碗、棉垫、纱块、尖刀片)、无菌敷贴,5mL 及 20mL 无菌注射器,弹力绷带,2%利多卡因。

(2)调整室温,检查冷冻系统是否处于备用状态,给病人连接心电监护仪,给予持续吸氧。

(3)体位病人右侧胸腹部抬高 45°,右手臂高抬跨胸,此体位可更多暴露肋间,有利于冷冻治疗的进针,但要注意尽量保持病人的舒适体位。用约束带固定好双手。

(4)消毒,铺巾,建立静脉通道。

(5)局部麻醉或其他方式麻醉。

(6)在 B 超或 CT 引导下,将氩氦刀头经皮插入肿瘤中心。根据肿瘤大小植入氩氦头的数目,接通冷消融系统,开动氩气阀通氩气。靶组织内的温度降至－160℃左右,维持 15～20 分钟。然后停止输入氩气,改输氦气,待靶组织内温度逐步回升到 42～43℃时停止输入氦气再输氩气。重复一次循环,即结束整个治疗过程。

(7)手术冷冻过程中予以 50℃温盐水持续湿化穿刺点皮肤以保护周围皮肤以免冻伤。

(8)密切观察生命体征、皮肤温度及末梢循环情况,如出现心率加快、血压下降等冷休克表现时,予以保暖和加温(37℃)、补液,必要时遵医嘱给升压药,心律失常予以对症处理。密切观察心室波变化。心搏骤停时,应立即停止冷冻,立即予以心肺复苏。

(四)术后护理

1.床旁交接 手术室护士将病人用平车送至病房,与病区护士交接术中情况、病历资料及护理记录。病区护士查看伤口敷料有无渗湿,询问病人有无畏寒和其他不适。

2.术后处置 术后绝对卧床休息 24 小时,予盖棉被保暖,必要时用低于 50℃热水袋予以保温。给予心电监护,必要时给氧。

3.病情观察与对症处理

(1)疼痛:以穿刺部位及肝区多见,加强心理护理,做好解释工作,严重者在排除腹腔出血等并发症的情况下可遵医嘱予以止痛药。

(2)出血:内出血是一种严重的并发症,多发生在术后 48 小时内。肝癌病灶在肝表面时,冷冻可能会引起肝包膜破裂出血。肝癌合并肝硬化者凝血机制差,穿刺后易诱发腹腔内出血,遵医嘱予以止血药,并予腹带加压包扎。严密观察生命体征的变化,尤其是观察心率变化。如无因发热引起的心率加快,应注意有无内出血的可能。在内出血早期,血压无明显变化,最早表现为心率加快,脉搏细速。对心率加快的病人应提高警觉,严密监测,早发现早处理,注意保暖。观察腹部有无明显的膨隆,有无皮下淤斑等,必要时行床旁 B 超了解腹腔积液的情况,亦可行诊断性腹腔穿刺。术后绝对卧床 24 小时,在无腹痛情况下可进食流质。

(3)恶心、呕吐:多因使用麻醉药、镇痛药及治疗过程中肝包膜受刺激导致,一般发生在手术后 4～8 小时,24 小时后逐渐缓解或消失。可予甲氧氯普胺 10～20mg 肌内注射等对症处理。护理过程中,应协助病人保持口腔清洁,及时清除呕吐物,并予心理疏导,减少病人紧张情绪。

(4)皮肤冻伤:皮肤冻伤是治疗过程中,氩氦刀杆与皮肤接触所致。轻度表现为局部水疱,重度冻伤表现为皮肤表面苍白,小范围皮下脂肪坏死。处理为保持创面干燥,无菌包扎,定期换药,必要时予以抗感染。

(5)发热:定时测量体温,发热多为机体对坏死组织的吸收而产生的吸收热,予退热药及物理降温。

(五)出院指导

1.休息与锻炼 适量活动,切忌过度运动。保持心情舒畅,充足的睡眠。

2.饮食指导 给予富含维生素、易消化饮食,忌酸、辣等刺激性食物。伴有腹腔积液者,限制食盐摄入量。

3.心理指导 病人应保持乐观的心态,避免情绪激动,增强战胜疾病的信心。

4.定期复查 定期随访。定期复查血常规、肝功能、肾功能、B 超或 CT。如出现腹胀、腹痛、皮肤巩膜黄染,应立即回院就诊。

四、肝癌放射性单抗靶向治疗的护理

利卡汀[碘(^{131}I)美妥昔单抗注射液]是用于原发性肝癌的放射性单抗靶向治疗药物。该药由单克隆抗体(美妥昔单抗)和放射性核素碘(^{131}I)两部分组成。其有 3 个方面的作用特色：①与肝癌细胞高表达的膜抗原(HAb18G/CD147)特异性结合。②抗体与肝癌细胞膜抗原结合，有效抑制肝癌细胞膜信号传导途径，降低肝癌细胞侵袭、转移。③单抗携带的碘(^{131}I)，发射 β 射线，内照射杀灭肝癌细胞。临床上常和外科治疗、消融治疗、介入治疗等联合应用。

肝癌放射性单抗靶向治疗采用 Seldinger 插管技术，在局部麻醉下经股动脉穿刺。常规用 6F 导管鞘，经 5FYashiro 导管置管后行肝动脉造影，观察供肝血管走行，肝脏肿瘤位置、大小、血供等情况。将导管插至肝固有动脉或肿瘤的供血动脉，注入放射性核素碘(^{131}I)4mL，再注入碘油和化疗药物，注射过程在 5～10 分钟内完成。

(一)适应证与禁忌证

1. 适应证

(1)不能手术切除或术后复发的原发性肝癌。

(2)不适宜做 TACE 或经 TACE 治疗后无效、复发的晚期肝癌病人。

2. 禁忌证

(1)对本品及成分过敏者，HAMA(人抗鼠抗体)反应阳性者，曾用过鼠源性抗体者。

(2)不能耐受平状腺封闭药物的病人。

(二)术前护理

1. 健康评估　按《入院病人护理评估单》对病人基本情况进行评估，如年龄、性别、饮食、职业、居住环境、饮食习惯、吸烟史、既往史，有无家族史、乙型病毒性肝炎病史等。评估病人有无乏力、纳差、消瘦、黄疸、腹痛、腹胀、腹泻，有无消化道出血等现象。

2. 术前检查　协助病人完成三大常规、肝功能、肾功能、凝血功能、输血前四项、甲胎蛋白、心电图、X 线片、腹部超声及 CT 检查等。

3. 心理护理　因放射性碘(^{131}I)治疗属于辐射治疗，广大病人及家属存在一定的恐惧心理，护理人员应以真诚的态度向病人与家属介绍利卡汀治疗的一般原理及相关防护措施。耐心讲解病人提出的各种疑问，从而减轻其心理负担，争取主动配合治疗。

4. 休息与饮食　嘱病人保证充足的睡眠和休息，以减少糖原分解，降低身体热能消耗，维护肝功能。增加营养、提高耐力，饮食要以高糖、高热量、高维生素、易于消化为原则。注意补充 B 族维生素、维生素 C 及维生素 E。

5. 术前准备　术前必须了解病人的病情，各类检查结果及肝功能、肾功能，检查前认真核对病人姓名、床号、住院号，确保放射性核素碘(^{131}I)的编号、活度与病人的信息完全一致。用药前 3 天，需先进行利卡汀皮试，阴性者方可使用。方法：取利卡汀皮试制剂一瓶，加入生理盐水 1mL 溶解后，抽取溶解液 0.1mL，前臂皮内注射，15 分钟后观察结果。注射点皮丘红晕直径＞0.5cm 或其周围出现伪足者，或出现头昏、恶心、呕吐、心跳呼吸加快、黏膜水肿者为阳性。皮试结果显示阴性的病人封闭甲状腺，用药前 3 天开始口服复方碘溶液，0.5mL/次，每天 3 次，用药后从当天算起，再连续服 7 天。

(三)术中配合

1. 药物准备

(1)解冻:利卡汀自然解冻时间为 20～60 分钟(室温 10°左右需解冻 60 分钟,室温 20°左右需解冻 30 分钟)。因此,手术室护士应根据手术安排的时间,提前将利卡汀解冻。

(2)抽取:解冻后利卡汀溶液量较少,建议先抽取 2～3mL 生理盐水注入瓶中,混合均匀后抽取药液。

2. 辐射防护　放射性核素碘(^{131}I)的订购、接收、分装、解冻应由专人负责,放射性核素碘(^{131}I)接收后尽快放置于储源室指定位置。利卡汀为放射性药品,按照国家规定,操作药品的医护人员需穿戴防护用品。药品的解冻、抽取、给药、废物处理过程,需穿铅衣和戴铅手套。为防止放射性核素碘(^{131}I)治疗中不慎泄漏,治疗时在操作范围内铺上多块一次性无菌巾,有效地避免污染地板造成的核素暴露。

3. 术中配合　术中严格按照操作规程进行工作,建立静脉通道,遵医嘱给药,密切监测病人血压、脉搏、心率、呼吸、体温及神志变化。注射放射性碘(^{131}I)前,再次检查各防护措施是否到位,操作人员佩戴防护用品是否齐全,并向病人交代有关注意事项。注射放射性碘(^{131}I)时,操作人员不得污染空针铅套,注射完毕后用无菌盐纱布包裹空针,防止遗漏。操作室与控制室之间放置一块移动铅屏,尽量减少外照射。治疗结束,治疗所有材料、物品按规定放置于指定的放射性废物桶内,标注衰变起止日期,交由核医学科处理,并做好相关记录登记。

(四)术后护理

1. 床旁交接　运送病人平车上的枕头、床单、被套铺上防水垫,以防病人呕吐而发生污染。病人身上盖置铅毯,防止对周围人群的辐射。病人返回利卡汀专用病房后,隔离管理,进入病房的医护人员和家属需穿铅衣,戴铅帽、铅围脖等防护用品。手术室护士与病区护士交接术中情况、病历资料及护理记录。病区护士查腹股沟处伤口敷料有无渗湿,绷带松紧是否适宜,伤口周围皮下有无血肿、青紫。

2. 术后处置

(1)体位:术毕穿刺点局部用沙袋(0.5kg)加压 6 小时,术侧下肢伸直并制动 12 小时,卧床休息 24 小时。观察穿刺点有无渗血和血肿,有活动性渗血时应重新包扎。告知病人术侧足踝和非术侧下肢可正常活动。

(2)准备便器,无呕吐等现象则鼓励病人多饮水以促进造影剂排出,每天液体入量不少于 2000～2500mL,并观察小便颜色及量。

(3)定时监测体温、脉搏、呼吸、血压。

3. 病情观察与对症处理

(1)穿刺部位出血、血肿形成或动脉栓塞:12 小时内每 30～60 分钟观察穿刺点局部有无渗血、血肿形成等现象,观察对比双侧下肢皮温、色泽、感觉、足背动脉搏动情况。因大腿内侧皮下组织疏松,渗血或血肿易向内侧发展,故观察时特别要注意大腿根部靠内靠下的部位有无淤青,并用手指轻压看是否有硬肿。发现异常及时告知医生处理。

(2)肝功能损害:原发性肝癌病人行利卡汀联合肝动脉化疗栓塞后,引起正常组织细胞坏死、吸收及药物的毒性损害,可造成直接肝损害。病人术后可出现不同程度的转氨酶升高。除常规使用护肝药,还需嘱病人卧床休息,保证充足的睡眠,预防感冒,保持心情愉快。饮食上给予高蛋白、高热量、高维生素、清淡易消化的食物。密切观察神经精神症状、皮肤、巩膜黄染等情况,定期检查肝功能和电解质,警惕肝性脑病发生。

(3)发热:为常见症状,多为肿瘤组织坏死吸收所致。一般在术后当天或次日发生,病人有不同程度的发热,体温 37.5～38.5℃,无须特殊处理,体温高于 39℃,可予温水擦浴、多饮水或药物等降温处理。

(4)胃肠道反应:胃肠道黏膜上皮细胞繁殖旺盛,对放疗、化疗药物极为敏感,常引起严重的胃肠道症状。如畏食、恶心、顽固性呕吐、腹痛、腹泻,继而引起消化道黏膜的损害,导致消化道出血。在术后 30～60 分钟静脉应用止吐药物,可以减轻病人的痛苦。遵医嘱术后 4～6 小时内禁食,并适当地给予护胃、止呕药,随时评估病人的腹部体征,观察恶心、呕吐、腹痛、腹胀情况。恢复饮食后,从流质、半流质慢慢过渡到软食。宜选择柔软清淡易消化,富含维生素的食物,忌食油煎、粗糙和刺激性食物。注意少量多餐,以免引起消化道出血。

(5)放射性膀胱炎:利卡汀给药后 12 小时,该药主要分布在肝癌病灶区、肝、膀胱。故术后给予补液,鼓励病人多饮水,勤排尿,勿憋尿,以减少药物在膀胱的蓄积,并注意排尿情况,尿色的变化,有无尿频、尿急、尿痛,记录 24 小时尿量,监测尿常规、肾功能。

(五)出院指导

(1)休息与锻炼:注意休息,避免劳累。

(2)饮食指导:加强营养,宜富含优质蛋白、高热量、高维生素、清淡、易消化饮食。避免辛辣刺激和过硬食物。

(3)心理指导:保持良好的心态,正确对待疾病,做到不回避、不惧怕,积极配合治疗。

(4)定期复查:肝功能、甲胎蛋白、肝脏 B 超或 CT。

五、肝癌放射性粒子植入术治疗的护理

放射性粒子植入是指放射性碘(^{125}I)植入治疗,其实也是一种放射治疗肿瘤的方法。它是在 CT 和超声引导下,将发出低能量 λ 射线的碘(^{125}I)粒子直接植入肿瘤组织内,对肿瘤组织进行持续性的、最大限度地毁灭性杀伤。此种方法照射射线剂量小,相对体外放射照射作用时间更长,治疗定位更准确,对肿瘤局部作用均匀,辐射半径小(2cm 左右),对周围正常组织损伤极小等特点,是一种非常好的局部治疗措施。可以有效阻止癌细胞再修复、再增生,能提高靶区局部的放射剂量,降低正常组织的受照剂量。其治疗方式有:模板插植;CT 和超声引导下插植;术中直接插植;三维立体定向插植;借助各种内镜辅助插植。

(一)适应证与禁忌证

1.适应证

(1)一般情况好,无严重肝功能损害和肝硬化,无黄疸、腹腔积液,肿瘤局限而且发展缓慢,无远处转移的病人。

(2)虽已有肝内播散或弥漫型肝癌,但一般情况好,无黄疸、腹腔积液者。

(3)肝癌合并门静脉癌栓或者肝门区淋巴结转移。

2.禁忌证

(1)严重肝硬化伴有肝功能损害。

(2)炎症型肝癌。

(3)腹腔积液。

(二)术前护理

1. **健康评估** 按《入院病人护理评估单》对病人基本情况进行评估,如年龄、性别、饮食、职业、居住环境、饮食习惯、吸烟史、既往史、有无家族史、乙型病毒性肝炎病史等。评估病人有无乏力、纳差、消瘦、黄疸、腹痛、腹胀、腹泻,有无消化道出血等现象。

2. **术前检查** 协助病人完成三大常规、肝功能、肾功能、凝血功能、输血前四项、甲胎蛋白、心电图、X线片、腹部超声及 CT 检查等。

3. **心理、健康教育** 术前应向病人及家属耐心讲解此项技术的安全性和优点,简要介绍手术方法及术后相关情况,告知家属术后有关防护知识,列举成功的病例,解除病人的紧张恐惧心理,使其主动配合手术。

4. **术前准备** 更换干净病服,摘除身上的金属制品,排空膀胱。

(三)术中配合

1. **用物准备** 根据需要准备 B 超、CT、X 线片、MRI、放射性粒子,相关辅助设备如粒子植入引导系统、粒子装载设备、消毒设备、粒子植入针、固定架、铅衣、铅手套、无菌手术包(内有孔巾、布巾钳、弯盘、小药杯、纱布及无菌手套数副、一次性注射器等)。

2. **药品准备** 局部麻醉药、镇静药、抢救药等。

3. **病人准备** 与病人核对沟通,确认病人及治疗部位,消除恐惧心理。

4. **术中配合** 给予心电监护、氧气吸入,建立静脉通道;协助医生摆好病人的体位及固定架;严密观察生命体征;询问病人的反应情况;做好术中病情变化的观察及记录;观察穿刺点有无渗血,随时做好止血准备。手术完毕用铅毯覆盖病人护送回病房。

(四)术后护理

1. **床旁交接** 手术室护士将病人用平车送至病房,与病区护士交接术中情况,病历资料及护理记录。病区护士检查伤口敷料有无渗湿。

2. **术后处置**

(1)放射性防护。

环境管理:为病人提供单间病房,缩小其活动范围,减少与其他病人接触,保持室内空气流动、清新洁净及温度适宜,尽量减少热气与散在空气结合污染环境。

人员管理:对护理人员进行护理操作及放射防护知识培训,医护工作人员需近距离治疗。护理时,穿铅制防护围裙,戴防护颈围、防护眼镜;或采用铅毯遮盖住病人的粒子植入部位,在保证工作质量的前提下,固定护理人员,尽可能集中完成各类护理操作,以减少与放射线接触的时间。同时限制病人家属的探视时间及人员。

(2)术后卧床休息 24 小时,定时监测病人心率、血压、脉搏,注意观察穿刺部位有无渗液和渗血。

(3)饮食护理:术后禁食,4~6 小时后可进流食,少量多餐,逐步过渡到高营养、高热量、高维生素、适量高蛋白和低脂肪的饮食,如排骨汤、鱼类、瘦肉粥、新鲜水果和蔬菜。

(4)疼痛的护理:病人术后穿刺部位均会有不同程度的疼痛,如果疼痛不严重,一般不予处理。可以与病人交谈,或者让病人听舒缓音乐、看电视,分散其注意力,可以减轻疼痛。疼痛严重者可以根据医嘱给予镇静药、止痛药。加强巡视,准确评估疼痛,如发现疼痛加重,应及时通知医生。

3.病情观察与对症处理

(1)放疗综合征:放疗后会产生一系列不良反应,包括恶心、呕吐、疼痛、发热等症状,统称为放疗综合征。嘱病人绝对平卧,呕吐时头偏向一侧,防止呕吐物误吸,引起窒息,并遵医嘱给予盐酸格雷司琼等止吐药预防恶心、呕吐。由于粒子发挥作用,对坏死肿瘤组织的重吸收反应,导致病人术后 2～3 天体温一般在 37.5～38℃。所以术后应严密观察体温变化,每天测体温 4～6 次,连测 3～4 天。同时,术中应严格执行无菌操作技术,减少医源性感染;应鼓励病人多饮水,防止脱水;如果病人体温过高,可给予物理方法或退热药降温,并补充液体。

(2)腹腔出血:是放射性粒子植入术严重的并发症之一,可能与肿瘤位置表浅、穿刺针粗、病人凝血功能差有关。术后应密切注意有无腹痛、腹胀、腹部压痛和反跳痛、肌紧张等腹膜炎的表现。观察血压、脉搏等生命体征,有无内出血的征象。

(3)肝功能损害:放射性治疗易引起肿瘤周围的肝组织坏死,同时坏死组织的吸收又加重肝脏的负担,故术后病人肝功能均有不同程度损害,以转氨酶的一过性升高为主。必要时术后绝对卧床休息,给予保肝、降酶治疗。

(4)肺梗死:是放射性粒子迁移到肺动脉而形成的,是最严重的并发症。术后若病人突然出现呼吸困难、胸痛、发绀时,应立即报告医生,给予高流量吸氧,嘱病人绝对卧床休息,建立静脉通道,配合医生抢救。

(五)出院指导

1.休息与锻炼　嘱病人戒烟、酒和浓茶,保证充足的睡眠,避免劳累,适当锻炼身体,增强机体免疫力。

2.饮食指导　注意加强营养,进高蛋白、高能量、高维生素、低脂、易消化饮食,如瘦肉、蛋白、鱼肉、新鲜蔬菜、水果等。避免生冷刺激性食物,忌食烟熏、腌制食品。

3.心理指导　嘱病人保持良好的心态,面对现实,保持心情畅快,有利于恢复。

4.专科自我护理　教会病人自我观察,注意有无水肿、体重减轻、出血倾向、黄疸、乏力和疲倦等症状,粒子植入后 4 个月内与病人接触需采取一定防护措施,儿童、孕妇不能与病人同住一个房间。病人在术后半年内死亡应与医院取得联系,及时收回粒子,避免造成周围环境污染。粒子植入持续时间一般为 3 个半衰期,在此期间应配合医生追踪管理。

5.定期复查　每 2～3 个月到医院进行一次甲胎蛋白、影像学等检查;如有不适,及时就医。

(范本芳)

第六节　肾癌介入治疗的护理

一、肾癌肾动脉栓塞术的护理

肾动脉栓塞术是在肾动脉造影的基础上超选择性插管,经导管注入栓塞剂,达到止血、阻止肿瘤供血、缓解疼痛和改善全身症状的目的。

通常在局部麻醉下采用 Seldinger 技术股动脉穿刺进腹主动脉造影和(或)选择性肾动脉造影,必要时对肿瘤区域动脉超选择性插管造影,在观察肿瘤的血管造影表现及肾静脉与下腔静脉情况和非靶侧肾的情况后,进行肾动脉及肿瘤相关血管的选择性与超选择性准确置管,进行灌注化疗和栓塞。

(一)适应证与禁忌证

1.适应证

(1)肿瘤已突破肾包膜时无远处转移者,做术前栓塞。

(2)不宜手术的肾癌,做姑息性治疗。

(3)肾肿瘤引起的出血。

(4)肿瘤性肾动静脉瘘的栓塞治疗。

2.禁忌证

(1)严重心、肺、肝、肾功能不全的病人。

(2)严重的泌尿系感染者。

(3)凝血功能障碍,无法纠正者。

(4)对造影剂过敏者。

(二)术前护理

1.健康评估 病人的基本情况:如年龄、性别、饮食、职业、居住环境、饮食习惯、吸烟史、既往史,有无家族史等,监测生命体征。评估有无血尿、腹部肿块和肾区疼痛。

2.术前检查 协助病人完成 3 大常规、肝功能、肾功能、凝血功能、输血前四项、心电图、X线片、腹部超声及 CT 检查等。

3.心理护理 肾癌病人常表现为恐惧、焦虑、绝望,对治疗缺乏信心。因此,护士应通过多种方式向病人介绍栓塞治疗的目的、方法、疗效及成功病例,使病人消除疑虑和紧张心理,树立战胜疾病的信心,并能积极配合治疗、护理。

4.饮食指导 宜进食高蛋白、高热量、高维生素、低脂肪、易消化的饮食。

5.术前准备 术前协助、指导病人做好各项辅助检查,训练床上大、小便,遵医嘱饮食或术前 4 小时禁食。详细地向病人说明手术的优越性、目的及意义,操作过程,配合要点,术中可能出现哪些不适,如何克服。以真诚热情的态度关心病人,消除其紧张、恐惧心理,使之能更好地配合手术进行。

(三)术中配合

(1)核对病人资料,与病人亲切交谈,以缓解其紧张情绪。

(2)按手术要求采取平卧位,双手放于身体两侧,充分暴露脐水平以下、大腿 1/2 水平以上的部位,注意保暖。连接心电监护,开放静脉通道,准备好肝素、利多卡因等常用药品。备好常用器材和物品。观察双侧足背动脉搏动情况,并做好记录。

(3)打开手术包,协助医生穿手术衣、消毒皮肤、铺无菌手术单、及时递送手术所需器械。

(4)常用化疗药物为顺铂、表柔比星、丝裂霉素等;常用的栓塞剂为无水乙醇、吸收性明胶海绵、金属弹簧圈、栓塞微球颗粒等。

(5)经股动脉插管后行动脉造影,然后进行栓塞和化疗,协助医生将化疗药缓慢注入,栓塞后再行肾动脉造影,了解栓塞情况。

(6)栓塞治疗时可能出现组织缺氧性疼痛,对轻微疼痛者应给予安慰、鼓励;对疼痛程度较重者,根据医嘱给予哌替啶等药物,以减轻病人的痛苦。

(7)术中注射造影剂时,应密切观察病人有无变态反应,一旦发生变态反应应立即停止注射,并静脉注射地塞米松、盐酸肾上腺素等药物。

(8)治疗结束拔除导管、动脉鞘,穿刺点压迫止血,伤口无渗血后用无菌纱布和绷带加压包扎。

(四)术后护理

1.床旁交接　手术室护士将病人用平车送至病房,与病区护士交接术中情况,病历资料及护理记录。病区护士查腹股沟处伤口敷料有无渗湿,绷带松紧是否适宜,伤口周围皮下有无血肿、青紫。

2.术后处置

(1)病人术毕安返病房后告知病人平卧休息 24 小时,术侧下肢伸直制动 12 小时,股动脉穿刺处用 0.5kg 重的沙袋压迫 6 小时。密切观察穿刺处敷料有无渗血、皮下有无血肿;足背动脉的搏动及肢端血运情况。指导病人术侧距小腿关节活动,可间断短时往术侧翻身 30°,以减轻腰背部不适,预防压力性损伤。

(2)告知病人术后可能出现的症状、原因及解决方法。

(3)观察生命体征,观察尿量、颜色、性状并做好记录,以了解健侧肾的代偿功能。谨防肾损伤,嘱病人多饮水,以促进毒素和造影剂的排出,减少不良反应。

3.病情观察与对症处理

(1)发热:为肾动脉栓塞后常见反应,是坏死肿瘤组织被吸收所致。向病人解释体温升高的原因,消除顾虑,发热轻者无须处理,体温超过 38.5℃遵医嘱给予药物或物理降温,并做好生活护理,预防感冒。为排除发热是为继发感染所致,及时为病人做血常规检测,必要时抽血做细菌培养及药敏试验,遵医嘱使用抗生素。

(2)腰部疼痛:由肾肿瘤栓塞后缺血或痉挛所致,栓塞开始时即可出现,一般持续 3~7 天,疼痛与栓塞程度成正比。做好疼痛评估,观察并记录疼痛性质、程度、发作规律,动态观察疼痛的变化,遵医嘱给予止痛药,指导病人使用放松技巧,减轻疼痛。

(3)恶心、呕吐:因栓塞剂和化疗药物刺激所致。术后合理调整饮食,多进食高蛋白、高热量、高维生素、低脂肪、易消化的食物,少量多餐,遵医嘱给予止吐药物,防止水、电解质紊乱;做好口腔护理;注意观察呕吐物性质、颜色,防止消化道出血。

(4)异位栓塞:栓塞剂误入其他血管,可造成下肢坏疽、肠坏死、对侧肾和肺栓塞等(肺栓塞是栓塞剂通过较大的动静脉交通支所致)。护士应注意观察病人有无原因不明的腹痛,下肢疼痛,感觉异常等。有无胸痛,呼吸困难。及时报告医生,对症处理。

(5)肾衰竭:大量使用造影剂可导致急性肾衰竭,术前应了解健侧肾功能情况,尽可能减少造影剂用量。

(6)一过性高血压:栓塞后偶尔出现,通常在术后数小时内可恢复正常。

(五)出院指导

1.休息与锻炼　生活规律,以休息为主,适当轻体力运动,如散步、太极拳等。保证充足的睡眠。

2.饮食指导　合理饮食,加强营养。给予高蛋白、高热量、高维生素、低脂肪、易消化的食物。戒烟、酒,禁刺激性的食物。饮食不宜过饱,少食多餐。

3.心理指导　病人应保持乐观的心态,避免情绪激动,增强战胜疾病的信心。

4.定期复查　遵医嘱定期复查,注意尿液颜色的变化,如有血尿、腰痛加剧等应及时就诊。

二、肾癌射频消融术治疗的护理

射频消融术是指在 CT、彩色 B 超的引导下,将多极子母针消融电极准确刺入肿瘤部位,射频消融仪在电子计算机控制下将射频脉冲能量通过多极针传导到肿瘤组织中,集束电极射、频电极发出高频率射频波,激发组织细胞进行等离子震荡,所产生的热量可使局部温度达到高温(70~95℃),从而达到使肿瘤组织及其邻近的可能被扩散的组织凝固坏死的目的,坏死组织在原位被机化或吸收。

(一)适应证与禁忌证

1.适应证

(1)不能手术或不能耐受手术,或拒绝外科手术的肾癌病人。

(2)肾癌同时伴有其他严重疾病,如冠状动脉疾病、周围血管疾病或糖尿病等。

(3)部分肾功能不全病人。

(4)孤立肾(曾行单侧根治性肾切除术,现对侧出现转移的病人)。

(5)双侧多发性肾肿瘤,特别是具有家族遗传趋势肾多发肿瘤综合征的病人,如 VonHippel-Lindau 疾病及遗传性乳头状肾癌。

2.禁忌证

(1)严重心肺疾患急性期。

(2)肾衰竭。

(3)凝血功能异常。

(4)肝功能严重异常。

(二)术前护理

1.健康评估 常规护理详细了解病史,了解患侧肾的病理变化及对侧肾功能情况。监测生命体征。

2.术前检查 协助病人完成三大常规、肝功能、肾功能、心肺功能、凝血功能、输血前四项、腹部超声及 CT 检查等。

3.心理护理 多数病人确诊患肾癌时,心理上难以承受这种恶性刺激,表现出悲观失望、萎靡不振、失眠、畏食等。应深切理解病人的心理变化,关怀体贴病人,与病人建立良好的护患关系。耐心解释手术过程及术后可能发生的并发症,缓解病人焦虑情绪,使其能够以正确的态度面对,并愉快积极地配合治疗。

4.饮食与休息 饮食与休息保证充足的睡眠,了解病人的睡眠状况,当病人由于焦虑难以入睡时,及时与医生联系,适当应用助眠药物;为改善病人体质,鼓励病人食高蛋白、高热量、高维生素饮食,纠正贫血和低蛋白血症。

5.术前准备 做好皮肤准备,检查有无皮肤破损及感染,及时向医生汇报。术前 4 小时禁食禁饮,并保证充分的睡眠。协助病人做好皮肤清洁工作,监测生命体征,如有异常应及时汇报医生。术前 30 分钟遵医嘱用药。平车护送病人至手术室。

(三)术中配合

(1)协助医生安置病人俯卧位。

(2)安抚病人情绪。

(3)常规建立静脉通道。

(4)监测病人生命体征,观察病情变化,病人有不适症状或有麻醉后不良反应及时处理。

(四)术后护理

1.床旁交接 手术室护士与病区护士交接病人生命体征及电极区皮肤有无破损,穿刺点有无渗血,术中用药的情况。

2.术后处置

(1)病人术后平卧6小时,卧床休息24小时,遵医嘱监测生命体征至次日晨。详细观察术后第一次排尿的时间、尿量和颜色;注意每天的尿量、颜色、性质,必要时留取标本化验。注意观察伤口渗血情况。常规应用止血药物。肾功能正常,无并发高血压、水肿者,应鼓励病人多饮水,每天摄入量3000mL,达到自行冲洗目的。

(2)饮食护理:选择食物要多样化,提供丰富的营养。多吃淀粉类食物,包括热量、数量充足的优质蛋白质和维生素 A、维生素 B_1、维生素 B_2、维生素 C 等。不要挑食偏食,做到合理搭配。要注意低盐饮食,食用清淡、易消化食物。水肿重者及高血压者应忌盐,限制蛋白质的摄入量,少饮水。无水肿的病人不限盐。镜下血尿病人及易上火者多饮水,多食苹果、白糖、黑芝麻、木耳等滋阴降火的食品。忌食刺激性和过烫食物。

3.病情观察与对症处理

(1)血尿:术后病人均有不同程度的血尿。程度较轻者应对病人进行解释:1000mL 尿中有 1~3mL 血为肉眼血尿,是正常现象。如出血严重,颜色鲜红、有明显血块应及时通知医生进行处理。

(2)肾盂血肿:血肿小不需特别处理,1~2周可自行吸收。嘱病人卧床休息,减少活动,安置舒适体位以减轻病人疼痛,应用止血药。血肿较大时嘱病人绝对卧床休息,减少活动,禁食可饮水。观察病人局部疼痛情况,观察尿液颜色和体温变化,超声观察泌尿系统变化。及时应用止血药物,如维生素 K_1、酚磺乙胺。出血严重应用神经垂体素,应用成分输血。遵医嘱应用抗生素防止感染。安置舒适的卧位以减轻病人疼痛。做好病人的心理安慰工作,消除病人紧张情绪。嘱病人大量饮水,遵医嘱应用少量呋塞米促使血块的排出,避免血凝块堵塞输尿管损害肾功能。

(3)疼痛:护士应耐心细致地向病人介绍预防,处理疼痛的知识,解除病人对止痛药物成瘾的误区。评估记录疼痛的性质,并给予正确分级。对轻度疼痛的病人,可以嘱病人多听舒缓的轻音乐,以分散注意力,安置舒适体位,减轻疼痛。当疼痛影响情绪、睡眠、饮食,病人疼痛不能耐受时,应遵医嘱用止痛药,同时观察病人生命体征的变化,如有疼痛加重应及时通知医生,配合医生做好护理工作。

(4)尿路梗阻:中央型的肾癌,发生出血风险更高,由于出血破入集合系统,血块持续阻塞引起尿路梗阻,就需要放置输尿管导管或膀胱导管,严重出血还可能需要输血。

(5)一过性低血压:一般无须特殊处理,加强病情观察,嘱病人卧床休息。

(五)出院指导

1.休息与锻炼 指导病人注意休息,避免劳累。

2.饮食指导 合理饮食,摄入高热量、高蛋白、高维生素及低脂肪饮食,多吃蔬菜水果,保持大便通畅。

3.心理指导 保持良好的心态,避免情绪激动。

4.定期复查 定期复查超声和肿瘤标志物。

(范本芳)

案例

冠心病冠状动脉介入治疗围术期的护理

一、案例介绍

1. 一般资料　病人×××，男，72岁，以"间断胸闷、胸痛、气憋2年，加重伴头晕、心悸2天"为主诉入院。病人于入院前两年体检时发现心电图异常，当时无明显胸闷、胸痛、心悸、气短等不适症状。此后，病人逐渐出现胸闷、心悸、胸痛症状，经休息数十分钟可缓解。入院前2天病人自觉胸闷、胸痛、心悸、气短症状加重，活动后明显，遂来我院就诊。于1月17日以"冠状动脉粥样硬化性心脏病、不稳定型心绞痛、缺血性心肌病"收入我科。自发病以来，病人神志清，精神一般，睡眠、食欲可，大小便正常，近期体重无明显增减。

2. 病史

既往史：病人既往有原发性高血压8年，血压控制情况不详，有糖尿病史7年，血糖控制不佳；否认肝炎、结核、疟疾病史；否认脑血管疾病、精神病史；否认手术外伤史；否认输血史；否认食物、药物过敏史；否认近期与急慢性传染病病人密切接触史；无疫区疫情接触史；否认有不洁饮食。

个人史：生于原籍，久住本地，无牧区、矿山、高氟区、低碘区居住史，无化学性物质、放射性物质、有毒物质接触史，无吸毒史，无吸烟、饮酒史。

婚育史：已婚，配偶体健，育有1子，体健。

家族史：否认家族性遗传病史。

3. 医护过程

【入院体格检查】体温36.2℃，脉搏88次/分，呼吸20次/分，血压142/92mmHg。发育正常，营养良好，无异常面容，表情自如，自主体位，神志清楚，查体合作。

【辅助检查】病人入院后完善相关检查，于1月20日在局部麻醉下行经桡动脉穿刺冠状动脉造影检查，提示LM(一)，LAD在中断肌桥，收缩期狭窄30%，LCX近段不规则，中段80%局限性狭窄，远段细小99%～100%次全闭塞。RCA中端50%局限性狭窄。

【治疗原则】手术干预LCX，于LCX远段药物球囊扩张成形术，于LCX中段植入支架一枚。术程顺利，术后安返病房，给予PCI术后护理常规。术后病人病情稳定，无胸痛、心悸症状，胸闷症状明显改善，于1月25日出院。

二、护理

(一)术前护理

(1)向病人及家属介绍手术的方法、意义及手术的必要性，消除思想顾虑。过度紧张者手术前夜遵医嘱给予口服镇静药，以保证充足的睡眠。

(2)指导病人完成术前各项检查，根据需要术区备皮或皮肤清洁。

(3)桡动脉穿刺病人术前做Allen实验，拟行股动脉穿刺的病人，检查双侧足背动脉搏动情况并做标记,便于术中、术后对照观察,左侧肢体使用留置针建立静脉通道。

(4)嘱病人衣着舒适、宽松,术前指导床上排便训练,术前需排空膀胱,术前指导病人呼吸、屏气及咳嗽训练,便于术中顺利配合手术。

(5)术前不需要禁食水,术前一餐进食六分饱即可,忌产气食物的摄入,以免术后卧床出现腹胀。

(6)术前用药:常规给予口服抗血小板凝结的药物。择期 PCI 者术前口服阿司匹林和氯吡格雷,行急诊 PCI 或术前 6 小时内给药者,遵医嘱服用负荷剂量的阿司匹林和氯吡格雷,对服用华法林的病人,应停药 3 天后再行手术治疗。

(二)术中护理

(1)严密监测生命体征、心率、心律变化,出现异常及时通知医生并配合处理。

(2)和病人交谈,分散其注意力,缓解紧张、焦虑情绪,并告知病人术中有胸闷、心悸等不适立即告诉医护人员。

(3)维持静脉通路通畅、遵医嘱准确、及时给药,准确递送各种器械、材料并做好记录,备齐抢救药品、物品以供急需。

(三)术后护理

(1)安置病人于病床,监测生命体征,注意观察穿刺部位有无血肿及出血,常规做心电图,与术前对比,有症状时再复查。

(2)了解病变血管、植入支架的数量、术中药物用量等。

(3)术后卧床期间,做好生活护理。经桡动脉穿刺者避免术侧肢体受压。经股动脉穿刺者拔除鞘管后加压包扎 1kg 沙袋压迫 6～8 小时,术侧肢体制动12 小时,绝对卧床 24 小时后可下地活动,避免承重或用力。

(4)观察术后有无心律失常、空气栓塞、出血、感染、心脏压塞、心脏穿孔等并发症发生。

(5)术后即可进食,勿过饱。鼓励病人饮水,术后 4～6 小时尿量达 1000～2000mL,预防造影剂肾病。

(6)遵医嘱口服抗血小板凝集的药物,严密观察有无出血倾向,如伤口渗血、牙龈出血、血尿、血便等。

(四)健康教育

1.疾病知识指导　指导病人合理膳食,宜食低盐低脂、低胆固醇、低热量饮食,多吃蔬菜水果及粗纤维食物,少量多餐,戒烟限酒,适量有氧运动,调整心态,保持心理平衡。

2.避免诱发因素　告知病人注意尽量避免心绞痛发作的诱因,如情绪激动、饱餐、用力排便、寒冷刺激、过度劳累等。

3.病情监测　告知病人不典型心绞痛发作时的表现,如牙痛、颈、肩、背部痛等,有症状及时就医。定期复查心电图、血压、血脂、血糖、肝功能等情况。

4.用药指导　出院后遵医嘱按时按量服药,不要擅自增减药量,自我监测药物的不良反应,外出时随身携带急救药物以备急需。

三、小结

不稳定型心绞痛的病情发展很难预料,存在演变成心肌梗死或死亡的风险,当疼痛发作频繁或持续不缓解时应立即住院治疗,以缓解心肌缺血和预防急性事件的发生,无禁忌证者可选择介入诊断及治疗,坚持长期药物治疗,严格控制危险因素,延缓疾病进展,改善预后。

参考文献

[1]尤黎明,吴瑛.内科护理学[M].6版.北京:人民卫生出版社,2017.

(赵莅)

老年 AMI 病人行 PCI 术后突发谵妄

一、案例介绍

1.一般资料 病人因"因胸痛6小时"诊断为"急性前间壁心肌梗死",于2020年11月26日直接入导管室行急诊 CAG 术＋PCI 术,术中造影显示:LM 狭窄65%,LAD 开口闭塞,LCX 弥漫性狭窄85%,RCA 弥漫性增生,管壁不规则,予以 LAD 植入支架一枚,后收入监护室。

2.病史

既往有高血压病史。

3.医护过程

【入院体格检查】 体温36.5℃,血压125/97mmHg,呼吸24次/分,心率106次/分。

【初步诊断】 急性前间壁心肌梗死、killp2级、高血压3级(很高危组)。

【专项护理评估】 Barthel 评分50分,Braden 评分19分,Mrose 评分50分,VTE 评分5分。

【辅助检查】 2020-11-26急诊心电图,$V_1 \sim V_3$,ST 段抬高,提示前间壁心肌梗死。2020-11-26术后病区心电图:$V_1 \sim V_3$,ST 段较前回落。2020-11-27病区心电图:ST 段再次抬高,考虑支架内血栓形成或再梗死。检验项目如表10-1。

表10-1 检验项目

检验项目	2020-11-26		2020-11-27	2020-11-28
TNI(μg/L)	1.63(急诊)	＞30(病区)↑	—	—
D-二聚体(μg/L)	1570(急诊)	＞1850(病区)↑	—	—
Na⁺(mmol/L)	141		134	108↓
BNP(pg/L)	29143		—	—
肌酐(μmol/L)	—		187	258↑

4.病情经过　2020-11-26：术后 20：18，病人入 CCU，心电监护示窦性心律，心率 107 次/分，血压 120/97mmHg，SpO$_2$ 75%，诉胸痛、恶心，NRS 评分 3 分。告病危，予吸氧 7L/min，至 23：50SpO$_2$ 维持在 96%左右，逐渐调节氧流量至 4L/min。21：20，病人诉胸痛较前稍缓解，NRS 评分 2 分。22：15，病人呕吐少量白色黏液，给予甲氧氯普安 10mg 肌肉注射，未缓解。23：20，感剑突下不适，予磷酸铝凝胶 20g 口服后症状较前缓解。给予抗血小板聚集、抗凝、调脂稳斑、抑制心肌重塑治疗。心导管室带入替罗非班遵医嘱以 5mL/h 泵入。

2020-11-27：01：41，病人烦躁不安，BP122/100mmHg，予阿普唑仑 0.4mg 口服后效果欠佳，病人拒绝吸氧，坚持下床活动，予以劝阻。04：15，予咪达唑仑 0.3mg/min 泵入后病人入睡，SpO$_2$ 78%，予以吸氧 7L/min，暂停咪达唑仑，至 05：45SpO$_2$ 维持在 96%左右，逐渐调节氧流量至 2L/min。06：00，病人烦躁，欲下床，咪达唑仑继续以 0.3mg/min 泵入，病人入睡后暂停。08：30，病人诉胸闷、气促，予呋塞米 20mg 立即注射，记录 24h 尿量，硝酸甘油以 10μg/min 泵入。因胃肠道反应明显，病人拒绝服用口服药物。15：50，医嘱予冻干重组人脑利钠肽 0.0076μg/(kg·min) 泵入。白班记录尿量为 50mL，汇报床位医生。20：20，监护见短阵室速，予除颤仪床边备用。呋塞米 20mg 立即注射后排尿 100mL。22：57，病人呕吐少量胃内容物，医嘱予甲氧氯普安 10mg 肌肉注射，病人拒绝，劝说无效。

2020-11-28：00：26，突发心跳骤停，呼之不应，立即予胸外心脏按压，00：32，病人恢复意识，监护示窦性心律。00：54，心电监护示室速，医嘱予胺碘酮 0.15g 立即注射，病人拒绝用药。01：00，病人自行拆除血压计袖带及脉氧夹，拒绝监测，反复劝说，沟通无效。02：32，监护示成对室早，病人仍拒绝使用胺碘酮。03：00，病人自行撕下除颤贴膜及心电导联，辱骂攻击家属及医务人员，予神经内科急会诊。03：55—04：06，咪达唑仑以 0.05mg/min 泵入。04：08，病人入睡，予心电监护示窦性心律。04：09，心率 35 次/分，病人呼之不应，立即予胸外心脏按压。04：12，意识恢复，监护示室速，予胺碘酮 0.15g 立即注射后，继续 1mg/min 泵入。

(1)大面积心梗致心排血量下降，造成脑供血不足，颈交感神经支配引发大脑皮层血管痉挛，使脑细胞缺血、缺氧而出现神经精神症状。

(2)心梗后病人 BNP29143pg/L，提示存在心衰，心衰的发生加重了脑细胞的缺血、缺氧症状，病人可表现为烦躁。

(3)心搏骤停后脑部血流中断，导致脑细胞缺血、缺氧，出现精神症状。

(4)病人 AMI 后胃肠道反应明显，食纳差，钠离子下降较快，重度低钠血症或血钠骤减时，可出现脑水肿，引发精神症状。低钠血症的分级如表 10-2。

表 10-2 低钠血症的分级

分级	数值	临床表现
轻度低钠	130<Na$^+$<135mmol/L	头晕、软弱无力,感到疲乏
中度低钠	120<Na$^+$<130mmol/L	除上述症状外,还可出现头痛思睡、肌肉痛性痉挛、神经精神症状和可逆性共济失调等
重度低钠	Na$^+$<120mmol/L	当血钠快速下降或≤120mmol/L 时,可发生急性脑水肿,出现恶心、呕吐、易激惹或嗜睡、食欲不振、体重增加,严重时有意识改变、性格改变、木僵状态、精神失常、惊厥、昏迷,甚至发生脑疝,至中枢性呼吸衰竭而亡

代谢障碍是谵妄的最常见病因,电解质水平的快速改变,是谵妄发展的重要因素。有的人能耐受慢性的钠水平 115mmol/L 或更少,但是如果很快下降到这一水平就能促成谵妄的发作。

血钠水平下降迅速的原因:①病人心梗后胃肠道反应明显,进食后恶心、呕吐,病人入院后拒绝进食、进水,导致钠离子摄入不足;②充血性心力衰竭时,心输出量减少,水、钠更大量被重吸收,醛固酮、抗利尿激素继发性分泌过多导致水钠潴留;③因钠离子摄入不足,而总体水增加,导致血钠稀释,发生低钠血症。AMI 时:①大量儿茶酚胺被释放导致 Na$^+$ 向细胞内的内流增加;②心肌缺血缺氧使钠泵活性被抑制;③缺血/再灌注后引起钠泵进一步损伤最终导致急性低钠血症。

(5)术中使用阿托品 2mg,1~2mg 可轻度兴奋延髓和大脑,2~5mg 时兴奋加强,可出现焦虑不安、多言、谵妄。

(6)PCI 术中及术后使用抗凝药物,可能导致病人脑出血,少量脑出血时病人可表现为烦躁。

(7)CCU 仪器设备及治疗性操作发出的声音易导致病人烦躁。

三、总结

1.病人烦躁不配合治疗,如何执行医嘱

(1)请求人力资源协助,联系保卫科,指导保卫人员如何控制病人。

(2)病人站立或行走中,保卫人员就近按住病人,固定于墙壁上,医护人员快速用药。

(3)病人卧床,在保卫人员协助下约束双手腕、双踝关节、双肩后进行治疗操作;由高年资、经验足的护士完成操作。

(4)医师与病人家属充分沟通,告知风险,取得理解,避免发生纠纷。

2.如何做好谵妄病人的安全管理

(1)保证病人安全,密切观察病情,及时请专科会诊,判断躁动原因,根据会诊意见及早进行镇静治疗,避免疾病进展。

(2)及早做好安全评估,防跌倒、防坠床,告知病人家属风险,取得家属的理解及配合。

(3)确保环境安全,避免自伤行为;选择合适的陪护人员,重视病人的心理活动及精神依赖。

(4)条件允许情况下,安置单人间;重视对同病房病人及家属的保护,做好心理指导。

(5)对于老年谵妄,一般不采用保护性约束,以免加重焦虑和导致损伤,极度躁动者采取保护性隔离。

(6)评估谵妄特征性表现,体验病人感受,不在病人面前私语,保持耐心、言语亲切。

(7)行为紊乱、有摸索行为者,让病人双手抱枕头,减少因摸索动作而发生的跌倒、坠床及病友间的相互干扰。

(8)注意保护医护人员自身安全,寻求保卫人员帮助。

参考文献

[1]李茂查.老年不典型急性心肌梗塞诊治体会[J].安徽医药,2010,14(8):947-948.

[2]周伟.急性心肌梗死病人 PCI 术后继发谵妄的影响因素[J].心脑血管病防治,2016,16(02):115-119.

[3]郭伟,马洁.小剂量阿托品致谵妄状态 1 例[J].实用医学杂志,2013,29(18):3104.

[4]杨翠燕.急性心肌梗死早期应急反应对血电解质的影响[J].中国实验诊断学,2015,16(2):115-119.

[5]肖芳,王金柱,陈娟红,等.成人心脏术后谵妄的危险因素及护理措施分析[J].现代实用医学,2018,30(12):1662-1664.

[6]季萍萍,张艺雄.心脏术后谵妄的危险因素评估及护理研究进展[J].护理研究,2018,32(24):3841-3844.

(范本芳)

第十一章

护理管理

第一节　护士的素质与行为规范

"素质"一词,原本是心理学的一个名词,是一个复合概念,包括生理的、心理的、社会的因素,或者说是由人的身体、心理、品质、知识、能力等因素相互作用而成的人格特征。素质是人类从事社会实践活动所具备能力的前提。在医疗服务中,护士是医院对外服务的窗口,也是与病人接触最直接、最连续、最密切、最广泛的医务工作者,护士素质的高低不仅直接影响着病人在看病就医过程中的体验和感受,而且关系到整个医疗服务行业的质量与水平。护士的素质也是护理专业发展的决定性要素。因此,不断提高护士的综合素质、规范护理行为是一项重要而艰巨的任务。

一、护士的素质

(一)素质的相关概念

素质是指人在先天的基础上,受后天环境、教育的影响,通过个人自身的认识和社会实践而获得的一系列知识技能、行为习惯、文化涵养、品质特点的综合表现。

职业素质是从业者在一定生理和心理条件基础上,通过教育培训、职业实践、自我修炼等途径形成和发展起来的,在职业活动中起决定性作用的、内在的、相对稳定的基本品质;是从业者对社会职业了解与适应能力的一种综合体现,其主要表现在职业兴趣、职业能力、职业个性及职业情况等方面。影响和制约职业素质的因素很多,主要包括:受教育程度、实践经验、社会环境、工作经历及自身的一些基本情况(如身体状况等)。

护士的职业素质是指在一般素质的基础上,结合医学和护理专业的特性,对护理工作者提出的特殊的素质要求。

(二)当代护士应具备的职业素质

1.**基本职业素质**　当代护士所应具备的基本职业素质包含以下几个方面。

(1)思想品德素质:具有热爱祖国、热爱人民、热爱护理事业的"三热爱"精神,以及为人民服务、为人类健康服务的奉献精神。树立正确的人生观、价值观,尊重生命,尊重护理对象,以救死扶伤、实行人道主义为己任,做到忠于职守、廉洁奉公。具有科学的精神、高度的责任感、慎独修养、诚实的品格,以及高尚的思想情操。

(2)科学文化素质:随着社会的进步、医疗模式的转变与护理学科的发展,当代护士应具有一定的文化素质和自然科学、社会科学、人文科学等多学科知识。具有一定外语水平,熟练掌握计算机的应用及网络技术等。

（3）专业素质：护士的专业素质是一个护士是否能够胜任护理工作的基本条件。当代护士应具有较系统、完整的护理学基础理论、基本知识和基本技能。具有敏锐的观察能力、评判性思维能力与决策能力、规范的实践操作能力、独立学习与创新能力、机智灵活的应变能力和自我发展能力。树立整体护理观念，能运用护理程序解决病人存在或潜在的健康问题。具有护理教育和护理科研的基本能力，善于总结，勇于创新，并具有积极向上、刻苦钻研的精神和严谨细微、实事求是的工作作风。

（4）心理素质：心理素质是一个人行为的内在驱动力。护理工作的特点要求护士具有良好的心理素质，乐观、开朗、宽容、豁达、稳定的情绪和较强的自控能力，始终能保持一种平和的心态，并以良好的心境影响病人。良好的心理素质还体现在护士遇事沉着、冷静、理智及面对压力与挫折时的自我心理调适能力等方面。

（5）身体素质：指体质和健康（主要指生理）方面的素质。护士应具有健康的体魄，仪表文雅大方，举止端庄稳重，着装整洁美观，精力充沛，朝气蓬勃。

2. 护士素质的形成、发展与提高　每个人的独特素质，都是在遗传、环境、教育等多种因素交互作用下，在成长过程中逐渐发展形成的，素质也总是随着职业环境的要求不断地调整和发展的。因此，对在院校内的学生要开展有计划的素质教育；对临床护士，提高素质也是一门终身需要修炼的课程。护士的素质教育应贯穿于护理教育的各门课程中，在政治教育、道德品质教育、专业教育和生活管理中，充分体现护士素质的养成教育，培养其成为德、智、体、美、劳全面发展的合格人才。每个护士都必须明确必备素质的内容、目标和要求，并自觉在实践中锻炼。

二、护士的行为规范

行为规范，是社会群体或个人在参与社会活动中所遵循的规则、准则的总称，是社会认可和人们普遍接受的具有一般约束力的行为标准，包括行为准则、道德规范、行政规章、法律规定、团体章程等。职业行为规范是建立在组织文化的基础之上，因此对全体成员具有引导、规范和约束的作用，引导和规范全体成员可以做什么、不可以做什么和怎样做。

（赵莊）

第二节　护理实践伦理

一、基础护理伦理

1. 基础护理　基础护理包括护理基本理论、基本知识和基本技能，是各专科护理的共同基础，是各护理人员必须掌握的基本技能和知识。目标是为病人提供一个接受治疗的最佳身心环境。

2. 基础护理伦理原则　基础护理伦理是护理人员在实施基础护理的过程中应该遵循的准则和规范。

（1）虚心踏实，安心本职工作：基础护理平凡、琐碎、繁重，却有很强的科学性，基础护理是否到位对病人的康复有很大影响。不愿意做基础护理,认为基础护理"没有什么技术含量",看不到基础护理重要性的护士就不是一个称职的护士。南丁格尔的《护理札记》中详细阐述了通风、清洁、床褥等基础护理对于病人的重要性:"……他们得到的不仅仅是舒服和放松。实际上他们的感觉正好反映了把一直粘在皮肤上的有害物质清除掉后,皮肤和身体都能够重新获得相当大的生命力。因此,护士必须要十分注意病人的个人卫生,而不应该借口说所有的个人卫生的清洁工作不过只是让病人舒服一点而已,从而不做这样的工作或者是延误为病人清洁个人卫生。"

(2)细心观察,认真谨慎:下面一个案例说明细节的重要性。

病人张某因颅脑外伤由外院转入进一步治疗。入院时,张某处于浅昏迷状态,留置胃管,气管切开。林护士在给张某入院评估时发现痰液为暗红色,性质稀薄,痰液量中等。经过向病人家属询问,得知病人在入院前两天几乎未鼻饲,这引起林护士的注意,于是马上检查张某胃管的位置、回抽胃液。经过林护士判断,胃管位置合适,但是回抽的胃液是暗红色。林护士立即向主管医生汇报了张某的病情,张某得到了及时的诊断和处理。

基础护理虽然不像有些工作那么容易体现业绩,但就是在细微之处更考验护士是否称职。除了上述的案例,还有无数的实例已经告诉我们,很多时候,正是护士的细心观察及时发现病人病情变化,才挽救了病人生命。南丁格尔在《护理札记》中这样定位细心观察的重要性:"仔细准确观察的习惯本身不能带给我们能干的护士,但是没有仔细准确的观察,我们将会在所有的职责领域中都不称职。"基础护理,虽然不像有些技术那么深奥,但是我们护理工作的对象是人,基础护理的好坏直接影响着病人的健康、生命安危。这就要求护士执行每一个技术操作时都要严格遵守操作规程和医院的规章制度,坚守"慎独"精神,每一步都必须准确无误,保证每一个护理技术的安全性,做到认真负责,一丝不苟。

(3)热情服务,文明有礼:基础护理工作繁杂、辛劳,不论有多累,护理人员都应保持精神饱满、热情和蔼、文明礼貌,细心、耐心为病人服务。

二、整体护理伦理

1.整体护理　整体护理是以病人为中心,以现代护理观为指导,以护理程序为基础框架,对病人实施身心整体护理。整体护理的目标是根据病人的生理、心理、社会、文化、精神等多方面的需要,提供适合病人的最佳护理。

2.整体护理的伦理原则

(1)以人为本,促进健康:整体护理改变了过去针对疾病的护理,强调身心整体的护理,促使护理伦理学也改变了过去的只针对病人自然属性、病人生命的护理道德。它要求护理人员在处理与病人关系时,必须树立"以病人为中心"的指导思想,把服务对象视为"整体的人",从病人的生物的、心理的、社会文化的需要出发,根据病人实际需要,主动安排护理措施,全面考虑护理措施。不仅如此,整体护理要求护理行为不仅要有利于病人的利益,而且要有利于人类的利益和社会的进步,这是我国"救死扶伤,防病治病,实行社会主义人道主义,全心全意为人民服务"的护理道德基本原则的要求与体现。

(2)爱岗敬业、积极主动:整体护理以护理程序为基础,强调自觉地运用护理程序对病人进行动态的、系统的评价,"评估、诊断、计划、实施、评价"如此循环,积极发现病人的健康问题,及时解决。整体护理要求护理人员不再是被动地、单纯地执行医嘱,完成护理操作,而是发挥主观能动性,有计划、有目标、系统地进行护理工作。护理人员要积极承担起运用护理程序的科学方法为病人解决问题的责任,根据病人的身心问题制订出确实可行的护理计划,并实施计划,评价并及时更新护理措施,保证护理质量。

(3)独立思考、个体化服务:整体护理认为,人是一个系统,是一个与外界环境不断发生联系和作用的开放系统,疾病的发生既有生理的因素,也有心理、社会因素的参与。这就要求护理人员具有独立思考及评判性思维的能力,针对病人的不同特点、文化背景、生活习惯等影响病人健康的诸多因素进行认真、具体地分析,结合病人的身心状况进行综合思考,具体问题具体分析,提出护理问题,并制订个体化的护理措施,实现恢复和保持病人健康的目的。

(4)刻苦钻研、精益求精:整体护理要求的"全人护理"对护理人员的素质提出了更高的要求,护理人员除了在职业道德、身心健康等方面要达到标准外,在业务水平上要不断完善自我,除了具有过硬的理论知识、娴熟的操作技能,敏锐的病情观察能力、良好的人际沟通能力和协作能力,还要掌握管理学、心理学、社会学等人文社会科学知识。勤奋学习、不断进取是整体护理模式对护理人员提出的要求,也是每位护理人员追求个人价值和自我完善的必备道德品质。

三、护理管理伦理

1. 护理管理　世界卫生组织将护理管理定义为:"护理管理是为了提高人们健康水平,系统地应用护士潜能和有关其他人员或设备、环境和社会活动的过程。"护理管理的任务是研究护理工作特点,找出规律,运用科学的理论和方法对护理工作进行管理;目的在于提高护理质量、护理工作效率、效果,对病人实施安全、有效、及时、完善的护理。

2. 护理管理的伦理原则

(1)以病人为中心:随着医学模式的转变和社会对护理保健需求的增加,护理的工作重点从以疾病为中心转变为以病人为中心。同时,为适应新的经济体制,医疗服务的模式也逐渐由以医院、医务人员为中心转变为以病人为中心的模式。把病人利益放在首位,病人至上,为病人提供优质护理服务是当前医院护理工作的道德原则。医院的规章、规范的制订和执行也要树立一切为病人服务的信念。

(2)把护理服务质量放在首位:如果说水是生命之源,那么质量就是医院的生命。卫生部2009年医院管理年活动提出"以病人为中心,以提高医疗服务质量为主题"。护理质量管理是为了保证和促进护理服务质量能够达到安全护理、促进病人健康的质量要求所必需的管理,当与其他利益发生矛盾时,护理服务质量至上。

(3)经济效益与社会效益兼顾:"医乃仁术",社会主义医学道德的基本原则是:"救死扶伤,防病治病,实行社会主义人道主义,全心全意为人民的健康服务"。治病救人是医学的天然本性、伦理本性,因此,护理管理应坚持兼顾经济效益与社会效益的统一,获得经济效益必须以取得社会效益为前提。在当前的医疗体制下,医院的社会效益与经济效益是统一、相互依存的,社会效益是医院的最终价值目标,而经济效益是医院实现社会效益的动力与手段。离开社会效益谈经济效益,医院就失去了原本的价值目标,而离开经济效益谈社会效益,医院就失去了发展的动力和手段。必须坚持社会效益第一,病人利益第一的原则。

(4)以人为本:护理管理的对象包括人、财、物等许多内容,最核心的是人。以人为本是现代医院管理的根本原则,所谓"以人为本"的护理管理,指在管理过程中以护理人员为出发点和中心,围绕着激发和调动其主动性、积极性、创造性展开的,以实现护理人员与医院共同发展的一系列管理活动。护理人员是医院管理的客体,同时也是医院实施护理服务的主体。促进护理人员的发展才能从根本上促进护理服务质量的提高。在护理管理中注重"以人为本",就应重视护理人员的价值,维护其尊严、权利,实施人性化管理,为其创造良好的工作和发展环境。

(赵莅)

第三节 护理质量管理

一、质量管理的基本概念

(一)质量的概念

质量又称为"品质",这个词常用于两个不同的范畴:一个是指"度量物体惯性大小的物理质量"或"物体中所含物质的量";另一个是指产品或服务的优劣程度。质量一般包含三层含义,即规定质量、要求质量和魅力质量。规定质量是指产品或服务达到预定标准;要求质量是指产品或服务的特性满足顾客的要求;魅力质量是指产品或服务的特性远远超出顾客的期望。

(二)质量管理

1.质量管理的概念 质量管理是组织为使产品质量能满足不断更新的质量要求,达到让顾客满意的目的而开展的策划、组织、实施、控制、检查、审核及改进等有关活动的总和。质量管理是各级管理者的职责,应由组织的最高管理者来领导推动,同时要求组织的全体成员参与并承担相应的责任。有效的质量活动可以为组织带来降低成本、提高市场占有率、增加收益等经济效益。

2.质量管理的发展 质量管理是随着现代工业的发展逐步形成、发展和完善起来的。质量管理的发展大致经历了以下四个历史阶段。

(1)质量检验管理阶段:19世纪以前,大都由操作人员自己制造产品,自行对产品质量进行检验和管理,或由工头进行检验和管理。20世纪初,科学管理之父泰勒提出了"科学管理理论",主张计划与执行分开,由专职的检验人员负责所有的质量检验和管理工作,使质量管理进入了质量检验管理阶段,即增加"专职检验"这一环节,专职的检验员负责所有的质量检验和管理工作。这一阶段由于单纯依靠检验找出废品和返修品来保证产品的质量,所以存在耗费成本高的弊端。1977年以前,我国绝大多数的工业、企业的质量管理都处于这个发展阶段。

(2)统计质量控制阶段:统计质量控制因数理统计应用于质量管理而得名。第二次世界大战初期,许多民用公司转为生产军用品,而军用品大多属于破坏性检验,事后全部检验既不可能也不许可。美国国防部为了解决这一难题,组织数理统计专家对质量管理方法进行改革,使质量管理工作从单纯的产品检验发展到对生产过程的控制,从而把质量管理引入统计质量管理阶段。但是,统计质量控制存在数理统计方法太深奥,以及过于强调统计质量控制方法而忽略了组织、计划等工作的问题。我国从20世纪50年代末开始引进这一理论并在部分地区开始试点。

(3)全面质量管理阶段:全面质量管理诞生于美国,并在日本得到发展。1961年,美国通用电气公司的阿曼德·费根堡姆（Armand Vallin Feigenbaum）提出了全面质量管理（total quality management，TQM）。全面质量管理突出"全"字，包括全过程管理和全员管理，组织企业全体职工和有关部门共同参加，综合运用现代科学和管理技术成果，控制影响质量的全过程和各个因素，经济地研制、生产、销售适销对路的、物美价廉的、有竞争力的产品。日本的企业根据本国国情加以修改后付诸实践，全面质量管理在日本迅速发展，成为日本经济腾飞的重要原因之一。随后，全面质量管理理论和原理逐渐被世界各国所认可，并成为 20 世纪管理科学最杰出的成就之一。

（4）社会质量管理阶段：社会质量管理阶段的突出特点是强调全局观点、系统观点。美国著名质量管理专家约瑟夫·M·朱兰博士指出，20 世纪是生产率的世纪，21 世纪是质量的世纪，不仅质量管理的规模会更大，重要的是质量管理将受到政治、经济、科技、文化、自然环境的制约并与其同步发展。因此，质量管理必将进入一个新的发展阶段，即社会质量管理阶段。

3. 全面质量管理　由美国管理学专家费根堡姆在 1961 年首先提出，是指为了保证和提高服务质量，综合运用一套质量管理体系、思想、方法和手段进行的系统管理活动。全面质量管理的含义包括以下方面。

（1）强烈地关注顾客：树立以顾客为中心、顾客至上的思想，顾客不仅包括外部购买产品和服务的人，还包括内部顾客。例如，医院外部顾客主要是病人，内部顾客是指接受服务的其他部门或岗位的人员。供应室的顾客即为临床各科领取物品的人员，手术室为实施手术服务，医生则是手术室的顾客，等等。

（2）持续不断地改进：持续不断地改进是一种永不满足的承诺，质量总会有改进的余地，没有最好，只有更好。

（3）改进组织中每项工作的质量：质量不仅与最终产品有关，而且还与生产过程中的每一个环节有关。组织中每一个环节的质量都会影响到最终的产品质量，所以必须不断改进组织中任何一个环节的工作质量。

（4）精确地度量：强调用数据说话，采用统计技术度量组织生产中的每一关键变量，然后与标准比较，发现问题，找到根源并予以解决。

（5）向员工授权：吸收生产一线的员工参与质量改进，采用团队形式发现问题、解决问题，使人人参与到质量管理活动中。

二、护理质量管理

（一）护理质量的概念

护理质量是指护理人员为病人提供护理技术服务和生活服务的过程和效果，以及满足服务对象需要的程度。随着社会的发展、医学模式的转变及人们生活水平的提高，护理质量不再是定位在简单劳动和技术操作层面，而是被赋予了更深层次的含义，要求护理人员对病人的生理、心理、精神、社会、文化等方面给予全面护理。同时，病人对护理工作的满意度也是一个非常重要的质量指标。

（二）护理质量管理的概念

护理质量管理就是按照护理质量形成规律，应用科学方法保证和提高护理质量。首先应确定好护理质量标准，然后按照这个标准进行工作，在整个工作过程中要不断评定工作是否合乎标准,这是护理质量管理的核心。护理质量管理是一个过程,在这个过程中各个环节相互制约、相互促进、不断循环、周而复始,一次比一次提高。护理质量管理就是要管理好护理质量的每一个环节,并最终形成一套质量管理体系和技术方法。

(三)护理质量管理的基本要素

21 世纪是一个以质量取胜的时代,质量成为大家共同追求的目标。如何把握护理质量管理,确保临床护理质量和服务质量,不断提高病人的满意度,已成为护理管理的中心任务,更是医院护理管理工作的重要环节。要做好护理质量管理,就必须把握以下四个基本要素。

1.护理质量管理组织　一个合理、完整的管理组织是做好护理质量管理工作的前提。医院要做好护理质量管理,就必须设立专门负责护理质量管理的部门,如院内质量控制管理委员会、职能管理部门、科室领导,以及护理人员个体管理等多层组织和网络。其中,职能管理部门在质量控制中起着上传下达、制定政策及标准、组织协调与监督考评等重要作用。

2.护理质量管理标准　科学、完善的质量管理标准是做好护理质量管理工作的基础。护理质量管理标准是以医学科学理论和护理实践经验为依据,对护理过程及护理活动中的事、物和概念进行统一规定,包括各项工作制度、各级护理人员评定制度、各项技术参数和考核标准等。质量标准在方法上应尽量做到量化,便于衡量和应用。

3.护理质量监控与考评　全程、动态的监控与考评是做好护理质量管理工作的关键。根据护理质量形成的特点、规律和护理质量管理组织层次,对质量的控制要做到全程动态管理,应该真正体现"以病人为中心",重视基础质量,将事后把关转移到事前控制上,使基础质量、环节质量、终末质量得到切实有效的控制,最终,实现质量管理的最佳目标。实践中,我们从病人来院就诊到康复出院的整个过程中,把涉及护理活动的每个环节都纳入监控的视野,实施全程、动态质量监控,精心组织质量考评,并重点抓护理缺陷的管理和月终质量考评工作。

4.护理质量评价结果的正确利用　护理质量管理评价指标主要指护理工作效率指标、护理工作质量指标。其中,护理工作效率指标包括:出、入院病人数,床位使用率,特别护理、一级护理人数,抢救成功率等,主要反映护理工作数量,大部分是由医护共同完成的工作。而护理工作质量指标包括:基础护理合格率、护理技术操作合格率、护理文件书写合格率、特别护理及一级护理合格率等,主要反映护理工作质量,是对质量标准的评价。客观、公正地对待考评结果,充分利用考评结果促进质量管理工作,提高质量水平,是做好质量管理工作的根本。比如,考评要公正、公平;及时公布考评结果;使用激励政策,做到奖惩严明;建立考评档案,定期进行考评结果的纵横向比较和分析,切实用好考评结果,不断提高护理质量。

(四)护理质量管理的特点

护理质量管理作为医院质量管理的一个重要组成部分,有其自身的特点。这些特点包括以下几个方面。

1.护理质量管理的广泛性和综合性　护理质量管理涉及的范围广泛,不仅包括护理业务技术质量管理,还包括护理制度管理、环境管理,以及与其他科室和卫生技术人员的协调、配合等。物资供应、病人膳食质量、护校的教学质量等均会影响护理质量。因此,为实现对病人最终的高质量护理,应对影响质量的多方面因素进行综合管理。

2.护理质量管理的协同性与独立性　护理质量与各级医师、医技科室及后勤服务部门的工作密不可分,大量的护理质量问题需要与各方加强协同管理。因此,与各方协同的好坏,同样影响到护理质量管理。但护理质量又有其相对独立性,大量的护理质量管理工作是护理人员独立开展完成的,它又是一个相对独立的质量管理系统。

3.**护理质量管理的程序性与联系性** 护理质量是医院整体工作质量的重要组成部分,护理质量系统内部又有若干工作程序。如执行医嘱是临床护理工作中的一项重要程序,与医师的医疗工作质量紧密相连;术前护理、术前准备与手术质量相关联,成为手术治疗的一项程序。不论护理部门各项护理工作程序之间或是护理部门与其他部门之间,都有工作程序的联系性,都必须加强连续的、全过程的质量管理。

三、护理质量管理的意义、任务及原则

(一)护理质量管理的意义

1.**有利于满足病人的需要** 医院工作质量体现在对病人的生命和健康负责。而护理质量管理,旨在树立"质量第一""一切为病人服务"的思想,为病人提供优质服务,以满足其合理的需要。

2.**有利于护理学科的发展** 护理管理者在管理工作中根据所处的环境,分析护理工作现状,找出存在的问题,针对护理工作中的问题进行持续改进,从而促进护理学科的不断发展。

3.**有利于护理队伍的建设** 优良的服务质量是以优秀的护理人员队伍作为基础的。护理质量管理强调的是通过培养优秀的护理人才队伍,达到维持高质量的护理服务的目的。护理人员只有掌握了质量要求的基本标准和准则,才能在工作中自觉维护护理质量。

(二)护理质量管理的任务

1.**建立质量管理体系** 护理质量是在护理服务活动过程中逐步形成的,要使护理服务过程中影响质量的因素都处于受控状态,必须建立完善的护理质量管理体系,有效地把各部门、各级护理人员、各种质量要素等组织起来,形成一个目的明确、职权清晰、协调统一的质量管理体系。只有这样,才能有效地实施护理活动,保证服务质量的持续改进。

2.**强化质量管理意识** 质量意识的养成是质量管理的一项重要的基础工作。强化全体护理人员的质量管理意识,使护理人员认识到护理质量管理的重要性和必要性,同时,认识到自己在提高护理质量中的责任,自觉地参与质量管理,从而使质量管理水平得以提高。

3.**制订护理质量标准** 护理质量标准是护理质量管理的基础,也是规范护士行为的依据。护理管理者的一个重要工作任务就是建立护理质量标准,这是护理管理的基本任务和基础工作。

4.**建立质量信息反馈系统** 建立质量信息反馈系统是质量管理的重要环节。只有质量信息反馈及时、准确,才能做到上下级各个层次情况明了,以便发现问题,并及时给予解决,使质量管理一环扣一环地循环反复、螺旋上升。

5.**持续改进护理质量** 质量持续改进是质量管理的灵魂。树立"没有最好,只有更好"的工作态度和追求卓越的意识,将持续质量改进作为永恒的追求目标。

(三)护理质量管理的原则

1.**以病人为中心的原则** 护理质量管理的目的就是以最佳的护理活动,满足病人的健康需要。因此,临床护理工作必须以病人为中心,为其提供基础护理服务和护理专业技术服务,密切观察病情变化,正确实施各项治疗、护理措施,提供康复和健康指导,把满足病人需求甚至

超越病人期望作为质量管理的出发点。

2. 预防为主的原则　"预防为主"就是质量管理要从根本抓起。首先,必须从护理质量的基础条件进行控制,把好质量输入关,不合质量要求的人员不聘用,不合质量要求的仪器设备、药品材料不使用,未经质量教育培训的人员不上岗。其次,工作过程中,应把好每一个要素质量及环节质量关,预见可能会出现的问题,防患于未然。

3. 全员参与原则　各级护理人员都是组织的一分子,只有他们积极参与并充分发挥其潜能,才能为组织带来收益。护理质量管理不仅需要管理者正确领导,更需要全员参与。为了有效激发全体护理人员参与质量管理的积极性,护理管理者必须重视人的作用,应重视培训,增强质量意识,引导他们自觉参与护理质量管理,充分发挥其主观能动性和创造性,不断提高护理质量。

4. 实事求是原则　质量管理应从客观实际出发,根据护理工作的规定和医院的实际情况开展工作。质量管理不能急于求成,应循序渐进。在我国目前医疗体制改革形势下,只有实事求是、认真分析,才能实现护理质量的稳步提高。

5. 系统管理原则　任何一种组织可视为由两个或两个以上相互作用、相互依赖的要素组成,是具有特定功能并处于一定环境中的有机整体。在认识和处理管理问题时,应遵循系统的观点和方法,用系统观点去认识和组织质量管理活动,以追求系统的整体功能最大化,真正做到系统功能大于各部分功能之和。

6. 标准化原则　质量标准化是护理质量管理的基础工作,只有建立健全质量管理制度,才能使各级护理人员有章可循。护理质量标准化包括建立各项规章制度、各级人员岗位职责、各种操作规程及各类工作质量标准等。在质量活动中,只有遵循各项标准,才能使管理科学化、规范化。

7. 数据化管理原则　"一切让数据说话"是现代质量管理的要求。通过完善的数据统计和数据分析体系,进行明确计量、科学分析并记录。

8. 持续改进原则　这是全面质量管理的精髓和核心,是质量持续的、渐进的变革,是一个不间断的过程。它没有终点,只有不断进取、不断创新,是一种更加科学的质量促进手段。持续质量改进关注质量督导全过程,强调在原有质量基础上不断定位更高标准,使护理质量始终处在一个良性的循环轨道中,以确保护理质量不断提高。

9. 双赢原则　组织与供方相互依存,互利的关系可增强双方创造价值的能力。随着生产社会化的不断发展,组织的生产活动分工越来越细,专业化程度越来越强,一个组织难以做到从原材料开始加工直至形成最终产品,而往往是由好几个组织一起协作完成。因此,护理只有与医疗、医技、后勤等部门在"双赢"的基础上共同合作,才能为病人提供更好的服务。

(赵莊)

第四节　护理安全管理

一、护理安全的概念

护理安全包括护理主体的安全和护理对象的安全,所以,护理安全概念有狭义和广义之分。狭义的护理安全即病人安全,是指护理服务全过程中不因护理失误或过失而使病人的机体组织、生理功能、心理健康受到损害,甚至发生残疾或死亡。广义的护理安全有三层含义,除上述狭义的概念外,还包括不因护理事故或纠纷而造成医院及当事护理人员承担行政、经济、法律责任,以及不因医疗护理服务场所环境污染、放射性危害、化疗药物、血源性病原体、针头刺伤等对护理人员造成危害,即护士安全。

病人安全就是使病人避免遭受事故性损伤,预防病人不良结果或损伤发生的过程,就是通过构建一种能够使临床失误发生的可能性最小化,临床失误拦截的可能性最大化的健康服务系统,在最大程度上降低病人安全事故发生率的过程。

护士安全属医疗机构职业健康与安全的范畴,主要涉及护理工作场所中的各类安全问题。我国与护士职业健康和安全相关的政策法规包括《护士条例》《中华人民共和国职业病防治法》《职业健康监护管理办法》和《女职工劳动保护规定》等。

二、护理安全中的病人安全

(一)影响病人安全的因素

在临床护理工作中,病人安全是一个合作性的目标,需要病人和医务人员共同努力。维护病人安全是护士的基本职责,同时也需要病人主动参与维护自身安全。病人常见威胁包括各类用药失误、医院获得性感染、暴露于大剂量放射线和伪劣医药的应用等。在严重的不安全事件中,虽有人类失误的因素,但是通常也伴随着固有的系统因素。如果这些系统因素能够被适当规避,人类失误也是可以预防的。

证据表明,医疗机构护理人员的编制水平下降与临床不良事件增多密切相关,例如病人跌倒、压力性损伤、药物治疗失误、医源性感染,病人再住院率、平均住院日增加,医院死亡率上升等。另外,护士人手不足、工作积极性不高、技能水平低等都会导致护士工作绩效不佳,也是病人安全的重要影响因素。

护士经常通过评判性思维做出关于病人护理的各种决定,这些决定将直接影响到病人的安全。而护士的专业知识和临床技能水平、对病人的关爱程度、护理活动中遇到的障碍、护理工作任务的数量、各种关键信息的缺失、妨碍建设性思维的行为等都会影响护士做出准确的临床决定。

护士工作内容日益复杂,每天的护理工作都面临着各种各样的挑战。与病人护理活动中的安全性密切相关的因素有:①护理用具或用物没有放在规定的位置、摆放杂乱无章,护士不得不费时费力地寻找物品。②在病室、护士站、治疗室和其他工作场所之间重复乏味的穿梭走动。③情况变化或出现各种阻断因素和分散注意力的干扰因素。④暂停护理工作,等待计算机系统或药品到位等系统服务。⑤沟通失效。⑥由于书写不清或标志不当产生失误。

另外,护士手卫生及在给药过程中的核对和确认等都会影响护理活动中的病人安全。

(二)护理工作重点环节安全管理

护理工作中的质量环节包括执行医嘱、病情观察、基础护理、重症监护、护理文书、消毒隔离等管理环节。而重点环节是围绕病人安全目标的工作环节,这些环节必须一环一环地从基础抓起,实行分项、分片、分段的管理,使护士职责明确,提高护理质量,最终确保护理安全。

1. 严格执行查对制度,准确识别病人身份

(1)对病人施行唯一标志管理:制订对门诊和住院病人身份标志的相关制度;选择使用医保卡、就诊卡或新型农村合作医疗卡、身份证等作为唯一身份标志;逐步推进使用条形码管理。

(2)严格执行查对制度:严格执行各类查对制度,准确识别病人身份。制订标本采集、给药、输血或血制品、发放特殊饮食等病人身份确认和核对程序,至少同时使用两种病人身份识别方法;手术或有创诊疗活动前,严格查对,确保手术病人、部位和术式正确,并让病人(意识清醒状态下)或家属陈述病人姓名。

(3)完善关键交接流程和病人身份识别管理:建立关键交接流程和识别病人身份的具体措施、程序与记录。

(4)"腕带"识别标示管理:制订使用"腕带"作为识别标示的相关制度。对重症监护室、新生儿室/科、手术室、急诊抢救室病人及意识不清和存在语言交流障碍等病人使用"腕带"。

2. 建立医护人员之间的有效沟通程序,正确执行医嘱

(1)常规诊疗活动中的医嘱管理:制订并落实医嘱管理制度。在非急危重症常规诊疗活动中,医师下达书面医嘱,书写规范,不采用口头或电话通知方式下达医嘱。

(2)急危重症病人抢救正确执行医嘱:在急危重症病人紧急抢救时,医师方可口头下达临时医嘱。护士接口头临时医嘱后,应完整复述并得到医生确认,执行时实施双人核查。抢救结束后医师即刻据实补记医嘱。

3. 执行手术安全核查,防止手术病人、部位及术式发生错误

(1)手术安全核查与工作流程:制订"手术安全核查、风险评估"制度并建立工作流程。手术前,手术医师、麻醉师、巡回护士再次核对病人身份、手术部位和术式,记录手术类型和手术时间等内容。医务处和护理部实施监管。

(2)手术部位识别标示管理:制订手术部位识别标示制度并建立工作流程。规定统一记号,标记手术部位,尤其涉及双侧、多重结构(手指、脚趾、病灶部位)、多平面部位(脊柱)的手术时,应让病人参与(在病人意识清醒状态下)。

4. 执行手卫生规范,落实院感控制基本要求

(1)手卫生管理规范和设施:制订手部卫生管理制度、规范程序。医护人员在临床操作过程中严格遵循手卫生管理规范,按照手卫生"六步法"程序洗手。配置有效、便捷的手卫生设备和设施。

(2)手卫生监测管理:医院感染控制部门建立手卫生监管流程,有监测手卫生设备和洗手依从性监管记录,并向相关部门和员工反馈。

5. 规范特殊药物的管理,提高用药安全

(1)"毒、麻、精、放"等特殊药品的使用与管理:制订并执行毒性、麻醉、精神、放射性等特殊药品的使用管理制度。制订高浓度电解质等特殊药品存放区域、标志和储存方法的相关规章制度。包装相似、药名相似、一品两规或多剂型药物的存放有明晰的警示标志。

(2)加强用药核对程序:处方或用药医嘱在转抄和执行时有严格的核对程序,并由转抄和执行者签名确认。病人口服药、注射用药加强核对,确保安全。

6. 建立临床"危急值"报告制度

(1)制订临床"危急值"报告制度:制订临床"危急值"报告制度和工作流程。检验人员发现"危急值"后能快捷有效地通知医护人员。医护人员接"危急值"报告,进行复述确认无误后提供临床医师使用，并完整记录。

(2)建立"危急值"检验项目表：包括血钙、血钾、血钠、血糖、血气、白细胞计数、血小板计数、血红蛋白、凝血酶原时间、活化部分凝血活酶时间、心肌酶谱等项目。

7.防范与减少病人跌倒/坠床、压力性损伤发生

(1)预防与减少病人跌倒/坠床事件：制订病人跌倒/坠床管理的相关制度、预案和处理流程。对有跌倒/坠床风险的病人，使用警示标志，制定防范措施。

(2)防范与减少病人压力性损伤发生：制订病人压力性损伤管理的相关制度、预案和处理流程。制订压疮诊疗及护理规程。

8.主动报告医疗安全(不良)事件

(1)报告医疗安全(不良)事件：制订医务人员主动报告医疗安全(不良)事件与隐患缺陷的制度与流程。有医务人员报告医疗安全(不良)事件的途径，便于医务人员逐级上报。

(2)报告医疗安全(不良)事件激励措施：制订医务人员主动报告医疗安全(不良)事件的激励措施，鼓励医务人员主动报告。

(3)医疗安全信息资源改进工作：用医疗安全信息资源，制订改进医疗安全工作计划(每年1次)和具体的改进措施(每年2次)。将改进措施纳入管理制度，及时更新。

9.病人参与医疗安全管理

(1)协助患方正确理解、选择诊疗方案：采用多种形式，对病人及其家属提供有关疾病防治、输血等知识的宣传和指导。根据病人疾病诊疗方案，为患方提供相关知识教育，协助患方正确理解、选择诊疗方案。

(2)主动邀请病人参与医疗安全管理：主动邀请病人参与医疗安全管理，如身份识别、手术部位确认、药物使用，尤其是病人在接受介入、手术等有创检查和治疗前。鼓励病人向药学人员咨询安全用药的信息。

三、护理安全中的护士安全

影响护士工作安全的因素有：

(1)化学、生物、物理、噪声、放射线、重复而单调的工作等风险因素。

(2)医疗技术更新不足。

(3)轮值班打乱正常的生活规律。

(4)临床环境充斥着复杂的医学、社会、文化和经济因素，护士需要在情感、社会、心理和精神等方面满足越来越多的要求。

(5)医院暴力。

(6)与医疗有关的设备、材料和房屋设施的工效学不良设计。

(7)缺乏防护服装和安全设备。

(8)资源分配不足，如护士短缺，财务资源不足等。

医院工作环境的安全对于病人安全具有重要的作用，是病人获得良好的诊断、预防、治疗和护理结果的基础条件。因此，国际护士学会提倡并推动国际、国家和地区研发与应用医院工作环境安全的政策或措施，保护护士享有安全工作环境的权利，包括继续教育、免疫接种、防护服装和安全设备。

(赵莛)

第十二章

老年疾病管理

第一节 脑卒中的管理

脑卒中的健康管理主要依据《脑卒中筛查与防治技术规范》《中国脑卒中康复治疗指南》。

一、概述

脑卒中,俗称中风,是一种急性脑血管疾病。当供给人体脑部的血流发生障碍,脑卒中就会发生。脑卒中包括血管阻塞(缺血性脑卒中,又称脑梗死)和血管破裂出血(出血性脑卒中)两种类型,可造成部分脑细胞因无法获得维持正常活动的氧供和营养而出现损伤或者死亡。

脑卒中早期常见的症状如下。

(一)全脑受损害症状

头痛、恶心、呕吐,严重者有不同程度的神志不清,如迷糊或昏迷不醒。

(二)局部脑损害症状

脑的某一部位出血或梗死后,出现的症状复杂多样,但常见的主要如下。

(1)偏瘫,即一侧肢体没有力气,有时表现为没有先兆的突然跌倒。

(2)偏身感觉障碍,即一侧面部或肢体突然麻木,感觉不舒服。

(3)偏盲,即双眼的同一侧看不见东西。

(4)失语,即说不出话,或听不懂别人及自己说的话。

(5)眩晕伴恶心、呕吐。

(6)复视,即看东西成双影。

(7)发声、吞咽困难,说话舌头发笨,饮水呛咳。

(8)共济失调,即走路不稳,左右摇晃不定,动作不协调。

二、我国人群脑卒中的重要危险因素

1.年龄、性别和家族倾向 脑卒中会随着年龄的增长而发病率上升,55岁以上,年龄每增加10岁,发病率增长一倍。就性别而言,男性比女性发病率高50%。

临床实践证明,虽然家庭中有多人患病是否属于遗传目前尚未得到证实,但家族倾向的问题,与该家族中高血压、糖尿病和心脏病的发病率高呈正相关。

2.可干预的危险因素 主要包括高血压、糖尿病、心脏病、血脂异常、肥胖、吸烟、饮酒。此外,颈动脉狭窄、伴有血浆同型半胱氨酸升高的高血压(H型高血压)是中国人群独特的,但长

期以来被忽略的危险因素。

三、脑卒中的危害

脑卒中发病率高,全国每年新发脑卒中病人约 200 万人;病死率高,我国每年因脑血管病死亡约 165 万,已成为我国居民第一位死因;患病率和致残率高,我国现存脑卒中病人近 700万,其中致残率高达 75%,约有 450 万病人有不同程度的劳动能力丧失或生活不能自理;脑卒中复发率高,5 年内再次发生率达 54%。脑卒中在严重危害病人的生命和生活质量的同时,还造成了病人及其家庭和社会沉重的医疗、经济和社会负担。2003 年的调查显示,缺血性脑卒中救治直接费用 107 亿元,总费用达 198 亿元,相当于全国卫生总支出的 3.0%。

四、脑卒中健康管理的目标

结合我国提出的脑卒中三级预防的基本策略,确定脑卒中健康管理目标。

1. **一级预防**　指发病前预防。指导健康人群养成良好的健康生活方式,预防脑卒中危险因素的产生;指导脑卒中高危人群早期改善不健康生活方式,及早控制危险因素。

健康管理目标是推广健康生活方式,让管理对象掌握自身保健的知识和能力;进行有针对性的危险因素干预,使脑卒中高危人群能够形成一种健康的生活方式并维持下去,从而降低脑卒中的发病率。

2. **二级预防**　针对发生过一次或多次脑卒中的病人,探寻病因和控制可干预危险因素,预防或降低脑卒中再发危险。

健康管理的目标是推广 ABCDE 策略,配合治疗,针对筛查出的危险因素进行干预,控制高危因素,降低脑卒中复发、致残的风险。

3. **三级预防**　针对脑卒中病人加强治疗和康复护理,防止病情加重,预防或减轻残疾,促进功能恢复。

健康管理的目标是提高社区医生对脑卒中的健康管理知识和技能,使病人能够在社区得到适宜的管理,促进病人康复,提高生活质量。

五、脑卒中健康管理的内容

(一)脑卒中高危人群的健康管理

1. **早期发现脑卒中高危人群**　健康管理师对 40 岁以上的人群收集资料,帮助被管理对象进行脑卒中风险评估:①有高血压病史(≥140/90mmHg),或正在服用降压药。②有房颤和心瓣膜病。③吸烟。④有血脂异常(血脂四项中任何一项异常)。⑤有糖尿病。⑥很少进行体育运动(体育锻炼标准是每周≥3 次,每次≥30 分钟,持续时间超过 1 年;从事中重度体力劳动者视为经常体育锻炼)。⑦明显超重或肥胖(BMI>26kg/m²)。⑧有脑卒中家族史。

高危人群:上述 8 项危险因素中,具有≥3 项危险因素,或既往史者,可评定为脑卒中高危人群。

中危人群:上述 8 项危险因素中,具有<3 项危险因素,但患有慢性病(高血压、糖尿病、心房颤动或瓣膜性心脏病)之一者,评定为脑卒中的中危人群。

低危人群:具有<3 项危险图素,且无慢性病者为脑卒中低危人群。

如果属于高危人群,健康管理师应动员其进一步进行体格检查、实验室检查和颈动脉超声检查;针对评估发现的危险因素进行健康管理。

2. 健康管理

(1)健康教育:健康管理师要对被管理对象进行系统的脑卒中知识健康教育,分为四方面的内容:一是讲解何为脑卒中及其危害,掌握脑卒中的主要危险因素;二是讲解如何主动采取预防措施,通过健康的生活方式来预防或控制危险因素的进一步发展,鼓励其积极治疗相关疾病(如高血压、糖尿病、高脂血症、肥胖症等);三是讲解脑卒中的几种预警症状、就诊时机及治疗与预后的关系;四是教会病人如何自行监测血压、血糖等指标的变化。采用集体讲解与个别指导相结合的方式,将各方面的内容贯穿整个管理过程。通过询问的方式进行评估,直至达到预期的目标。

(2)健康生活方式指导:①合理膳食指导,健康管理师制订个体的膳食改善计划,并鼓励被管理对象坚持膳食改善计划,评估膳食改善效果。膳食指导的原则应提倡多吃蔬菜、水果,适量进食谷类、牛奶、豆类和肉类等,使能量的摄入和消耗达到平衡;限制红肉的摄入量,减少饱和脂肪($<10\%$总热量)和胆固醇($<300mg/d$)的摄入量;限制食盐摄入量($<6g/d$);不喝或尽量少喝含糖饮料。②运动指导,健康管理师结合个体情况制订运动改善计划,根据被管理者自身情况及爱好选择$1\sim2$项有氧运动(如快走、慢跑),评估运动改善效果。鼓励被管理对象每天运动时间不少于$30min$,每周不少于3次的有氧运动,切忌运动强度过大,持续时间过长。③戒烟限酒,通过健康管理师对被管理对象进行健康教育、戒烟咨询、心理辅导等方法鼓励吸烟者戒烟,不吸烟者也应避免被动吸烟。饮酒者应适度,一般男性每日摄入酒精不超过$25g$,女性减半,不酗酒。④控制体重,健康管理师要劝说、指导超重者和肥胖者通过采取合理饮食、增加体力活动等措施减轻体重,降低脑卒中发病危险。⑤心理调节,健康管理师要及时疏导被管理对象的不良情绪,鼓励其积极调节自身心理状态,保持乐观情绪,避免过度疲劳与紧张。⑥定期体检,对40岁以上的管理对象建议每年进行1次体检,了解心脑血管有无异常,监测血压、血糖和血脂水平。发现异常应积极干预。

3. 危险因素管理

(1)血压管理:对患高血压者,要在医生指导下进行药物治疗,使血压达标。健康管理师电话随访服药、血压情况,增加服药的依从性。

(2)血糖管理:健康管理师指导糖尿病病人改变不健康的生活方式,控制饮食,加强体育锻炼。$2\sim3$个月后血糖控制仍不满意者,在医生指导下进行治疗。健康管理要电话随访服药、血糖情况,增加服药的依从性。

(3)控制血脂:当通过合理调整饮食结构,改变不良生活习惯,加强体育锻炼后,仍不能使血脂降至理想水平时,就必须开始药物治疗。要在医生指导下进行药物治疗。健康管理师电话随访服药情况,增加服药的依从性,定期监测血脂变化。

如心律不规则,请医生诊断有没有心房颤动。如确诊房颤,在医生的指导下治疗。

鼓励被管理对象进行颈动脉筛查和血浆同型半胱氨酸检测。当前,对颈动脉狭窄病变的干预技术已趋于成熟。对不同程度的狭窄病人可分别采取生活方式调整、药物治疗、颈动脉内膜剥脱术和颈动脉支架成形术予以干预。颈动脉狭窄的主要危险因素有:高血压、血脂异常、高血糖、长期吸烟史、长期大量饮酒、慢性牙周炎病史、缺血性眼病史、年龄>45岁男性和年龄$>$

55 岁女性。健康管理师要劝说具有以上 2 项危险因素者进行颈动脉筛查。劝告、提示被管理对象重视脑卒中早期症状,出现脑卒中早期症状,不论时间长短应及时就医,以缩短院前延误时间。

(二)预防脑卒中复发健康管理

对于发生过一次或多次脑卒中的病人,进行复发风险评估,提供专业的个性化健康管理,以达到降低其再发风险的目的。

预防脑卒中复发的治疗方法,需遵守 ABCDE 策略:①服用阿司匹林。②控制血压和体重。③降低胆固醇和戒烟,开展颈动脉血管支架术和颈动脉内膜剥脱术。④控制糖尿病、膳食调整。⑤健康教育、体育锻炼、定期查体。

1.综合评估　全面评估病人对脑卒中发病相关知识、预警症状及防治措施的掌握情况;了解其生活方式、饮酒吸烟史、饮食习惯及精神心理状况和肢体功能状况;监测血压、血脂、血糖及血流变等指标,进行危险因素测评。对健康管理对象进行评估后,确定存在的危险因素并进行规范管理。

2.制订健康管理计划　结合健康管理对象的具体病情、家庭状况及就医条件,制订个体、群体的脑卒中健康管理计划,给予相应的健康管理干预措施,鼓励、促进其改变不良生活方式,控制健康危险因素。健康管理主要内容有:健康教育、健康生活方式指导、慢性病防控指导。

3.健康教育

(1)健康知识宣教:主要介绍健康四大基石,鼓励被管理对象改变不健康的生活方式。

(2)脑卒中危险因素宣教:鼓励积极防控危险因素。

(3)疾病知识宣教:针对健康管理对象的文化水平、学习能力,选用适宜的方法,讲解疾病的主要症状、病因、治疗原则、防治保健措施等,普及冠心病、动脉硬化、高血压、糖尿病预防知识。

(4)遵医行为教育:主要讲解药物治疗和服药依从性的重要性,让病人正确对待药物治疗,能耐心接受长期的防治措施,增强战胜疾病的信心。

4.健康生活方式指导

(1)膳食指导:帮助健康管理对象及其家庭制订科学合理的饮食计划,帮助其养成良好的饮食习惯。脑卒中病人的饮食与营养要注意:饮食要有节制;限制高胆固醇食物的摄入;饮食要多样化,切忌偏食;食盐要限制,对于患有高血压的脑卒中病人,每天食盐摄入应控制在 3g 以下;少吃甜食;多吃蔬菜和水果,适当多吃一些具有降低血脂和软化血管作用的食物;由于脑卒中病人长期卧床,肠蠕动减慢,易造成排便困难或便秘,故应增加高纤维素食物。督促健康管理对象戒烟限酒。

(2)运动指导:根据健康管理对象的情况制订运动计划,并指导计划的实施,科学进行运动和功能锻炼,以降低脑卒中复发危险因素。

(3)心理干预:脑卒中病人除具有一般病人的心理变化外,还因脑部受损而产生不同程度的心理和情感障碍,因此,进行心理调适十分重要。评估健康管理对象的心理状态,制订心理治疗方案,根据心理评估的结果采用不同的心理干预措施。由心理咨询师对其进行干预,采用认知行为疗法、心身放松疗法、音乐疗法,也可采用家庭疗法、小组疗法,使病人面对现实、正确对待病情及树立康复信心,有效提高积极参与治疗护理的积极性,促进疾病的恢复。

（4）控制体重指导：健康管理师要劝说、指导超重者和肥胖者通过采取合理饮食、增加体力活动等措施减轻体重，坚持健康的生活方式，使体重维持在正常范围内。

（5）鼓励定期查体：脑卒中病人最好每半年到医院做 1 次体检，日常注意监测血压和血糖，发现异常及时就医。

5. 慢性病防控指导　鼓励健康管理对象定期复查，减少复发，坚持对高血压、糖尿病、高血脂等慢性疾病规范治疗；定期了解服药情况及血压、血糖自检结果；安排慢性病主要指标监测，评价治疗效果。

帮助开展家庭康复管理，主要促使病人家属建立良好的家庭康复环境，措施是向家庭提供健康信息；指导家庭成员间有效沟通，使家庭对病人尽可能地给予关注，提供心理和物质的支持。预警干预，指导健康管理对象学会重视早期多因素预警评估，严密观察危险因素并进行干预。一旦发生预警症状及时就医。

（三）脑卒中病人社区健康管理

1. 社区管理流程　脑卒中病人社区健康管理主要是针对经过在医院急性期治疗，病情基本稳定后，出院回家进行恢复和康复的病人，由社区医疗机构开展的以康复训练指导为核心内容的健康管理过程。

脑卒中病人社区康复的流程是康复医生应当准备一份病人诊治经过的总结，明确出院后的康复治疗计划。社区康复医生在二级康复的基础上，根据病人居住环境制订康复计划并负责实施训练。如果病人功能恢复达到平台期，可以对病人及其家属进行康复宣教，使病人可以在家中进行常规的锻炼以维持功能。如果病人功能仍有改善的空间，建议重新评价病人的功能，制订新的康复计划并继续康复治疗。

社区脑卒中健康管理的主要流程为收集资料，了解评估病人病情，帮助制订诊疗康复计划，提供随访管理，指导合理用药；对病情稳定的病人开展健康管理，指导病人护理，预防并发症，减轻病痛；对病情加重，疾病复发，不宜在家中治疗康复者，协助转诊并跟踪管理。

2. 健康管理主要内容

（1）康复指导：对后遗症病人评估肢体瘫痪的程度、级别，进行康复治疗和功能训练指导，提高生活质量。

（2）健康教育：提高自我管理能力。①饮食指导：脑卒中病人应选择高蛋白、高维生素、低盐、低脂的清淡饮食，选择软饭、半流质或糊状、胶状的黏稠食物，避免粗糙、干硬、油炸、辛辣等刺激性食物，少量多餐。如合并糖尿病，应在上述饮食基础上采取糖尿病饮食。指导家属餐前准备防水围兜，进食前病人应注意休息，因为疲劳有可能增加误吸的危险，并及时去除干扰因素，如关闭电视、收音机等，以保持进餐环境的安静、舒适。指导家属给病人提供充足的进餐时间，以利充分咀嚼。对嗜好烟酒者劝其戒烟限酒。②活动、休息、防止跌倒：培训病人及陪护人员如何防止跌倒，建立活动平衡的自信心，以确保安全。病人外出时应有人陪护，正确搀扶病人，选用三角手杖等合适的辅助工具，穿防滑软橡胶底鞋。③心理指导：脑卒中病人面对突如其来的疾病，常发生情绪失控、情绪低落等心理反应。应及时关注病人理健康问题，加以安慰疏导，指导病人做好心理调控，保持情绪平衡。指导家属帮助病人解除对疾病的紧张、焦虑、悲观抑郁的情绪。④预防并发症：指导护理人员掌握要点及方法，如每 2 小时变换体位，采用气垫床，避免受压和擦伤皮肤。护理人员要注意观察有无并发症的早期表现。

（3）慢性病防控：脑卒中病人出院后为预防复发，常常还要服用降压、降脂、降糖和抑制血小板聚集类等药物控制慢性病。首先，在访视中要了解病人的服药依从性，指导病人正确服药，出现不良反应应及时到医院诊治。要教会家属正确测量血压的方法，对糖尿病病人要教会自测尿糖，并教会病人记录血压值或血糖值。在访视时及时了解病人自测的血压值或血糖值，及时了解用药效果，及时调整用药剂量和用药时间，将血压和血糖控制在正常范围。

（4）病人家属指导：要在访视时主动和病人家属沟通交流，鼓励他们参与到疾病的治疗和护理中，让家属认识到家庭的关怀、体贴和精神鼓励等全面的干预对病人病情稳定的重要性，同时让家属了解脑卒中的基本病因、合理饮食调理的重要性、主要危险因素和危害及康复治疗的重要性，要求家属督促并帮助病人完成每天的康复护理计划。

（5）生活质量评估：是社区健康管理的一项重要内容。在第一次访视病人时，要对病人的心理、生理、社会交往能力等情况进行综合评估并记录、建档保管。可制订调查问卷表，问卷内容主要包括病人对脑卒中疾病了解、自我症状评估、记忆及语言能力评估、肢体活动能力评估、健康知识水平评估、情绪心理及社会交往能力评估、对健康指导的需求评估等方面。在以后的第 1、3、6 个月访视，用同样的调查问卷逐一询问病人，比较病人经过康复指导后的不同时期的生活质量，全面评估病人的生活、情绪心理及社会交往能力，及时评价健康管理的效果。

（赵莛）

第二节　冠心病的管理

一、概述

冠状动脉粥样硬化性心脏病简称冠心病，是指由于冠状动脉粥样硬化使管腔狭窄或阻塞导致心肌缺血、缺氧而引起的心脏病，为动脉粥样硬化导致器官病变的最常见类型，也是危害中老年人健康的常见病。本病的发生与冠状动脉粥样硬化狭窄的程度和支数有密切关系，但少数年轻病人冠状动脉粥样硬化虽不严重，甚至没有发生粥样硬化，也可以发病。

冠心病的主要表现如下。

1. **心绞痛**　心绞痛是冠状动脉供血不足，心肌急剧的、暂时的缺血与缺氧引起的临床综合征。其发作特点为阵发性前胸压榨性疼痛感觉，主要位于胸骨后部，可放射到心前区与左上肢，持续数分钟，常发生于劳动或情绪激动时，休息或含化硝酸酯类药物（如硝酸甘油）后症状消失。本病多见于男性，多数病人在 40 岁以上。

2. **心肌梗死**　心肌梗死为冠心病的严重表现，胸痛症状持久而严重，休息或含服硝酸甘油无效。心肌梗死时冠状动脉完全阻塞，该部分心肌因为没有血液供氧而坏死。多数由于粥样斑块破裂、血栓形成（凝血块阻塞）或血管痉挛等因素引起。疼痛是最先出现的症状，疼痛部位和性质与心绞痛相同，但多无明显诱因，且常发生于安静时，程度较重，持续时间较长，可达数小时甚至数天，休息和含化硝酸甘油多不能缓解。病人常烦躁不安、出冷汗、恐惧，或有濒死感。有少数病人无疼痛，一开始即表现为休克或急性心力衰竭。部分病人疼痛部位在上腹部。

二、冠心病的危险因素

(一)冠心病危险因素的分类

(1)根据是否可干预分为可干预危险因素和不可干预危险因素,可干预危险因素包括行为因素、社会心理因素、生物因素等;不可干预危险因素包括遗传因素、年龄、家族史等。

(2)根据临床实用性分为主要因素和次要因素,主要因素包括年龄、性别、血脂异常、高血压、吸烟、糖尿病及糖耐量异常;次要因素有肥胖、缺乏体力活动、遗传、社会心理因素等。新近发现的危险因素还有:①血中同型半胱氨酸增高。②胰岛素抵抗和空腹血糖增高。③C反应蛋白升高。④血中纤维蛋白原及一些凝血因素增高。⑤病毒、衣原体感染等。

(3)从人群防治的紧迫性出发,将冠心病的危险因素分为5类。①致病性危险因素:包括总胆固醇和低密度脂蛋白升高、高密度脂蛋白胆固醇低下、高血压、高血糖、吸烟,这些危险因素常见且作用强,也称为主要的危险因素。现已有大量证据证明这些危险因素可直接导致动脉粥样硬化,同时这些因素的作用是相互独立的。②条件性危险因素:这些因素致动脉粥样硬化作用相对小些,包括甘油三酯、脂蛋白(a)、同型半胱氨酸血症、低密度脂蛋白、PAI-1、纤维蛋白原和C反应蛋白升高。同型半胱氨酸是体内蛋氨酸脱甲基形成的中间代谢产物,20世纪90年代以来,临床和流行病学研究发现,高同型半胱氨酸血症与动脉粥样硬化血栓形成、早发心血管病、周围血管病危险性升高有关,其致动脉粥样硬化的危险性比高脂血症、吸烟、高血压更独立。③促发性危险因素:即通过增强致病性危险因素的作用或影响条件性危险因素而发挥其加速动脉粥样硬化发展的作用,其包括肥胖、长期静坐、男性、种族、行为、有早发冠心病家族史、社会经济状态、胰岛素抵抗。④易感性危险因素:这种因素的存在与冠心病的发生和发展在生物学的机制并无关联,但是,当其存在时,则提示个体有易发生冠心病的可能,如左心室肥厚等。⑤斑块负荷:斑块负荷作为冠心病的危险因素,当斑块发展到一定的阶段,其本身就变成了主要冠脉条件的危险因素,如不稳定的粥样斑块伴发继发性病理改变,如斑块内出血、斑块纤维帽破裂等,而导致急性冠脉事件。现用年龄和心电图心肌缺血改变作为间接指标。

(二)冠心病危险因素的分析与控制

冠心病预防重要的是从源头上控制其发病率,一级预防即病因预防主要在于危险因素的控制。现在除了遗传因素、年龄、性别、家族史等不可改变外,其他行为因素和生物因素是可以干预,可以防治的。

1.年龄与性别　年龄40岁以上者,男性发病率高于女性,但女性在更年期后冠心病发病率增高。此两阶段的人群应注意定期体检和防治,注意改变不良生活方式,避免诱发因素等。

2.血脂异常　除年龄外,脂质代谢紊乱是冠心病最重要预测因素。大量临床和流行病研究证明,脂质代谢紊乱,血脂异常尤其总胆固醇、甘油三酯、低密度脂蛋白升高和高密度脂蛋白降低是冠心病和其他动脉粥样硬化性疾病的重要危险因素。甘油三酯是冠心病的独立预测因子;总胆固醇(或低密度脂蛋白)水平与缺血性心脏病呈正相关,高密度脂蛋白水平与缺血性心血管病呈负相关。低密度脂蛋白的升高是动脉粥样硬化发生的必备条件,低密度脂蛋白水平每升高1%,则患冠心病的危险性增加2%～3%。当血浆低密度脂蛋白达到一定的"允许值",

其他致病性危险因素则起作用或独立加速动脉粥样硬化的进展。

还有研究证实,高脂蛋白血症可致动脉粥样硬化,也是心血管发病的主要危险因素,其中脂蛋白(a)被认为是一种具有很强致动脉粥样硬化的脂蛋白,目前已公认为脂蛋白(a)是冠心病的一个独立危险因素。

许多临床试验的结果表明,血浆胆固醇降低1%,冠心病发生的危险性即可降低2%;积极降低低密度脂蛋白,可阻断或逆转动脉粥样硬化斑块的进展,是防治冠心病的重要措施。其具体方法包括:①适当使用降脂药物(在医生指导下),如他汀类、贝特类、烟酸、依折麦布等。现多用他汀类药物降脂,又可明显降低冠心病的发病率。②坚持运动锻炼:坚持每天运动30分钟,如散步、游泳、瑜伽、打太极拳或快走。有研究指出,每天步行半小时,可减少心脏病50%发作概率。③饮食治疗:限制热量和脂肪摄入,每天脂肪摄入量<总热量30%,饱和脂肪酸占8%~10%,胆固醇摄入量<300mg/d;尽量少食动物内脏和动物油、棕榈油等;控制碳水化合物的摄入量。

3. 高血压　血压增高与冠心病密切相关,60%~70%的冠心病病人有血压增高,而高血压病病人患冠心病较血压正常者高3~4倍。收缩期血压比舒张期血压更能预测冠心病事件,140~149mmHg的收缩期血压比90~94mmHg的舒张期血压更能增加冠心病死亡的危险。原发性高血压是一个独立疾病,也是许多心脑血管病的重要危险因素,血压升高是脑卒中、心肌梗死、心力衰竭、肾功能不全等严重致死致残性疾病的主要危险因素之一。高血压的防治主要在于早期预防、早期发现和坚持治疗。

4. 吸烟　吸烟是冠心病的重要危险因素,是最可避免的致死原因。吸烟的危害是低剂量、长期持续的慢性化学物质累积中毒的过程,吸烟可造成动脉壁含氧量不足,促进动脉粥样硬化的形成。冠心病与吸烟之间存在明显的用量-反应关系。吸烟者与不吸烟者相比较,冠心病的发病率和病死率增高2~6倍,且与每天吸烟的支数成正比。被动吸烟者也是冠心病的危险因素,原因是烟草燃烧时产生的烟雾中有致心血管病的两种主要化学物质,即尼古丁和一氧化碳。研究还发现,吸烟者戒烟后,烟对身体的毒性作用也会慢慢地消失,因此,早日戒烟对减少心血管病的风险是有益的。

5. 糖尿病和糖耐量异常　糖尿病是冠心病的独立危险因素,心血管病并发症是糖尿病病人的主要死亡原因。糖尿病病人中冠心病的发病率较非糖尿病者高2倍,糖耐量减低者心血管病的发病和死亡率是糖耐量正常者的2~4倍。近年来研究发现,糖尿病病人发生心血管事件的概率与非糖尿病的冠心病病人相同,故将糖尿病由冠心病的危险因素提升为冠心病的"等危症"。这与糖尿病的糖代谢异常和脂质代谢紊乱,使低密度脂蛋白升高、高密度脂蛋白水平下降、甘油三酯/高密度脂蛋白比值异常升高导致动脉粥样硬化有关,并认为甘油三酯/高密度脂蛋白比值异常升高是筛选2型糖尿病伴冠心病的敏感指标。2型糖尿病病人合并血脂、脂蛋白代谢异常是引起糖尿病心血管病变的一个重要危险因素,尤其是脂蛋白(a)升高。

糖尿病危险因素的控制,关键是控制血糖,防止和减少并发症的发生,具体措施包括:糖尿病健康教育、饮食治疗、运动锻炼、药物治疗、自我监测和改变不良生活习惯。

5. 肥胖和超重　肥胖症已明确为冠心病的首要危险因素,并可增加冠心病死亡率。其原因为:①肥胖者血容量、心输出量增加而加重心脏负担,引起左室心肌肥厚、左心室扩大。②心肌脂质沉积导致心肌劳损,易发生心力衰竭。③超重者内分泌与代谢的紊乱,常导致胰岛素抵抗,发生高胰岛素血症和糖尿病。胰岛素抵抗和高胰岛素(或高胰岛素原)血症可引起脂类代谢紊乱,使高密度脂蛋白水平降低、总胆固醇、低密度脂蛋白水平升高,已有研究表明三者均加速动脉粥样硬化进程,成为动脉粥样硬化性心脏病的基础。高胰岛素血症和胰岛素抵抗可促进血管平滑肌细胞增殖、DNA 合成,导致动脉粥样硬化发生。

肥胖和超重者高血压患病率比非超重者高 3 倍,明显肥胖者高血压发生率比正常体重者高 10 倍,而高血压者 60％～70％可致冠心病。

衡量超重和肥胖最常用的生理测量指标是体重指数和腰围,前者通常反应全身肥胖程度,后者主要反应腹部脂肪蓄积,两个指标均可较好地预测心血管病的危险。体重指数与总胆固醇、甘油三酯增高和高密度脂蛋白下降呈正相关。

减重能明显降低超重和肥胖病人心血管疾病危险因素水平,使罹患心血管病的危险降低。

三、冠心病的危害

自 20 世纪 80 年代以来,在多数西方发达国家人群冠心病及脑卒中发病率呈下降趋势时,我国人群冠心病及脑卒中发病率却呈增加趋势。我国近期流行病学资料显示,无论城市、农村,男性或女性,急性心肌梗死死亡率均随年龄的增加而增加,40 岁开始显著上升,其递增趋势近似于指数关系。2008 年,我国卫生事业发展统计公报显示,我国城市人口因心脏病死亡(主要是冠心病)121 万人,占 19.7％,仅次于恶性肿瘤。心血管病也是造成劳动力损失、生活质量下降、疾病负担增加的主要原因。心血管疾病以其高发病率、高致残率、高病死率及高治疗费用,严重制约了我国经济发展和人民生活水平及生存质量进一步提高。

四、冠心病健康管理的目标

一级预防:指导健康人群养成良好的健康生活方式,预防冠心病危险因素的产生;指导冠心病高危人群,早期改善不健康生活方式,及早控制危险因素,使高危人群能够形成一种健康的生活方式并维持下去,积极预防冠状动脉粥样硬化的发生。

二级预防:即对已发生冠心病者应积极治疗,防止病变发展,争取其逆转,可减少心肌梗死的发生率。配合治疗,针对筛查出的危险因素进行健康管理,以达到更佳的治疗、保健效果。

三级预防:即对已发生并发症者及时治疗,防止其恶化,延长寿命。配合治疗,针对筛查出的危险因素进行健康管理,以达到更佳的治疗效果。

五、冠心病健康管理的内容

(一)冠心病的一级预防

1. 健康教育与咨询

(1)建立健康合理的生活方式:规律的生活有助于心血管功能的稳定,良好而充足的休息睡眠,可改善心肌状况,减少心肌耗氧量。不良嗜好,如过度吸烟、酗酒、长期睡眠不足或对药物的依赖,则是心血管系统的大敌,会严重损害冠状动脉及心脏健康,进而损害心肌,对心血管健康极为不利。

(2)精神愉快:尽量不生气,尤其是不生闷气,不焦急,不烦恼,不悲伤,不忧郁,努力保持心境平和,情绪稳定,并常处于乐观之中,这样可以保持较强的机体免疫能力,心血管功能亦多协调和稳定,有利于病人的康复。

(3)合理饮食,避免肥胖和超重:每天进食的总热量不能过高,食物以蔬菜类、粗粮、水果为主,少量吃干果。宜常食富含钙、钾、碘、铬的食物,因它们具有降血压、保护心脏、减少冠心病发病率的作用。所食油类应选用花生油、棉籽油、豆油、菜籽油、玉米油等植物性油类。饮食宜清淡,避免过咸食物的摄入,也应少吃甜食,还应选择低脂肪、低胆固醇的食物。适量吃鱼肉,不吃或少吃含胆固醇高的食物,如肥肉、动物油、动物内脏、软体动物及贝壳类动物、奶油等。还要注意,晚餐不能吃得太饱。

(4)劳逸结合:应保证足够的休息时间,避免工作过度紧张,必要时工作量可做适当调整。包括家务活儿在内的一切体力劳动和脑力劳动,都必须适当节制,一切日常活动以不感到疲劳为好。

(5)适度锻炼:适度的体育锻炼可以增强心脏功能,增强心肌的储备力,帮助冠状动脉建立侧支循环,从而达到预防冠心病的目的。可选择步行、游泳、健身操或太极拳等安全、有效的体育锻炼活动,但不宜参加竞技性、大运动量活动。切忌久坐不动或卧床不起。

2.对有慢性病危险因素者进行有针对性干预

(1)保持血压正常,若出现高血压,应积极采取措施,包括药物及非药物措施,使血压降至正常范围。

(2)降低血清胆固醇。实验表明,只有维持较长时间的理想胆固醇水平,才能达到预防冠心病的发病或不加重冠心病的目的。降低胆固醇主要应通过非药物途径预防血脂升高。

(3)糖尿病病人应积极控制血糖,努力将血糖控制在正常值内。

(二)冠心病的二级预防

在积极配合治疗的基础上,进行健康教育与指导。

1.心理指导　护理人员要关心体贴病人,多与病人交谈、对症施护,要有计划地使病人了解疾病的易患因素,耐心细致地讲明情绪的波动可诱发或加重冠心病的发生,良好的情绪能促进早期恢复,以增强病人战胜疾病的信心。保持乐观愉快的情绪,要避免情绪波动,情绪波动会增加交感神经兴奋,儿茶酚胺增加,会引起血压升高,冠状动脉痉挛,导致心肌缺血,诱发心绞痛或心肌梗死。通过做好健康教育工作,使病人和家属对冠心病有所认识,在防治该病时给予积极的配合。

2.膳食指导

(1)膳食总热量勿过高,以维持正常体重为宜。

(2)低脂饮食,脂肪摄入量不超过总热量的30%,避免过多食用动物内脏、脂肪、蛋黄等,应食用低胆固醇、低动物脂肪食物,如鱼、鸡、各种瘦肉、蛋白质及豆制品等。

(3)少量多餐,严禁暴饮暴食,以免诱发心绞痛或心肌梗死。

(4)提倡饮食清淡,多食富含维生素的食物和植物蛋白、豆类及其制品,多吃植物油。

(5)要避免晚餐过饱,晚餐过饱过于油腻,可使血脂增加,胃肠道负担加重,从而增加心脏负荷。

3.运动指导　适度合理、循序渐进地运动,可以增进身心健康,提高心肌和运动肌肉的效率,减少心肌耗氧量,促进冠状动脉侧支循环形成,护理人员应根据病情不同进行个体化指导,不强求一致,运动量以不引起心脏不适或气短为指标。如果运动后脉搏大于休息时 20 次/分,运动应减量,如果脉搏增加不大,运动量可适当增加。

4. 生活起居要有规律

(1)合理安排工作和生活,避免过度劳累和情绪激动,注意劳逸结合,保证充分睡眠。

(2)一定要戒烟戒酒。吸烟可能诱发冠状动脉痉挛、血小板聚集,减低冠状动脉及侧支循环的储备能力,这些可使冠状动脉病变加重,易诱发再梗死。

(3)要避免晚餐后滴水不沾,入熟睡后体内水分会丢失,血液中水分会减少,血液浓缩会引起黏稠度增加,容易形成血栓。

(4)醒后起床时要慢起。右侧卧,两膝之间放个枕头,适当垫高下肢,与心脏保持水平位,手臂不要放在心脏位置,枕头不过高都对心血管疾病病人有益;早上起床后,不要急于起床,可适当活动一下四肢,再起床,避免体位改变对血压的影响。

(5)不要急忙走路、赶公共汽车、急上楼梯、顶风骑车、搬重物等,因这些动作易使心率加快、血压增高,导致心肌缺氧而发生心绞痛。

5. 用药指导 冠心病病人除特殊治疗外,均需药物治疗,正确服用药物是有效治疗的重要保证。向病人介绍常用药物的主要作用、服用方式及可能出现的不良反应,如服用抗凝药物要定期复查出凝血时间并观察皮肤黏膜有无出血点,有无呕血黑便等。常备急救药物,放到随手能拿到的地方,如硝酸甘油、速效救心丸等。坚持药物治疗,定期复查。

(三)冠心病的三级预防

就是预防或延缓冠心病慢性并发症的发生和发展,抢救严重并发症。冠心病病人如果不注意保健和做好三级预防,很容易并发心肌梗死和心力衰竭而危及生命。

因此,早期诊断、及时治疗和按时服药常可预防冠心病并发症的发生,使病人能长期过上接近正常人的生活。

(赵莊)

 案例

老年急性心肌梗死(AMI)的护理

一、案例介绍

1. 一般资料 病人×××,男,67 岁,以"心前区疼痛,伴左肩背部痛"为主诉急诊入院。病人于 5 月 14 日 13:00 无明显诱因突发心前区疼痛,伴胸闷、气短,自行服用速效救心丸,症状未见明显缓解,遂来我院门诊就诊,14:52 首份心电图提示 Ⅱ、Ⅲ、avF 导联 ST 段抬高,广泛前壁导联 ST-T 段压低,于 15:06 急诊以"急性下壁心肌梗死",收住我科。自发病以来,病人神志清,精神差,二便正常,近期体重无明显增减。

2.病史

既往史:高血压病史 10 余年,2 型糖尿病病史 12 年,冠心病病史 4 年。否认传染病、脑血管疾病、精神疾病史,否认手术、外伤、输血史,否认食物、药物过敏史。

个人史:生于原籍,久居本地,无牧区、矿山、高氟区、低碘区居住史,无化学性物质、放射性物质、有毒物质接触史,无吸毒史,无吸烟、饮酒史。

婚育史:已婚、已育,配偶及子女均体健。

家族史:否认家族性遗传病史。

3.医护过程

【入院体格检查】体温 36.5℃,脉搏 72 次/分,呼吸 18 次/分,血压 116/78mmHg。神志清楚,发育正常,营养良好,自主体位,查体合作。

【治疗原则】病人于 15:06 收入院,15:07 给予阿司匹林 300mg、氯吡格雷 300mg、阿托伐他汀钙 40mg 嚼服,病人胸痛症状较前略缓解;联系导管室预行急诊 PCI,因导管室占台,与家属沟通后行溶栓治疗。于 15:30 给予普佑克溶栓,16:03 溶栓结束,复查心电图前壁导联 ST－T 段较前改善,下壁导联未见明显回落,病人胸痛症状略减轻;心电监护提示生命体征平稳,听诊双肺底少量湿性啰音,无胸膜摩擦音。心率 80 次/分,律齐,未闻及病理性杂音。病人于 17:00 突发胸痛症状加重,伴大汗,有濒死感,血压下降至 80/50mmHg,即刻给予吗啡 3mg,肌肉注射,通知导管室,做好术前准备,于 17:45 在局麻下行冠状动脉造影＋PCI 术。术中见:冠状动脉分布呈均衡型分布,左主干未见异常,前向 TIMI 血流:Ⅲ级;前降支中段可见局限性斑块,最严重狭窄 30%～40%。远端 TIMI 血流:Ⅲ级;回旋支未见明显异常。前向 TIMI 血流:Ⅲ级;右冠状动脉远段可见 90% 局限性狭窄,前向 TIMI 血流Ⅲ级。考虑右冠为此次病变血管,溶栓后再通,与家属商议后干预右冠远段病变,植入 1 枚血管支架。手术过程顺利,术中病人未诉明显不适。术后安返病房,持续心电、血压监测,给予 PCI 术后护理常规。

二、护理

(一)治疗护理

1.休息　嘱病人绝对卧床休息 3～7 天,严格限制探视,落实生活护理,做好各类风险评估和防范措施。

2.镇痛　控制疼痛,遵医嘱给予镇痛药。

3.吸氧　给予持续或间断氧气吸入,氧流量为 3L/min。

4.饮食　给予低盐、低脂、清淡、易消化饮食,少食多餐。

(二)观察护理

1.溶栓治疗　密切观察病人有无头痛、意识改变及肢体活动障碍,注意血压及心率的变化。

2.介入治疗术后　仍需根据医嘱按时、按量规律服药,做好用药的自我监测,观察有无皮肤、黏膜或胃肠道出血的症状。

3.持续心电监护　观察血压、氧饱和度、再灌注后心率及心律的变化,除颤仪处于随时备用状态,必要时监测血流动力学的变化。

4.术后观察　观察穿刺部位有无渗血及局部血肿,术侧肢体有无肿胀、动脉搏动以及感觉运动情况。少数病人使用造影剂后会出现皮疹、畏寒甚至寒战,应及时给予抗过敏治疗。术后观察病人尿量,避免引起尿潴留或急性肾损伤。

(三)生活护理

1.饮食指导　指导病人合理饮食,低盐低脂、清淡易消化、少食多餐、忌暴饮暴食、戒烟酒。

2.运动指导　术后不宜久卧或久坐,应在心脏康复师指导下循序渐进的进行心脏康复训练。

3.预防感冒　术后积极预防感冒,应根据天气状况增减衣服。

4.大便护理　保持大便通畅,避免用力排便,必要时使用缓泻剂或开塞露肛塞。

(四)心理护理

嘱病人保持情绪稳定,学会控制情绪,不要过喜过悲;告知病人和家属强烈的刺激会使血管痉挛和收缩,不利于术后恢复。

(五)健康教育

(1)合理饮食,适度运动,情绪稳定,戒烟酒,禁浓茶、咖啡,避免寒冷刺激,避免长时间洗澡和沐浴等。

(2)遵医嘱服药,控制好血糖和血压,告知病人用药后的不良反应及副作用,定期复查。

(3)教会病人自我识别心肌梗死先兆症状,如有不适立即就医。

(4)心肌梗死6~8周后无胸痛等不适,可恢复性生活,但应注意适度。

(5)照顾者指导:教会家属心肺复苏的基本技术,以备急用。

三、小结

对老年 AMI 的治疗、护理目标是使其尽快恢复心肌的血液灌注,以挽救濒死的心肌,保护和维持心脏功能,减少并发症的发生。因此,在排除危险因素情况下,有适应证者应积极行溶栓或介入治疗,可明显降低死亡率。

参考文献

[1]尤黎明,吴瑛.内科护理学[M].6版.北京:人民卫生出版社,2017.

[2]化前珍,胡秀英.老年护理学[M].4版.北京:人民卫生出版社,2000.

(赵莅)

案例

老年脑梗死的护理

一、案例介绍

1.一般资料　病人×××,男,77 岁,以"嗜睡、咳嗽伴发热 1 月"入院。2016 年,病人因"严重脑萎缩、脑梗死"在我院治疗,其病情恢复差,此后病人开始出现反应迟钝、认知障碍、四肢力弱现象并呈逐年加重趋势,以至长期卧床,生活不能自理。于入院前 1 个月，病人因着凉后，开始出现发热、咳嗽、咳痰症状，经自行口服药物(具体不详)及物理降温后，病人仍持续发热，家属为求进一步治疗，急诊以"脑梗死后遗症;发热"收住我科。病人发病前饮食、睡眠可，大便少，小便间断尿血，近几年体重减轻明显。

2.病史

既往史:高血压病史 10 年，冠心病病史 20 年，糖尿病病史 10 年，癫痫病史 7 年，前列腺恶性肿瘤病史 5 年。否认肝炎、结核、疟疾病史，否认外伤史，否认输血史，否认食物、药物过敏史。否认有不洁饮食。预防接种史不详。

个人史:生于原籍，久居本地，无牧区、矿山、高氟区、低碘区居住史，无化学性物质、放射性物质、有毒物质接触史，无吸毒史，无吸烟、饮酒史。

婚育史:已婚、已育，配偶及子女体健。

家族史:否认家族性遗传病史。

3.医护过程

【入院体格检查】体温 38℃，脉搏 84 次/分，呼吸 18 次/分，血压 122/80mmHg。营养不良，恶病质，病危面容，表情呆板，被动体位，昏迷状态，查体不合作。听诊双肺呼吸音粗，肺底可闻及大量湿性啰音及哮鸣音，四肢肌力 0 级，肌张力明显降低。

【治疗原则】入院给予降温、抗感染、祛痰、营养脑神经、膀胱冲洗等治疗。血常规、CPR 等炎性指标升高，给予头孢他啶输液治疗，留取痰液行细菌培养，以进一步指导抗生素应用。病人血红蛋白低，贫血程度严重，给予输血治疗。10 日后病人仍发热，最高体温 39℃，痰培养报告嗜麦芽寡氧假单胞菌，尿液培养报告多重耐药大肠埃希菌，请药剂科医生会诊后调整抗菌药物，行床旁隔离，加强气道护理，做好管路及皮肤护理，预防并发症。18 日后病人炎性指标下降至正常范围内，生命体征平稳，无发热。

二、护理

(一)治疗护理

(1)休息:床头抬高30°，侧卧位，头偏向一侧，保持呼吸道通畅，必要时吸痰。保持环境安静，防止不良刺激。

(2)氧疗与降温:给予持续氧气吸入，增加脑部供养，发热时及时给予物理或药物降温。

(3)病情观察:持续心电监护，密切观察意识、瞳孔、生命体征、尿量等变化，警惕脑疝的发生。

(4)建立静脉通路，遵医嘱正确给予输血、抗感染、止咳、祛痰、抗癫痫、营养脑神经治疗。

(5)给予鼻饲，增加营养，预防误吸的发生。

(6)持续膀胱冲洗，减少血尿的发生。

(7)做好接触隔离，加强病房消毒及手卫生，做好家属的宣教。

(二)观察护理

(1)密切观察意识、瞳孔、生命体征的变化。

（2）监测体温，控制血压，使血压维持在安全范围。

（3）保持呼吸道通畅，分泌物多时应及时清理，必要时给予吸痰。

（4）准确记录24小时出入量及每小时尿量，每小时尿量低于20mL时及时汇报医师并协助处理。

（5）注意保暖，防止受凉，同时注意防止烫伤发生。

（三）生活护理

1.身体护理　指导家属协助做好生活护理，给予口腔护理、会阴及皮肤的护理。预防并发症发生。

2.鼻饲饮食的护理　给予高蛋白、高维生素、无刺激、有足够热量的流质饮食。鼻饲时注意病人的体位及鼻饲液的温度、量等。

3.安全护理　床边加护栏，防止坠床，病人躁动时使用约束带，防止碰伤及意外拔管的发生。

（四）心理护理

做好家属的心理疏导，积极营造和病人交流的环境，教会家属照顾病人的方法和技巧。

（五）健康教育

1.疾病知识指导　向家属讲解脑梗死的病因、表现、治疗和预后的关系。

2.生活护理指导　家属照顾病人应有耐心，根据病人的生活习惯制定日常生活时间表，要做到定时翻身、按摩、进行肢体功能活动，保持床褥平整、干燥，预防压疮和并发症。病人卧床时要加床栏，以防坠床。饮食方面，指导家属为病人准备低脂、低盐、低胆固醇、高维生素的流质饮食，鼻饲时每次不宜超过200mL，每日4～5次，每次间隔2小时以上，注食时速度应缓慢，进食后使病人保持坐位30分钟，以防止食物反流。穿衣方面，指导家属为病人穿宽松、柔软、棉质、穿脱方便的衣服，穿衣时先穿患侧后穿健侧，脱衣时顺序相反。

3.康复指导　康复功能训练包括语言、运动及协调能力的训练。语言方面，可根据老年人的喜好选择合适的图片或读物，从发音开始，按照字、词、句、段的顺序训练其说话，训练时家属应仔细倾听，善于猜测询问，为病人提供诉说熟悉的人或事的机会；同时要对家属做必要指导，使其为老年人创造良好的语言环境。运动方面，运动功能的训练一定要循序渐进，指导家人对病人瘫痪肢体进行按摩，以预防肌肉萎缩；对大、小关节做屈伸膝、屈伸肘，弯伸手指等被动运动，以避免关节僵硬。

三、小结

对老年脑梗死病人治疗、护理的目标是尽可能地使其恢复脑神经的功能，在积极治疗并发症的同时实施系统化康复，以提高病人的生存质量。

参考文献

[1]尤黎明，吴瑛.内科护理学[M].6版.北京：人民卫生出版社，2017.

（赵莊）

参考文献

[1]窦超.临床护理规范与护理管理[M].北京:科学技术文献出版社,2020.

[2]黄欢.临床护理路径[M].昆明:云南科技出版社,2018.

[3]辛杰.实用心血管疾病护理规范[M].北京:科学技术文献出版社,2019.

[4]王洪飞.内科护理[M].北京:科学出版社,2017.

[5]张霞.心血管疾病介入治疗护理服务规范[M].沈阳:辽宁科学技术出版社,2019.

[6]杜成星,张婧,周洪梅.外科护理[M].武汉:华中科技大学出版社,2017.

[7]赵美玉.护理管理学[M].郑州:郑州大学出版社,2017.

[8]杨霞,孙丽,范学朋,等.呼吸系统疾病护理与管理[M].武汉:华中科技大学出版社,2016.

[9]周春霞.现代心血管疾病护理技术[M].北京:科学技术文献出版社,2016.

[10]方习红,武丽丽,孙丽.现代神经内科护理[M].长春:吉林科学技术出版社,2019.

[11]张红霞.现代护理临床操作规范[M].昆明:云南科技出版社,2018.

[12]石会乔,魏静.外科疾病观察与护理技能[M].北京:中国医药科技出版社,2019.

[13]黄丽,李宇,许娟.基础护理学[M].武汉:华中科技大学出版社,2018.

[14]邓兆平,任伟,袁菲,等.现代外科护理学[M].天津:天津科学技术出版社,2018.

[15]张然.临床医疗护理与管理[M].哈尔滨:黑龙江科学技术出版社,2019.

[16]陈长香.综合临床护理技术操作规程[M].北京:北京大学医学出版社,2018.

[17]张素,颜霞.内科护理技术规范[M].北京:人民卫生出版社,2017.

[18]吴玉丽.临床介入诊治与护理[M].天津:天津科学技术出版社,2017.

[19]程云.老年护理[M].上海:复旦大学出版社,2016.

[20]乐俊.临床内科常见疾病的诊疗与护理[M].昆明:云南科技出版社,2018.

[21]白香莹.实用护理管理与医院感染护理[M].武汉:湖北科学技术出版社,2017.